rowohlt
POLARIS

Lisa Feldman Barrett

# Wie Gefühle entstehen

## Eine neue Sicht auf unsere Emotionen

Übersetzt von
Elisabeth Liebl

Rowohlt Polaris

Die englische Originalausgabe erschien 2017 unter dem Titel
«How Emotions Are Made»
bei Houghton Mifflin Harcourt, New York.

5. Auflage November 2025
Veröffentlicht im Rowohlt Taschenbuch Verlag
Rowohlt Verlag GmbH, Kirchenallee 19, 20099 Hamburg

Deutsche Erstausgabe
Zuerst veröffentlicht im Rowohlt Taschenbuch Verlag,
Hamburg, Juli 2023

Redaktion Friederike Moldenhauer, Hamburg
Satz aus der Cardea OTCE
bei Dörlemann Satz, Lemförde
Druck und Bindung GGP Media GmbH, Pößneck
ISBN 978-3-499-01105-4

Kontaktadresse nach EU-Produktsicherheitsverordnung:
produktsicherheit@rowohlt.de

FSC www.fsc.org MIX Papier | Fördert gute Waldnutzung FSC® C014496

*Für Sophia*

# Inhaltsverzeichnis

## Vorwort von Leon Windscheid

Als der Termin endlich feststand, spürte ich das angenehme Kribbeln der Vorfreude, das immer dann in mir aufsteigt, wenn ich einen Star interviewe. In diesem Fall war es besonders schwer gewesen, an einen Termin zu kommen: Beyoncé ist schließlich nicht irgendwer, sondern eine Frau von Weltruhm. Doch dann war der Tag endlich da. Wegen der Pandemie konnten wir uns nur via Zoom sehen, aber immerhin. Den Moment, in dem ich den Laptop aufklappte und in ihre klugen, wachen Augen sah, werde ich nicht vergessen. Die Vorfreude war längst einer treibenden Aufregung gewichen, die meine Zunge schneller galoppieren ließ, als meine Englischkenntnisse es erlauben, und so verhaspelte ich mich bei den ersten Fragen, wurde rot und röter. Aber ihre Antworten waren so unglaublich spannend, dass ich das Gefühl bekam, ihre Weisheit durch die Glasfaserkabel auf dem Grund des Atlantiks direkt in meinen Kopf zu saugen.

So klingt es ungefähr, wenn ich bei meinen Bühnenauftritten dem Publikum von meinem Gespräch mit Lisa Feldman Barrett erzähle. «Stellt euch vor, ihr wärt Musikfans. Und dann schreibt ihr Beyoncé, fragt nach einem Interview, und sie sagt zu. Lisa Feldman Barrett ist für mich das, was für Musikfans Beyoncé ist.» Am Anfang dachte ich, die Menschen könnten enttäuscht sein, dass ich nicht tatsächlich mit Beyoncé gesprochen habe. Doch meine Begeisterung für Lisa Feldman Barretts Forschung steckt das Publikum an.

Das beruhigt mich ein wenig. In einer Zeit, in der es «alternative Fakten» geben soll, in der Menschen an Verschwörungstheorien glauben und sich unter Aluhüten in Rage schwurbeln, braucht die Welt die Wissenschaft mehr denn je. Lisa Feldman Barrett gehört weltweit zu den meistzitierten

Forschenden und steht auf den Listen der einflussreichsten Psychologinnen und Psychologen ganz oben. Ihre Arbeit liefert so wertvolle Erkenntnisse, dass sie aus meiner Sicht so viel Ruhm und Anerkennung bekommen sollte wie Beyoncé.

Lange Zeit war es gängige Überzeugung, dass Gefühle als Reaktion auf äußere Erlebnisse entstehen, dass wir ihnen ausgeliefert sind und sie uns komplett mitreißen können. Erst durch die Lektüre dieses Buches - und auch der «Siebeneinhalb Lektionen über das Gehirn» von Lisa Feldman Barrett - wurde mir klar, dass die neueste Forschung ganz andere Erkenntnisse gesammelt hat und wir viel mehr Kontrolle über unsere Gefühle haben, als wir denken.

Unser Gehirn erschafft unsere Emotionen, um uns zu helfen, mit unserer Umgebung und ihren Herausforderungen umzugehen. Lisa Feldman Barrett zeigt, dass dieser Prozess auf Erfahrungen basiert, auf unserer jeweiligen eigenen Geschichte. Das wirft unglaublich spannende Fragen auf. Wenn unser Gehirn unsere Emotionen konstruiert, welche Möglichkeiten haben wir dann, in diesen Prozess einzugreifen, sodass wir weniger ängstlich oder weniger wütend sein können? Und welche Konsequenzen hat eine solche neue Vorstellung auf unsere Gesellschaft, auf die Justiz oder medizinische Diagnosen? Lisa Feldman Barretts Forschung stellt die eigenen Vorstellungen gehörig auf den Kopf: Und was könnte es Besseres geben?

Ich hatte Lisa Feldman Barretts Bücher auf Englisch gelesen und stellte irgendwann erstaunt fest, dass es noch gar keine deutsche Ausgabe gab. Ich rief sofort meinen Verlag, Rowohlt, an und wies auf die Bücher hin. Rowohlt machte sich gleich an die Übersetzung, und ich freue mich, dass nun auch eine große Leserschaft in Deutschland meinen persönlichen Superstar entdecken kann.

Voilà, willkommen an der Pforte zum spannendsten Ort in diesem Universum: unserem Gehirn.

## Einführung: eine 2000 Jahre alte Hypothese[1]

Am 14. Dezember 2012 fand an der Sandy Hook Elementary School in Newton, Connecticut, der tödlichste Amoklauf an einer US-amerikanischen Schule statt. Ein einzelner Schütze tötete 26 Menschen, 20 von ihnen noch Kinder. Einige Wochen nach diesem schrecklichen Vorfall saß ich vor dem Fernseher, als Dannel Malloy, der Gouverneur von Connecticut, seine Rede zur Lage des Bundesstaates hielt. Während der ersten drei Minuten, als er den Menschen für ihr Engagement dankte, sprach er mit lauter, lebhafter Stimme. Dann brachte er die Rede auf die Tragödie in Newton:

> *Hinter uns allen liegt ein schwerer, dunkler Moment. Was in Newton geschah, ist nichts, was wir in Connecticuts schönen Städten je für möglich gehalten hätten. Und doch zeigte sich an diesem schwärzesten Tag in unserer Geschichte auch das Beste in uns. Lehrer und eine Schulpsychologin gaben ihr Leben, um die Schüler zu schützen.*[2]

Bei diesen letzten Worten konnte man hören, wie die Stimme des Gouverneurs leicht zitterte, was vermutlich allen entging, die nicht aufmerksam zuhörten. Mich aber erschütterte dieses kaum merkliche Beben. Mein Magen zog sich zusammen, die Tränen flossen. Die Kamera schwenkte ins Publikum. Auch dort waren einige Zuschauer in Schluchzen ausgebrochen. Gouverneur Malloy hielt kurz inne und sah zu Boden.

Emotionen, wie ich und der Gouverneur sie zeigten, scheint etwas Urtümliches auszuzeichnen: ein uns angeborenes Verhalten, das sich reflexhaft einstellt und auf andere Menschen übergreift. Wird eine emotionale Reaktion ausgelöst, läuft sie vermutlich bei allen mehr oder weniger auf die gleiche Weise ab. Ich litt ebenso wie der Gouverneur oder die Menschen, die ihm zuhörten.

Auf diese Weise betrachtet die Menschheit Trauer und andere Gefühle seit 2000 Jahren. Andererseits: Wenn die Menschheit in den Jahrhunderten wissenschaftlicher Entdeckungen eines gelernt hat, dann, dass die Dinge nicht immer so sind, wie sie scheinen.

Die althergebrachte Geschichte der Emotionen besagt: Wir alle haben Gefühle, die uns vom ersten Atemzug an begleiten. Es handelt sich dabei um klar abgegrenzte innere Phänomene, die unserer Erkenntnis zugänglich sind. Sobald etwas in der Außenwelt passiert, ob nun ein Schuss fällt oder flirtende Blicke ausgetauscht werden, so melden sich auch schon unsere Emotionen schnell und automatisch, als hätte jemand einen Schalter umgelegt. Und unser Gesichtsausdruck spiegelt diese Gefühle mit einem Lächeln, Stirnrunzeln, finsteren Blicken und anderen, klar dekodierbaren Zeichen. Unsere Stimme lässt unsere Gefühlslage erkennen, wenn wir lachen, schreien oder weinen. Unsere Körperhaltung verrät unsere Emotionen mit jeder Geste, jeder hängenden Schulter.

Auch die moderne Wissenschaft erzählt eine Geschichte, die zu dieser Sicht der Dinge passt. Ich nenne sie die *klassische Auffassung der Emotionen*. Die Geschichte besagt Folgendes: Das leise Zittern in Gouverneur Malloys Stimme löste, beginnend in meinem Gehirn, eine Kettenreaktion aus. Eine Reihe von Neuronen – nennen wir das Ganze der Einfachheit halber den «Trauer-Schaltkreis» – wurde aktiv und bewirkte, dass sich mein Gesicht und mein Körper auf eine bestimmte, spezifische Weise verhielten. Meine Stirn runzelte sich, ich kniff die Brauen zusammen, meine Schultern sackten zusammen, ich fing an zu weinen. Dieser angebliche Schaltkreis löste noch weitere körperliche Reaktionen aus: Meine Herz- und Atemfrequenz beschleunigten sich. Meine Schweißdrüsen traten in Aktion. Meine Blutgefäße zogen sich zusammen.[3] Die Gesamtheit dieser Bewegungen in und an meinem Körper ist, so wird angenommen, ein «Fingerabdruck», der für die Trauer einzigartig ist. So wie Ihr Fingerabdruck etwas Einmaliges ist.

Die klassische Auffassung von den Emotionen geht davon aus, dass wir viele solcher Emotions-Schaltkreise im Gehirn haben. Jeder dieser Schaltkreise soll eine ganz bestimmte Art von Veränderung verursachen, seinen typischen Fingerabdruck. Ein nerviger Kollege also triggert Ihre «Wutneuronen»: Ihr Blutdruck steigt. Sie schauen finster, brüllen, und Ihnen wird heiß. Eine beunruhigende Geschichte in den Nachrichten aktiviert die «Angstneuronen»: Ihr Herz fängt an zu rasen, Sie erstarren, und Panik überkommt Sie. Da wir Wut, Glück, Überraschung und andere Gefühle als eindeutig benennbare Zustände wahrnehmen, scheint es nur vernünftig anzunehmen, dass jeder Emotion ein ebenso klar definiertes Aktivitätsmuster in Gehirn und Körper entspricht.

Die klassische Auffassung betrachtet unsere Emotionen als Artefakte der Evolution, die vor langer Zeit dazu beigetragen haben zu überleben und nun ein festes Element unserer biologischen Natur geworden sind. Insofern sind Emotionen universell: Menschen jeden Alters, jeder Kultur und in jedem Teil der Welt erleben Trauer mehr oder weniger so, wie Sie das tun – und mehr oder weniger so, wie es unsere hominiden Verwandten taten, als sie vor einer Million Jahre die afrikanische Steppe durchwanderten. Ich sage «mehr oder weniger», weil niemand ernsthaft annimmt, dass sich Gesichter, Körper und Gehirne *exakt* gleich verhalten, wenn ein Mensch traurig ist. Auch Ihre Herz- und Atemfrequenz, Ihr Blutdruck reagieren nicht jedes Mal gleich. Vielleicht runzelt sich Ihre Braue ja mehr oder weniger stark, abhängig von Zufall oder Gewohnheit.[4]

Emotionen sollen also eine Art brachialer Reflex sein, der häufig im Gegensatz zu unseren rationalen Überlegungen steht. Der primitive Teil Ihres Gehirns möchte Ihrem Boss entgegenschleudern, dass er ein Volltrottel ist, aber Ihre überlegte Seite weiß, dass Sie dann vermutlich gefeuert werden, also halten Sie sich zurück. Dieser innere Kampf zwischen Emotion und Vernunft, der angeblich unser Menschsein ausmacht, ist eines der großen Narrative der westlichen Zivilisation. Ohne die Ratio wären Sie nur ein emotionales Tier.

Diese Sicht der Dinge hat sich in verschiedener Form über Jahrtausende gehalten. Platon glaubte eine Version, ebenso wie Hippokrates, Aristoteles, Buddha, René Descartes, Sigmund Freud und Charles Darwin. Auch heute beschreiben berühmte Denker wie Steven Pinker, Paul Ekman und der Dalai Lama Gefühle auf der Grundlage dieser klassischen Sicht. Wir finden sie in nahezu jeder Einführung in die Psychologie wieder, die Studierende an der Uni lesen, sowie in den meisten Zeitungs- und Zeitschriftenartikeln über Emotionen. In jedem Klassenzimmer an Amerikas Grundschulen hängen Poster, die die universelle emotionale Sprache des Gesichts darstellen: Lächeln, Zornesfalte und Schmollmund. Facebook hat mehrere Emoticons designen lassen, die sich auf Darwins Schriften stützen.[5]

Die klassische Auffassung der Emotionen durchzieht auch unsere gesamte Kultur. Fernsehserien wie *Lie to Me* und *Daredevil* beruhen auf der Annahme, dass sich unsere innersten Gefühle auf unsere Herzfrequenz und unseren Gesichtsausdruck niederschlagen. Die *Sesamstraße* oder der Pixar-Film *Alles steht Kopf* lehren Kinder, dass Emotionen eindeutig zu identifizierende innere Ereignisse sind, die sich in Gesicht und Körper widerspiegeln. Firmen wie Affective bieten Unternehmen ihre Dienste an, um per «Emotionsanalyse» ihren Kunden emotional auf die Spur zu kommen. In der

National Basketball Association (NBA) setzen beispielsweise die Milwaukee Bucks darauf, die «psychische, charakterliche und persönliche Verfassung» eines Spielers sowie die «Teamchemie» offenzulegen, indem man den Gesichtsausdruck der Betreffenden analysiert.[6] Selbst die Ausbildung von FBI-Agenten basiert auf dieser klassischen Sicht der Gefühle.[7]

Diese Auffassung prägt ebenso unsere sozialen Institutionen. Das amerikanische Rechtssystem geht davon aus, dass Gefühle ein Teil unserer animalischen Natur sind, der uns unvernünftige und mitunter gewaltsame Handlungen begehen lässt, wenn wir ihn nicht mit unseren rationalen Gedanken unter Kontrolle halten. Die medizinische Forschung untersucht die gesundheitlichen Auswirkungen von Wut in der Annahme, es gebe ein einziges Reaktionsmuster im Körper, auf das diese Bezeichnung zutrifft. Menschen mit den mentalen Störungen – vor allem Kinder und Erwachsene, bei denen eine Störung des Autismus-Spektrums festgestellt wurde – lernen, anhand der Gesichtskonfiguration Emotionen zu identifizieren. Das soll ihnen helfen, mit anderen Menschen zu kommunizieren und Bindungen zu ihnen aufzubauen.

Und doch ... trotz des ehrwürdigen intellektuellen Stammbaums der klassischen Auffassung von Emotionen und trotz ihres gewaltigen Einflusses auf unsere Kultur und Gesellschaft gibt es massenhaft wissenschaftliche Belege dafür, dass diese Sicht der Dinge nicht stimmen kann. Selbst nach gut einem Jahrhundert konnte die Forschung nicht einen einzigen einmaligen Fingerabdruck für auch nur eine Emotion identifizieren. Wenn Wissenschaftlerinnen und Wissenschaftler ihren Probanden Elektroden ins Gesicht kleben, um zu messen, wie Gefühle den Tonus der Gesichtsmuskulatur verändern, dann stoßen sie auf Variation und Vielfalt, nicht auf Einheitlichkeit. Die gleiche Vielfalt – also das Fehlen eines einmaligen Fingerabdrucks – zeigt sich bei der Messung der Zusammenhänge zwischen Gehirn und Körper. Sie können wütend sein, ohne dass Ihr Blutdruck steigt. Sie können Angst haben, ohne dass die Amygdala beteiligt ist, die man historisch als Sitz der Angst im Gehirn betrachtet.

Sicherlich liefern einige Hundert Experimente Belege für die klassische Auffassung. Doch *Hunderte mehr* wecken Zweifel an diesen Belegen. Die einzig vernünftige wissenschaftliche Schlussfolgerung ist meiner Ansicht nach, dass Emotionen nicht das sind, was wir üblicherweise über sie denken.

Was also sind Emotionen? Wenn die Wissenschaft die klassische Auffassung beiseiteschiebt und sich die Daten ansieht, dann zeigt sich eine radikal andere Erklärung für unsere Gefühle. Kurz gesagt: Wir haben herausgefunden, dass unsere Emotionen keineswegs angeboren sind, sondern aus grundlegenden Bausteinen bestehen. Es handelt sich nicht um universelle Reaktionsmuster, sondern variieren von Kultur zu Kultur. Sie werden nicht getriggert, sondern erzeugt. Sie sind äußere Anzeichen einer Kombination aus den physischen Eigenschaften unseres Körpers, einem flexiblen Gehirn, das sich auf seine Umgebung einstellt, und der Kultur, in der wir aufwachsen, denn diese ist Teil unserer Umgebung. Emotionen sind real, aber nicht im selben objektiven Sinn wie Moleküle oder Neuronen – eher auf eine Weise, wie Geld real ist – also keineswegs eine Illusion, sondern ein Produkt der Übereinkunft zwischen Menschen.[8]

Diese Auffassung, die ich *Theorie der konstruierten Emotion* nenne, bietet eine ganz andere Interpretation dessen, was in mir aufgrund der Rede von Gouverneur Malloy passierte. Als Malloys Stimme bebte, wurde in meinem Gehirn nicht der Schaltkreis für Trauer getriggert, der eine charakteristische Serie körperlicher Veränderungen auslöste. Ich habe in diesem Augenblick Trauer empfunden, weil ich, die ich in einer bestimmten Kultur groß wurde, vor langer Zeit gelernt habe, dass «Trauer» etwas ist, das auftreten kann, wenn bestimmte körperliche Empfindungen mit einem schrecklichen Verlust zusammenfallen. Mein Gehirn griff auf die Bruchstücke früherer Erfahrungen zurück, zum Beispiel mein Wissen um andere Amokläufe und meine diesbezügliche frühere Trauer, und sagte unverzüglich voraus, was mein Körper tun sollte, um mit dieser Tragödie fertigzuwerden. Diese Voraussage war die Ursache für mein Herzjagen, mein rotes Gesicht und den Knoten in meinem Magen. Sie brachte mich zum Weinen, was mein Nervensystem beruhigte. Die dabei entstehenden Empfindungen wurden als Moment der Trauer sinnhaft.

So gesehen, hat mein Gehirn meine emotionale Erfahrung konstruiert. Meine Bewegungen und Empfindungen waren kein Fingerabdruck von Trauer. Bei anderen Voraussagen hätte sich meine Haut abgekühlt, statt heiß zu werden, und mein Magen hätte sich nicht verkrampft. Und doch hätte mein Gehirn die dadurch entstehenden Empfindungen als Trauer erkennen können. Und nicht nur das: Das klopfende Herz, das rote Gesicht, der verkrampfte Magen und die Tränen hätten auch in Verbindung mit einer anderen Emotion Sinn ergeben, bei Wut oder Angst zum Beispiel. In einer anderen Situation - bei einer Hochzeit vielleicht - hätten die gleichen Empfindungen zu Freude oder Dankbarkeit werden können.

Wenn Ihnen diese Erklärung unsinnig vorkommt oder kontraintuitiv, dann - glauben Sie mir - verstehe ich Sie vollkommen. Nach der Rede von Gouverneur Malloy, als ich mich wieder gefasst hatte und meine Tränen trocknete, erkannte ich, dass ich, ganz egal, was ich als Wissenschaftlerin über Emotionen *weiß*, ich diese doch so *erlebe*, wie es die klassische Auffassung sieht. Meine Trauer fühlte sich an wie eine sofort erkennbare Welle körperlicher Veränderungen und Gefühle, die mich als Reaktion auf eine Tragödie, einen Verlust, überwältigten. Wäre ich keine Wissenschaftlerin, die auf Experimente setzt, um zu beweisen, dass Emotionen konstruiert und nicht ausgelöst werden, würde ich ebenfalls dieser unmittelbaren Erfahrung vertrauen.

Die klassische Auffassung von Emotionen bleibt, obwohl die Belege gegen sie sprechen, aus dem einfachen Grund faszinierend, weil sie sich intuitiv erschließt. Und weil sie beruhigende Antworten auf so grundlegende Fragen bietet wie: Woher kommen wir, entwicklungsgeschichtlich betrachtet? Sind wir für unser Handeln noch verantwortlich, wenn wir unter dem Einfluss von Emotionen stehen? Und offenbaren unsere Erfahrungen wirklich exakt, was in der Außenwelt vorgeht?

Die Theorie der konstruierten Emotion beantwortet diese Fragen anders als die klassische Auffassung. Diese andere Theorie der menschlichen Natur ermöglicht, uns auf eine neue, wissenschaftlich besser fundierte Weise zu sehen. Die Theorie der konstruierten Emotion passt vielleicht nicht dazu, wie Sie Ihre Gefühle bisher erlebt haben. Möglicherweise verletzt sie sogar Ihre tiefsten Überzeugungen, wie der Geist funktioniert, woher der Mensch kommt und warum wir so handeln und fühlen, wie wir es tun. Aber diese Theorie erklärt viele wissenschaftliche Resultate in puncto Emotionen, vor allem auch solche, die in eklatantem Widerspruch zur klassischen Auffassung stehen.

Warum aber sollte es Sie überhaupt interessieren, welche Theorie der Emotionen zutreffend ist? Nun, weil der Glaube an die klassische Auffassung Ihr Leben auf eine Weise beeinflusst, die Ihnen vermutlich noch nicht einmal bewusst ist. Denken Sie nur mal zurück an Ihren letzten Aufenthalt am Flughafen, als Sie durch die Sicherheitskontrolle gingen, wo schweigsame Sicherheitsmitarbeiter Ihre Schuhe durchleuchteten und einschätzten, ob von Ihnen eine terroristische Bedrohung ausgeht oder nicht. Vor nicht allzu langer Zeit geschah dies auf Basis eines Verfahrens namens SPOT (Screening Passengers by Observation Techniques). Anhand von Gesichtsausdruck und körperlichen Bewegungen sollten die Kontrolleure abschätzen, ob und welches Risiko Sie für Ihre Mitreisenden darstellen, denn Miene und Körpersprache sollten Ihre innersten Gefühle verraten. Die Technik funktionierte nicht, kostete den Steuerzahler in den USA aber 900 Millionen Dollar. Wir sollten die wissenschaftliche Seite unserer Emotionen verstehen, damit Flughafenangestellte uns nicht aufgrund einer fehlerhaften Einschätzung von Gefühlen festnehmen - oder ihnen umgekehrt die entgehen, die tatsächlich eine Bedrohung darstellen.[9]

Stellen Sie sich vor, Sie sitzen in der Praxis Ihres Hausarztes und klagen über Druck in der Brust und Atemnot. Das könnten Symptome eines Herzanfalls sein. Aber wenn Sie eine Frau sind, schickt er Sie vermutlich mit der Diagnose «Angststörung» wieder nach Hause. Sind Sie aber ein Mann, denkt Ihr Arzt an einen Herzinfarkt, und Sie erhalten die lebensrettende Behandlung. Resultat? Frauen über 65 sterben öfter an Herzinfarkten als Männer. Die Wahrnehmung des medizinischen Personals und der Patientinnen selbst ist geprägt von der klassischen Auffassung, sie könnten Emotionen wie Angst sehen, und dass Frauen emotionaler sind als Männer ... mit tödlichen Folgen.[10]

Die klassische Sicht der Emotionen ist sogar für Kriege mitverantwortlich. Der Golfkrieg im Irak brach u.a. deshalb aus, weil Saddam Husseins Halbbruder dachte, er könne die Emotionen der amerikanischen Unterhändler lesen. So gab er Saddam Hussein die Information, dass die Amerikaner nicht wirklich vorhätten, den Irak anzugreifen. In dem darauffolgenden Krieg verloren 175 000 Iraker und unzählige Opfer der Koalitionskräfte ihr Leben.[11]

Wir befinden uns, so glaube ich, mitten in einer Revolution, was unser Verständnis von Gefühlen, Verstand und Gehirn angeht - eine Revolution, die uns vermutlich dazu zwingen wird, wesentliche Grundsätze unserer Gesellschaft zu hinterfragen: Wie gehen wir mit geistigen und körperlichen Krankheiten um? Wie steht es um unser Verständnis persönlicher Beziehungen? Was ist unser Ansatz bei der Kindererziehung? Und letztlich: Was ist unser Bild von uns selbst? Diese intellektuelle Revolution war und ist auch in anderen wissenschaftlichen Disziplinen zu beobachten, als Jahrhunderte des gesunden Menschenverstands mit einem Mal über den Haufen geworfen wurden. Die Physik entwickelte sich von Isaac Newtons intuitiven Einsichten über Zeit und Raum hin zu Albert Einsteins komplexeren Ideen und schließlich weiter zur Quantenmechanik. In der Biologie hatte man die Welt in sauber geschiedene Arten mit ihrer jeweiligen Idealform eingeteilt, bis Charles Darwin kam und das Konzept der natürlichen Selektion vorstellte.

Wissenschaftliche Revolutionen werden meist nicht durch den Urknall plötzlicher Entdeckungen ausgelöst, sondern schlicht dadurch, dass wir lernen, bessere Fragen zu stellen. Wie entstehen Gefühle, wenn sie nicht nur getriggerte Reaktionen sind? Warum unterscheiden sie sich so sehr, und warum haben wir so lange geglaubt, sie besäßen einen unverwechselbaren Fingerabdruck? Diese Fragen sind an sich schon höchst interessant. Aber sich für das Unbekannte zu interessieren, ist schließlich nicht nur Wissenschaftlersache. Es gehört zu jener Art von Abenteuerlust, die uns als Menschen mit ausmacht.

Daher möchte ich Sie einladen, sich in den folgenden Kapiteln mit mir auf diese Abenteuerreise zu begeben. In Kapitel 1 bis 3 erkunden wir die neue Wissenschaft von den Emotionen – wie Psychologie, Neurowissenschaften und verwandte Disziplinen sich von der Suche nach dem emotionalen Fingerabdruck abwenden und stattdessen fragen, wie Gefühle konstruiert werden. In Kapitel 4 bis 7 erfahren wir dann, wie Gefühle tatsächlich entstehen. Kapitel 8 bis 12 schließlich gehen der Frage nach, welche praktischen Implikationen diese neuen Erkenntnisse für den Alltag haben und was sie für unsere hergebrachte Haltung zu Gesundheit, emotionaler Intelligenz, Kindererziehung, persönlichen Beziehungen, Rechtssystemen und letztlich der menschlichen Natur im Allgemeinen bedeuten. In Kapitel 13 sodann beschäftigen wir uns mit der Frage, was die neue Theorie der Emotionen über das uralte Rätsel zu sagen hat, wie das menschliche Gehirn den menschlichen Geist hervorbringt.

# 1

# Die Suche nach dem «Fingerabdruck» der Gefühle

Es war in den 1980er-Jahren, als ich noch dachte, ich würde als angehende Psychologin in meinem Doktorandenprogramm an der University of Waterloo Einblick in das Handwerk der Psychotherapie erhalten und eines Tages meine Klientel in einer schicken Praxis therapieren. Ich wollte Wissenschaft konsumieren, nicht produzieren. Jedenfalls hatte ich nicht die Absicht, mich einer Revolution anzuschließen, um grundlegende, seit Platons Tagen geltende Überzeugungen in Bezug auf den Geist über den Haufen zu werfen. Aber manchmal hält das Leben eben Überraschungen für uns bereit.

Ich schrieb gerade an meiner Dissertation, als mir erste Zweifel an der klassischen Sicht der Emotionen kamen. Zu jener Zeit untersuchte ich, was die Gründe für ein geringes Selbstwertgefühl waren und wie diese zu Angststörungen oder Depressionen führen konnten. Unzählige Versuche zeigten, dass Menschen depressiv reagieren, wenn sie ihren eigenen Idealen nicht gerecht werden. Entsprechen sie jedoch den Vorstellungen anderer Menschen nicht, werden sie ängstlich. Meine erste Untersuchung im Graduiertenprogramm sollte dieses wohlbekannte Phänomen replizieren, bevor ich mich daranmachte, darauf aufbauend meine eigenen Thesen zu überprüfen. Im Verlauf dieses Experiments wollte ich zunächst also herausfinden, ob meine freiwilligen Versuchspersonen eher ängstlich oder eher depressiv reagierten. Zu diesem Zweck verwendete ich eine anerkannte Checkliste von Symptomen.[12]

Ich hatte vor meiner Doktorarbeit schon viele deutlich kompliziertere Experimente durchgeführt, das nun anstehende sollte daher ein Kinderspiel sein. Stattdessen ging es nur schief. Meine Probanden berichteten nämlich nicht wie erwartet über ängstliche oder depressive Gefühle. Also versuchte ich es mit einem weiteren Experiment, das ich vorhatte zu veröffentlichen. Auch dieses war ein Flop. Ich versuchte es wieder und wieder. Jedes Experiment nahm Monate in Anspruch. Nach drei Jahren hatte ich den gleichen Fehler *acht Mal in Folge* reproduziert. In der Wissenschaft kommt es relativ häufig vor, dass sich Experimente nicht replizieren lassen, aber acht Fehlschläge - das ist schon Rekord. Meine innere Kritikerin höhnte: «Nicht jede ist für die Wissenschaft geschaffen.»

Als ich jedoch die von mir gesammelten Daten durchging, fiel mir auf, dass alle acht Experimente eine Gemeinsamkeit aufwiesen: Viele meiner Probandinnen und Probanden waren nämlich nicht gewillt oder nicht fähig, zwischen ängstlichen und depressiven Gefühlen zu unterscheiden. Stattdessen gaben sie an, entweder beides oder weder das eine noch das andere zu verspüren. Nur sehr selten gab ein Versuchsteilnehmer an, er hätte nur eines dieser Gefühle erlebt. Das ergab einfach keinen Sinn! Jeder weiß doch, dass Angst und Depression Emotionen sind, die sich vollkommen verschieden anfühlen. Wenn Sie ängstlich sind, sind Sie aufgewühlt, zittrig, und Sie machen sich Sorgen, dass etwas Schlimmes geschieht. In der Depression aber ist man getrübter Stimmung und eher träge. Alles scheint einem schrecklich, das Leben ist ein einziger Kampf. Zwei unterschiedliche Emotionen sollten den Körper in zwei ebenso unterschiedliche Zustände versetzen. Aus diesem Grund sollten sie sich anders anfühlen und für jeden halbwegs normalen Menschen ohne Schwierigkeiten zu unterscheiden sein. Doch die Daten besagten eindeutig, dass dies bei meinen Versuchspersonen nicht der Fall war. Die Frage war nur ... warum?

Wie sich herausstellte, waren meine Experimente gar nicht schiefgegangen. Mein erster «vermasselter» Versuch ermöglichte mir ganz im Gegenteil sogar eine echte Entdeckung: Meine Probanden unterschieden nicht zwischen ängstlichen und depressiven Gefühlen. Und die folgenden sieben Versuche hatten gleichfalls funktioniert. Sie reproduzierten die Resultate des ersten. Allmählich kam ich dahinter, dass sich der gleiche Effekt auch in den Daten anderer Forschenden zeigte. Nachdem ich den Doktortitel erlangt hatte und Professorin an der Universität geworden war, ging ich diesem Geheimnis weiter nach. Ich leitete ein Forschungslabor, und für entsprechende Untersuchungen sollten Hunderte von Versuchspersonen über Wochen oder Monate ihre Emotionen im Alltag aufzeichnen. Meine Studierenden und ich fragten nach einer enormen Bandbreite von emotionalen Erfahrungen, nicht nur nach Angst und Depression, um herauszufinden, ob sich auch hier bewahrheitete, was ich entdeckt hatte.

Diese neuen Experimente offenbarten etwas, was bisher noch nirgendwo dokumentiert war: Jede der befragten Personen verwendete Begriffe wie «wütend», «traurig» oder «ängstlich», um ihre Emotionen auszudrücken, doch war damit nicht unbedingt dasselbe gemeint. Manche Versuchsteilnehmer trafen feine Unterscheidungen im Gebrauch ihrer Worte: So erlebten sie Traurigkeit und Angst als qualitativ verschiedene Gefühle. Andere hingegen verwendeten Begriffe wie «traurig», «ängstlich» und «depressiv» und meinten damit einfach: «Mir geht es scheiße.» (Oder wissenschaftlicher: «Ich fühle mich unwohl.») Der Effekt ließ sich auch für angenehme Gefühle wie Glück, Ruhe und Stolz nachweisen. Nachdem wir über 700 US-amerikanische Testpersonen befragt hatten, war klar, dass sich die Menschen massiv darin unterschieden, wie sie ihre emotionale Erfahrung differenzierten.

Eine erfahrene Innenarchitektin sieht fünf Schattierungen der Farbe Blau und unterscheidet sie in Azur, Kobalt, Ultramarin, Königsblau und Cyan. Für meinen Mann dagegen ist das alles einfach «blau». Meine Studierenden und ich hatten in puncto Gefühle eine ähnliche Entdeckung gemacht. Ich nenne das: *emotionale Granularität.*[13]

Und hier nun kommt die klassische Sicht auf Emotionen ins Spiel. Hinsichtlich der emotionalen Granularität müssen dieser Theorie zufolge unsere inneren emotionalen Zustände korrekt gelesen werden. Wer zwischen verschiedenen Gefühlen unterscheiden kann und dafür Wörter verwendet wie «Freude», «Traurigkeit», «Angst», «Abscheu», «Erregung» oder «Ehrfurcht», muss für jede dieser Emotionen die physischen Signale oder Reaktionen erkennen und sie korrekt interpretieren. Menschen mit einer niedrigen emotionalen Granularität, die Wörter wie «ängstlich» und «depressiv» gleichsetzen, können diese Signale also nicht erkennen.

Ich begann mich zu fragen, ob ich den Leuten zu mehr emotionaler Granularität verhelfen konnte, indem ich ihnen beibrachte, ihre emotionalen Zustände exakt zu erkennen. Der Schlüsselbegriff ist hier «exakt». Wie aber kann eine Wissenschaftlerin wissen, ob jemand, der von sich sagt: «Ich bin glücklich» oder «Ich bin ängstlich», auch exakt ist? Offensichtlich brauchte ich einen Weg, um *eine Emotion objektiv zu messen* und sie dann mit dem zu vergleichen, was die Versuchsperson über ihr Befinden sagt. Fühlt sich eine Probandin ängstlich und die objektiven Kriterien bestätigen, dass sie sich tatsächlich in einem Zustand der Angst befindet, dann erkennt sie ihre eigenen Gefühle exakt. Würden die objektiven Merkmale allerdings darauf hindeuten, dass sie depressiv, wütend oder begeistert ist, dann wäre ihre Wahrnehmung nicht exakt. Mit einem objektiven Test wäre der Rest ganz einfach. Ich könnte einen Menschen fragen, wie er sich fühlt, und dann seine Antwort mit seinem «realen» emotionalen Zustand vergleichen. Dann könnte ich seine offenkundigen Fehler korrigieren, indem ich ihm beibringe, die Signale zu erkennen, die eine Emotion von der anderen unterscheiden. Auf diesem Weg ließe sich seine emotionale Granularität verbessern.

Wie die meisten Studierenden der Psychologie hatte ich gelesen, dass jede Emotion ein klar umrissenes Muster physischer Veränderungen aufweist – eben wie ein Fingerabdruck. Jedes Mal, wenn Sie eine Klinke anfassen, hängt die Beschaffenheit der Fingerabdrücke, die Sie darauf hinterlassen, davon ab, wie fest Ihr Griff war, wie glatt die Oberfläche ist und wie warm und zart Ihre Haut in dem Moment ist. Nichtsdestotrotz weisen Ihre Fingerabdrücke insgesamt eine ausreichende Ähnlichkeit auf, um Sie eindeutig zu identifizieren. Ebenso soll der «Fingerabdruck» von Emotionen von Mal zu Mal ähnlich genug sein, um deren eindeutige Identifizierung zu erlauben, ungeachtet der Person bzw. ihres Alters, Geschlechts, ihres Temperaments oder Kultur. In einem Forschungslabor müssten Wissenschaftler also in der Lage sein, aufgrund physikalischer Messungen von Gesicht, Körper und Gehirn eines Menschen klar beurteilen zu können, ob jemand traurig, glücklich oder ängstlich ist.

Ich war mir sicher, dass diese emotionalen Fingerabdrücke die objektiven Kriterien liefern würden, die ich brauchte, um Emotionen zu erheben. War die wissenschaftliche Literatur korrekt, dann würde es ein Leichtes sein, die emotionale Exaktheit von Menschen einzuschätzen. Nur lief das nicht so, wie ich erwartet hatte.

***

Der klassischen Auffassung von Emotionen zufolge ist unser Gesicht der Schlüssel, der uns hilft, Emotionen objektiv und exakt einzuschätzen. Eine erste Stütze für diese Idee finden wir in Charles Darwins Buch *Der Ausdruck der Gemütsbewegungen bei Tieren und Menschen.* Der große Forscher erklärt darin, dass Emotionen und ihr Ausdruck ein uralter Part der universellen menschlichen Natur sind. Alle Menschen überall auf der Welt sollen Emotionen mithilfe des Gesichts ausdrücken und am Gesichtsausdruck erkennen können, ohne dies erlernt zu haben.[14]

Also, dachte ich, sollte mein Labor doch in der Lage sein, Gesichtsbewegungen zu messen, den wahren emotionalen Zustand der Versuchspersonen einzuschätzen, ihn mit deren Aussagen zu vergleichen und so abklären zu können, inwieweit die eigene Einschätzung richtig war. Machten die Probanden ein verdrießliches Gesicht, behaupteten jedoch, nicht traurig zu sein, könnten wir ihnen zeigen, wie sie ihre wahren Emotionen erkennen können. Fall gelöst.

Die menschliche Gesichtsmuskulatur besteht aus 42 kleinen Muskeln pro Gesichtshälfte. Das Mienenspiel, das wir täglich an uns und anderen wahrnehmen (Zwinkern, Blinzeln, Grinsen, Grimassieren, hochgezogene Brauen, gerunzelte Stirn), entsteht, wenn mehrere dieser Muskeln sich kontrahieren bzw. entspannen und dabei das Bindegewebe und die Haut in Bewegung versetzen. Selbst wenn Ihr Gesicht dem bloßen Auge vollkommen ruhig erscheint, ziehen Ihre Gesichtsmuskeln sich zusammen und entspannen sich wieder.[15]

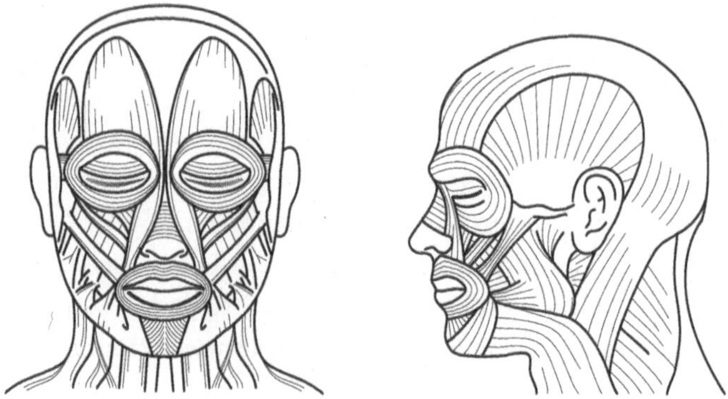

*Abb. 1.1: Muskulatur des menschlichen Gesichts*

Der klassischen Auffassung von Emotionen zufolge zeichnet sich jedes Gefühl im Gesicht durch ein besonderes Bewegungsmuster aus, den «Gesichtsausdruck». Wenn Sie glücklich sind, sollten Sie demzufolge lächeln. Sind Sie wütend, runzeln Sie die Stirn. Diese Bewegungen gehören angeblich zum Fingerabdruck der entsprechenden Emotionen.

In den 1960er-Jahren haben der Psychologe Silvan S. Tomkins und seine Protegés Carroll E. Izard und Paul Ekman diese Theorie im Labor überprüft. Sie erstellten Fotoserien von Menschen, die ausgeklügelte Posen einnahmen wie in Abb. 1.2. Diese Posen sollten die sechs sogenannten Basisemotionen darstellen, die ihrer Ansicht nach einen biologischen Fingerabdruck besaßen: Wut, Angst, Abscheu, Überraschung, Traurigkeit und Glück. Die Schauspieler, die dafür fotografiert wurden, wurden gründlich instruiert. Sie sollten diese Emotionen so deutlich wie möglich ausdrücken. (Möglicherweise kommen Ihnen diese Bilder übertrieben oder künstlich vor, aber das ist Absicht, denn Tomkins glaubte, dass sie so die stärkste Signalwirkung für eine bestimmte Emotion entfalteten.)[16]

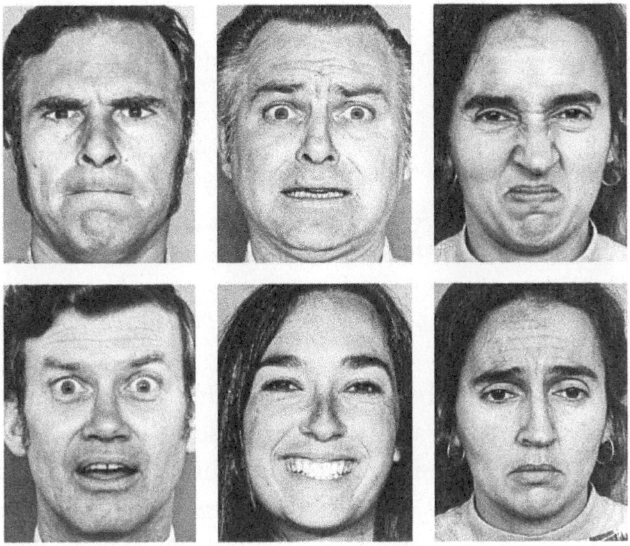

*Abb. 1.2: Fotos aus den Studien zu den menschlichen Basisemotionen*

Mit gestellten Fotos wie diesen versuchten Tomkins und seine Mitarbeitenden herauszufinden, wie gut die Probanden emotionalen Ausdruck «erkannten», genauer gesagt, wie gut sie Bewegungen des Gesichts als Ausdruck von Emotionen decodieren konnten. Hunderte publizierter Experimente setzten danach auf die gleiche Technik, die auch heute noch als Goldstandard gilt. Eine Testperson erhält eine Karte, auf der neben dem Foto verschiedene Bezeichnungen für emotionale Zustände angegeben sind wie in Abb. 1.3.

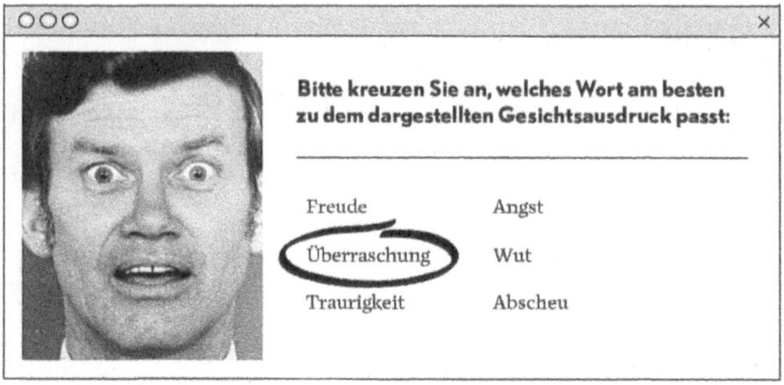


*Abb. 1.3.: Methode zur Untersuchung von Basisemotionen*

Dann kreuzt der Proband an, was in seinen Augen am besten zutrifft. In diesem Fall ist die intendierte Emotion «Überraschung». Eine weitere Methode verwendet Karten mit zwei Fotos wie in Abb. 1.4. Dazu kommt ein kurz beschriebener Sachverhalt. Dann muss der Proband ankreuzen, welches Gesicht am besten zu dieser Situation passt. In diesem Fall ist es das Gesicht auf der rechten Seite.[17]

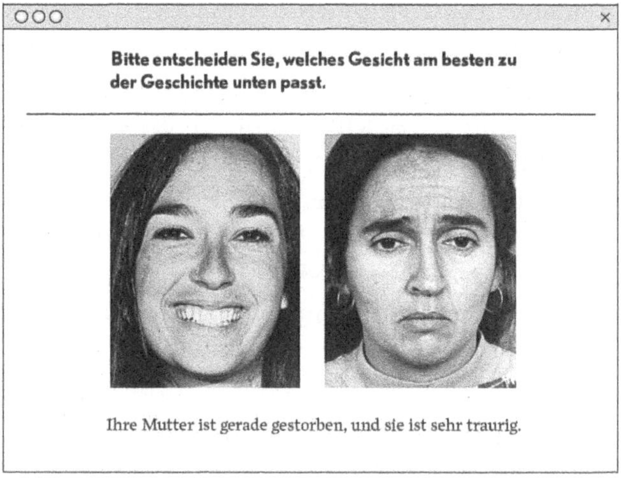


*Abb. 1.4: Methode zur Untersuchung von Basisemotionen: Man wählt das Gesicht aus, das am besten zur Story passt.*[18]

Diese Methode – die ich hier «Basisemotionsmethode» nennen will – revolutionierte die wissenschaftliche Untersuchung dessen, was Tomkins' Team «Emotionserkennung» nannte. Forschende konnten zeigen, dass Menschen in aller Welt den Gesichtern die gleichen Emotionsbezeichnungen (natürlich in ihrer Sprache) zuordneten. In einer berühmt gewordenen Studie reisten Ekman und seine Kollegen nach Papua-Neuguinea und führten Studien mit den Ureinwohnern vom Volk der Fore durch, die bis dato kaum Kontakt mit der westlichen Welt gehabt hatten. Selbst dieser Stamm in einer entlegenen Weltregion konnte, wie erwartet, die Gesichter den emotionalen Bezeichnungen und Sachverhalten zuordnen.[19] Später führten andere Wissenschaftler ähnliche Studien in vielen anderen Ländern wie beispielsweise Japan und Korea durch. In jedem Fall konnten die Testpersonen die gezeigten Grimassen bzw. das Lächeln den vorgegebenen Bezeichnungen bzw. Geschichten korrekt zuordnen.[20]

Aus diesen Resultaten schlossen die Forschenden, dass die Emotionserkennung universell ist: Ganz egal, wo Sie geboren werden oder aufwachsen, Sie können jederzeit den Gesichtsausdruck eines US-amerikanisch aussehenden Menschen, wie er auf den Fotos dargestellt ist, identifizieren. Der Gesichtsausdruck kann aber nur dann universell verstanden werden, überlegte man weiter, wenn er auch universell produziert wird: Der Gesichtsausdruck musste also ein verlässlicher diagnostischer Fingerabdruck der jeweiligen Emotion sein.[21]

Andere Wissenschaftler hingegen empfanden die Basisemotionsmethode als zu indirekt und subjektiv, um tatsächlich emotionale Fingerabdrücke zu liefern, weil sie ja einzig und allein auf dem menschlichen Urteil beruht. Daher wurde eine objektivere Technik entwickelt, die Gesichts-Elektromyografie (EMG), bei der es nicht auf die menschliche Einschätzung ankommt. Dabei werden Elektroden auf dem Gesicht angelegt, um die elektrischen Signale abzunehmen, die die Gesichtsmuskulatur zur Bewegung anregen. So kann präzise aufgezeichnet werden, welche Bereiche des Gesichts sich wie, wie stark und wie oft bewegen.[22] Eine typische Studie verläuft wie folgt: Man befestigt Elektroden über den Augenbrauen, an der Stirn, an den Wangen und am Kiefer der Testperson, während diese Filme oder Fotos ansieht, sich an bestimmte Erlebnisse erinnert oder sich etwas bildlich vorstellt. All diese Aktivitäten sollen Emotionen hervorrufen. Die elektrische Muskelaktivität wird aufgezeichnet, und es wird berechnet, wie sich jeder Muskel bei jeder einzelnen Emotion bewegt. Wenn die Probanden denselben Gesichtsmuskel auf dieselbe Weise bewegen, wenn sie eine bestimmte Emotion erleben – finsterer Blick bei Wut, Lächeln bei Glück, hängende Mundwinkel bei Trauer –, und zwar *nur*, wenn sie diese Emotion fühlen, dann könnte die Bewegung zu einem Fingerabdruck gehören.[23]

Wie sich zeigte, stellte die Gesichts-Elektromyografie für die klassische Sicht der Emotionen eine ernsthafte Herausforderung dar. Denn Studie um Studie ergab, dass die Muskelbewegungen eben nicht verlässlich anzeigen, ob jemand wütend, traurig oder ängstlich ist. Sie lieferte keine vorhersagbaren Fingerabdrücke für jede Emotion. Bestenfalls kann die Gesichts-EMG zwischen angenehmen und unangenehmen Gefühlen unterscheiden. Und es kam noch schlimmer: Die Gesichtsbewegungen, die in diesen Studien aufgezeichnet wurden, ließen sich nicht verlässlich den Fotos zuordnen, die für die Basisemotionsmethode produziert wurden.[24]

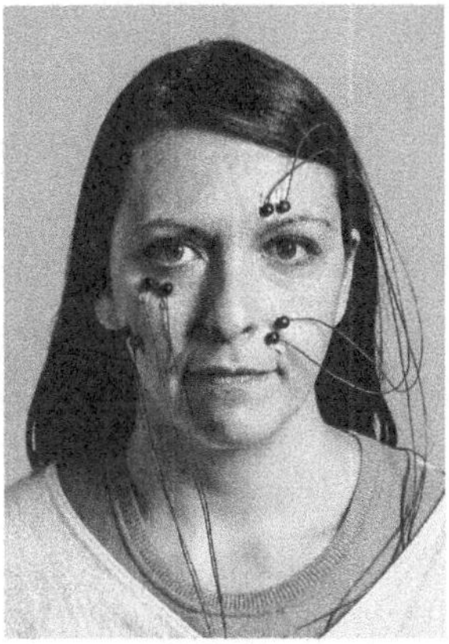

*Abb. 1.5: Gesichts-Elektromyografie*

Sehen wir uns doch kurz an, was diese Resultate uns sagen. Hunderte von Experimenten haben gezeigt, dass weltweit Menschen Emotionsbezeichnungen dem Ausdruck von Emotion zuordnen können, der von Schauspielern dargestellt wurde, die diese Emotionen nicht fühlten. Doch dieser Gefühlsausdruck kann nicht widerspruchsfrei und spezifisch mit objektiven Messungen der Gesichtsmuskulatur erfasst werden, wenn Menschen diese Emotionen *tatsächlich fühlen*. Natürlich bewegen wir alle ständig unsere Gesichtsmuskeln, und wenn wir uns gegenseitig ansehen, können wir in einigen dieser Bewegungen mühelos Emotionen erkennen. Doch von einem rein objektiven Standpunkt aus betrachtet, aufgrund der Messung *nur der Muskelbewegung*, lassen sich diese Bewegungen den Fotos nicht eindeutig zuordnen.

Nun ist vorstellbar, dass die Gesichts-EMG zu beschränkt ist, um all die sinnhaften Veränderungen in einem Gesicht abzubilden, die sich bei einer emotionalen Erfahrung einstellen. Möglicherweise befestigt ein Wissenschaftler nur sechs Elektroden auf jeder Seite des Gesichts, bevor die Testperson sich unwohl fühlt. Das sind unter Umständen zu wenige, um die Bewegungen aller 42 Gesichtsmuskeln sinnvoll aufzuzeichnen. Daher verwenden Forschende auch eine alternative Technik, die man Facial Action Coding System (FACS, dt. Gesichtsbewegungs-Kodierungssystem) nennt. Hierfür klassifizieren Fachleute aufwendig die individuellen Gesichtsbewegungen eines Menschen.[25] Das ist zwar weniger objektiv als die Gesichts-EMG, da nun doch wieder menschliche Beobachter beteiligt sind. Aber dieses Vorgehen ist doch objektiver als die Basisemotionsmethode mit der Zuordnung von Worten zu gestellten Fotos. Aber auch die Bewegungen, die mit dem FACS beobachtet werden konnten, lassen sich nicht widerspruchsfrei den einzelnen Fotos zuschreiben.[26]

Die gleichen Ungereimtheiten zeigen sich bei Kindern. Wenn Gesichtsausdrücke universell sind, dann sollten Babys noch mehr als Erwachsene in der Lage sein, Ärger durch Stirnrunzeln und Trauer durch hängende Mundwinkel zu signalisieren, weil sie ja zu jung sind, bereits gelernt zu haben, was sozial angemessen ist. Beobachten Forschende jedoch Babys in Situationen, die bestimmte Emotionen auslösen sollten, machen die Kinder nicht das erwartete Gesicht dazu. Die Entwicklungspsychologinnen Linda A. Camras und Harriet Oster und Kollegen zeichneten Videos von Babys aus verschiedenen Kulturkreisen auf.[27] Man verwendete einen knurrenden Gorilla (um Angst zu erzeugen) bzw. hielt die Kinder am Arm fest (um Wut hervorzurufen). Camras und Oster setzten das FACS ein und fanden heraus, dass der Gesichtsausdruck der Babys sich in beiden Fällen nicht unterschied.[28] Doch als später Erwachsene die Videoaufzeichnungen ansahen, identifizierten sie den Gesichtsausdruck beim Knurren des Gorillas als «Angst» und den beim Festhalten des Armes als «Zorn». Und das selbst dann, wenn Camras und Oster die Kindergesichter elektronisch ausblendeten! Die Erwachsenen unterschieden Furcht von Zorn aufgrund des Kontexts, ohne Gesichtsbewegungen auch nur zu sehen.[29]

Verstehen Sie mich bitte nicht falsch: Neugeborene und kleine Kinder bewegen ihr Gesicht durchaus auf sinnvolle Weise. Sie machen die unterschiedlichsten Gesichter, wenn sie situationsbedingt interessiert, verwirrt oder durch Schmerz irritiert sind. Auch dann, wenn sie etwas riechen oder schmecken, was ihnen nicht behagt.[30] Aber sie zeigen keine klar unterscheidbaren, «erwachsenen» Gesichtsausdrücke, wie sie auf den Fotos der Basisemotionsmethode dargestellt werden.[31]

Wie Camras und Oster haben auch andere Wissenschaftler und Wissenschaftlerinnen festgestellt, dass man sehr viel Information schlicht dem Kontext entnimmt. So montierte man Fotos von Gesichtern auf andere Körper, beispielsweise ein wütendes Gesicht zu einer schmutzigen Windel. Die Testpersonen identifizierten die zugehörige Emotion immer anhand des Körpers, nicht anhand des Gesichts: In diesem Fall war es Ekel, nicht Ärger. Gesichter sind in steter Bewegung. Dabei verlässt sich Ihr Gehirn auf viele Faktoren zugleich – Körperhaltung, Stimme, die ganze Situation, Ihre Lebenserfahrung –, um festzustellen, welche Bewegungen aussagekräftig sind und was sie bedeuten.[32]

Wenn es also um Emotionen geht, dann spricht das Gesicht nicht für sich selbst. Die gestellten Bilder der Basisemotionsmethode entstanden ja nicht aufgrund der Beobachtung von Gesichtern in der Realität. Wissenschaftler *legten diese Posen fest*. Sie ließen sich von Darwins Buch inspirieren und baten Schauspieler, sie darzustellen. Seitdem wird einfach davon ausgegangen, dass diese Gesichter universeller Ausdruck von Emotion sind.[33]

Aber sie sind eben nicht universell. Um dies zu verdeutlichen, führte mein Forschungslabor eine Studie durch und verwendete dabei Bilder von echten Emotionsexperten: versierten Schauspielerinnen und Schauspielern. Die Fotos entnahmen wir dem Buch *In Character: Actors Acting,* ein Lehrbuch für Schauspieler sozusagen. Darin werden Emotionen dargestellt, die zu einem bestimmten Szenario passen.[34] Wir haben unsere Testpersonen aus den USA in drei Gruppen eingeteilt. Die erste Gruppe las nur das Szenario, zum Beispiel: «In seinem ruhigen, von Bäumen beschatteten Viertel in Brooklyn wurde er soeben Zeuge einer Schießerei.» Die zweite Gruppe sah nur das Foto vom Gesicht wie das von Martin Landau, das zu dem oben beschriebenen Szenario gehört. (Abb. 1.6, Mitte) Eine dritte Gruppe las das Szenario und bekam die zugehörigen Gesichter gezeigt. In allen drei Gruppen erhielten die Probanden eine kurze Liste von Emotionsbezeichnungen, mithilfe derer sie einschätzen sollten, was sie gerade gesehen bzw. gelesen hatten.[35]

Das Schuss-Szenario ordneten 66 Prozent der Testpersonen, die nur das Szenario oder dieses und Landaus Gesicht zu sehen bekommen hatten, als furchterregende Situation ein. Von den Testpersonen, die nur Landaus Gesicht zu sehen bekamen, also ohne jeden Kontext, schätzten nur 38 Prozent

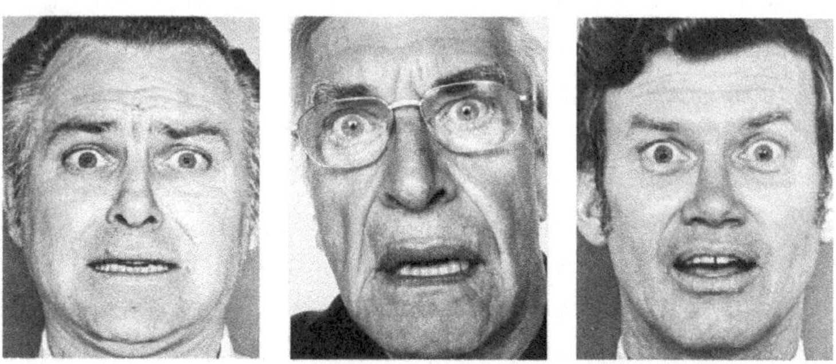

*Abb. 1.6: Der Schauspieler Martin Landau (Mitte), flankiert von den Fotos der Basisemotionsmethode für «Angst» (links) und «Überraschung» (rechts)*

seinen Gesichtsausdruck als Angst ein, 56 Prozent sprachen von Überraschung. (Abb. 1.6 vergleicht Landaus Gesichtskonfiguration mit den Fotos der Basisemotionsmethode, die für «Angst» und «Überraschung» stehen. Sieht Landau nun ängstlich oder überrascht aus? Oder vielleicht beides?)

Andere Fotos, die Angst zeigen sollten, unterschieden sich massiv vom Gesicht Landaus. So zeigte Melissa Leo Angst für das Szenario: «Sie fragt sich, ob sie ihrem Mann sagen soll, dass man über sie redet, weil man sie für lesbisch hält. Und zwar bevor er es von jemand anderem hört.» Leos Mund ist geschlossen, die Mundwinkel zeigen nach unten. Sie runzelt ganz leicht die Brauen. Fast drei Viertel unserer Testpersonen, die nur ihr Gesicht sahen, meinten, darin Trauer zu erkennen. Bekamen sie hingegen das Szenario zu lesen, schätzten 70 Prozent der Probanden ihren Gesichtsausdruck als Angst ein.[36]

Diese massiven Unterschiede zeigten sich bei jeder Emotion, die wir untersuchten. Eine Emotion wie «Angst» kennt keinen einzigartigen Gesichtsausdruck, sondern ruft eine *Reihe von extrem diversen Gesichtsbewegungen* hervor, die sich je nach Situation unterschieden.[37] (Überlegen Sie mal: Wann hat ein Star je einen Oscar gewonnen, weil er oder sie die Mundwinkel hängen ließ, um Trauer darzustellen?)

Das erscheint uns vermutlich selbstverständlich, sobald wir unsere eigenen emotionalen Erfahrungen betrachten. Wenn Sie ein Gefühl wie Angst erleben, dann bewegen Sie Ihr Gesicht vermutlich auf die unterschiedlichste Art und Weise. Kauern Sie sich auf dem Sofa zusammen, wenn Sie einen Horrorfilm sehen, dann legen Sie vielleicht sogar die Hände über die Augen. Sind Sie sich nicht sicher, ob der Mensch, der vor Ihnen steht, Ihnen vielleicht etwas antun will, dann verengen Sie die Augen möglicherweise zu Schlitzen, um das Gesicht des anderen besser zu analysieren. Lauert die Gefahr möglicherweise hinter der nächsten Ecke, dann reißen Sie die Augen auf, um das periphere Sehen zu verstärken. «Angst» hat also keine klare physische Form. Vielfalt ist hier die Norm. Glück, Traurigkeit, Ärger und alle anderen Emotionen, die Sie kennen, bilden jeweils eine eigene *Kategorie* mit höchst unterschiedlichen Gesichtsbewegungen.[38]

Wenn diese Bewegungen innerhalb einer emotionalen Kategorie wie «Angst» so unterschiedlich ausfallen können, dann fragen Sie sich vielleicht, warum es uns so natürlich vorkommt, dass ein Gesicht mit weit aufgerissenen Augen Angst ausdrückt. Die Antwort ist klar: Es handelt sich um ein Stereotyp, eine Klischeevorstellung, die symbolhaft darstellt, was man in unserer Kultur für «Angst» hält. Diese Stereotype lernen wir schon im Kindergarten: «Menschen, die die Brauen runzeln, sind wütend.» Oder: «Menschen mit hängenden Mundwinkeln sind traurig.» Das sind kulturelle Kürzel bzw. Konventionen. Sie sehen sie in Zeichentrickfilmen, in der Werbung, auf Puppengesichtern, in Emojis – ein endloser ikonografischer Strom von Klischees. Man findet sie in Lehrbüchern für Psychologie. Therapeutinnen vermitteln sie ihren Klienten. Und die Medien verbreiten sie in der gesamten westlichen Welt. «Halt, jetzt warten Sie mal», werden Sie jetzt vermutlich denken. «Meint sie vielleicht, dass unsere Kultur diese Bilder *geschaffen* hat und wir sie einfach *lernen*?» Ja ... genau. Und die klassische Sicht der Emotionen schreibt diese Stereotype fort, als wären sie tatsächlich der authentische Fingerabdruck der Emotionen.

Natürlich ist jedes Gesicht Instrument der sozialen Kommunikation. Manche Gesichtsbewegungen transportieren Sinn, andere nicht. Bislang wissen wir recht wenig darüber, wie ein Individuum herausfindet, was denn nun der Fall ist. Außer vielleicht, dass der Kontext (Körpersprache, soziale Situation, kulturelle Erwartungen etc.) irgendwie von

Bedeutung ist. Wenn Gesichtsbewegungen eine psychische Botschaft vermitteln sollen - zum Beispiel durch das Heben einer Augenbraue -, dann wissen wir nicht, ob die Botschaft immer für eine Emotion steht. Wir wissen noch nicht einmal, ob sie immer dasselbe ausdrückt. Wenn wir alle wissenschaftlichen Resultate zusammennehmen, so können wir nicht mit Gewissheit behaupten, dass zu jeder Emotion ein eindeutig abgrenzbarer Gesichtsausdruck gehört.

***

Für meine Suche nach dem einzigartigen Fingerabdruck der Emotion benötigte ich folglich eine verlässlichere Quelle, als das menschliche Gesicht es ist. Also nahm ich den Körper ins Visier. Vielleicht gab es ja aussagekräftigere Veränderungen bei Herzfrequenz, Blutdruck und anderen Körperfunktionen, die den gesuchten Fingerabdruck lieferten, sodass Menschen ihre Emotionen exakt erkennen können.

Die Vorstellung, dass es einen quasi körperlichen Fingerabdruck geben könnte, fand massive Unterstützung durch eine berühmt gewordene Studie, durchgeführt von Paul Ekman, dem Psychologen Robert W. Levenson und ihrem Kollegen Wallace V. Friesen. Die Ergebnisse wurden 1983 in der wissenschaftlichen Fachzeitschrift *Science* veröffentlicht.[39] Die Forscher verbanden ihre Testpersonen mit Geräten, die Veränderungen im autonomen Nervensystem messen sollten: Herzfrequenz, Körpertemperatur, Hautleitfähigkeit (eine Messgröße für abgesonderten Schweiß).[40] Zusätzlich zeichnete man Unterschiede in der Spannung der Armmuskulatur auf, die vom motorischen Nervensystem gesteuert wird. Dann wurden bei den Versuchspersonen Gefühle wie Wut, Traurigkeit, Angst, Abscheu, Überraschung und Glück ausgelöst, um die Veränderungen zu beobachten, die sich bei den jeweiligen Emotionen einstellten. Nachdem Ekman und seine Kollegen die Daten analysiert hatten, gelangten sie zu dem Schluss, dass es bei den körperlichen Reaktionen eindeutige und widerspruchsfreie Änderungen gab, die man den einzelnen Emotionen zuordnen konnte. Die Studie schien für jede untersuchte Emotion im Körper einen objektiven, biologischen Fingerabdruck festzustellen. Noch heute ist sie ein Klassiker der wissenschaftlichen Literatur.[41]

Allerdings wurden die Emotionen in der Studie von 1983 auf eine kuriose Weise ausgelöst: Die Testpersonen sollten eine der Gesichtsposen aus der Basisemotionsmethode nachahmen und halten. Um Trauer auszulösen, sollte die Versuchsperson zehn Sekunden niedergeschlagen gucken. Um Ärger hervorzurufen, sollte sie ein finsteres Gesicht machen. Als Hilfsmittel durften die Testpersonen einen Spiegel verwenden, während Ekman sie anleitete, wie sie ihre Gesichtsmuskulatur bewegen sollten.[42]

Die Vorstellung, dass eine bewusst eingenommene Gesichtskonfiguration einen emotionalen Zustand herbeiführen kann, ist bekannt als Facial-Feedback-Hypothese. Wenn Sie Ihrem Gesicht einen speziellen Ausdruck verleihen, dann verursacht das angeblich jene spezifischen physiologischen Veränderungen, die körperlich mit der darzustellenden Emotion in Verbindung stehen. Versuchen Sie es ruhig mal selbst. Legen Sie zehn Sekunden lang die Stirn in Falten und ziehen Sie die Mundwinkel nach unten. Sind Sie jetzt traurig? Setzen Sie ein breites Lächeln auf. Fühlen Sie sich nun glücklicher? Die Facial-Feedback-Hypothese wird kontrovers diskutiert. Ob sich auf diese Weise eine ausgeprägte emotionale Erfahrung herbeiführen lässt, ist hochumstritten.[43]

In der Studie von 1983 jedenfalls untersuchte man körperliche Veränderungen, während die Probanden die entsprechenden Muskelkonfigurationen einnahmen. Das ist als

Ergebnis schon bemerkenswert: Nur eine spezielle Konfiguration einzunehmen bewirkte, dass sich die Aktivität des peripheren Nervensystems veränderte, obwohl die Probanden in aller Ruhe in einem bequemen Sessel saßen. Ihre Fingerspitzen erwärmten sich, wenn sie finster dreinblickten (Ärgerpose). Der Herzschlag beschleunigte sich, wenn sie finster dreinschauten, mit aufgerissenen Augen starrten (Angstpose) oder die Mundwinkel nach unten zogen (Trauerpose). Dies geschah jeweils im Vergleich zu den Posen für Glück, Überraschung und Abscheu. Bei den übrigen beiden Kennzahlen für Hautwiderstand und Armspannung zeigten sich keine emotionsabhängigen Veränderungen.[44]

Trotzdem braucht es noch einige weitere Schritte, bevor Sie behaupten können, den Fingerabdruck einer Emotion im Körper entdeckt zu haben. Zum einen müssen Sie zeigen, dass die Reaktion bei einem Gefühl wie, sagen wir mal, Ärger anders ausfällt als bei einer anderen Emotion. Sie müsste also für den Ärger spezifisch sein. Und hier gerät die Studie von 1983 in schweres Fahrwasser. Sie zeigte zwar eine gewisse Spezifität für Wut, nicht aber für die anderen Emotionen. Das heißt, dass die körperlichen Signale der verschiedenen Gefühle einander zu ähnlich waren, um einen Fingerabdruck zu ergeben.

Außerdem müssen Sie belegen, dass es für Ihre Resultate keine andere Erklärung gibt. Dann und nur dann können Sie von sich behaupten, einen körperlichen Fingerabdruck für Wut, Traurigkeit und das restliche emotionale Spektrum gefunden zu haben. Für die Studie von 1983 gibt es eine andere Erklärung, denn die Testpersonen erhielten genaue Anweisungen, wie sie ihr Gesicht verändern sollten.[45] Diesen Anweisungen konnten im Westen sozialisierte Menschen sicher mühelos entnehmen, welche Emotion ausgedrückt werden sollte. Allein dies kann die Herzfrequenz und andere körperliche Veränderungen beeinflussen, wie Ekman und seine Kollegen es beobachtet haben. Diese Tatsache war zu dem Zeitpunkt, als die Studie durchgeführt wurde, noch nicht bekannt.[46] Eine alternative Erklärung lieferte ein weiteres Experiment, das Levenson und seine Kollegen bei einem indonesischen Stamm durchführten – den Minangkabau von Westsumatra.[47] Die Testpersonen, die freiwillig an diesem Experiment teilnahmen, hatten weniger Ahnung von westlichen Emotionen und zeigten auch nicht die gleichen physiologischen Reaktionen wie die westlichen Probanden.[48] Sie gaben auch weniger häufig an, die erwartete Emotion zu fühlen, als das im Westen der Fall gewesen war.

Nachfolgende Untersuchungen setzten auf verschiedene Methoden, um die entsprechenden Emotionen herbeizuführen, konnten die Erkenntnisse der Studie von 1983 über die physiologischen Veränderungen aber nicht wiederholen. Häufig verwenden Experimente Horrorfilme, tränenreiche Filmdramen oder ähnliches Material, um bestimmte Gefühle wachzurufen, während Herzfrequenz, Atmung und andere Körperfunktionen aufgezeichnet werden.[49] Viele dieser Studien entdeckten eine enorme Variabilität, was die diesbezüglichen Veränderungen anging. Es wurde also kein eindeutiges körperliches Reaktionsmuster erkennbar, das die Emotionen voneinander unterscheiden würde.[50] In anderen Studien zeigten sich zwar bezeichnende Muster, aber auch hier galt: Die verschiedenen Studien stellten eben auch *verschiedene* Muster fest, selbst wenn sie die gleichen Filmaufnahmen verwendeten.[51] Anders ausgedrückt: Konnten Studien anhand der Körperreaktionen Ärger von Traurigkeit von Angst unterscheiden, so ließen sich die Ergebnisse trotzdem nicht replizieren: Eine Instanz von Wut, Traurigkeit oder Angst, wie sie in der einen Studie ausgelöst wurde, unterschied sich von der Instanz dieser Gefühle in der anderen Studie.

Steht man vor einer derart enormen Anzahl verschiedener

Experimente wie hier, fällt es schwer, ein stimmiges Fazit zu ziehen. Glücklicherweise gibt es in der Wissenschaft eine Methode, mit der man die Gesamtheit aller Daten analysieren und zu einem einheitlichen Schluss gelangen kann: die «Metaanalyse». Wissenschaftlerinnen und Wissenschaftler durchkämmen eine große Anzahl von Primärstudien verschiedener Forschenden, um deren Resultate dann statistisch auszuwerten.

Nehmen wir mal eine vergleichsweise einfache Frage: Ist eine erhöhte Herzfrequenz zwingend Teil des körperlichen Fingerabdrucks von Glück? Statt nun eine eigene Studie durchzuführen, können Sie eine Metaanalyse anderer Studien erstellen, bei denen während einer glücklichen Erfahrung die Herzfrequenz gemessen wurde, selbst wenn dies nur nebenbei geschah (zum Beispiel, wenn die Studie den Zusammenhang zwischen Herzinfarkten und Sex untersucht, ohne auf den emotionalen Faktor einzugehen). Sie suchen sich also alle relevanten wissenschaftlichen Aufsätze zusammen, extrahieren die statistischen Daten und analysieren sie in der Gesamtheit, um Ihre Hypothese zu testen.

Was nun das Zusammenspiel von Emotionen und autonomem Nervensystem angeht, so wurden seit 2000 vier maßgebliche Metastudien durchgeführt. Die größte untersuchte 220 physiologische Studien an nahezu 22 000 Testpersonen.[52] Keine der vier Metastudien fand einen widerspruchsfreien und spezifischen emotionalen Fingerabdruck im Körper. Stattdessen ergab sich, dass das körpereigene Orchester innerer Organe viele höchst unterschiedliche Symphonien spielt, wenn es um Glück, Angst und allen übrigen Emotionen geht.[53]

Diese Schwankungsbreite lässt sich auch in einem Versuch feststellen, der in dieser Form von verschiedenen Forschungslaboren in aller Welt durchgeführt wird. Dabei müssen die Probanden schwierige Aufgaben erfüllen, wie um jeweils 13

Zähler rückwärts zählen oder über ein polarisierendes Thema wie Abtreibung oder Religion diskutieren, während sie gleichzeitig verspottet werden. Die gestellte Aufgabe macht ihnen Schwierigkeiten, die Versuchsleiterin äußert ihre Unzufriedenheit über ihre schlechte Leistung und kritisiert oder beleidigt sie. Werden alle Versuchspersonen wütend? Nein.[54] Und noch wichtiger: Bei denen, die wütend werden, schlägt sich die Wut in unterschiedlichen körperlichen Parametern nieder. Manche Menschen kochen vor Wut, andere wiederum weinen. Wieder andere werden ganz ruhig und denken nach oder ziehen sich zurück. Jedes Verhalten (Toben, Weinen, Überlegen, Rückzug) ist von einem unterschiedlichen physiologischen Muster im Körper begleitet. Dies ist Physiologen bereits bekannt, die den Körper um seiner selbst willen studieren.[55] Selbst geringfügige Veränderungen der Körperhaltung - wie Sich-Zurücklehnen versus Sich-Vorbeugen mit gekreuzten Armen - können die physiologischen Reaktionen der wütenden Person vollkommen verändern.[56]

Wenn ich auf Tagungen die Resultate dieser Metaanalysen vorstelle, reagieren manche Zuhörerinnen und Zuhörer ungläubig: «Wollen Sie damit sagen, dass in einer frustrierenden, demütigenden Situation nicht jeder mit Wut reagiert, sodass sein Blutdruck steigt, seine Hände schwitzen und seine Wangen sich röten?» Und meine Antwort lautet: «Ja. Genau das will ich sagen.» Tatsächlich konnte ich schon zu Beginn meiner Karriere im Publikum die unterschiedlichsten Ausdrucksformen von Wut beobachten, denn es gab Anwesende, denen diese Resultate *wirklich* nicht passten. Manche rutschten unruhig auf ihren Stühlen hin und her. Andere schüttelten schweigend den Kopf. Einmal schrie mich ein Kollege an, wobei sein Gesicht krebsrot wurde und er mit dem gestreckten Zeigefinger in die Luft stach. Ein anderer Kollege fragte mich in mitfühlendem Ton, ob ich schon je echte Angst gespürt hätte, denn wenn ich je ernsthaft verletzt worden wäre, würde ich auf so eine absurde Idee gar nicht erst kommen. Ein weiterer Kollege meinte, er würde meinem Schwager (einem Soziologen, den er kannte) berichten, ich würde der Wissenschaft von den Emotionen schaden. Mein «schlagendstes» Beispiel ist ein sehr viel älterer Kollege, gebaut wie ein Footballspieler, der mich um gut 30 Zentimeter überragte. Er ballte die Faust und bot mir an, mich ins Gesicht zu schlagen, um mir zu veranschaulichen, wie echter Ärger aussieht. (Ich lächelte und dankte ihm für sein ausgeklügeltes Angebot.) In all diesen Fällen demonstrierten meine Kollegen die Bandbreite an möglichen Zornesäußerungen sehr viel effektiver, als meine Präsentation dies je hätte tun können.

Was aber bedeutet es, dass vier Metaanalysen, die für Hunderte von Experimenten standen, im autonomen Nervensystem keinen widerspruchsfreien, spezifischen Fingerabdruck für die einzelnen Emotionen finden konnten? Es heißt jedenfalls nicht, dass Emotionen ausgedacht oder körperliche Reaktionen vom Zufall bestimmt sind. Es heißt, dass zu verschiedenen Gelegenheiten, in verschiedenen Kontexten, in verschiedenen Studien bei dem gleichen Individuum ebenso wie bei verschiedenen Individuen *sich die gleiche emotionale Kategorie in verschiedenen körperlichen Reaktionen zeigen kann.*[57] Vielfalt, nicht Einheitlichkeit, ist die Norm. Diese Resultate passen zu dem, was Forschende der Physiologie schon seit mehr als 50 Jahren wissen: Verschiedene Verhaltensweisen weisen bei Herzfrequenz oder Atmung verschiedene Muster auf, die ihre einzigartige Dynamik unterstützen.[58]

Trotz des hohen Einsatzes an Zeit und finanziellen Mitteln konnte die Forschung nicht für eine einzige Emotion einen distinktiven körperlichen Fingerabdruck entdecken.

***

Meinen ersten beiden Versuchen, den objektiven Fingerabdruck von Emotionen (im Gesicht und im Körper) zu entdecken, war also kein Erfolg beschieden. Doch wie heißt es so schön: Manchmal, wenn eine Tür sich schließt, öffnet sich ein Fenster. Mein Fenster war die unerwartete Erkenntnis, dass eine Emotion nun mal kein *Ding* ist, sondern eine Kategorie einzelner Instanzen und dass jede Kategorie eine enorme Vielfalt aufwies. Wut zum Beispiel kann viel vielgestaltiger sein, als die klassische Sicht der Emotionen vorhersagt oder erklären kann. Wenn Sie wütend sind, toben und fluchen Sie dann oder kochen Sie eher still vor sich hin? Zahlen Sie verbal mit gleicher Münze zurück? Reißen Sie die Augen auf und runzeln Sie die Stirn? In all diesen Fällen kann Ihr Blutdruck hochschnellen, unverändert bleiben oder abfallen. Vielleicht hämmert Ihnen das Herz in der Brust, vielleicht auch nicht. Ihre Hände fangen an zu schwitzen oder bleiben trocken ... was immer Ihren Körper in dieser Situation am besten darauf vorbereitet zu handeln.

Wie aber meisterte Ihr Gehirn diese so verschiedenen Ausdrucksformen der Wut, ohne den Überblick zu verlieren? Woher weiß es, welche Reaktion der jeweiligen Situation angemessen ist? Wenn ich Sie fragen würde, wie Sie sich in den beschriebenen Kontexten jeweils fühlen würden, würden Sie dann, ohne groß nachzudenken, eine differenzierte Antwort geben wie «gereizt» oder «enerviert» oder «stocksauer» oder «rachsüchtig»? Oder würden Sie in jedem Fall nur «wütend» sagen oder vielleicht noch «Ich würde mich mies fühlen»? Woher wissen Sie jetzt die Antwort auf diese Frage? Für diese Rätsel ist die klassische Sicht auf Emotionen blind.

Was ich zu jener Zeit nicht wusste: Als ich mich mit Emotionskategorien und der Frage, warum sie in sich so unterschiedlich waren, auseinandersetzte, wandte ich unbewusst ein biologisches Denkmodell an, das man *Populationsdenken* nennt.[59] Erstmals angewandt wurde es von Darwin. Eine Kategorie wie eine Tierart ist diesem Modell zufolge eine Population einzigartiger Individuen, die sich voneinander unterscheiden und die nicht durch einen irgendwie gearteten Fingerabdruck geprägt sind. Die Kategorie kann als Gruppe nur abstrakt und statistisch beschrieben werden.[60] So wie keine US-amerikanische Familie tatsächlich aus 3,13 Menschen besteht[61], so muss auch kein einzelnes Vorkommnis von Ärger (Instanz) einem durchschnittlichen Ärgermuster gehorchen (wenn wir denn ein solches identifizieren könnten). Keine einzige Instanz muss notwendigerweise dem flüchtigen Fingerabdruck des Ärgers ähneln. Was wir Fingerabdruck genannt haben, könnte ein schlichtes Klischee gewesen sein.

Sobald ich mir den Ansatz des Populationsdenkens zu eigen machte, veränderte sich meine ganze wissenschaftliche Landschaft. Plötzlich war die Vielfalt kein Fehler mehr, sondern normal, ja sogar wünschenswert. Ich setzte meine Suche nach einer objektiven Methode, die erlaubte, Emotionen voneinander zu unterscheiden, fort, aber der Charakter meiner Suche hatte sich geändert. Meine Skepsis war allmählich gewachsen. Nun blieb mir nur noch ein Ort, an dem ich nach diesen Fingerabdrücken suchen konnte. Es war an der Zeit, mich dem Gehirn zuzuwenden.[62]

Die Wissenschaft studiert seit Langem Menschen mit Gehirnschäden (Läsionen), um die Emotionen bestimmten Teilen des Gehirns zuzuordnen. Hat eine Person, bei der ein bestimmtes Gehirnareal geschädigt ist, Schwierigkeiten, ein bestimmtes Gefühl (und zwar nur dieses eine) zu erleben oder wahrzunehmen, dann wäre dies ein Beleg dafür, dass dieses Gefühl von den Neuronen in diesem Areal abhängig ist. Das ist ein bisschen so, als wollte man herausfinden, an welcher Sicherung welche elektrischen Geräte in Ihrem Haus hängen.

Anfangs sind alle Sicherungen drinnen, und alles funktioniert perfekt. Dann legen Sie einen Schalter um (was im Netzwerk einer Läsion gleichkommt) und stellen fest, dass das Licht in der Küche nicht mehr brennt. Nun wissen Sie, welche Funktion diese Sicherung hat.

Die Suche nach dem Sitz der Angst im Gehirn ist hierfür das Paradebeispiel, denn viele Jahre lang sah die Wissenschaft in der Angst das Paradigma einer Emotion, die sich einer bestimmten Gehirnregion zuordnen lässt – nämlich der Amygdala (Mandelkernkomplex), einer Gruppe von Nuclei, die man tief im Schläfenlappen findet.[63] In den 1930er-Jahren brachte man die Amygdala erstmals mit Angst in Verbindung, als Heinrich Klüver und Paul C. Bucy die Schläfenlappen von Rhesusaffen entfernten. Da sie keine Amygdala mehr hatten, näherten sich die Tiere nun ohne Zögern unbekannten Objekten sowie Tieren, wie Schlangen oder fremden Affen, denen sie vor der Operation spontan aus dem Weg gegangen wären. Klüver und Bucy schrieben dieses Verhalten der «Abwesenheit von Angst» zu.[64]

Bald darauf nahmen andere Wissenschaftler Menschen mit geschädigter Amygdala in den Blick, um herauszufinden, ob diese Patientinnen und Patienten Angst erleben und wahrnehmen konnten. Die meiststudierte Fallgeschichte ist die einer Frau, die als «SM» bekannt wurde. Sie litt unter einer Erbkrankheit mit Namen Urbach-Wiethe-Syndrom, bei der die Amygdala in der Kindheit und Jugend langsam ausgeschaltet wird. Alles in allem war (und ist) SM geistig gesund und von normaler Intelligenz, aber ihr Verhältnis zur Angst erwies sich in Labortests als eher unüblich. Wissenschaftler führten ihr Horrorfilme wie *Shining* und *Das Schweigen der Lämmer* vor, setzten sie Schlangen und Spinnen aus und nahmen sie mit in ein Geisterhaus – doch SM berichtete nicht über starke Angstgefühle. Als man SM die Fotos der Basisemotionsmethode von Personen mit weit aufgerissenen Augen zeigte, hatte sie Schwierigkeiten, diese als Ausdruck von Angst zu deuten.[65] Andere Emotionen wurden von ihr aber normal erlebt und wahrgenommen.[66]

Wissenschaftler versuchten erfolglos, SM mit einem der üblichen Programme zum Erlernen von Angst das «Fürchten zu lehren». Sie zeigten ihr ein Bild und ließen dazu eine Bootshupe mit 100 Dezibel ertönen, um sie zu erschrecken. Das laute Geräusch sollte SMs Angstreaktion triggern, wenn sie denn eine hatte. Gleichzeitig maß man ihre Hautleitfähigkeit, die mit Aktivität in der Amygdala einhergeht und häufig als Messgröße für Angst verwendet wird. Nach vielen Wiederholungen, bei denen ihr das Bild gezeigt und gehupt wurde, zeigte man SM nur das Bild und registrierte ihre Reaktion. Menschen mit einer intakten Amygdala lernen, das Bild mit dem erschreckenden Geräusch zu assoziieren. Bekommen sie also nur das Bild gezeigt, sagt das Gehirn das laute Geräusch vorher, und die Hautleitfähigkeit verstärkt sich. Doch egal, wie oft die Wissenschaftler SM gleichzeitig Bild und Geräusch aussetzten, ihre Hautleitfähigkeit stieg nicht an, wenn sie nur das Bild allein sah. Die Versuchsleitung schloss daraus, dass SM nicht lernen konnte, neue Objekte zu fürchten.[67]

SM schien insgesamt furchtlos, und dafür war augenscheinlich die geschädigte Amygdala der Grund. Aus diesen und ähnlichen Fällen schloss man, dass eine funktionierende Amygdala das Angstzentrum im Gehirn war.

Dann aber geschah etwas Merkwürdiges. Die Wissenschaftler entdeckten nämlich, dass SM Angst in Körperhaltung und in Stimmen durchaus wahrnahm.[68] Sie fanden sogar einen Weg, wie sie SM die Emotion Angst fühlen lassen konnten, indem sie den Kohlendioxidanteil in ihrer Atemluft erhöhten. Da es ihr an Sauerstoff mangelte, bekam SM Panik. (Keine Angst, sie war nie wirklich in Gefahr.) SM konnte also Angst fühlen und wahrnehmen, aber nur unter bestimmten Umständen. Und das, obwohl sie keine Amygdalae hatte.[69]

Die Erforschung von Hirnschäden schritt weiter voran. Man entdeckte andere Menschen mit Amygdalaschäden, und der scheinbar so eindeutige Zusammenhang zwischen Angst und Amygdala löste sich auf. Der wichtigste Gegenbeweis war einem Paar eineiiger Zwillinge zu verdanken, die ihre Amygdala durch das Urbach-Wiethe-Syndrom verloren hatten. Beide erhielten die Diagnose im Alter von zwölf Jahren, hatten eine normale Intelligenz entwickelt und besuchten die Highschool. Trotz identischer DNS, gleichem Gehirnschaden und gleicher Umwelteinflüsse zeigten die beiden Mädchen sehr unterschiedliche Profile, was Angst angeht.[70] Die eine, BG genannt, reagierte ähnlich wie SM. Sie wies ähnliche Defizite auf, was die Angstentwicklung und -wahrnehmung angeht. Angst spürte sie nur, wenn sie stark kohlendioxidhaltige Luft atmete. Die andere, AM, zeigte unter Angsteinfluss im Grunde normale Reaktionen: Andere Netzwerke im Gehirn kompensierten den Ausfall ihrer beiden Amygdalae.[71] Wir haben also eineiige Zwillinge mit identischer DNS, die einen identischen Gehirnschaden erlitten haben und in einem extrem ähnlichen Umfeld lebten. Und doch litt die eine unter Defiziten, was das Erleben von Angst angeht, die andere nicht.

Diese Tatsache unterminiert die Vorstellung, dass die Amygdala den Schaltkreis für Angstgefühle enthält. Sie lässt eher vermuten, dass das Gehirn viele Möglichkeiten hat, Angst zu erzeugen. Die emotionale Kategorie «Angst» kann also nicht eindeutig einer bestimmten Gehirnregion zugeordnet werden. Bei Menschen mit Gehirnschäden wurden neben der Angst andere emotionale Kategorien untersucht. Die Resultate wiesen eine ähnliche Vielfalt auf. Gehirnregionen wie die Amygdala sind wichtig für Emotionen, aber sie sind dafür weder notwendig noch hinreichend.

Das ist eine der überraschendsten Erkenntnisse, die ich zu Beginn meines Studiums der Neurowissenschaften gewann: Ein mentales Ereignis wie Angst wird nicht nur von einer Gruppe Neuronen verursacht. Stattdessen können Kombinationen verschiedener Neuronen Fälle von Angst hervorrufen. Neurowissenschaftler nennen dieses Prinzip den *Degenerationseffekt* (*degeneracy*). Das gehorcht letztlich dem Prinzip: Vielfältige Kombinationen von Neuronen können das gleiche Resultat hervorrufen.[72] Auf der Suche nach emotionalen Fingerabdrücken im Gehirn ist der Degenerationseffekt ein Realitätscheck, der uns demütig werden lässt.[73]

Mein Forschungslabor untersuchte den Degenerationseffekt, indem wir das Gehirn von Versuchspersonen bei der Arbeit beobachteten. Wir zeigten ihnen ausdrucksstarke Fotos mit Motiven wie Fallschirmspringen oder blutigen Leichen und fragten sie, wie stark sie die Erregung im Körper erlebten. Männer und Frauen gaben ein ähnliches Erregungsniveau an und beide zeigten ähnliche Aktivitäten in zwei Gehirnregionen, der anterioren Insula (Inselrinde)[74] und dem visuellen Cortex[75]. Die Gefühle der Frauen allerdings zeigten einen stärkeren Zusammenhang mit der Inselrinde, die der Männer mit dem visuellen Cortex. Das zeigt, dass die gleiche Erfahrung - Gefühle der Erregung - mit unterschiedlichen Mustern neuronaler Aktivität zusammenhängt - ein klassisches Beispiel für den Degenerationseffekt.[76]

Und noch eine Überraschung erwartete mich, als ich das Studium der Neurowissenschaften aufnahm: Viele Teile des Gehirns dienen mehr als einem Zweck.[77] Das Gehirn enthält *Core-Systeme*, die zusammenwirken, um eine enorme Vielfalt von mentalen Zuständen zu erzeugen. Ein einziges Core-System kann am Denken, Erinnern, Entscheiden, Sehen, Hören, Erleben und Wahrnehmen verschiedener Emotionen beteiligt sein. Ein Core-System steht also für das umgekehrte Prinzip: Eine einzige Gehirnregion bzw. ein Netzwerk trägt zu vielen mentalen Zuständen bei.[78] Die klassische Auffassung von den Emotionen hingegen geht davon aus, dass bestimmte Gehirnregionen ganz bestimmte psychische Funktionen übernehmen, also dem Prinzip «eins zu eins» gehorchen. Core-Systeme sind also die Antithese des neuronalen Fingerabdrucks.

Wohlgemerkt, ich will damit nicht sagen, dass jedes Neuron im Gehirn das tut oder dass jedes Neuron für jedes andere einspringen kann. (Diese Auffassung nennt man Äquipotenzialität, und sie ist seit Langem widerlegt.) Ich sage vielmehr, dass die meisten Neuronen vielen Zwecken dienen und mehr als eine Rolle spielen können, ähnlich wie Mehl und Eier in der Küche in vielen Rezepten Verwendung finden.

Dass es diese Core-Systeme gibt, wurde durch beinahe jedes Experiment in den Neurowissenschaften belegt, am deutlichsten aber tritt ihre Existenz bei den bildgebenden Verfahren zutage, die dem Gehirn in Aktion zusehen. Das am häufigsten verwendete Verfahren heißt funktionelle Magnetresonanztomografie (fMRT), mit der man, ganz ohne Schaden anzurichten, in den Kopf lebender Menschen gucken kann, wenn diese Emotionen erleben oder Emotionen bei anderen Menschen wahrnehmen. Mit der fMRT werden die magnetischen Signale aufgezeichnet, die vom Feuern der Neuronen entstehen.[79]

Wissenschaftler verwenden die fMRT auf der Suche nach emotionalen Fingerabdrücken im Gehirn. Zeigt ein bestimmter Teil der Gehirnverschaltungen während einer bestimmten Emotion eine höhere Aktivität, dann ist das – so die Forschung – ein Beweis, dass dieser Teil des Gehirns die

Emotion verarbeitet. Anfangs untersuchte man mit diesem Verfahren natürlich die Amygdala im Hinblick auf den neuronalen Fingerabdruck für Angst. Ein wichtiger Hinweis stammte von Versuchspersonen, die Fotos aus der Basisemotionsreihe anschauten, die Angst darstellen sollten. Im Scan zeigte sich, dass es im Vergleich mit Bildern, die einen neutralen Gesichtsausdruck zeigten, eine erhöhte Aktivität in der Amygdala gab.[80]

Doch als man die Forschungen weiter vorantrieb, kamen Anomalien zum Vorschein. Ja, die Amygdala wurde aktiv, aber nur in bestimmten Situationen, zum Beispiel wenn die Augen auf dem Foto den Betrachter direkt anzustarren schienen. Sah die fotografierte Person zur Seite, wurden die Neuronen der Amygdala nicht zu verstärktem Feuern angehalten. Sahen die Testpersonen das gleiche Foto immer wieder, nahm die Aktivität der Amygdala allmählich ab. Wäre die Amygdala tatsächlich der Schaltkreis der Angst, dann dürfte es nicht zu einer Gewöhnung kommen. Der Schaltkreis sollte wie üblich feuern, wann immer ein «Angst»-Reiz auftaucht, der ihn anspricht. Diese widersprüchlichen Resultate brachten mich – und schließlich auch viele andere Forschenden – zu der Einsicht, dass die Amygdala nicht der Ort der Angst im Gehirn ist.

2008 konnte mein Forschungslabor in Zusammenarbeit mit dem Neurologen Chris Wright zeigen, warum die Amygdala verstärkte Aktivität zeigt, wenn man einer Versuchsperson die Angstdarstellungen aus der Basisemotionsreihe zeigte. Die Aktivität steigt in Reaktion auf *jedes* Gesicht an – ob dieses nun Angst ausdrückt oder neutral bleibt –, *solange dieses nur neu ist* (d.h., die Testpersonen hatten es noch nie zuvor gesehen).[81] Da die Angstkonfiguration mit den weit aufgerissenen Augen nichts ist, was uns täglich begegnet, sind diese Aufnahmen für die Probanden neu, wenn sie sie bei den

Experimenten mit der fMRT[82] gezeigt bekommen. Diese und ähnliche Resultate liefern eine alternative Erklärung für die ursprünglichen Experimente. Und diese Interpretation setzt nicht voraus, dass die Amygdala der Sitz der Angst im Gehirn ist.[83]

Dieses Hin und Her - von Belegen und ihren Gegenbeweisen - war in den letzten zwei Jahrzehnten bei allen Gehirnregionen, die je als neuronaler Fingerabdruck bestimmter Emotionen postuliert wurden, zu beobachten. Also machte mein Labor sich daran, die Frage ein für alle Mal zu klären, ob bestimmte Gehirnareale tatsächlich neuronale Fingerabdrücke von Emotionen sind.[84] Wir haben *jede* veröffentlichte Studie zu Ärger, Abscheu, Glück, Angst und Traurigkeit, bei der bildgebende Verfahren eingesetzt wurden, unter die Lupe genommen und die statistisch verwertbaren Daten in einer Metaanalyse zusammengefasst. Wir sprechen hierbei von insgesamt 100 publizierten Studien mit nahezu 1300 Testpersonen über einen Zeitraum von fast 20 Jahren.

Um diese enorme Datenmenge sinnvoll verarbeiten zu können, teilten wir das menschliche Gehirn in kleine Würfel ein, genannt Voxel. Ein Voxel (Volumenelement) ist die 3-D-Version eines Pixels. Dann registrierten wir für jedes einzelne Voxel im Gehirn, das für eine Emotionsstudie verwendet wurde, ob eine ansteigende Aktivität berichtet wurde. Somit konnten wir die Wahrscheinlichkeit berechnen, mit der jedes Voxel während der Erfahrung bzw. der Wahrnehmung jeder einzelnen Emotion einen höheren Aktivierungsgrad aufweisen würde. Lag die Wahrscheinlichkeit über dem Zufallswert, betrachteten wir dies als statistisch relevant.

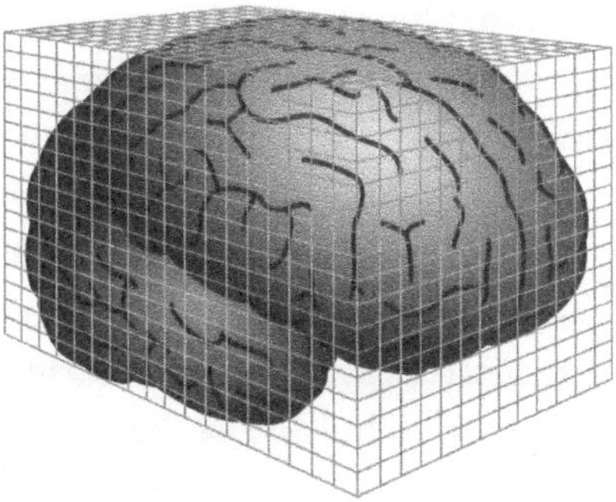

*Abb. 1.7: Das menschliche Gehirn, in Voxel aufgeteilt*

Unsere umfassende Metaanalyse förderte nur wenig zutage, das die klassische Sicht der Emotionen stützen könnte. Die Amygdala beispielsweise zeigte zwar in Studien über die Angst regelmäßig einen Anstieg der Aktivität, der auch stärker war, als durch Zufall erklärt werden konnte. Doch dieser Anstieg war nur in einem Viertel der Studien zum Angsterleben zu verzeichnen und nur in 40 Prozent der Studien zur Angstwahrnehmung. Diese Werte sind zu niedrig, um einen Beleg für einen neuronalen Fingerabdruck zu ergeben. Und nicht nur das: Die Amygdala zeigte regelmäßig einen höheren Aktivitätsgrad in Studien über Wut, Abscheu, Trauer und Glück. Was belegt, dass die Amygdala, welche Funktionen sie auch bei den einzelnen Instanzen von Angst ausüben mochte, diese Funktionen auch bei anderen Emotionen übernahm.

Interessanterweise steigt die Aktivität der Amygdala ebenso bei Ereignissen an, die man gewöhnlich als nicht emotional bezeichnet: wenn man Schmerz erlebt, etwas Neues lernt, neue Menschen kennenlernt oder Entscheidungen trifft. Vielleicht feuert Ihre Amygdala gerade jetzt, während Sie diese Worte lesen. Tatsächlich war jede angeblich «emotionale» Gehirnregion auch an nicht emotionalen Erfahrungen wie Gedanken oder Wahrnehmungen beteiligt.

Alles in allem fanden wir heraus, *dass keine einzige Gehirnregion den Fingerabdruck für auch nur eine einzige Emotion produziert.*[85] Dieser Fingerabdruck lässt sich auch nicht nachweisen, wenn man mehrere, miteinander verbundene Gehirnregionen (ein Gehirnnetzwerk) betrachtet oder einzelne Neuronen[86] elektrisch stimuliert. Die gleichen Resultate treten zutage, wenn man Experimente mit Tieren betrachtet, die angeblich Emotionsschaltkreise haben, wie Affen oder Ratten.[87] Emotionen entstehen durch das Feuern von Neuronen, aber kein einziges Neuron ist einzig für unsere Emotionen da. Für mich waren diese Ergebnisse der endgültige Sargnagel für den Versuch, Emotionen in bestimmten Regionen des Gehirns zu lokalisieren.

***

Ich hoffe, dass Sie nun sehen, dass die Menschen lange Zeit eine völlig falsche Vorstellung von Emotionen hatten. Viele wissenschaftliche Studien behaupten, physische Fingerabdrücke gefunden zu haben, die eine Emotion von der anderen unterscheiden. Nichtsdestotrotz stehen diese Studien in einem *sehr viel weiter gefassten* wissenschaftlichen Kontext, der die klassische Sicht nicht stützt.[88]

Manche Forschende sind auch der Meinung, dass die Studien, die die klassische Sicht widerlegen, einfach falsch seien: Schließlich können Experimente in puncto Gefühle recht schwierig sein. Manche Gehirnareale sind auch im Scanner schlecht zu erkennen. Die Herzfrequenz wird von allen möglichen Faktoren beeinflusst, die nichts mit Emotionen zu tun haben: zum Beispiel davon, ob die Versuchsperson in der Nacht davor gut geschlafen hat, ob sie in der letzten Stunde Kaffee getrunken hat, ob sie sitzt, steht oder liegt. Es ist auch schwierig, Versuchspersonen dazu zu bringen, auf Kommando ein bestimmtes Gefühl zu haben. Außerdem widerspricht es der Forschungsethik, einer Versuchsperson Todesangst einzujagen oder sie in Rage zu versetzen. An jeder Universität gibt es eine Ethikkommission, die Leute wie mich daran hindert, ihre unschuldigen Probanden extremen Gefühlen auszusetzen.[89]

Doch selbst wenn man all diese Vorbehalte zusammennimmt, bleibt doch die Tatsache bestehen, dass es mehr Experimente gibt, die die klassische Sicht widerlegen, als der Zufall oder ein angeblich falscher Versuchsaufbau erklären könnte. Die Gesichts-Elektromyografie zeigt, dass Menschen ihre Gesichtsmuskeln sehr unterschiedlich bewegen, wenn sie ein bestimmtes Gefühl erleben. Umfangreiche Metastudien zeigen, dass zu einer bestimmten Emotionskategorie die unterschiedlichsten körperlichen Reaktionen gehören können. Die Schaltkreise im Gehirn funktionieren nach dem Zuordnungsprinzip, dass verschiedene Kombinationen von Neuronen möglicherweise das gleiche Resultat hervorbringen, und gehorchen dem Degenerationseffekt: Instanzen einer einzigen Emotionskategorie wie Angst werden zu verschiedenen Zeiten und von verschiedenen Menschen mit verschiedenen Gehirnmustern verarbeitet. Umgekehrt können die beteiligten Regionen bei der Erzeugung unterschiedlicher mentaler Zustände aktiv sein.

Ich hoffe, Sie erkennen das Muster, das sich hier abzeichnet: Vielfalt ist die Norm. Emotionale Fingerabdrücke sind ein Mythos.

Wenn wir Emotionen wirklich verstehen wollen, müssen wir anfangen, diese Vielfalt ernst zu nehmen. Wir müssen uns klarmachen, dass die Bezeichnung für eine Emotion wie «Wut» nicht zu einer spezifischen Reaktion mit einem einzigartigen physischen Fingerabdruck gehört, sondern eine Gruppe von höchst unterschiedlichen Instanzen bezeichnet, die alle von der jeweiligen Situation abhängig sind. Was wir in der Alltagssprache als Gefühle wie Wut, Angst und Glück bezeichnen, müssen wir uns vorstellen als emotionale Kategorie, denn jede Emotion ist eine Ansammlung verschiedener Instanzen. Ebenso wie sich die einzelnen Tiere der Kategorie «Cockerspaniel» in ihren körperlichen Attributen (Schwanzlänge, Nasenlänge, Dichte des Fells oder Laufgeschwindigkeit) stärker unterscheiden, als Gene es erklären können, so können Instanzen von «Wut» in ihrer konkreten Manifestation (Gesichtsbewegungen, Herzfrequenz, Hormonausschüttung, Ton der Stimme, neuronale Aktivität etc.) verschieden ausfallen. Diese Vielfalt kann auf die Umwelt oder den Kontext zurückgehen.[90]

Wenn Sie sich für diese Vielfalt, für das Populationsdenken öffnen, dann rücken die sogenannten Fingerabdrücke in den Hintergrund, und bessere Erklärungen drängen sich auf. Hier ein Beispiel: Einige Forschende setzen Techniken aus der künstlichen Intelligenz ein und trainieren ein Softwareprogramm darauf, extrem viele Gehirnscans von Menschen zu erkennen, die verschiedene Emotionen (zum Beispiel Wut und Angst) erleben. Das Programm erstellt ein statistisches Muster, das jede Emotionskategorie zusammenfasst, und dann – das ist der coole Teil! – kann es tatsächlich neue Scans analysieren und feststellen, ob sie eher zum Gesamtmuster für Wut oder für Angst passen. Diese Technik nennt sich Musterklassifikation. Sie funktioniert so gut, dass man schon vom «neuronalen Gedankenlesen» spricht.

Einige dieser Wissenschaftlerinnen und Wissenschaftler meinen nun, dass diese statistischen Auswertungen einen neuronalen Fingerabdruck für Wut oder Angst ergeben. Aber sie unterliegen einem gewaltigen logischen Fehlschluss. Das statistische Muster für Angst ist ja kein echter Gehirnscan, sondern nur eine abstrakte Zusammenfassung vieler einzelner Instanzen von Angst. Man verwechselt also den mathematischen Mittelwert mit der Norm.[91]

Meine Mitarbeitenden und ich haben die Musterklassifikation in unserer Metaanalyse von Emotionsstudien mittels bildgebender Verfahren angewandt. Unser Computerprogramm hat gelernt, Scans aus 150 Studien zu analysieren. Wir haben über das ganze Gehirn verteilt Muster gefunden, die besser als der Zufall vorhersagen, ob die Testpersonen in einer der Studien Wut, Abscheu, Angst, Glück oder Traurigkeit empfanden. Doch diese Muster sind keine emotionalen Fingerabdrücke. Das Muster für Wut beispielsweise zieht sich über mehrere Voxels durch das Gehirn. Doch muss bei Wut dieses Muster in keinem individuellen Gehirnscan auftauchen. Es ist eine abstrakte Zusammenfassung. Es gab kein einziges Voxel, das in allen Wut-Scans aufzufinden war.[92]

Wenn korrekt angewandt, ist die Musterklassifikation ein Beispiel für Populationsdenken. Eine Spezies ist, wie Sie sich vielleicht erinnern, eine Ansammlung diverser Individuen. Sie kann also nur in statistischen Begriffen beschrieben werden. Diese Zusammenfassung ist eine Abstraktion, die so in der Natur nicht vorkommt - sie beschreibt kein einzelnes Individuum dieser Spezies. Wenn es um Emotionen geht, so können bei verschiedenen Gelegenheiten und verschiedenen Personen unterschiedliche Neuronenkombinationen Instanzen einer Emotionskategorie wie Wut hervorrufen. Und selbst wenn sich zwei Wuterfahrungen für Sie genau gleich anfühlen, können sie aufgrund des Degenerationseffektes verschiedene Gehirnmuster aufweisen. Dennoch lassen sich viele unterschiedliche Instanzen von Wut zusammenfassen, um abstrakt zu beschreiben, wie sie sich von all den unterschiedlichen Instanzen der Angst unterscheiden. (Analogie: Keine zwei Cockerspaniel-Pudel sind identisch, aber sie lassen sich alle mühelos vom Cockerspaniel unterscheiden.)

Meine lange Suche nach emotionalen Fingerabdrücken in Gesicht, Körper und Gehirn führte zu einer Erkenntnis, die ich so nicht erwartet hatte: Wir brauchen eine neue Theorie, was Emotionen sind und woher sie kommen. In den folgenden Kapiteln stelle ich Ihnen diese neue Theorie vor, die alle Resultate der klassischen Auffassung erklärt, aber auch die Ungereimtheiten, die wir in diesem Kapitel erkannt haben. Wir lassen die Fingerabdrücke hinter uns und folgen den Beweisen. So gelangen wir zu einem besseren, wissenschaftlich fundierteren Verständnis nicht nur der Emotionen, sondern auch von uns selbst als Person.

# 2

# Emotionen sind konstruiert

Bitte betrachten Sie die schwarzen Flecken in Abb. 2.1.

*Abb. 2.1: Geheimnisvolle Flecken*

Sollten Sie diese Anordnung von Flecken zum ersten Mal sehen, dann arbeitet Ihr Gehirn jetzt wie verrückt, um sich einen Reim darauf zu machen. Neuronen in Ihrem visuellen Cortex verarbeiten die Linien und Kanten. Ihre Amygdala feuert schnell, weil der Input völlig neu ist. Andere Gehirnregionen gehen Ihre früheren Erfahrungen durch, um festzustellen, ob Sie so etwas schon mal irgendwo gesehen haben, stimmen sich mit dem Körper ab, um eine angemessene Reaktion einzuleiten. Vermutlich befinden Sie sich jetzt in einem Zustand, den wir «Erfahrungsblindheit» nennen.

Wir sehen einfach nur schwarze Flecken unbekannten Ursprungs.

Um Ihrer Erfahrungsblindheit entgegenzuwirken: Schauen Sie sich das Bild auf Seite 506 (Anhang B) an. Danach betrachten Sie wieder das Bild hier. Nun sehen Sie keine formlosen Flecken mehr, sondern ein vertrautes Objekt.

Was also ist gerade in Ihrem Gehirn passiert, sodass sich Ihre Wahrnehmung dieser Flecken geändert hat? Ihr Gehirn hat Informationen aus der Fotografie als Ganzes in das weite Feld seiner früheren Erfahrungen aufgenommen und so das vertraute Objekt, das Sie jetzt sehen, *konstruiert*. Neuronen in Ihrem visuellen Cortex haben ihr Feuermuster geändert, um Linien zu erzeugen, die nicht da sind. Diese Linien wiederum haben die Flecken zu einer Form verbunden, die rein physikalisch ebenfalls nicht existiert. In gewisser Weise haben Sie jetzt eine Halluzination. Nicht vom erschreckenden «Ich gehe besser in die Nervenklinik»-Typ, sondern der alltäglichen Sorte «Mein Gehirn ist nun mal so angelegt».

Der Erfahrung mit Abbildung 2.1 verdanken wir eine Reihe von Einsichten. Frühere Erfahrungen - aus direkten Begegnungen, aus Fotos, Filmen und Büchern - geben unseren aktuellen Sinneseindrücken Bedeutung. Außerdem ist der gesamte Konstruktionsprozess für Sie nicht nachvollziehbar. Wie sehr Sie sich auch anstrengen mögen, Sie können sich nicht dabei zusehen oder erleben, wie Sie dieses Bild konstruieren. Wir brauchten ein speziell zu diesem Zweck entworfenes Beispiel, um die Tatsache offenzulegen, dass es diese Art der Konstruktion gibt. Sie haben den Übergang vom Unbekannten zum Bekannten bewusst erlebt, weil Sie sich Abbildung 2.1 zwei Mal angesehen haben: bevor und nachdem Sie sich auf das relevante Wissen stützen konnten. Der Prozess der Konstruktion verläuft hochgradig gewohnheitsmäßig, sodass Sie diese Flecken vielleicht nie wieder als formlose Kleckse wahrnehmen werden, auch wenn Sie sich bemühen, wieder in die Erfahrungsblindheit zurückzufallen und nicht mehr zu sehen, was Sie erkannt haben.

Dieser kleine Zaubertrick des Gehirns ist so verbreitet wie normal, dass er von Psychologen immer wieder neu entdeckt wurde, bevor sie verstanden, wie er funktioniert. Wir nennen das *Simulation*. Ihr Gehirn hat das Feuern seiner eigenen Sinnesneuronen verändert, obwohl kein neuer Sinnes-Input aufgenommen wurde. Simulationen können visuell sein, wie bei unserem Bild, oder andere Sinne betreffen. Hatten Sie je einen Song im Ohr, der Ihnen nicht mehr aus dem Kopf ging? Auch eine solche auditive Halluzination ist eine Simulation.[93]

Denken Sie an das letzte Mal, als Ihnen jemand einen saftigen roten Apfel kredenzte. Sie ergreifen ihn, beißen hinein und spüren den säuerlichen Geschmack. Während dieser Augenblicke feuern Neuronen in den sensorischen und motorischen Arealen Ihres Gehirns. Motorneuronen feuern, damit sich Ihre Hand in Bewegung setzt. Sensorische Neuronen feuern, um Ihre Wahrnehmung des Apfels zu verarbeiten, die rote Farbe mit einem Hauch Grün, die Glätte der Haut in Ihrer Hand, der frische, blütenhafte Duft, das hörbare Knacken, wenn Sie hineinbeißen, den säuerlichen Geschmack, in den sich eine zarte Süße[94] mischt. Andere Neuronen sorgen dafür, dass Ihnen das Wasser im Mund zusammenläuft und Sie mit Enzymen versorgt, die die Verdauung einleiten. Sie setzen Cortisol frei, damit Ihr Körper den Zucker im Apfel verarbeiten kann. Ihr Magen wird tätig. Und jetzt das Geniale daran: In dem Moment, als Sie das Wort «Apfel» gelesen haben, hat Ihr Gehirn in gewissem Maße so reagiert, als wäre ein echter Apfel präsent. Es hat die Informationen über frühere Äpfel, die Sie gesehen und gekostet haben, verwendet, um das Feuern der Neuronen in Ihren sensorischen und motorischen Arealen zu verändern, um eine mentale Instanz des Konzepts «Apfel» zu erzeugen. Ihr Gehirn hat einen nicht existenten Apfel simuliert, indem es sensorische und motorische Neuronen einsetzte.[95] Die Simulation vollzieht sich so schnell wie der Herzschlag.

Zum zwölften Geburtstag meiner Tochter haben wir die Macht der Simulation getestet (und dabei eine Menge Spaß gehabt). Wir haben eine Party mit «Ekelessen» geschmissen. Als ihre Gäste kamen, servierten wir ihnen Pizza, die mit grüner Lebensmittelfarbe zubereitet war - der Käse sah aus wie uralter Schimmelpilz. Zum Nachtisch gab es Pfirsichcreme, unter die wir Gemüsestückchen gemischt hatten, damit sie aussah wie Erbrochenes. Zu trinken gab es weißen Traubensaft in Urinbechern. Alle haben sich unglaublich geekelt (was Zwölfjährige mögen). Einige Gäste brachten keinen Bissen hinunter, weil sie unwillkürlich erwarteten, das Zeug müsse grauenhaft schmecken. Der Hauptspaß bestand aber in einem Spiel, das dem Essen folgte: ein einfacher Wettbewerb, Essen am Geruch zu erkennen. Wir nahmen übliche Babynahrung - Mus aus Pfirsichen, Spinat, Rindfleisch und so weiter - und verschmierten sie kunstvoll auf ungebrauchte Windeln. Es sah ganz genauso aus wie Babykacke. Obwohl die Gäste wussten, dass es sich um Essen handelte, mussten ein paar aufgrund des simulierten Gestanks würgen.[96]

Simulationen sind Vermutungen unseres Gehirns darüber, was in der Welt vorgeht. Sie erhalten in jedem wachen Augenblick uneindeutige und deutlich wahrnehmbare Informationen von Augen, Ohren, Nase und anderen Sinnesorganen. Ihr Gehirn verwendet Ihre früheren Erfahrungen, um eine Hypothese zu erstellen - die Simulation -, und vergleicht diese mit der Kakofonie, die Ihre Sinnesorgane darbieten. Auf diese Weise ermöglicht die Simulation Ihrem Gehirn, dem Rauschen aus der Außenwelt eine Bedeutung beizumessen, um herauszufinden, was wichtig ist und was es ignorieren kann.

Die Entdeckung der Simulation in den späten 1990er-Jahren leitete in Psychologie und Neurowissenschaften eine neue Ära ein. Wissenschaftliche Untersuchungen zeigen, dass alles, was wir sehen, hören, berühren, schmecken und riechen, Simulationen der Welt sind, keine Reaktionen darauf. Vorausschauende Denker spekulieren jetzt schon, dass der Prozess der Simulation ein weitverbreiteter Mechanismus ist, der nicht nur in der Wahrnehmung eine Rolle spielt, sondern auch beim Verstehen von Sprache, bei der Empathie, beim Erinnern, Vorstellen, Träumen und vielen anderen psychischen Vorgängen. Unserem gesunden Menschenverstand mag es so vorkommen, als wären Denken, Wahrnehmen und Träumen unterschiedliche mentale Ereignisse (wenigstens soweit wir in der westlichen Kultur verankert sind), aber am Ende kann ein einziger Prozess sie alle beschreiben. Simulation ist die Grundeinstellung unserer mentalen Aktivität. Sie kann uns auch verstehen helfen, wie das Gehirn Emotionen konstruiert.[97]

Außerhalb des Gehirns kann die Simulation fühlbare Veränderungen in Ihrem Körper bewirken. Versuchen wir uns mal an einer kreativen Simulation mit unserer Biene. Vor Ihrem geistigen Auge sehen Sie die Biene, wie Sie sich sachte auf einem duftenden weißen Blütenblatt niederlässt. Sie summt, während sie nach Pollen sucht. Wenn Sie Bienen mögen, dann regt das Schlagen imaginärer Flügel Sie jetzt dazu an, genauer hinzusehen – Ihr Herz schlägt schneller, Ihre Schweißdrüsen füllen sich, Ihr Blutdruck sinkt. Oder Sie wurden von einer Biene böse gestochen, und Ihr Gehirn regt Ihren Körper an, sich in Sicherheit zu bringen oder die Biene zu verscheuchen – ein anderes Muster physischer Veränderungen. Jedes Mal, wenn Ihr Gehirn sensorischen Input simuliert, bereitet es automatische Veränderungen in Ihrem Körper vor, die das Potenzial haben, Ihr Gefühl zu verändern.

Ihre bienenrelevanten Simulationen wurzeln in Ihrem mentalen Konzept davon, was eine «Biene» ist. Dieses Konzept enthält nicht nur Informationen über das Insekt selbst (wie sie aussieht und sich anhört, wie Sie darauf reagieren, welche Veränderungen in Ihrem autonomen Nervensystem welche Handlungen erlauben etc.), sondern auch Informationen, die mit bienenverwandten Konzepten zu tun haben («Wiese», «Blume», «Honig», «Stich», «Schmerz» etc.). All diese Informationen sind in Ihrem Konzept «Biene» enthalten und steuern, wie Sie das Tier in diesem Kontext simulieren. Ein Konzept wie «Biene» ist also eine Sammlung neuronaler Muster in Ihrem Gehirn, die Ihre früheren Erfahrungen repräsentieren. Ihr Gehirn kombiniert diese Muster auf verschiedene Weise, um Wahrnehmung herbeizuführen und Ihr Handeln in neuen Situationen flexibel zu steuern.[98]

Unter Verwendung Ihrer Konzepte fügt das Gehirn manche Dinge zusammen und trennt andere. Sie können drei Erdhaufen ansehen und zwei von ihnen als «Hügel» wahrnehmen, den dritten aber als «Berg», je nach Konzept. Der Prozess der Konstruktion behandelt die Welt wie eine ausgerollte Teigplatte. Die Konzepte sind die Plätzchenformen, die Grenzen festlegen. Nicht weil diese Grenzen etwa natürlich wären, sondern weil sie nützlich und wünschenswert sind.[99] Diese Grenzen unterliegen natürlich physikalischen Einschränkungen. Sie werden nie einen Berg als See wahrnehmen. Nicht alles ist relativ.

Ihre Konzepte sind ein grundlegendes Instrument, mit dessen Hilfe das Gehirn eintreffenden Sinnesdaten Bedeutung zuweist. Zum Beispiel verleihen Konzepte Veränderungen des Schalldruckpegels Sinn, sodass Sie diese als Worte oder Musik wahrnehmen statt nur als zufälliges Geräusch.

Die westliche Musik beruht weitgehend auf der Oktave, die in zwölf Tonschritte unterteilt ist: die gleichtemperierte Stimmung, die Johann Sebastian Bach im 17. Jahrhundert erfand. Alle Menschen in der westlichen Kultur mit normalem Gehör haben ein Konzept für diese verbreitete Stimmung, auch wenn sie diese nicht beschreiben können. Aber nicht jede Musik beruht darauf. Wenn Westler erstmals indonesische Gamelanmusik hören, die die Oktave in sieben Schritte unterschiedlicher Länge unterteilt, hört sich das für sie eher wie Krach an. Ein Gehirn, das auf zwölftonige Oktaven gepolt ist, hat für diese Musik kein Konzept. Ich persönlich bin erfahrungsblind für Dubstep, obwohl meine Teenie-Tochter das Konzept offensichtlich besitzt.

Konzepte verleihen auch den chemischen Verbindungen Sinn, die wir als Geschmack oder Geruch erleben. Wenn ich Ihnen rosafarbene Eiscreme kredenze, dann erwarten (simulieren) Sie vermutlich den Geschmack von Erdbeere. Schmeckt sie dann nach Fisch, fänden Sie das vermutlich irritierend, vielleicht sogar abscheulich. Würde ich Ihnen das Ganze aber als «geeiste Lachsmousse» ankündigen und Ihr Gehirn also vorwarnen, finden Sie den gleichen Geschmack vielleicht aufregend (wenn Ihnen Lachs schmeckt). Sie halten Essen vermutlich für etwas, was eng mit der materiellen Welt verbunden ist, doch das Konzept «Essen» ist extrem kulturell beeinflusst. Natürlich gibt es auch hier biologische Einschränkungen: Sie können keine Rasierklingen verspeisen. Aber es gibt verschiedene, absolut essbare Substanzen, die wir keineswegs alle als Nahrung wahrnehmen: zum Beispiel *hachinoko*, eine japanische Köstlichkeit aus Bienenlarven, die die meisten Amerikaner rundweg ablehnen würden. Dieser Unterschied basiert auf unseren Konzepten.[100]

In jedem Augenblick Ihres wachen Lebens benutzt Ihr Gehirn Konzepte dazu, die äußere Welt zu simulieren. Ohne

Konzepte sind Sie erfahrungsblind wie mit den schwarzen Bienenklecksen. Mit Konzepten aber simuliert Ihr Gehirn die Welt so subtil und automatisch, dass Sehen, Hören und alle anderen Sinneswahrnehmungen eher wie Reflexe wirken statt wie Konstruktionen.

Und jetzt überlegen Sie mal: Und wenn Ihr Gehirn nun denselben Prozess einsetzen würde, um sich einen Reim auf die Sinneserfahrungen im *Körperinneren* zu machen – auf das Tamtam von Herz, Atmung und Organbewegungen?

Aus der Perspektive Ihres Gehirns ist Ihr Körper nur eine weitere Quelle für Sinnesinput. Empfindungen von Herz und Lungen, vom Stoffwechsel, von den Temperaturfühlern und so weiter sind wie die zunächst unverständlichen Kleckse von Abbildung 2.1. Diese rein physikalischen Empfindungen in Ihrem Körper haben keine objektive psychische Bedeutung. Doch sobald die Konzepte die Bühne betreten, erhalten diese Empfindungen eine zusätzliche Bedeutung. Sollten Sie im Magen ein Ziehen verspüren, wenn Sie sich an den Esstisch setzen, könnte das Hunger sein. In der Grippesaison aber könnte die gleiche Empfindung als Übelkeit gedeutet werden. Sind Sie Richterin, erleben Sie diese Empfindung als Bauchgefühl, dass man dem Angeklagten nicht trauen kann. In jedem Augenblick Ihres Lebens nutzt das Gehirn Konzepte, um zugleich Ihren inneren Empfindungen und den Sinnesdaten, die Sie aus der Außenwelt empfangen, eine Bedeutung zuzumessen. Aus einem Ziehen in der Magengegend macht Ihr Gehirn fallweise Hunger, Übelkeit oder Misstrauen.[101]

Nun stellen Sie sich dasselbe Ziehen in der Magengegend vor, wenn Sie an einer Windel voll püriertem Lamm schnuppern, wie es die Freunde meiner Tochter bei ihrer «Ekelessen»-Party taten. Nun erleben Sie das Ziehen vielleicht als Abscheu. Oder wenn Ihr Lover gerade den Raum betritt, erleben Sie es als Anflug von Liebe. Sitzen Sie im Wartezimmer der Arztpraxis, wo Sie gleich die Resultate Ihrer letzten Bluttests erfahren werden, ist das Ziehen für Sie Angst. Ob nun Abscheu, Liebe oder Angst, das in Ihrem Gehirn aktive Konzept ist ein *Emotionskonzept*. Wie zuvor verleiht Ihr Gehirn dem Ziehen in Ihrem Magen in Verbindung mit den Sinnesdaten aus der Welt um Sie herum Bedeutung, um eine Instanz dieses Konzepts hervorzubringen.

Die Instanz einer *Emotion*.

Auf ebendiese Weise könnten Emotionen entstehen.

***

Als ich noch an meiner Dissertation arbeitete, lud mich ein junger Mann aus der Fakultät für Psychologie ein, mit ihm auszugehen. Ich kannte ihn nicht sehr gut und zögerte, denn – ganz ehrlich – ich fühlte mich nicht eben zu ihm hingezogen. Andererseits saß ich schon wieder den ganzen Tag nur im Labor, also sagte ich zu. Als wir so im Coffeeshop saßen, spürte ich, wie mir während unseres Gesprächs ein paar Mal heiß wurde. Mein Magen machte Zicken, und ich konnte mich nicht richtig konzentrieren. Offensichtlich gefiel er mir mehr, als ich gedacht hatte. Eine Stunde später verabschiedeten wir uns – und ich hatte ihm ein zweites Date versprochen. Ein wenig verblüfft ging ich nach Hause. Ich ließ die Schlüssel auf den Boden fallen und rannte zur Toilette. Ich musste mich übergeben. Die nächsten sieben Tage verbrachte ich mit Erkältung im Bett.

Der gleiche neuronale Konstruktionsprozess, der aus ein paar schwarzen Flecken eine Biene macht, konstruiert ein Gefühl des Angezogen-Seins vom Gegenüber aus einem Flattern in der Magengegend und einem geröteten Gesicht.[102] Das Gefühl ist die *Kreation* Ihres Gehirns, das Ihren körperlichen Empfindungen in Bezug auf das Geschehen Bedeutung zuweist. Philosophen gehen seit Jahrhunderten davon aus, dass der Geist sich auf die Erfahrungen unseres Körpers in der Welt seinen Reim macht – von René Descartes im 17. Jahrhundert bis hin zu William James (der als Vater der amerikanischen Psychologie gilt) im 19. Jahrhundert. Wie ich im Folgenden darlege, zeigt uns die Neurowissenschaft auf, wie dieser Prozess – und vieles andere – im Gehirn abläuft, um die Emotion überhaupt erst hervorzubringen. Ich bezeichne diesen Ansatz als die Theorie der konstruierten Emotion.[103]

In jedem wachen Moment greift Ihr Gehirn auf frühere Erfahrungen, die in Konzepten organisiert sind, zurück, um Ihre Handlungen zu steuern und Ihren Sinnesdaten Bedeutung zuzuordnen. Wenn es sich bei den beteiligten Konzepten um Emotionskonzepte handelt, dann konstruiert Ihr Gehirn eine Instanz der entsprechenden Emotion.

Zwängt sich ein Schwarm summender Bienen durch den Spalt unter Ihrer Haustür, was Ihr Herz zum Rasen bringt, dann generiert Ihr Gehirn aus dem Wissen über stechende Insekten, aus Anblick, Geräusch, Geruch und anderen Sinnesdaten aus der Welt die Simulation eines Schwarms, einer Tür und eine Instanz von Angst. Die exakt gleichen körperlichen Empfindungen können in einem anderen Kontext – zum Beispiel beim Gucken eines spannenden Films über das geheime Leben der Bienen – eine Instanz von freudiger Erregung hervorbringen. Sehen Sie das Bild einer lächelnden Zeichentrickbiene in einem Kinderbuch, erinnert Sie das vielleicht an Ihre niedliche Nichte, die Sie mit in den entsprechenden Disneyfilm genommen haben, und Sie konstruieren mental die Biene und Ihre Nichte zu einer Instanz süßer Nostalgie.

Mein Erlebnis im Coffeeshop, das mich für Anziehung halten ließ, was in Wirklichkeit ein Anflug von Grippe war, würde in der klassischen Auffassung als Attributionsfehler gewertet.[104] Aber letztlich ist die Zuschreibung auch nicht verkehrter, als würde man in ein paar schwarzen Flecken eine Biene sehen. Ein Influenzavirus verursachte Fieber und Erröten, und mein Gehirn deutete diese Empfindungen im Kontext des Dates und erzeugte ein echtes Gefühl der Anziehung, so wie es jeden anderen mentalen Zustand konstruiert. Hätte ich exakt die gleichen körperlichen Empfindungen zu Hause im Bett erlebt, mit einem Thermometer in der Achselhöhle, dann hätte mein Gehirn vermutlich eine Instanz von «Kranksein» produziert - mithilfe des gleichen Prozesses.[105] (Die klassische Auffassung wäre im Gegensatz dazu davon ausgegangen, dass Anziehung und Sich-krank-Fühlen verschiedene körperliche Fingerabdrücke haben, die von verschiedenen Schaltkreisen im Gehirn ausgelöst werden.)

Emotionen sind keine Reaktion auf die Welt. Sie sind nicht der passive Empfänger von Sinnesdaten, sondern der aktive Konstrukteur Ihrer Gefühle. Aus den Sinnesdaten und der früheren Erfahrung erzeugt Ihr Gehirn Bedeutung und leitet Handlungen ein. Hätten Sie keine Konzepte, die Ihre frühere Erfahrung repräsentieren, wären alle Sinnesdaten einfach nur bedeutungsloses Rauschen. Sie würden nicht wissen, was diese Sinneseindrücke sind, was sie verursacht hat und wie Sie sich verhalten und damit umgehen sollen. Mit Konzepten aber kann das Gehirn sich auf die Sinnesdaten einen Reim machen, und Letzterer ist manchmal ein Gefühl.

Die Theorie der konstruierten Emotion und die klassische Auffassung von Emotionen erzählen zwei vollkommen verschiedene Geschichten darüber, wie wir die Welt erfahren. Die klassische Sicht ist intuitiv - Ereignisse in der Welt lösen emotionale Reaktionen in uns aus. In dieser Geschichte tauchen vertraute Agierende auf wie Gedanken und Gefühle, die in unterschiedlichen Gehirnregionen zu Hause sind. Die Theorie der konstruierten Emotion hingegen erzählt eine

Geschichte, die nicht Ihrem Alltagserleben entspricht – Ihr Gehirn konstruiert unbemerkt alles, was Ihre Erfahrung ausmacht, auch Ihre Emotionen. Zu dieser Geschichte gehören unbekannte Agierende wie Simulation und Konzepte und Degenerationseffekt. Und sie spielt sich immer im gesamten Gehirn ab.

Diese unbekannte Geschichte stellt für uns eine Herausforderung dar, weil der Mensch nun mal gerne Geschichten mit vertrauten Strukturen hat. Jeder Superheld braucht einen Superschurken. Jede romantische Komödie folgt einem attraktiven Paar durch ein humorvolles Missverständnis, das sich aber am Ende in Wohlgefallen auflöst. Die Herausforderung hier besteht darin, dass die Dynamik des Gehirns, die Art, wie Gefühle zustande kommen, keiner linearen Geschichte nach dem Ursache-Wirkungs-Prinzip folgt. (Derartige Herausforderungen sind in der Wissenschaft nicht selten. In der Quantenmechanik zum Beispiel ist die Unterscheidung in Ursache und Wirkung sinnlos.) Nichtsdestotrotz braucht ein Buch eine Geschichte, selbst bei einem nicht linearen Thema wie der Gehirnfunktion. Auch meine Geschichte wird daher nur gelegentlich vom üblichen linearen Rahmen abweichen, wie wir Geschichten erzählen.

Für den Augenblick möchte ich Ihnen nur ein intuitives Verständnis für die Konstruktion von Emotionen vermitteln und erläutern, warum diese wissenschaftliche Erklärung Sinn ergibt. Wir werden später sehen, dass diese Theorie auf dem neuesten neurowissenschaftlichen Erkenntnisstand über die Arbeit des Gehirns beruht und die enorme Bandbreite des emotionalen Erlebens und Wahrnehmens im Alltag erklärt. Sie zeigt, wie Instanzen von Glück, Trauer, Ärger, Angst und anderen Emotionskategorien durch den gleichen Gehirnmechanismus entstehen, der auch die fleckige Biene, den saftigen Apfel und den vermeintlichen Geruch nach Kacke der Babynahrung generiert hat – ohne dass es dazu emotionale Schaltkreise oder sonstige biologische Fingerabdrücke bräuchte.

***

Ich bin keineswegs die Erste, die davon ausgeht, dass Emotionen gemacht werden. Die Theorie der konstruierten Emotion gehört zu einer weiter gefassten wissenschaftlichen Tradition der *Konstruktion*. Sie geht davon aus, dass Ihre Erfahrungen und Verhaltensweisen von Moment zu Moment durch biologische Prozesse in Gehirn und Körper hervorgebracht werden. Dieser Konstruktionsgedanke geht auf Ideen zurück, die ihre Wurzeln bereits im alten Griechenland haben. Damals schrieb der berühmte Philosoph Heraklit, dass niemand zwei Mal in denselben Fluss steigen kann. Denn nur der Geist erlebt einen sich ständig wandelnden Fluss als das immer gleiche Gewässer. Dieser konstruktivistische Ansatz wird heute auf vielen Gebieten verfolgt, zum Beispiel bei der Erinnerung und Wahrnehmung, bei geistigen Erkrankungen und natürlich Emotionen.[106]

Die konstruktivistische Sicht der Emotionen beruht auf einigen Kernideen. Zum einen, dass eine emotionale Kategorie wie Wut oder Abscheu keinen physischen Fingerabdruck hat. Eine Instanz von Wut muss sich nicht anfühlen wie eine andere oder ihr äußerlich ähneln. Sie wird auch nicht von denselben Neuronen verursacht. Vielfalt ist die Norm. Sie haben vielleicht eine andere Ärger-Bandbreite als ich. Doch wenn wir unter ähnlichen Umständen aufwachsen, gibt es vermutlich Überlappungen.

Eine weitere Kernidee ist es, dass die Gefühle, die Sie erleben und wahrnehmen, nicht unvermeidliche Folge Ihrer Gene sind. Unvermeidlich ist hingegen, dass Sie *eine Art*

Konzepte haben, die den Sinnesdaten Ihres Körpers in der Welt Bedeutung zuweisen, weil – wie wir in Kapitel 5 sehen werden – Ihr Gehirn darauf ausgerichtet ist. Aber *spezielle* Konzepte wie «Wut» oder «Abscheu» sind nicht genetisch angelegt. Ihre vertrauten Emotionskonzepte sind sozusagen «eingebaut», weil Sie in einem bestimmen sozialen Kontext groß wurden, in dem diese sinnvoll und nützlich waren, und Ihr Gehirn sie unterhalb Ihrer Bewusstseinsschwelle einsetzt, um Ihre Erfahrungen zu konstruieren. Herzfrequenzänderungen sind unvermeidlich, ihre emotionale Bedeutung ist das nicht. Andere Kulturen ziehen aus dem gleichen Sinnes-Input möglicherweise andere Schlüsse.[107]

Die Theorie der konstruierten Emotion gründet sich auf Ideen aus verschiedenen «Geschmacksrichtungen» des Konstruktivismus. Eine dieser Richtungen nennt sich Sozialkonstruktivismus. Sie untersucht die Rolle sozialer Werte und Interessen bei der Entscheidung darüber, was wir wahrnehmen und wie wir handeln. Ein Beispiel hierfür ist die Frage, ob Pluto ein Planet ist oder nicht. Das ist nun keine Entscheidung der Astrophysik, sondern eine unserer Kultur. Kugelförmige Gesteinsbrocken im All sind objektiv real und existieren in verschiedenen Größen. Die Vorstellung «Planet» aber, die bestimmte Merkmale erfüllen muss, haben Menschen geschaffen. Jeder von uns begreift die Welt auf eine Art, die nützlich, aber nicht unbedingt wahr ist in einem absoluten, objektiven Sinne.[108] Wo es um Emotionen geht, fragt der sozialkonstruktivistische Ansatz danach, wie Gefühle und Wahrnehmungen von unseren sozialen Rollen oder Überzeugungen geprägt werden. Meine Wahrnehmung zum Beispiel wird geprägt durch die Tatsache, dass ich eine Frau bin, eine Mutter, eine Atheistin mit jüdischen Wurzeln und eine eher bleiche Person in einem Land, das einmal Menschen versklavte, weil sie mehr Melanin in der Haut hatten als zum Beispiel ich. Der soziale Konstruktivismus betrachtet die Biologie meist als irrelevant für Emotionen. Die darauf beruhenden Theorien gehen von der Annahme aus, dass Emotionen je nach sozialer Rolle[109] unterschiedlich getriggert werden. Die Theorien sozialer Konstruktion untersuchen also vorzugsweise die sozialen Gegebenheiten in Ihrer Umwelt, ohne sich Gedanken darüber zu machen, wie diese auf die Verschaltung des Gehirns einwirken.

Eine weitere Richtung des Konstruktivismus fokussiert das menschliche Innenleben: der psychologische Konstruktivismus. Er nimmt an, dass Ihre Wahrnehmungen, Gedanken und Gefühle ihrerseits aus grundlegenderen Einheiten aufgebaut sind. Einige Philosophen des 19. Jahrhunderts betrachteten den Geist als gigantischen Chemiekasten, der einfachere Wahrnehmungen und Empfindungen zu Gedanken und Emotionen zusammensetzt, wie Atome sich zu Molekülen zusammenschließen. Andere verstanden den Geist als Ansammlung von Allzweckteilen wie Legosteinchen, die zu verschiedenen mentalen Zuständen wie Kognitionen und Emotionen zusammengebaut werden.[110] William James ging davon aus, dass unsere unglaublich facettenreiche emotionale Erfahrung aus ganz gewöhnlichen Elementen entsteht. «Emotionale Gehirnprozesse», so schrieb er, «ähneln den gewöhnlichen sinnlichen Gehirnprozessen nicht nur. Sie sind in Wahrheit exakt diese Prozesse, die auf verschiedene Weise kombiniert werden.»[111] In den 1960er-Jahren injizierten die Psychologen Stanley Schachter und Jerome Singer in einem berühmt gewordenen Experiment ihren Probanden ohne deren Wissen Adrenalin und konnten beobachten, wie diese den so verursachten Erregungszustand entweder als Zorn oder als Euphorie erlebten, je nach Kontext.[112] Bei all diesen Ansätzen wird eine einzelne Instanz von Wut oder Hochgefühl nicht mit kausalen Mechanismen in Verbindung gebracht – was ein enormer Kontrast zur klassischen Auffassung ist, für die jeder Emotion ein bestimmter Mechanismus im Gehirn entspricht und das gleiche Wort (z.B. «Trauer») sowohl den Mechanismus als auch sein Produkt benennt.[113] In jüngeren Jahren hat eine neue Generation von Forschenden für das Verständnis von Emotionen und deren Funktion verschiedene Theorien aufgestellt, die auf diesem psychologisch-konstruktivistischen Ansatz basieren.[114] Dabei ist nicht jede Theorie mit den Grundannahmen der anderen einverstanden, aber allgemein gehen alle von folgenden Annahmen aus:

1. Emotionen werden erzeugt, nicht getriggert.
2. Emotionen sind höchst vielfältig und haben keinen Fingerabdruck.
3. Und Emotionen sind nicht prinzipiell verschieden von Kognitionen oder Wahrnehmungen.[115]

Sie finden es vielleicht erstaunlich, dass solch ein konstruktivistischer Ansatz auch für die physische Architektur des Gehirns existiert: Man nennt das Neurokonstruktivismus. Nehmen wir zwei Neuronen, die durch eine Synapse miteinander verbunden sind. Diese Gehirnzellen existieren ganz eindeutig auf der objektiven Ebene. Aber es gibt keinen objektiven Weg, um festzustellen, ob diese beiden Neuronen Teile einer Einheit sind, die man «Schaltkreis» oder «System» nennt. Oder ob sie zu einem eigenen Schaltkreis gehören, in dem das eine Neuron das andere «reguliert». Die Antwort auf diese Fragen hängt einzig und allein von der Perspektive der menschlichen Betrachtung ab. Ähnlich verhält es sich mit den Verbindungen im Gehirn, die nicht unvermeidliche Konsequenz unserer Gene sind. Wir wissen heute, dass unsere Erfahrung auf die Konnektivität, der Verbindung von Nervenzellen, einen erheblichen Einfluss hat.[116] Ihre Gene werden in unterschiedlichen Kontexten an- und abgeschaltet, und das gilt auch für jene, die die Verschaltungen des Gehirns steuern. (Wissenschaftler nennen dieses Phänomen «Plastizität».) Das bedeutet ganz konkret, dass einige Ihrer Synapsen nur entstanden sind, weil andere Menschen sich mit Ihnen unterhalten oder Sie auf eine bestimmte Weise behandelt haben. In anderen Worten: Die Konstruktion wirkt bis hinunter auf die Zellebene. Die Makrostruktur Ihres Gehirns ist weitgehend vorherbestimmt, die Mikro-Verkabelung aber nicht. Und die Folge? Frühere Erfahrungen bestimmten Ihre künftigen Erfahrungen und Wahrnehmungen.[117] Der Neurokonstruktivismus erklärt, wieso menschliche Babys auf die Welt kommen ohne die Fähigkeit zur Gesichtserkennung, diese jedoch innerhalb weniger Tage nach der Geburt entwickeln. Er erklärt auch, wie frühe kulturelle Erfahrungen - zum Beispiel wie häufig Ihre Bezugspersonen mit Ihnen Kontakt aufnahmen oder ob Sie allein in Ihrem Bettchen bzw. im Familienbett schliefen - die Verkabelung Ihres Gehirns jeweils unterschiedlich beeinflussen.

Die Theorie der konstruierten Emotion nimmt Elemente aus all diesen Richtungen auf: vom sozialen Konstruktivismus die Bedeutung von Kultur und Konzepten. Vom psychologischen Konstruktivismus die Vorstellung, dass Emotionen von grundlegenden Systemen im Gehirn und Körper geschaffen werden. Und vom Neurokonstruktivismus die Idee, dass Erfahrung das Gehirn verschalten hilft.

***

Die Theorie der konstruierten Emotion verwirft hingegen die meisten Grundprinzipien der klassischen Auffassung. So geht die klassische Sicht der Emotionen davon aus, dass Glück, Wut und andere emotionale Kategorien jeweils einen klar unterscheidbaren körperlichen Fingerabdruck haben. In der Theorie der konstruierten Emotion ist *Vielfalt* die Norm. Wenn Sie wütend sind, schauen Sie finster, ziehen die Brauen mehr oder weniger stark zusammen, Sie schreien, lachen oder stehen vielleicht sogar völlig reglos da, je nachdem, was in der entsprechenden Situation am besten ist. Ebenso kann Ihre Herzfrequenz ansteigen, gleich bleiben oder abfallen, was auch immer nötig ist, um die vorgesehene Handlung zu vollziehen. Wenn Sie jemand anderen als wütend wahrnehmen, ist Ihre Wahrnehmung ähnlich facettenreich. Eine Emotionsbezeichnung wie «Wut» benennt also eine ganze Population oder Bandbreite unterschiedlicher Instanzen, die so konstruiert werden, dass sie im unmittelbaren Umfeld die bestmögliche Handlungsoption bieten.[118] Es gibt also nicht den einen Unterschied zwischen Ärger und Angst, weil es die eine «Angst» und die eine «Wut» nicht gibt. Diese Ideen stützen sich auf William James, der ausführlich über die Vielfalt emotionalen Lebens schrieb, und auf Charles Darwins revolutionäre Idee, dass eine biologische Kategorie wie «Art» aus einer Population einzigartiger Individuen besteht.

Sie können sich Emotionskategorien vorstellen wie Cookies. Es gibt knusprige, weiche, süße, pikante, große, kleine, flache, runde, gerollte, gefüllte, mit Puderzucker bestäubte und so weiter. Die einzelnen Mitglieder der Kategorie «Cookie» unterscheiden sich enorm, doch in einer Hinsicht werden sie alle gleich eingeschätzt: Sie sind ein leckerer Snack oder ein schmackhaftes Dessert. Cookies müssen nicht gleich aussehen und auch nicht nach dem gleichen Rezept entstehen. Sie sind eine Population verschiedener Instanzen. Selbst wenn man eine Unterkategorie nimmt wie «Chocolate Chip Cookies», dann lässt sich auch dort Diversität feststellen: nach Art der Schokolade, Anteil von Mehl, Anteil von braunem bzw. weißem Zucker, Fettgehalt der verwendeten Butter und der Zeit, die der Teig im Kühlschrank ruht. Auf dieselbe

Art und Weise sind Emotionskategorien wie «Glück» oder «Schuldgefühl» extrem vielfältig.[119]

Die Theorie konstruierter Emotion verzichtet auf Fingerabdrücke nicht nur im Körper, sondern auch im Gehirn. Sie vermeidet Fragen, die von der Annahme ausgehen, dass es einen neuronalen Fingerabdruck gibt, wie: «Wo sitzen die Neuronen, die Angst auslösen?» Schon das Wort «wo» suggeriert, dass eine bestimmte Gruppe von Neuronen immer dann aktiv wird, wenn Sie oder andere Menschen auf diesem Planeten sich fürchten. In der Theorie der konstruierten Emotion hat eine Kategorie wie Trauer, Angst oder Wut keinen festen Sitz im Gehirn. Jede Instanz einer Emotion ist ein Zustand, der das Gehirn als Ganzes betrifft und den man in dieser Form untersuchen und begreifen muss. Die weniger vorgefasste Frage «Wie generiert das Gehirn eine Instanz der Angst?» setzt keinen neuronalen Fingerabdruck voraus, sondern nur, dass die Erfahrung und Wahrnehmung von Angst real ist und eine Untersuchung verdient.

Wenn Instanzen von Emotionen Keksen vergleichbar sind, dann ist das Gehirn wie die Küche. Wir finden dort die üblichen Zutaten wie Mehl, Wasser, Zucker und Salz. Daraus können wir die unterschiedlichsten Leckereien bereiten wie Cookies, Brot, Kuchen, Muffins, Biskuit und Scones. Auch Ihr Gehirn hat Kern-«Zutaten», die wir in Kapitel 1 als Core-Systeme bezeichnet haben. Sie schalten sich auf komplexe Weise zusammen, was man in etwa mit den Zubereitungsanweisungen in einem Rezept vergleichen könnte, um die unterschiedlichen Instanzen von Glück, Trauer, Wut, Angst und so weiter hervorzubringen. Die Zutaten selbst dienen mehreren Zwecken. Sie sind nicht allein den Emotionen vorbehalten, spielen aber bei deren Konstruktion eine Rolle. Die Instanzen zweier verschiedener emotionaler Kategorien wie Angst und Wut können aus ähnlichen Zutaten bestehen, so wie Cookies und Brot beide Mehl enthalten. Umgekehrt können zwei Instanzen der gleichen Emotionskategorie wie Angst in den Zutaten variieren, so wie manche Kekse Nüsse enthalten und andere nicht. Bei diesem Phänomen ist unser alter Freund, der Degenerationseffekt, am Werk: Verschiedene Instanzen von Angst werden durch verschiedene Kombinationen der Core-Systeme im Gehirn erzeugt. Wir können die Instanzen der Angst durch ein bestimmtes Muster von Gehirnaktivität beschreiben, doch dieses Muster ist ein statistisches Resümee und muss deshalb keine tatsächliche Instanz der Angst beschreiben.[120]

Mein Küchenvergleich stößt wie alle Vergleiche irgendwo an seine Grenzen. Ein Gehirnnetzwerk als Core-System ist kein «Ding», wie es Mehl oder Salz sind. Es ist eine Ansammlung von Neuronen, die wir – statistisch gesprochen – als Einheit betrachten, aber zu jedem beliebigen Zeitpunkt wird nur eine Untergruppe dieser Neuronen aktiv. Wenn Sie zehn Mal Gefühle von Angst empfinden, die mit diesem speziellen Gehirnnetzwerk in Verbindung stehen, dann kann jedes einzelne dieser Gefühle durch unterschiedliche Neuronen dieses Netzwerks vermittelt werden.[121] Das ist der Degenerationseffekt auf der Netzwerkebene. Außerdem sind Cookies und Brot diskrete, physische Objekte. Wohingegen Instanzen von Emotionen momentane Schnappschüsse einer kontinuierlichen Gehirnaktivität sind und wir diese Schnappschüsse nur als klar abgegrenzte Objekte wahrnehmen. Nichtsdestotrotz ist der Küchenvergleich vielleicht ganz nützlich, um sich vorzustellen, wie interagierende Netzwerke verschiedene mentale Zustände wahrnehmen.[122]

Die Core-Systeme, die den Geist konstruieren, agieren auf komplexe Weise miteinander. Es gibt jedenfalls kein zentrales Management, das das Ganze am Laufen hält. Und doch lassen sich diese Systeme nicht unabhängig voneinander verstehen wie die Teile einer zerlegten Maschine oder sogenannte Emotionsmodule bzw. -organe. Das liegt daran, dass ihre Interaktion neue Eigenschaften hervorbringt, die in den einzelnen Teilen bisher nicht angelegt waren. Wenn Sie aus Mehl, Wasser, Hefe und Salz Brot backen, entsteht ein neues Produkt aus dem komplizierten chemischen Zusammenspiel der Ingredienzen. Brot hat seine eigenen emergenten Eigenschaften wie «Krossheit» und «Festigkeit», die in den Zutaten nicht enthalten sind. Wenn Sie alle Zutaten beschreiben wollten, indem Sie sich ganz auf das fertige Brot stützen, bekämen Sie schnell Schwierigkeiten.[123] Nehmen wir nur mal das Salz: Das Brot schmeckt nicht salzig, obwohl Salz eine ganz wesentliche Zutat ist. Auf ähnliche Weise lässt sich eine Instanz von Angst nicht auf ihre Zutaten reduzieren. Angst ist kein körperliches Muster – so wie Brot kein Mehl ist. Sie entsteht vielmehr aus der Interaktion der Core-Systeme. Eine Instanz der Angst hat emergente Eigenschaften, die sich nicht reduzieren lassen und man in den «Zutaten» allein nicht findet – wie Unbehagen (während Ihr Auto ausbricht und über die glatte Straße schlittert) oder Wohlgefühl (wenn Sie die Achterbahnfahrt genießen). Sie können nicht auf das Rezept schließen, indem Sie aus einem Anflug von Angst auf die Instanz derselben schließen.

Selbst wenn wir alle «Zutaten» zu einer Emotion kennen würden, sie aber nur isoliert studiert hätten, kämen wir zu keinem korrekten Verständnis, wie sie zusammenwirken, um eine Emotion zu konstruieren. Würden wir Salz für sich genommen untersuchen, indem wir es kosten und abwiegen, würden wir trotzdem nicht begreifen, wie es zur Entstehung von Brot beiträgt. Das liegt daran, dass das Salz während des Backvorgangs mit den anderen Zutaten chemisch reagiert: Es bremst die Wirkung der Hefe, verstärkt die Wirkung des Glutens im Teig, und vor allem unterstreicht es den Geschmack. Um zu verstehen, wie Salz sich auf ein Brotrezept auswirkt, müssen Sie es im Kontext beobachten. Auf dieselbe Weise muss jede Zutat einer Emotion im Kontext der übrigen Gehirnteile betrachtet werden, die darauf Einfluss nehmen. Diese Philosophie nennt man Holismus. Sie erklärt, warum ich jedes Mal, wenn ich in meiner Küche Brot backe, ein anderes Ergebnis bekomme, selbst wenn ich exakt das gleiche Rezept benutze. Ich wiege alle Zutaten ab. Ich knete den Teig gleich lange. Ich stelle den Backofen auf die gleiche Temperatur ein. Ich sprühe Wasser in den Ofen, um die Kruste knusprig zu bekommen, und das tue ich jedes Mal gleich oft. Ich verfahre sehr systematisch, und trotzdem ist das resultierende Brot manchmal leichter, manchmal schwerer, manchmal süßer. Das liegt daran, dass das Backen in einem Kontext geschieht, den das Rezept nicht erwähnt: die Kraft, die ich beim Kneten einsetze; die Luftfeuchtigkeit in der Küche, die Temperatur, bei welcher der Teig geht. Der Holismus erklärt, warum Brot, das ich zu Hause in Boston backe, nie genauso gut schmeckt wie Brot, das ich im Hause meiner Freundin Anne in Berkeley, Kalifornien, mache. Der Laib in Berkeley schmeckt viel besser, weil es dort natürliche Hefen in der Luft gibt und die Stadt weiter über dem Meeresspiegel liegt als Boston. Diese zusätzlichen Variablen können das Endprodukt dramatisch verändern, und gewiefte Bäckerinnen wissen das.[124] Holismus, emergente Eigenschaften und Degenerationseffekt sind die absolute Antithese der Fingerabdrücke.

Nach den körperlichen und neuronalen Fingerabdrücken werden wir uns nun von einer weiteren Kernthese der klassischen Auffassung verabschieden: der entwicklungsgeschichtlichen Entstehung von Emotionen. Die klassische Auffassung geht davon aus, dass wir ein in Geschenkpapier verpacktes animalisches Gehirn haben – uralte Emotionsschaltkreise, die uns von unseren tierischen Vorfahren vererbt wurden, eingewickelt in die einzigartigen menschlichen Schaltkreise für rationales Denken, gleich dem Zuckerguss auf einem fertigen Kuchen. Man nennt dies häufig «die» Evolutionstheorie der Emotion, die aber tatsächlich nur eine Evolutionstheorie der Gefühle ist.

Die Konstruktionstheorie nimmt die neuesten wissenschaftlichen Erkenntnisse im Hinblick auf Darwins natürliche Selektion und Populationsdenken auf. Das Viele-zu-eins-Prinzip des Degenerationseffekts: Eine Vielzahl unterschiedlicher Neuronengruppen kann das gleiche Ergebnis hervorbringen. Somit kann das Überleben der Population besser gesichert werden.[125] Entsprechend dem Eins-zu-viele-Prinzip kann jedes einzelne Neuron zu mehr als einem Resultat beitragen. Das ist stoffwechseltechnisch effizient und verstärkt die Rechenleistung des Gehirns[126]. Diese Art Gehirn bringt einen flexiblen Geist ohne Fingerabdrücke hervor.[127]

Die letzte Kernidee der klassischen Auffassung ist, dass bestimmte Emotionen angeboren und universell sind: Alle gesunden Menschen weltweit zeigen und erkennen sie. Die Theorie der konstruierten Emotion geht hingegen davon aus, dass Emotionen nicht angeboren sind. Universell sind sie nur dann, wenn die gleichen Konzepte geteilt werden. Universell ist vielmehr die Fähigkeit, Konzepte zu bilden, die unseren Sinnesdaten Sinn verleihen: vom westlichen Konzept der «Trauer» zum holländischen Konzept «gezellig» (eine spezielle Art des Wohlgefühls im Zusammensein mit Freunden), für das es keine exakte Übersetzung ins Englische gibt.

Und der zugehörige Küchenvergleich? Denken Sie an Cupcakes und Muffins. Diese Backwaren haben dieselbe Form und verwenden dieselben Grundzutaten: Mehl, Zucker, Butter und Salz. Beide verwenden ähnliche weitere Zutaten wie Rosinen, Nüsse, Schokolade, Karotten und Bananen.

Rein chemisch lässt sich ein Muffin nicht von einem Cupcake unterscheiden, im Gegensatz dazu, wie Sie mühelos Mehl von Salz oder eine Biene von einem Vogel unterscheiden können. Und doch ist das eine ein Frühstücksgebäck, das andere ein Dessert. Der wichtigste Unterschied ist die Tageszeit, zu der sie verzehrt werden.[128] Das ist eine erlernte, rein kulturelle Differenz, keine physikalische. Die Unterscheidung zwischen Muffin und Cupcake ist eine *soziale Realität*: Objekte der materiellen Welt wie Backwaren nehmen durch soziale Übereinkunft zusätzliche Funktionen an. Auch Emotionen sind eine soziale Realität. Ein physisches Ereignis wie eine Veränderung der Herzfrequenz, des Blutdrucks oder der Atmung wird nur dann zur emotionalen Erfahrung, wenn wir mithilfe von emotionalen Konzepten, die wir in unserer Kultur erlernt haben, Sinnesdaten durch soziale Übereinkunft mit zusätzlichen Funktionen versehen. Die weit aufgerissenen Augen eines Freundes signalisieren uns Angst oder Überraschung, je nachdem, welche Konzepte beteiligt sind. Daher sollten wir die physikalische Realität wie veränderte Herzfrequenz oder aufgerissene Augen nicht mit der sozialen Realität der Emotionskonzepte verwechseln.

Und die soziale Realität existiert nicht nur in unseren Worten, sie geht uns buchstäblich unter die Haut. Forschungsarbeiten belegen, dass es die Verstoffwechslung der zugeführten Nahrung beeinflusst, ob wir ein und dieselbe Backware als dekadenten «Cupcake» oder als gesunden «Muffin» betrachten. In ähnlicher Weise tragen die Worte und Konzepte Ihrer Kultur dazu bei, Ihr Gehirn zu verkabeln. Darüber hinaus beeinflussen sie die physischen Veränderungen während des emotionalen Erlebens.[129]

Nun, wo wir so viele Kernideen der klassischen Auffassung abgelegt haben, brauchen wir ein neues Vokabular, um über Emotionen zu sprechen. Bekannte Phrasen wie der «Gesichtsausdruck» scheinen zwar dem gesunden Menschenverstand zu entsprechen, doch darin zeigt sich auch die unausgesprochene Annahme, es gäbe einen emotionalen Fingerabdruck und das Gesicht strahle die Emotion sozusagen aus. Sie haben in Kapitel 1 vielleicht bemerkt, dass ich den neutraleren Begriff «Gesichtskonfiguration» verwendet habe, weil es in der englischen Sprache keinen Begriff gibt für: «die Gruppe von Gesichtsmuskelbewegungen, die die klassische Auffassung als koordinierte Einheit betrachtet». Ich habe auch das Wort «Emotion» vereindeutigt, weil es sich auf eine einzige Instanz (z.B.) des Gefühls von Glück beziehen, aber auch die ganze Kategorie Glück meinen kann. Wenn Sie eine emotionale Erfahrung für sich konstruieren, dann nenne ich das *Instanz einer Emotion*. Angst, Wut, Glück, Trauer und so weiter bezeichne ich als Emotionskategorie oder emotionale Kategorie, denn jedes dieser Worte bezeichnet eine Population verschiedener Instanzen. So wie das Wort «Cookie» eine Population verschiedenster Instanzen bezeichnet. Wäre ich sehr streng, würde ich die Bezeichnung «eine Emotion» aus unserem Vokabular verbannen, damit wir nicht davon ausgehen können, dass so etwas objektiv in der Natur existiert. Ich würde nur von Instanzen und Kategorien sprechen. Aber das ist ein bisschen zu orwellianisch, und so achte ich nur darauf, dass ich klar darauf hinweise, ob ich die Instanz oder die Kategorie meine.

In gleicher Weise «erkennen» oder «bemerken» wir keine Emotionen bei anderen Menschen. Auch hier könnte man auf die Idee kommen, dass eine Emotionskategorie einen Fingerabdruck besitzt, der von Natur aus existiert und vom Betrachter unabhängig ist und nur passiv registriert wird. Jede wissenschaftliche Fragestellung über das «Erkennen» von Emotionen konfiguriert derart die Antwort vor. In der Konstruktionstheorie spreche ich davon, eine Instanz einer

Emotion *wahrzunehmen*. Wahrnehmung ist ein komplexer mentaler Prozess, der ebenfalls nicht auf einem neuronalen Fingerabdruck hinter der Emotion beruht, sondern davon ausgeht, dass eine Instanz einer Emotion irgendwie auftritt. Ich vermeide auch Verben wie das «Triggern» einer Emotion oder Phrasen wie «emotionale Reaktion» oder Emotionen, die uns «widerfahren». Auch hier gehen wir davon aus, dass Emotionen objektive Entitäten sind. Selbst wenn Sie sich nicht als agierende Person sehen, wenn Sie ein Gefühl erleben (was meistens der Fall ist), so tragen Sie doch aktiv zu dieser Erfahrung bei.

Ich spreche auch nicht davon, dass wir die Emotionen einer anderen Person «exakt» wahrnehmen können. Instanzen einer Emotion hinterlassen keinen objektiven Fingerabdruck in Gesicht, Körper oder Gehirn. «Exaktheit» hat in diesem Fall keine wissenschaftliche Bedeutung. Vielmehr ist damit eine soziale Bedeutung aufgerufen – wir können natürlich fragen, ob zwei Personen in der Wahrnehmung einer Emotion übereinstimmen oder ob eine Wahrnehmung mit einer Norm übereinstimmt. Aber die Wahrnehmung liegt im Wahrnehmenden.[130]

Diese terminologischen Vorgaben wirken auf den ersten Blick vielleicht pedantisch, aber ich hoffe, Sie werden bald einsehen, welche Bedeutung sie haben. Dieses neue Vokabular ist wichtig, um zu verstehen, wie Emotionen erzeugt werden.

***

Zu Beginn dieses Kapitels haben Sie ein paar schwarze Flecken angeguckt, eine Reihe von Konzepten angewandt, und schon kam das Bild einer Biene zustande. Das war kein Zaubertrick Ihres Gehirns, sondern eine Demonstration, wie Ihr Gehirn immer funktioniert – Sie tragen aktiv Ihren Teil zu der Entscheidung bei, was Sie sehen – und das meist völlig unbewusst. Der gleiche Prozess, der aus einem bloßen visuellen Input Bedeutung konstruiert, liefert uns die Lösung für das Rätsel der menschlichen Gefühle. Nachdem ich in meinem Forschungslabor Hunderte von Experimenten durchgeführt und Tausende mehr von anderen Forschenden gelesen habe, bin ich zu einem grundlegend nicht intuitiven Schluss gelangt, der von einer wachsenden Anzahl von Wissenschaftlern unterstützt wird. Emotionen erstrahlen nicht im Gesicht oder aus dem Mahlstrom im Inneren des Körpers. Sie entstehen auch nicht aus einem spezifischen Part Ihres Gehirns. Keine wissenschaftliche Entdeckung wird je auf wunderbare Weise den biologischen Fingerabdruck einer Emotion freilegen. Weil Emotionen nämlich nicht eingebaut sind und nur darauf warten, offenbart zu werden. Sie werden *gemacht*. Von *uns*. Wir *erkennen* Emotionen nicht, wir *entschlüsseln* sie nicht: Wir konstruieren unsere eigenen emotionalen Erfahrungen und unsere Wahrnehmung der Emotionen anderer Menschen ad hoc, je nach Erfordernis, durch ein komplexes Zusammenspiel von Systemen. Menschliche Wesen sind keineswegs den mythischen Emotionsschaltkreisen ausgeliefert, die tief in den animalischen Anteilen unseres hochentwickelten Gehirns verborgen sind: Wir sind die Architekten unserer eigenen Erfahrungen.

Diese Ideen wollen nicht recht zu unserer Alltagserfahrung passen, bei der Emotionen wie Bömbchen hochgehen und stören, was immer wir gerade dachten oder taten. Und wenn wir das Gesicht oder den Körper eines anderen Menschen betrachten, dann scheinen sie zu signalisieren, was diejenige Person fühlt, ohne Input oder Anstrengung von unserer Seite, selbst wenn diejenigen sich dessen gar nicht bewusst sind. Und wenn wir unsere knurrenden Hunde und schnurrenden Katzen ansehen, dann scheinen wir auch bei ihnen Gefühle zu erkennen. Aber diese persönlichen Erfahrungen, wie überzeugend sie auch scheinen mögen, belegen nicht, wie das Gehirn die Emotion erzeugt. Genauso wenig wie unser Blick auf die Sonne, die über den Himmel wandert, beweist, dass die Sonne sich um die Erde dreht.

Wenn die Vorstellung der Konstruktion Ihnen noch fremd ist, dann gehen Ihnen Ideen wie «Emotionskonzepte» und «emotionale Wahrnehmung» und «Gesichtskonfigurationen» vermutlich nicht sofort ein. Um Emotionen wirklich zu verstehen – auf eine Weise, die sich mit dem zeitgenössischen Wissen über Evolution und Neurowissenschaft verträgt –, müssen Sie tief verwurzelte Denkweisen aufgeben. Um Sie dabei zu unterstützen, finden Sie im nächsten Kapitel ein paar Beispiele, die die Theorie der Emotionskonstruktion veranschaulichen. Wir werden uns mit einem berühmten Resultat wissenschaftlicher Forschung auseinandersetzen, das viele Menschen für eine Tatsache halten und das die klassische Auffassung der Emotionen in der Psychologie fünf Jahrzehnte lang zum Goldstandard machte. Wir werden dieses Resultat aus der Perspektive der Konstruktion untersuchen und zusehen, wie sich erste Zweifel erheben. Also los, schnallen Sie sich an.

# 3

# Der Mythos der universellen Emotion

Werfen Sie einen Blick auf die Frau in Abbildung 3.1, die vor Entsetzen schreit. Die meisten Menschen, die in der westlichen Kultur aufwuchsen, sehen diese Emotion mühelos in ihrem Gesicht, auch wenn sie keine Informationen zum Kontext des Bildes haben.

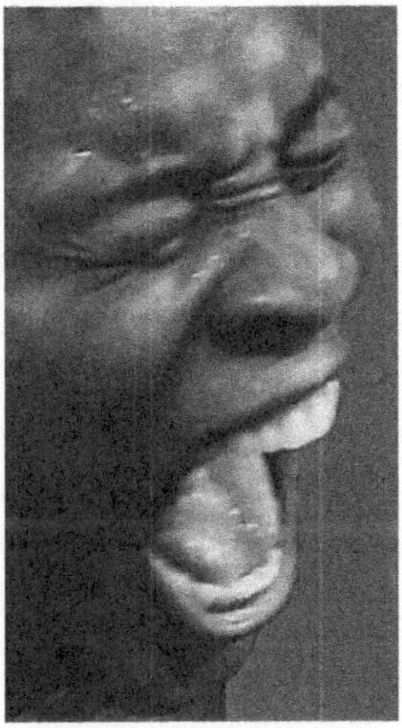

*Abb. 3.1: Wahrnehmung von Schrecken im Gesicht einer Frau*

Nur ... dass die Frau keinen Schrecken fühlt. Das Foto zeigt Serena Williams, unmittelbar nachdem sie beim Finale der US Open von 2008 ihre Schwester Venus besiegt hatte. Blättern Sie ruhig vor auf Seite 507 (Anhang C) und sehen Sie sich das ganze Foto an. Die Gesichtskonfiguration nimmt sofort eine andere Bedeutung an.[131]

Wenn Williams' Gesicht sich vor Ihren Augen verändert hat, nur weil Sie jetzt den Kontext kennen, dann sind Sie damit nicht allein. Das ist eine verbreitete Erfahrung. Wie aber hat Ihr Gehirn diesen Wandel vollzogen? Die erste Emotionsbezeichnung, die ich verwendet habe – «Entsetzen» –, hat Ihr Gehirn veranlasst, frühere Gesichtskonfigurationen, die Sie von zutiefst entsetzten Menschen kennen, zu simulieren. Diese Simulationen waren Ihnen nicht bewusst, aber sie haben Ihre Wahrnehmung von Williams' Gesicht geprägt. Als ich Ihnen den Kontext dazu gegeben habe – der Gewinn eines wichtigen Tennismatchs –, hat Ihr Gehirn sein konzeptuelles Wissen über Tennis und Siegen angewandt, um Gesichtskonfigurationen jubelnder Menschen zu simulieren. Auch diese Simulationen haben beeinflusst, wie Sie Williams' Gesicht wahrnahmen. In jedem Fall haben Ihre Emotionskonzepte geholfen, dem Bild eine Bedeutung zuzuordnen.[132]

Im wirklichen Leben lernen wir Gesichter nur im Kontext kennen, Gesichter, die zu Körpern gehören und mit Stimmen, Gerüchen und anderen Umgebungsdetails verbunden sind. Diese Details geben Ihrem Gehirn Hinweise, welche speziellen Konzepte für die Simulation erforderlich sind, um Ihre Wahrnehmung der Emotion zu konstruieren. Aus diesem Grund sehen Sie in der Totalansicht von Serena Williams Triumph und nicht Entsetzen. Wenn Sie einen anderen Menschen als emotional erleben, ist dies von Ihren Emotionskonzepten *abhängig*. Das Wissen um das Konzept «Trauer» ist nötig, um herabgezogene Mundwinkel als Trauer zu sehen. Das Wissen über «Angst» ist Voraussetzung, um aufgerissene Augen als ein Zeichen der Angst zu sehen. Und so weiter.[133]

Die klassische Auffassung hingegen geht davon aus, dass Sie keine Konzepte brauchen, um Emotionen zu verstehen, weil Emotionen angeblich einen universellen Fingerabdruck besitzen, den jeder Mensch auf dieser Welt von Geburt an kennt. Sie werden bald erfahren, dass es sich in Wirklichkeit anders verhält. Durch Anwendung der Theorie der konstruierten Emotion und einiger kleiner Nachkonstruktionen werden Sie sehen, dass Konzepte bei der Wahrnehmung von Emotionen eine unverzichtbare Zutat sind. Wir fangen mit der besten experimentellen Methode an, die seit jeher angewandt wird, um nachzuweisen, dass bestimmte Emotionen universell sind: der Basisemotionsmethode von Silvan Tomkins, Carroll Izard und Paul Ekman (siehe Kapitel 1). Dann werden wir das Wissen um Emotionskonzepte, das unseren Versuchspersonen zur Verfügung steht, Schritt für Schritt reduzieren. Wird ihre Wahrnehmung von Emotionen dadurch mehr und mehr behindert, haben wir nachgewiesen, dass Emotionskonzepte ein entscheidender Bestandteil bei der Konstruktion von emotionaler Wahrnehmung sind. Wir werden ebenfalls erfahren, wie Emotionen unter bestimmten Bedingungen den *Anschein* erwecken können, sie seien universell erkennbar. Und damit stoßen wir die Tür zu einem neuen, besseren Verständnis dessen, wie Emotionen erzeugt werden, weit auf.[134]

***

Die Basisemotionsmethode wurde, wie Sie sich vielleicht erinnern, entwickelt, um unsere «Emotionserkennung» zu studieren. Bei jedem Versuchsdurchlauf betrachtet eine Testperson Fotos von Gesichtern. Auf diesen Fotos nimmt ein ausgebildeter Schauspieler sorgsam bestimmte Posen ein, die bestimmte Emotionen «ausdrücken» sollen: Lächeln für Glück, finsterer Blick für Ärger, herabhängende Mundwinkel für Trauer und so weiter. Neben jedem Foto findet die Versuchsperson mehrere Emotionsbezeichnungen (in Englisch), so wie in Abbildung 3.2 gezeigt. Sie muss daraus den Begriff auswählen, der die dargestellte Emotion am besten beschreibt. Dabei bleiben die Bezeichnungen von Versuch zu Versuch die gleichen, auch wenn die Bilder geändert werden. Eine andere Version der Versuchsanordnung für die Basisemotionsmethode besteht darin, dass die Testperson unter zwei bis drei Fotos dasjenige auswählt, das am besten zu einer kurzen Geschichte oder einem beschreibenden Satz passt wie: «Ihre Mutter [d.h. die Mutter der Person auf dem Bild] ist gestorben, und sie ist tieftraurig.»

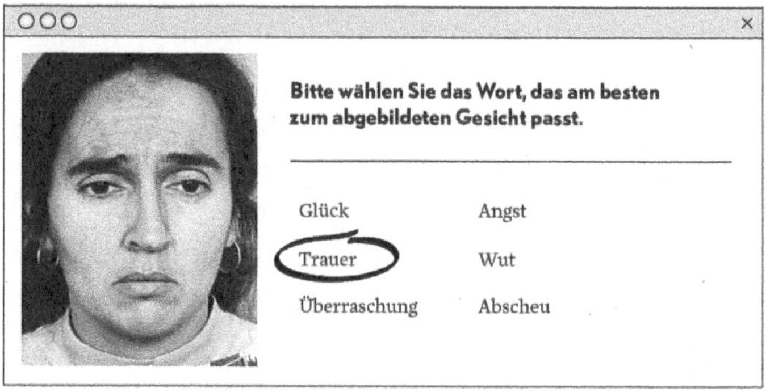
Bitte wählen Sie das Wort, das am besten zum abgebildeten Gesicht passt.
Glück
Angst
Trauer
Wut
Überraschung
Abscheu

*Abb. 3.2: Basisemotionsmethode. Sie wählen ein Wort, das zum Gesicht passt.*

Testpersonen aus aller Welt (Deutschland, Frankreich, Italien, Großbritannien, Schottland, Schweiz, Schweden, Griechenland, Estland, Argentinien, Brasilien und Chile) haben im Durchschnitt in 85 Prozent der Fälle das richtige Wort gewählt. In Kulturen, die der der USA weniger ähneln, wie in Japan, Malaysia, Äthiopien, China, Sumatra und der Türkei, lag diese Rate niedriger.[135] Das richtige Wort wurde in durchschnittlich 72 Prozent der Fälle angekreuzt.[136] Hunderte von wissenschaftlichen Studien haben diese Resultate so interpretiert, als würden Gesichtsausdrücke universell erkannt und daher auch universell produziert, selbst von Menschen in fernen Kulturen, die mit der westlichen Zivilisation kaum in Berührung gekommen waren. Letzten Endes ließen sich die Resultate zur Emotions-«Erkennung» in den letzten Jahrzehnten so perfekt replizieren, dass die Universalität von Emotionen zu den seltenen unerschütterlichen wissenschaftlichen Fakten zu gehören schien, gleich dem Gravitationsgesetz.

Das Dumme ist nur, dass es universell gültigen Gesetzen passieren kann, ihre Universalität plötzlich einzubüßen. Newtons Gesetz der universellen Gravitation war nur so lange universell, bis die Relativitätstheorie zeigte, dass es genau das nicht war.

Also sehen wir uns doch mal an, was passiert, wenn wir die Basisemotionsmethode ein klein bisschen verändern. Streichen wir die Emotionsbezeichnungen. Unsere Testpersonen müssen jetzt zu den gestellten Fotos freie Bezeichnungen finden. Statt sich wie vorher für eine von sechs Möglichkeiten zu entscheiden (wie in Abbildung 3.2), müssen sie nun aus den Dutzenden (oder Hunderten) Emotionswörtern, die sie kennen, einen Begriff auswählen (wie in Abbildung 3.3). Allein dadurch sinken die Erfolgsraten massiv ab. In einer der ersten Studien mit freien Bezeichnungen trafen die Probanden die angeblich zugehörigen Emotionsbezeichnungen (oder passenden Synonyme) nur in 58 Prozent der Fälle. In den Folgestudien sank diese Rate noch weiter. Und wenn Sie eine eher neutrale Frage stellen, ohne sich auf Emotionen zu beziehen («Welches Wort beschreibt am besten, was in diesem Menschen vorgeht?»), dann fällt die Performance noch schlechter aus.[137]

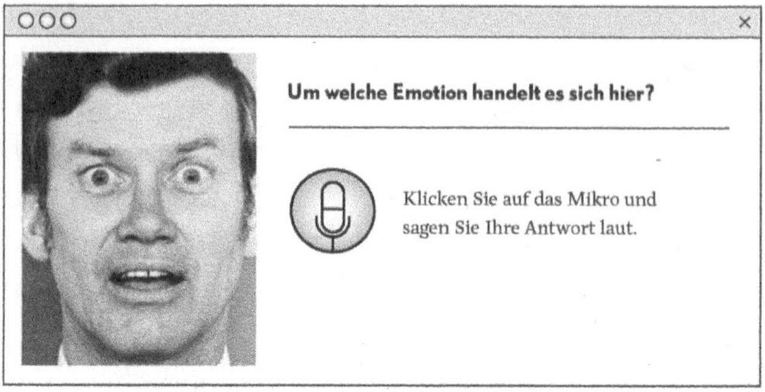


*Abb. 3.3: Basisemotionsmethode ohne vorgegebene Emotionsbezeichnungen*

Warum aber macht eine so kleine Änderung einen derart großen Unterschied? Weil die kurze Liste der Emotionsbezeichnungen der Basisemotionsmethode ungewollt wie ein Spickzettel wirkt (Forced-Choice-Technik). Die Vorgaben setzen nicht nur der Auswahl enge Grenzen. Sie polen die Versuchspersonen auch darauf, die Gesichtskonfiguration für die entsprechenden Emotionskonzepte zu simulieren, was sie eben diese bestimmten Emotionen sehen lässt und nicht andere.[138] Dieser Prozess wird *Priming* genannt. Als Sie sich das erste Foto von Serena Williams' Gesicht anschauten, habe ich Sie ebenfalls geprimed, indem ich Ihnen sagte, die Frau «schreie vor Entsetzen».[139] Ihre Simulation beeinflusst, welche Bedeutung Sie den Sinnesdaten von ihrem Gesicht zuordnen. Auf dieselbe Weise werden Testpersonen, die eine Liste von Emotionsbezeichnungen lesen, mit den entsprechenden Emotionskonzepten (die sie simulieren) geprimed, um die gestellten Gesichter einer bestimmten Kategorie zuzuordnen.[140] Ihr Wissen über diese Konzepte ist ein entscheidendes Element bei Ihrer Wahrnehmung von Emotionen bei anderen Menschen, und Emotionsbezeichnungen rufen dieses Element auf. Dieser Mechanismus allein kann schon dafür verantwortlich sein, in Hunderten Studien zur Basisemotionsmethode etwas zu produzieren, das aussieht wie eine universelle Emotionswahrnehmung.[141]

Freie Bezeichnungen reduzierten die Bedeutung des Konzeptwissens, aber letztlich nur geringfügig. In meinem Forschungslabor gingen wir daher noch einen Schritt weiter und ließen alle Emotionsbezeichnungen weg, gedruckte wie gesprochene. Wenn die Theorie der konstruierten Emotion richtig ist, dann sollte diese kleine Änderung die Wahrnehmung der Emotion weiter erschweren. Bei jedem Versuchsdurchgang zeigten wir den Testpersonen nebeneinander zwei Fotos ohne beigegebene Begriffe (Abbildung 3.4) und fragten: «Verspüren diese beiden Menschen die gleiche Emotion?» Die erwartete Antwort war ein einfaches Ja oder Nein. Die Resultate dieser Versuchsreihe waren noch aussagekräftiger: Die Testpersonen identifizierten die erwarteten Zusammengehörigkeiten nur in 42 Prozent der Fälle.[142]

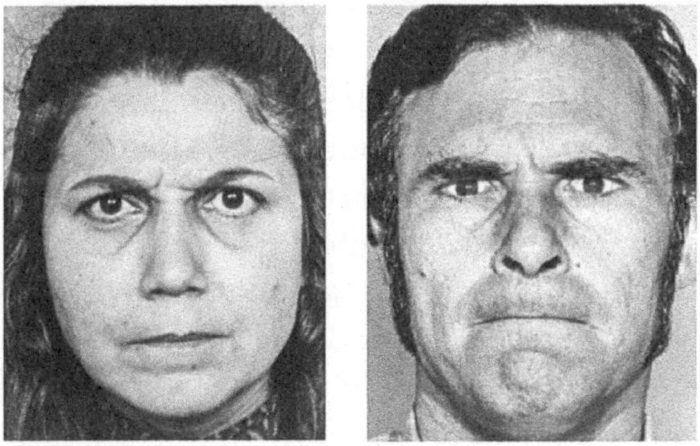

*Abb. 3.4: Basisemotionsmethode ohne vorgegebene Begriffe: «Zeigen diese beiden Gesichter die gleiche Emotion?»*

Als Nächstes reduzierte unser Team die Zutatenliste noch einmal. Wir schalteten uns in den Zugang zu den Emotionskonzepten ein, wozu wir eine einfache experimentelle Technik einsetzten. Wir baten unsere Versuchspersonen, eine Emotionsbezeichnung wie «anger» (*engl.* Wut) endlos zu wiederholen. Schließlich wird dieses Wort im Bewusstsein des Betroffenen zu einer reinen Lautkette («ang-gurr») ohne jeden geistigen Inhalt. Diese Technik hat die gleiche Auswirkung wie eine kurzzeitige Gehirnläsion, nur ist sie sehr viel sicherer und hält weniger als eine Sekunde an.[143] Unmittelbar darauf zeigten wir den Probanden zwei Gesichter nebeneinander, wieder ohne Worte wie zuvor. Dieses Mal sank die Erfolgsquote auf trostlose 36 Prozent ab: Fast *zwei Drittel* der Ja/Nein-Antworten waren also falsch![144]

Wir arbeiteten auch mit Testpersonen, die unter einer neurodegenerativen Erkrankung namens «semantische Demenz» litten. Diese Patienten können sich nicht gut an Wörter und Konzepte erinnern. Das gilt auch für Emotionsbezeichnungen. Wir gaben ihnen 36 Fotografien: Sechs Schauspieler und Schauspielerinnen stellten sechs verschiedene Gesichtskonfigurationen für Basisemotionen dar. (Lächeln stand für Glück, hängende Mundwinkel für Trauer, finsterer Blick für Ärger, aufgerissene Augen und ein nach Luft schnappender Mund für Angst, Naserümpfen für Abscheu. Das letzte Bild zeigte ein neutrales Gesicht.) Die Befragten sollten dann die Fotografien nach eigenem Gutdünken zu Stapeln ordnen.[145] Diese Testpersonen waren außerstande, alle Fotos mit finsterem Gesicht auf einen Wut-Stapel zu legen, alle Gesichter mit hängenden Mundwinkeln auf einen Trauer-Stapel und so weiter.[146] Sie sortierten die Fotos stattdessen in einen positiven, einen negativen und einen neutralen Stapel. Diese Aufteilung spiegelt nur die Unterscheidung zwischen angenehmen und unangenehmen Gefühlen wider.[147] Nun hatten wir einen tragfähigen Beleg dafür, dass Emotionskonzepte nötig sind, um Emotionen in Gesichtern anderer Menschen wahrzunehmen.

Unsere Resultate werden gestützt durch die Forschungen an Kleinkindern, deren Emotionskonzepte noch nicht voll entwickelt sind. Eine Reihe von Experimenten, die die Psychologen James A. Russell und Sherri C. Widen durchführten, zeigen, dass Zwei- und Dreijährige Fotos von Gesichtskonfigurationen der Basisemotionen nicht mit frei gewählten Worten bezeichnen können, bevor sie nicht differenzierte Konzepte von «Wut», «Trauer» oder «Angst» besitzen. Kinder in diesem Alter verwenden Worte wie «traurig», «wütend» oder «ängstlich» synonym, so wie Erwachsene mit einer niedrigen Emotionsgranularität dies tun.[148] Das hat nichts mit ihrem Verständnis der Emotionsbezeichnungen zu tun. Tatsächlich haben die Kinder Schwierigkeiten, zwei Gesichter mit hängenden Mundwinkeln einer Kategorie zuzuordnen, auch wenn sie die Bedeutung der Worte bereits gelernt haben. Andererseits haben sie kein Problem, ein Gesicht mit hängenden Mundwinkeln dem Wort «traurig» zuzuordnen. Die Resultate für Babys sind ähnlich aufschlussreich. Kinder zwischen vier und acht Monaten können lächelnde Gesichter von finster dreinblickenden unterscheiden. Doch diese Fähigkeit scheint nichts mit der Emotion an sich zu tun zu haben. In dem entsprechenden Experiment zeigte die Person auf dem gestellten Foto für Glück die Zähne, die auf dem für Wut tat das nicht.[149] Und dies war der Hinweis, auf welcher Grundlage die Kinder diese Unterscheidung trafen.

Die Gesamtheit dieser modifizierten Versuche (Streichung der Liste mit Emotionsbezeichnungen, Verwendung von Fotografien ohne beigegebene Begriffe, kurzfristiges Außerkraftsetzen von Emotionskonzepten, Testpersonen, die Emotionskonzepte nicht verarbeiten können, und schließlich die Arbeit mit Kindern, die noch keine klar definierten Emotionskonzepte besitzen) lässt ein Thema erkennen. Je mehr die Emotionskonzepte in den Hintergrund treten, desto schlechter erkennen die Menschen die Emotionen, die die gestellten Stereotype[150] angeblich zeigen. Diese Abnahme ist ein klarer Beleg dafür, dass Menschen Emotionen in einem Gesicht nur dann sehen, wenn sie das entsprechende Emotionskonzept besitzen, denn sie brauchen dieses Wissen, um die Wahrnehmung im Augenblick zu konstruieren.

Um die Macht der Emotionskonzepte zu testen, machte mein Labor Versuche in einer entlegenen Region Afrikas, in der die Menschen wenig bis kein Wissen über westliche Praktiken und Normen besaßen. Angesichts der schnell voranschreitenden Globalisierung gibt es kaum noch solche isolierten Kulturen.[151] Meine Doktorandin Maria Gendron reiste mit der Kognitionspsychologin Debi Roberson nach Namibia, um die Emotionswahrnehmung bei dem Stamm der Himba zu studieren. Es war nicht leicht, die Himba aufzusuchen. Maria und Debi flogen nach Südafrika und fuhren dann mit dem Auto zwölf Stunden lang zu ihrem Basiscamp in Opuwo im nördlichen Namibia.[152] Von dort aus fuhren die beiden mit ihrem Übersetzer viele Stunden lang in einzelne Dörfer an der Grenze zu Angola. Sie reisten in einem Fahrzeug mit Allradantrieb durch unkartografiertes Gebiet, in dem man sich nur an Bergen oder der Sonne orientieren konnte. Nachts schliefen sie in einem Zelt auf dem Autodach, um den zahlreichen Schlangen und Skorpionen aus dem Weg zu gehen. Ich konnte mich ihnen leider nicht anschließen, also unterhielten wir uns über ein generatorbetriebenes Satellitentelefon, wann immer ein Signal zu haben war.

Das Leben der Himba ist dezidiert nicht westlich. Die Menschen leben weitgehend in der freien Natur und in Gemeinschaftsunterkünften, errichtet aus jungen Pflanzentrieben, Lehm und Dung. Die Männer hüten Tag und Nacht das Vieh, die Frauen bereiten die Nahrung zu und kümmern sich um die Kinder. Die Kinder wiederum hüten Ziegen in der Nähe der Unterkünfte. Die Himba sprechen Otjiherero, eine geschriebene Sprache benutzen sie nicht.

Die Himba reagierten recht gelassen auf das Forschungsteam. Die Kinder waren neugierig und schauten vorbei, bevor sie ihren Aufgaben nachgingen. Einige der Frauen waren anfangs nicht sicher, ob Maria eine Frau war, da sie (aus ihrer Sicht) Männerkleidung trug. Daher zeigten manche mit dem Finger auf die Forscherin und lachten. Die Männer hatten die Geschlechtszugehörigkeit anscheinend schneller heraus, denn einer machte Maria einen Heiratsantrag. Marias namibischer Übersetzer löste das Problem, indem er sehr höflich in Otjiherero erklärte, dass Maria «bereits mit einem anderen Mann mit einer sehr großen Knarre verheiratet» sei.

Maria verwendete das Sortierexperiment mit den 36 Fotos, da dieses nicht mit Worten arbeitet, schon gar nicht mit Emotionsbezeichnungen. Es war also gut über die Grenzen von Sprache und Kultur hinweg einzusetzen. Wir hatten ein Set von Fotos mit dunkelhäutigen Schauspielern und Schauspielerinnen gemacht, denn unsere üblichen Bilder zeigten nur westliche Gesichter, die überhaupt nicht so aussahen wie die Himba.[153] Wie wir gehofft hatten, verstanden die Himba sofort, was die Aufgabe war. Sie sortierten die Gesichter spontan je nach dargestellter Person. Als wir darum baten, die Fotos nach Emotionen zu ordnen, unterschieden sich die Himba ganz klar von den westlichen Probanden. Sie ordneten alle lächelnden Gesichter zu einem Stapel. Die meisten Gesichter mit aufgerissenen Augen kamen auf einen zweiten. Dann aber machten sie aus den restlichen Bildern ganz unterschiedliche Stapel, in denen sich die Gesichter vermischten.[154] Wäre die Emotionswahrnehmung universell, hätten die Himba die Fotos in sechs Stapel einordnen müssen. Als wir unsere Testpersonen baten, den Stapeln eine Bezeichnung zu geben, dann hieß es von den lächelnden Gesichtern nicht, sie seien «glücklich» (was *ohange* hieß), sondern «lachend» (*ondjora*). Gesichter mit aufgerissenen Augen waren nicht «ängstlich» (*okutira*), sondern «sehend» (*tarera*). Die Probanden kategorisierten die Gesichtsbewegungen als Verhalten, nicht als etwas, das Rückschlüsse auf Gefühle zuließ.[155] Insgesamt zeigten unsere Testpersonen keinen einzigen Beleg für eine universelle Emotionswahrnehmung. Und da wir in unseren Experimenten alle Hinweise auf englischsprachige Emotionskonzepte vermieden, sind diese Konzepte der Hauptverdächtige, wenn es gilt herauszufinden, weshalb die Basisemotionsmethode emotionale Universalität zu belegen scheint.[156]

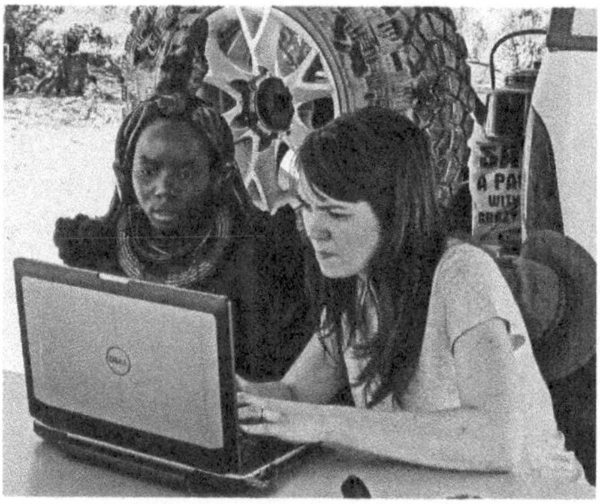

*Abb. 3.5: Maria Gendron (rechts) arbeitet in Namibia mit einem Himba-Probanden.*

Ein Rätsel allerdings blieb: Ein anderes Forscherteam unter der Leitung der Psychologin Disa A. Sauter hatte die Himba einige Jahre zuvor besucht und angeblich Beweise für eine universelle Emotions-«Erkennung» gefunden. Als Sauter und ihre Kollegen die Basisemotionsmethode mit Himba-Probanden testeten, verwendeten sie keine gestellten Fotos von Gesichtern, sondern stimmliche Laute (Lachen, Grunzen, Schnauben, Seufzer etc.).[157] Sie erzählten den Himba kurze emotionale Geschichten (die in Otjiherero übersetzt wurden), worauf die Testpersonen dann angeben sollten, welcher von zwei Lauten am besten zu der Geschichte passte. Das machten die Himba so gut, dass Sauter und Kollegen schlossen, die Emotionswahrnehmung müsse universell sein.[158] Wir konnten diese Resultate mit unserer (anders zusammengesetzten) Gruppe von Himba nicht replizieren, obwohl wir mit Sauters veröffentlichter Methode und sogar demselben Übersetzer arbeiteten. Maria bat eine andere Gruppe der Himba, die stimmlichen Lautäußerungen frei zu bezeichnen, ohne zugehörige Geschichten. Und auch hier wurde nur das Lachen wie erwartet eingeordnet (auch wenn die Laute als «lachend» bezeichnet wurden, nicht als «glücklich»).[159] Warum also konnten Sauter und Kollegen Universalität beobachten, wo wir keine fanden?

Ende 2014 lösten Sauter und Kollegen unbeabsichtigt das ganze Rätsel, als sie über einen zusätzlichen Schritt des Experiments berichteten, der in der ursprünglichen Veröffentlichung nicht erwähnt war: ein Schritt, der viel mit Konzeptwissen zu tun hat. Nachdem die Testpersonen der Himba eine emotionale Geschichte gehört hatten und bevor man ihnen die Lautäußerungen vorgespielt hatte, wurden sie gefragt, wie sich die Person, um die es in der Geschichte ging, wohl fühlen mochte.[160] Um sie bei dieser Aufgabe zu unterstützen, «erlaubten» Sauter und Kollegen, «den Teilnehmern, die aufgezeichnete Geschichte mehrmals zu hören (wenn nötig), *bis sie die beabsichtigte Emotion in ihren eigenen Worten schildern konnten*». Wann immer die Testpersonen etwas beschrieben, was nicht zum englischsprachigen Emotionskonzept passte, erhielten sie negatives Feedback, und man sagte ihnen, dass sie es noch einmal versuchen sollten. Testpersonen, die nicht imstande waren, die erwartete Beschreibung zu liefern, wurden von dem Experiment ausgeschlossen.

Tatsächlich erlaubte man den Probanden nicht, die Lautäußerungen anzuhören oder diejenigen auszuwählen, die zur Geschichte passten, wenn sie die entsprechenden englischsprachigen Emotionskonzepte noch nicht *erlernt* hatten. Als wir versuchten, das Experiment von Sauter und Kollegen zu wiederholen, machten wir nur von der ursprünglich publizierten Methode Gebrauch, also ohne den Extraschritt, über den erst später berichtet wurde. Unsere Testpersonen hatten somit keine Gelegenheit, die englischen Emotionskonzepte zu erlernen, bevor sie die Lautäußerungen hörten.[161]

Und es gab noch einen Unterschied zwischen unserer experimentellen Methode und der, die Sauter und Kollegen anwandten. Sobald eine Himba-Testperson das Emotionskonzept befriedigend erklärt hatte – zum Beispiel Trauer –, spielte das Sauter-Team ihr zwei verschiedene Lautäußerungen vor, zum Beispiel ein Weinen und ein Lachen, und fragte, welche davon besser zur Trauer passe.[162] Danach spielte man ihr mehrere Geräusch-Paare vor, *wobei jedes dieser Paare ein Weinen enthielt*: zum Beispiel ein Weinen und ein Seufzen oder ein Weinen und ein Schreien und so weiter. Aus jedem dieser Paare musste die Versuchsperson auswählen, welche Lautäußerung besser zur Trauer passte. Waren sich die Himba zu Beginn des Experiments nicht sicher, was die Verbindung von Weinen und Trauer anging, so stellten sie diese danach zuverlässig her. Unsere Experimente vermieden dieses Problem. Bei jedem einzelnen Versuch las Maria mithilfe des Übersetzers eine Geschichte vor. Dann spielte sie zwei Lautäußerungen ab. Danach suchte die Testperson aus, was am besten zur Geschichte passte. Die Versuche folgten einer zufälligen Reihenfolge (d.h. einer mit Trauer, ein zweiter mit Wut, ein dritter mit Glück etc.). Diese Standardmethode soll vermeiden, dass der Proband die Zielsetzung des Experiments lernt. Wir konnten jedenfalls keinen Beleg für Universalität feststellen.

Eine Emotionskategorie allerdings gibt es, die die Menschen auch ohne entsprechende Konzepte zu verstehen scheinen: Glück. Ganz egal, wie der Versuch angelegt ist, so scheinen Menschen aus verschiedensten Kulturen übereinzustimmen, dass lächelnde Gesichter und lachende Stimmen Glück ausdrücken. «Glück» ist vielleicht das, was einer universellen Emotionskategorie mit universellem Ausdruck am nächsten kommt. Oder auch nicht. Denn zum einen ist «Glück» normalerweise die einzige untersuchte positive Emotion, die während der Versuche zur Basisemotionsmethode getestet wird. Es ist also leicht, sie von den negativen Kategorien zu unterscheiden. Und noch eine interessante Tatsache am Rande: Die alten Griechen und Römer lächelten nämlich nicht, wenn sie glücklich waren. Im Lateinischen oder Altgriechischen gibt es gar kein Wort für «Lächeln». Das Lächeln ist eine Erfindung des Mittelalters.[163] Das breite Lächeln, bei dem man die Zähne zeigt (und sich Augenfältchen bilden, was Ekman als «Duchenne-Smile» bezeichnet), wurde ohnehin erst im 18. Jahrhundert populär, als sich mehr Leute einen Zahnarzt leisten konnten.[164] Die Althistorikerin Mary Beard schreibt dazu:

*Das bedeutet nicht, dass die Römer niemals ihre Lippen kräuselten, aber ein solches Kräuseln hatte im Rahmen der sozialen und kulturellen Gestik in Rom nicht allzu viel Bedeutung. Dagegen wurden andere Gesten, die bei uns wenig Bedeutung hätten, viel stärker gewichtet.*[165]

Vielleicht wurde das Lächeln erst in den letzten Jahrhunderten zu einer universellen, stereotypen Gestik, die Glück symbolisiert.[166] Oder ... das Lächeln ist vielleicht gar nicht universell.[167]

***

Emotionskonzepte sind die geheime Zutat, die den Erfolg der Basisemotionsmethode erklärt. Diese Konzepte stellen sicher, dass bestimmte Gesichtskonfigurationen als universell erkennbarer emotionaler Ausdruck gelten, obwohl sie das nicht sind. Stattdessen konstruieren wir die Wahrnehmung, die uns Emotionen bei unseren Mitmenschen erkennen lässt. Wir nehmen andere als glücklich, traurig oder wütend wahr, weil wir unsere Emotionskonzepte auf die Bewegungen ihres Gesichts oder Körpers anwenden. Ebenso wenden wir diese Konzepte auf Lautäußerungen an und konstruieren daraus die Erfahrung, Emotionslaute zu hören. Wir simulieren das mit solcher Geschwindigkeit, dass die Konzepte im Verborgenen arbeiten und es uns vorkommt, als würden Emotionen von Gesicht, Stimme oder anderen Körperteilen ausgestrahlt und wir müssten sie nur dekodieren.

An diesem Punkt drängt sich Ihnen vermutlich eine absolut sinnvolle Frage auf: Woher nehmen mein Kollegium und ich die Kühnheit zu behaupten, dass unsere Handvoll Experimente Hunderte anderer Studien widerlegen, die, wie sie sagen, Beweise dafür haben, dass Emotionen einen universell erkennbaren Ausdruck besitzen? Der Psychologe Dacher Keltner zum Beispiel geht davon aus, dass es «Myriaden von Daten gibt, die zu einer auf Ekman gründenden Perspektive passen».[168]

Die Antwort ist, dass die meisten dieser Myriaden von Experimenten die Basisemotionsmethode anwenden, die - wie Sie gerade gesehen haben - im Verborgenen auf Konzeptwissen von Emotionen setzt. Wenn Menschen tatsächlich die angeborene Fähigkeit besäßen, einen emotionalen Ausdruck zu erkennen, dann dürfte es nichts ausmachen, wenn man die Emotionsbezeichnungen weglässt ... Aber das hatte eben Folgen, und zwar jedes einzelne Mal erneut. Es gibt kaum einen Zweifel daran, dass die Emotionsbezeichnungen in

Experimenten eine massive Auswirkung haben. Daher sind die Schlussfolgerungen *jeder einzelnen Studie*, die die Basisemotionsmethode verwendet und verwendet hat, infrage zu stellen.[169]

Bis heute hat mein Forschungslabor zwei Expeditionen nach Namibia durchgeführt und eine nach Tansania (wo wir mit einem Jäger-Sammler-Volk namens Hadza gearbeitet haben), und die Resultate unserer Studien blieben gleich. Der Sozialpsychologe José-Miguel Fernández-Dols konnte unsere Ergebnisse bei einer extrem isolierten Kultur auf den Trobriand-Inseln in Neuguinea replizieren.[170] Die Wissenschaft hat also mittlerweile eine begründete alternative Erklärung für diese «Myriaden Daten». Die Basisemotionsmethode leitet die Versuchspersonen an, Wahrnehmungen von westlich gearteten Emotionen zu konstruieren. Die Emotionswahrnehmung ist also nicht angeboren, sondern konstruiert.

Wenn Sie sich die ursprünglichen, kulturübergreifenden Experimente aus den 1960er-Jahren ansehen, dann finden Sie Hinweise dafür, dass die konzeptuellen Elemente innerhalb der Basisemotionsmethode die Resultate auf eine angebliche Universalität hin vorkonfigurierten. Von den sieben Studien, die mit Testpersonen in fernen Kulturen unternommen wurden, ergaben jene vier, die mit der Basisemotionsmethode arbeiteten, starke Hinweise auf Universalität. Bei den anderen drei wurde mit freien Bezeichnungen gearbeitet, und diese zeigten keinerlei Hinweis auf Allgemeingültigkeit. Die widersprechenden Ergebnisse dieser drei Studien aber wurden nicht in Fachzeitschriften mit dem entsprechenden Peer-Review-Verfahren veröffentlicht, sondern nur als einzelne Kapitel in Büchern, was in der akademischen Welt als weniger prestigeträchtig gilt. Dementsprechend wurden diese Studien auch kaum zitiert. Und das Resultat? Die vier Studien, die angeblich die Universalität von Emotionen belegten[171], wurden als Durchbruch in der Erforschung unserer menschlichen Natur betrachtet und lösten eine regelrechte Lawine ähnlicher Studien aus. Hunderte Wissenschaftler wandten die Basisemotionsmethode mit der Forced-Choice-Technik an, vor allem in Kulturen, die durchaus Kontakt mit den kulturellen Praktiken und Normen der westlichen Welt hatten. Dadurch wurde ein ganz entscheidendes Element der Universalität in der Anlage der Experimente von vornherein unterlaufen. Trotzdem wurde die Ergebnisse als Tatsache dargestellt.[172] Aus diesem Grund verstehen heute zahlreiche Forschende und die Öffentlichkeit grundlegend falsch, was die Wissenschaft über «emotionalen Ausdruck» und «Emotionserkennung» weiß.

Wie würde die Wissenschaft der Emotionen heute wohl aussehen, hätte jemand aus den ursprünglichen Studien andere Schlüsse gezogen? Sehen wir uns an, was Ekman über seinen ersten Besuch beim Stamm der Fore in Neuguinea schreibt:

> *Ich bat sie, sich über jeden Gesichtsausdruck [Foto] eine Geschichte auszudenken: «Sag mir, was im Moment geschieht, was vorher geschehen ist, damit die Person diesen Gesichtsausdruck zeigt, und was als Nächstes passiert.» Es war, als müsste man ihnen einen Zahn ziehen. Ich bin mir nicht sicher, ob es an der Übersetzung lag oder an der Tatsache, dass sie keine Ahnung hatten, was ich hören wollte oder warum ich sie bat, so etwas zu tun. Vielleicht denken sich die Fore einfach keine Geschichten über Fremde aus.*[173]

Damit lag Ekman vielleicht richtig. Vielleicht aber verstanden die Fore das Konzept Gesichts-«Ausdruck» nicht oder konnten es nicht akzeptieren, denn dieses beinhaltet, dass ein inneres Gefühl mit einer Reihe von Gesichtsbewegungen ausgedrückt wird.[174] Aber nicht alle Kulturen verstehen Emotionen als inneren mentalen Zustand. Die Emotionskonzepte der Himba und Hadza beispielsweise scheinen sich eher um Aktivitäten zu bewegen. Das gilt auch für japanische Emotionskonzepte.[175] Die Ifaluk auf Mikronesien betrachten Emotionen als Transaktion zwischen Menschen.[176] Für sie ist Wut kein Gefühl des Zorns, kein finsterer Blick, kein Hämmern mit der Faust und kein Brüllen, lauter Dinge, die im Körper passieren. Sie betrachten sie vielmehr als Situation, in der zwei Menschen einem Drehbuch folgen – als eine Art Tanz –, der ein gemeinsames Ziel anstrebt. In der Sicht der Ifaluk «lebt» der Ärger nicht in den Beteiligten.

Sieht man sich die Entwicklung und Geschichte der Basisemotionsmethode an, dann ist von wissenschaftlicher Seite einiges zu kritisieren. Der Psychologe James A. Russell fasste diese Kritik schon Ende der 1990er-Jahre zusammen. Denn bei den «sechs grundlegenden Gesichtsausdrücken» handelt es sich ja nicht um eine wissenschaftliche Entdeckung. Die westlichen Architekten dieser Methode legten sie vielmehr fest, Schauspieler mimten sie, und darauf aufbauend errichtete man dann einen ganzen Wissenschaftszweig. Diese speziellen Gesichtsposen haben keinerlei Aussagekraft. Studien, die auf objektivere Methoden wie Gesichts-Elektromyografie und das Facial Action Coding setzen, haben keine Belege gefunden, dass Menschen ihr Gesicht real so bewegen, wenn sie Emotionen fühlen. Und doch setzen Wissenschaftler die Basisemotionsmethode weiterhin ein, denn sie bringt ja konsequent immer dieselben Resultate hervor.[177]

Immer wenn eine wissenschaftliche «Tatsache» umgestoßen wird, öffnen sich Türen zu neuen Entdeckungen. Der Physiker Albert Michelson erhielt 1907 den Nobelpreis, weil er eine Annahme des Aristoteles widerlegen konnte, und zwar, dass Licht, das den Raum durchquert, dabei eine hypothetische Substanz namens Lichtäther durchdringen muss. Michelsons Detektivarbeit bereitete den Boden für Albert Einsteins Relativitätstheorie.

In unserem Fall haben wir substanzielle Zweifel an den Belegen für universelle Emotionen geweckt. Diese nämlich *scheinen* nur *unter bestimmten Umständen* universell - nämlich dann, wenn Sie Ihren Versuchspersonen ein wenig Information über westliche Emotionskonzepte vermitteln, ob nun bewusst oder nicht. Diese und ähnliche Beobachtungen haben das Tor zu neuen Theorien der Emotion aufgestoßen, die Sie bald kennenlernen werden. Tomkins, Ekman und ihre Kollegen haben also tatsächlich zu einer bemerkenswerten Entdeckung beigetragen. Es war nur nicht die, die sie erwartet hatten.[178]

Die vielen kulturübergreifenden Studien mit der Basisemotionsmethode zeigen nämlich etwas anderes, und dieses Ergebnis ist tatsächlich aufregend: Man kann Emotionskonzepte anscheinend über kulturelle Grenzen hinweg vermitteln, selbst wenn dies unabsichtlich geschieht. Ein derart globales Verständnis wäre nämlich sehr nützlich. Hätte Saddam Husseins Halbbruder das amerikanische Konzept von Wut besser verstanden, hätte er vermutlich den Ärger bei Außenminister James Baker wahrgenommen, und das wiederum hätte vielleicht den ersten Golfkrieg mit den Vereinigten Staaten verhindert und Tausende Leben gerettet.

Da es offensichtlich so einfach ist, Emotionskonzepte versehentlich zu vermitteln, bergen interkulturelle Forschungsarbeiten eine gewisse Gefahr, wenn sie westliche Stereotypen für die Erforschung von Emotionen verwenden. Da gibt es zum Beispiel das Universal Expressions Project, eine Reihe von Studien, die sich zum Ziel gesetzt haben, die Universalität des emotionalen Ausdrucks in Gesicht, Körper und Stimme zu erkunden. Bislang fand man dabei «über 30 Gesichtsausdrücke und 20 stimmliche Ausdrücke, die sich in aller Welt ähneln». Der Haken dabei? Das Projekt verwendet ausschließlich die Basisemotionsmethode. Man untersucht also Universalität mit einem Instrument, das gar nicht dazu geeignet ist, diesen Beleg beizubringen. (Man fragt die Testpersonen übrigens auch, was sie für ihren kulturellen Ausdruck *halten*, was nicht das Gleiche ist, wie konkrete Körperbewegungen bei einer Emotion zu untersuchen.) Noch schlimmer: Wenn das Projekt sein Ziel erreicht, dann hat vermutlich die ganze Welt die westlichen Emotionsstereotypen gelernt.[179]

Auf lange Sicht lässt sich sagen: Forschende, die immer noch mit der Basisemotionsmethode arbeiten, tragen vermutlich dazu bei, die Universalität, die sie finden wollen, überhaupt erst zu schaffen.

Glauben wir, dass nur das Gesicht Emotionen ausdrückt, kann dies zu ernsthaften Missverständnissen mit negativen Auswirkungen führen. In einem Fall hatte diese Überzeugung zur Folge, den Lauf der US-Präsidentschaftswahl zu verändern. Zwischen 2003 und 2004 bewarb sich Gouverneur Howard Dean aus Vermont um die Nominierung als Präsidentschaftskandidat der Demokraten, doch diese Ehre wurde Senator John Kerry aus Massachusetts zuteil. Der Wählerschaft wurde damals eine Menge negativer Kampagnen präsentiert. Eines der missverständlichsten Beispiele war ein Video von Dean mit einer Aufzeichnung einer seiner Reden. Man zeigte einen winzigen Ausschnitt des Videos, der sich jedoch massenhaft verbreitete. Darin war nur Deans Gesicht zu sehen, und er wirkte stockwütend. Sah man sich jedoch das ganze Video an, wurde schnell klar, dass Dean nicht wütend war, sondern begeistert. Und er peitschte mit seinem Enthusiasmus die ganze Zuhörerschaft an. Doch besagter Ausschnitt wurde in den Nachrichten gezeigt und verbreitete sich wie ein Lauffeuer. Am Ende zog Dean seine Kandidatur zurück. Wir können uns heute nur fragen, was wohl geschehen wäre, hätten die Zuschauer gewusst, wie Emotionen entstehen, als sie diese missverständlichen Bilder betrachteten.

***

Der konstruktivistische Ansatz wird mittlerweile auch von Forschenden aus anderen Kulturen angewandt, und es gelingt, die Resultate meines Forschungslabors zu replizieren. (Die Daten aus China, Ostafrika, Melanesien und anderen Regionen sehen zum Zeitpunkt des Drucks jedenfalls gut aus.) Damit beschleunigt sich der Paradigmenwechsel hin zu einem neuen Verständnis von Emotionen, das über westliche Stereotypen hinausgeht. Wir können Fragen wie «Wie genau können Sie Angst erkennen?» vergessen und stattdessen die Vielfalt der Gesichtsbewegungen studieren, die Menschen tatsächlich zeigen, wenn sie Angst erleben. Wir können auch zu verstehen versuchen, warum Menschen Gesichtskonfigurationen überhaupt stereotyp betrachten und was uns das sagen kann.

Die Basisemotionsmethode hat die wissenschaftliche Landschaft geprägt und das öffentliche Verständnis von Emotionen massiv beeinflusst. Tausende wissenschaftlicher Studien behaupten, dass Emotionen universell sind. Populärwissenschaftliche Bücher, Zeitschriftenartikel, Radio- und Fernsehsendungen gehen immer wieder von der Annahme aus, dass jeder dieselben Gesichtskonfigurationen annimmt, wenn es um den Ausdruck von Emotionen geht. Spiele und Bücher lehren Grundschulkindern diese angeblich universellen Ausdrucksformen. Selbst die internationale Politik und Strategien für Wirtschaftsverhandlungen setzen auf diese Annahmen. Psychologen und Psychologinnen schätzen auf diese Weise emotionale Defizite bei ihrer Klientel mit geistigen Störungen ein und suchen nach einem entsprechenden Behandlungsansatz. Die Fähigkeit, Emotionen zu lesen, hat einen ganzen Wirtschaftszweig hervorgebracht, der unter Einsatz von Büchern oder Apps Universalität voraussetzt, als ließen sich Emotionen in Gesicht und Körperhaltung ohne jeden Kontext verstehen, als läse man Wörter auf einem Blatt Papier. Das Ausmaß an Zeit, Mühe und Geld, das man in diese Bemühungen investiert, ist absolut verrückt. Und wenn nun die Tatsache universeller Emotionen alles andere als eine Tatsache wäre?

Wenn es vielmehr Belege für etwas anderes gäbe ... nämlich für unsere Fähigkeit, mithilfe von Konzepten unsere Wahrnehmung zu konfigurieren? Das nämlich ist der Kern der Theorie der konstruierten Emotion: eine umfassende alternative Erklärung für das Rätsel der menschlichen Emotionen, die nicht auf dem emotionalen Fingerabdruck gründet. Die nächsten vier Kapitel beschäftigen sich mit den Einzelheiten dieser Theorie sowie den wissenschaftlichen Beweisen, die sie stützen.

# 4

# Der Ursprung der Gefühle

Denken Sie an einen Moment zurück, in dem Sie ganz von Lust erfüllt waren. Ich meine damit nicht unbedingt sexuelle Lust, sondern die Freuden des Alltags: ein schöner Sonnenaufgang, ein Glas kaltes Wasser, wenn man schwitzt, oder ein kurzer Moment des Friedens an einem stressigen Tag.

Vergleichen Sie dies mit einem unangenehmen Gefühl, wie Sie sich zum Beispiel gefühlt haben, als Sie erkältet waren oder Streit mit einem guten Freund hatten. Vergnügen und Missvergnügen fühlen sich sehr unterschiedlich an. Sie und ich sind uns vielleicht nicht einig, welches Objekt bzw. Ereignis Vergnügen oder Missvergnügen auslöst. (Ich zum Beispiel liebe Walnüsse, während mein Mann sie einen Affront gegen die Natur nennt.) Dennoch kann jeder von uns das eine vom anderen prinzipiell unterscheiden.[180] Diese Gefühle sind universell, selbst wenn einzelne Emotionen wie Glück oder Wut das nicht sind.[181] Sie sind quasi die Unterströmung unserer wachen Momente im Tagesverlauf.

Die einfachen Empfindungen von Angenehm oder Unangenehm entstehen aus einem Prozess in unserem Inneren, den man *Interozeption* nennt. Die Interozeption ist die Repräsentation Ihres Gehirns von allen Empfindungen Ihrer inneren Organe und Gewebe, den Hormonen in Ihrem Blutstrom und Ihrem Immunsystem.[182] Überlegen Sie mal, was in Ihrem Körper in dieser Sekunde alles abläuft. Ihr Inneres ist in Bewegung. Ihr Herz schickt Blut durch Ihre Venen und Arterien. Ihre Lungenflügel füllen sich mit Luft und leeren sich wieder. Ihr Magen verdaut das Essen. Die interozeptive

Aktivität produziert die ganze Bandbreite grundlegender Stimmungen wie angenehm/unangenehm oder Ruhe/Erregung und manchmal auch ein vollkommen neutrales Gefühl.

Die Interozeption ist eine der wichtigsten Emotionszutaten, so wie Mehl und Wasser die wichtigsten Ingredienzien von Brot sind. Aber die Gefühle, die durch sie entstehen, sind sehr viel einfacher strukturiert als «richtige» emotionale Erfahrungen wie Freude oder Trauer. In diesem Kapitel werden Sie erfahren, wie die Interozeption funktioniert und wie sie zu unseren emotionalen Erfahrungen und Wahrnehmungen beiträgt. Dazu müssen wir uns aber erst einige Grundlagen zur Funktionsweise unseres Gehirns erarbeiten. Im Besonderen geht es darum, wie es mit der Energie Ihres Körpers haushaltet, um Ihre Lebensfunktionen aufrechtzuerhalten und sicherzustellen, dass es Ihnen gut geht. Damit schaffen wir die Voraussetzungen für das Verständnis der Interozeption, die der Ursprung unserer Gefühle ist und auf der Verkabelung unseres Gehirns fußt. Anschließend werden wir uns damit auseinandersetzen, auf welch erstaunliche Weise die Interozeption Tag für Tag unsere Gedanken, Entscheidungen und Handlungen beeinflusst.

Ob Sie nun ein eher gelassener Mensch sind, der gleich einem Fels in der Brandung steht, unberührt von den Wechselfällen des Lebens, oder zu den reaktiveren Menschen gehören, die ständig zwischen Agonie und Ekstase oszillieren und von jeder kleinen Veränderung in der Umgebung herumgewirbelt werden, oder ob Sie sich da irgendwo dazwischen befinden: Der wissenschaftliche Blick auf die Interozeption wird Ihnen helfen, sich selbst in einem ganz neuen Licht zu sehen. Er zeigt auch, dass Sie Ihren Emotionen keineswegs ausgeliefert sind und tatenlos zusehen müssen, wie diese ungebeten Ihr Verhalten dirigieren. Sie sind die Architektin oder der Architekt Ihrer Erfahrungen. Der Strom Ihrer Gefühle mag sich darstellen, als würde er Sie einfach mitreißen, aber tatsächlich sind Sie seine Quelle.

***

Während des allergrößten Teils der Menschheitsgeschichte haben die klügsten Köpfe unserer Spezies die Fähigkeiten des Gehirns massiv unterschätzt. Das ist verständlich, schließlich macht das Gehirn nur 2 Prozent unserer Körpermasse aus und sieht aus wie ein Batzen grauer Gelatine. Die alten Ägypter hielten es für ein nutzloses Organ und zogen es den toten Pharaonen mit einem Haken aus der Nase.

Irgendwann fand das Gehirn dann Anerkennung als Sitz des Geistes, doch seine Fähigkeiten wurden weiter unterschätzt. Die Gehirnareale wurden als hauptsächlich «reaktiv» betrachtet, was hieß, dass sie die meiste Zeit schliefen und nur zum Feuern erwachten, wenn ein Reiz aus der Außenwelt eintraf. Diese Reiz-Reaktion-Theorie ist einfach und intuitiv verständlich. Auf die Neuronen in unseren Muskeln trifft sie auch zu, die so lange in Inaktivität verharren, bis sie einen Reiz empfangen. Dann feuern die Zellen los, damit die Muskeln sich bewegen. Also nahm die Wissenschaft an, dass die Neuronen im Gehirn genauso arbeiteten.[183] Kreuzt eine Riesenschlange Ihren Weg, sollte der Reiz eine Kettenreaktion in Ihrem Gehirn auslösen: Die Neuronen in den sensorischen Bereichen feuern und regen so die Neuronen in den kognitiven oder emotionalen Arealen an. Diese wiederum bringen Neuronen in den motorischen Bereichen zum Feuern, und schließlich reagieren Sie. Die klassische Auffassung macht diese Abfolge zum Dogma: Mit dem Auftauchen der Schlange springt der «Angst-Schaltkreis», der bis dato «aus» war, plötzlich «an» und löst Veränderungen in Gesicht und Körper aus. Sie schreien laut auf und rennen weg.

Die Reiz-Reaktions-Theorie ist zwar intuitiv einleuchtend, aber trotzdem nicht ganz richtig. Die 86 Milliarden Neuronen in Ihrem Gehirn, die zu gewaltigen Netzwerken verflochten sind, liegen nie einfach untätig rum und warten auf einen eventuellen Kaltstart.[184] Ihre Neuronen stimulieren sich ständig gegenseitig, manchmal zu Millionen. Sind Sauerstoff und Nährstoffe ausreichend vorhanden, verlaufen diese gewaltigen Reizkaskaden, die man auch als *intrinsische Hirnaktivität* kennt, von der Geburt bis zum Tod in ununterbrochener Folge.[185] Und das hat gar nichts mit irgendwelchen Reiztriggern aus der Außenwelt zu tun. Dies ist vielmehr ein Prozess, der keinerlei äußeren Katalysator braucht, vergleichbar unserer Atmung.

Die intrinsische Aktivität Ihres Gehirns verläuft nicht zufallsgesteuert: Sie wird vielmehr von Ansammlungen von Neuronen strukturiert, die in gegenseitiger Abstimmung gemeinsam feuern. Man spricht hier von *intrinsischen Netzwerken*. Diese Netzwerke operieren wie Sportmannschaften. Jedes Team hat eine bestimmte Anzahl an Mitgliedern. In jedem einzelnen Augenblick sind einige Spieler aktiv, andere sitzen auf der Bank und sind bereit einzuspringen, wenn sie gebraucht werden. Ein intrinsisches Hirnnetzwerk hat einen Pool verfügbarer Neuronen. Jedes Mal, wenn das Netzwerk seiner Aufgabe nachkommt, spielen (feuern) verschiedene Neuronengruppen synchron, um alle Positionen im Team auszufüllen. Sie merken vielleicht, dass hier der Degenerationseffekt am Werk ist, da verschiedene Neuronengruppen im Netzwerk die gleichen Grundfunktionen übernehmen können. Intrinsische Netzwerke gelten als eine der größten neurowissenschaftlichen Entdeckungen der letzten zehn Jahre.[186]

Sie fragen sich vielleicht, was dieser Pulk kontinuierlicher intrinsischer Aktivität noch tut, außer Ihr Herz am Schlagen zu halten, Ihre Lungen zum Atmen anzuregen und andere

Funktionen Ihrer inneren Organe zu steuern. Tatsächlich ist die intrinsische Hirnaktivität der Ursprung unserer Träume, Tagträume, Imaginationen, schweifenden Gedanken und Träumereien. In Kapitel 2 haben wir dies als «Simulation» bezeichnet.[187] Sie produziert auch jeden Sinneseindruck, den Sie erleben, wozu auch die interozeptiven Empfindungen gehören, die Ursprung Ihres grundlegenden Gefühls von Wohlsein, Unwohlsein, Ruhe oder Zappeligkeit sind.

Um zu verstehen, warum das so ist, müssen wir einen Augenblick lang die Perspektive unseres Gehirns einnehmen. Wie diese alten, mumifizierten ägyptischen Pharaonen verbringt auch unser Gehirn seine Tage in einer finsteren, stillen Kammer.[188] Es kann nicht heraus und die Wunder der Welt unmittelbar genießen. Es erfährt, was draußen in der Welt vorgeht, nur indirekt durch die Informationspakete aus Licht, Schwingungen und Chemikalien, die zu Bild, Geräusch oder Geruch werden. Ihr Gehirn muss sich auf diese Blitze und Schwingungen einen Reim machen. Die wichtigsten Hinweise dabei sind Ihre früheren Erfahrungen, die es in einem gewaltigen Netzwerk neuronaler Verbindungen zu Simulationen zusammenbaut. Ihr Gehirn hat gelernt, dass ein sensorischer Hinweis wie ein lauter Knall viele verschiedene Ursachen haben kann – eine zugeschlagene Tür, ein platzender Luftballon, ein Händeklatschen, ein Schuss. Es bewertet die Relevanz der möglichen Ursachen vor dem Hintergrund ihrer Wahrscheinlichkeit in einem bestimmten Kontext. Es fragt: «Welche Kombination meiner früheren Erfahrungen liefert die beste Übereinstimmung mit diesem Geräusch, angesichts *der gegebenen Situation* mit ihren begleitenden Bildern, Gerüchen[189] und anderen Sinneseindrücken?»

Und da Ihr Gehirn im Schädel gefangen ist und nur seine früheren Erfahrungen hat, macht das Gehirn *Vorhersagen*.[190] Wenn wir «Vorhersagen» hören, denken wir meist an Aussagen über die Zukunft wie: «Morgen wird es regnen.» Oder: «Die Red Sox werden die World Series gewinnen.» Oder: «Du wirst einen großen, dunkelhaarigen Fremden kennenlernen.» Hier aber geht es um Vorhersagen auf Mikroebene, wenn Millionen von Neuronen miteinander plaudern. Diese neuronalen Gespräche versuchen, jedes bisschen Bild, Geräusch, Geruch, Geschmack und Berührung vorherzusagen, die Ihre Erfahrung ausmachen, und jede Handlung, die Sie ausführen werden. Diese Vorhersagen sind die bestmöglichen Mutmaßungen, die Ihr Gehirn darüber anstellen kann, was in der Außenwelt vorgeht und wie man damit am besten umgeht, damit Sie gesund und am Leben bleiben.

Auf der Ebene der Gehirnzellen heißt «Vorhersage», dass die Neuronen in einem Teil Ihres Gehirns die Neuronen in einem anderen stimulieren – und das, ohne irgendwelcher Reize aus der Außenwelt zu bedürfen. Die intrinsische Hirnaktivität steht für Millionen und Abermillionen Nonstop-Vorhersagen.

Mittels dieser Vorhersagen konstruiert Ihr Gehirn die Welt, die Ihre Erfahrung bildet. Es kombiniert Informationen aus Ihrer Vergangenheit und schätzt ab, welcher Grad an Wahrscheinlichkeit ihnen in der momentanen Situation zukommt. Dieser Prozess lief ab, als Sie das Bild der Biene in Kapitel 2 simuliert haben. Sobald Sie die ganze Fotografie kannten, hatte Ihr Gehirn eine neue Erfahrung, auf die es zurückgreifen konnte, und so haben Sie blitzschnell aus den Flecken eine Biene «gemacht». Und jetzt, wo Sie diese Worte lesen, sagt Ihr Gehirn voraus, was das nächste Wort sein wird, beruhend auf den Wahrscheinlichkeiten einer lebenslangen Leseerfahrung. Kurz gesagt: Ihre Erfahrung in ebendiesem Moment wurde einen kurzen Augenblick zuvor von Ihrem Gehirn vorhergesagt. Vorhersagen zu machen, ist eine so grundlegende Aktivität des menschlichen Gehirns, dass manche Forschende sie für den primären *Modus Operandi* des Gehirns halten.[191]

Vorhersagen nehmen nicht nur den Sinnesinput aus der Welt außerhalb des Schädels vorweg, sondern *erklären* diesen auch.[192] Machen wir ein kurzes Gedankenexperiment, um zu sehen, wie das funktioniert: Halten Sie die Augen offen und stellen Sie sich einen roten Apfel vor, wie Sie das schon in Kapitel 2 getan haben. Im Normalfall haben Sie kein Problem damit, ein geisterhaftes Bild eines runden roten Objekts vor Ihrem geistigen Auge heraufzubeschwören. Sie sehen dieses Bild, weil die Neuronen in Ihrem visuellen Cortex ihr Feuermuster geändert haben, um einen Apfel zu simulieren. Stünden Sie jetzt in der Obst- und Gemüseabteilung eines Supermarkts, wäre dieses Bild eine visuelle Vorhersage. Ihre frühere Erfahrung in diesem Kontext (eine Abteilung im Supermarkt) veranlasst Ihr Gehirn zu der Vorhersage, dass Sie hier eher einen Apfel finden als einen roten Ball oder eine rote Clownsnase. Sobald die Vorhersage durch einen realen Apfel bestätigt wird, hat die Vorhersage die visuellen Empfindungen als Apfel erklärt.[193]

Wenn Ihr Gehirn eine korrekte Vorhersage trifft – sagen wir von einem Apfel des Unternehmens McIntosh, weil Sie so einen schon mal gesehen haben –, dann liefert Ihnen der tatsächliche visuelle Input einer solchen Frucht über Ihre Netzhaut *keine neuen Informationen*, die über die Vorhersage hinausgehen. Der visuelle Input bestätigt nur, dass die Vorhersage korrekt war, der Input muss also im Gehirn nicht weitergeleitet werden. Die Neuronen in Ihrem visuellen Cortex feuern ja schon so, wie sie sollten. Dieser effiziente Vorhersagemodus ist die Grundeinstellung Ihres Gehirns im Umgang mit der Welt und ihrer Deutung. Es erstellt Vorhersagen, um alles, was Sie sehen, hören, schmecken, riechen und ertasten, wahrzunehmen und zu erklären.

Ihr Gehirn verwendet Vorhersagen auch zu dem Zweck, körperliche Bewegungen einzuleiten: den Arm auszustrecken, um einen Apfel zu ergreifen, oder vor einer Schlange wegzulaufen. Diese Vorhersagen entstehen, bevor Sie sich dessen bewusst sind oder auch nur die Absicht haben, Ihren Körper zu bewegen.[194] Neurowissenschaftlerinnen und Psychologen sprechen hier von der «Illusion des freien Willens».[195] Der Begriff «Illusion» ist hier allerdings missverständlich. Ihr Gehirn agiert schließlich nicht hinter Ihrem Rücken. Sie sind Ihr Gehirn, und die ganze Abfolge von Ereignissen wird von der Vorhersagekraft Ihres Gehirns angestoßen. Von «Illusion» spricht man insofern, weil die Bewegung sich *anfühlt* wie ein zweistufiger Prozess: zuerst die Entscheidung, dann die Bewegung. Tatsächlich gibt Ihr Gehirn Bewegungsvorhersagen aus, um Ihren Körper in Bewegung zu versetzen, lange bevor Sie sich der Absicht zur Bewegung bewusst werden. Sogar noch bevor Sie den Apfel sehen (oder die Schlange)!

Würde Ihr Gehirn nur reagieren, wäre es viel zu ineffektiv in dem Bemühen, Sie am Leben zu halten. Schließlich werden Sie von Sinneseindrücken regelrecht überschwemmt. Eine einzige menschliche Netzhaut überträgt in jedem wachen Moment so viele visuelle Daten wie eine High-End-Computernetzwerkleitung.[196] Und nun multiplizieren Sie das mit Ihren übrigen Sinnespfaden. Ein reaktives Gehirn würde unter der Verarbeitungslast zusammenbrechen wie Ihre Internetverbindung, wenn zu viele Nachbarn abends Filme streamen. Ein reaktives Gehirn wäre auch stoffwechseltechnisch zu kostspielig, weil es mehr Verbindungsstellen brauchte, als es unterhalten kann.[197]

Die Evolution hat Ihr Gehirn buchstäblich so verkabelt, dass es effiziente Vorhersagen treffen kann. Als Beispiel für diese Verschaltung im visuellen System sollten Sie jetzt einen Blick auf Abbildung 4.1 werfen. Sie zeigt, dass der visuelle

Input, den das Gehirn verarbeitet, größer ist als der, den es tatsächlich bekommt.

Überlegen Sie nur mal, was das konkret bedeutet: Ereignisse in der Außenwelt wie eine vorübergleitende Schlange *optimieren* Ihre Vorhersagen nur, so wie Ihre Atmung durch sportliche Betätigung optimiert wird. Während Sie in diesem Augenblick diese Worte lesen und ihre Bedeutung verstehen, stört jedes einzelne die massive intrinsische Aktivität Ihres Gehirns etwa so sehr, wie ein Kiesel die heranrollenden Wellen des Ozeans stört. In Experimenten mit hirnbildgebenden Verfahren wird nur ein kleiner Teil der gemessenen Signale tatsächlich durch die Fotos bzw. Aufgaben verursacht, die wir unseren Probanden vorlegen. Der Großteil des Signals steht für die intrinsische Aktivität.[198] Sie denken vielleicht, dass die Ereignisse in der Außenwelt steuern, wie Sie die Welt wahrnehmen, in Wirklichkeit aber wurzeln sie in Ihren Vorhersagen, die mit den Steinchen abgeglichen werden, die Ihren Sinnesinput darstellen.

*Abb. 4.1: Mediale Ansicht. Ihr Gehirn enthält vollständige Karten Ihres Gesichtsfelds. Diese Karten sind in Ihrem primären visuellen Cortex abgespeichert, den man auch V1 nennt. Würde Ihr Gehirn nur auf die Lichtwellen reagieren, die auf Ihre Netzhaut treffen und dann über den Thalamus zum V1 weitergeleitet werden, dann würde es viele Neuronen brauchen, um die visuelle Information zu V1 zu transportieren. Aber es sind weit weniger, als man annehmen würde (Bild oben). Zehn Mal so viele Projektionen gehen in die andere Richtung. Sie sind Träger visueller Vorhersagen von V1 an den Thalamus (Bild Mitte). Aber 90 Prozent aller Verbindungen, die in V1 münden, liefern Vorhersagen von Neuronen aus anderen Arealen des Cortex (Bild unten). Nur ein kleiner Teil ist wirklich Träger visueller Informationen aus der Außenwelt.*[199]

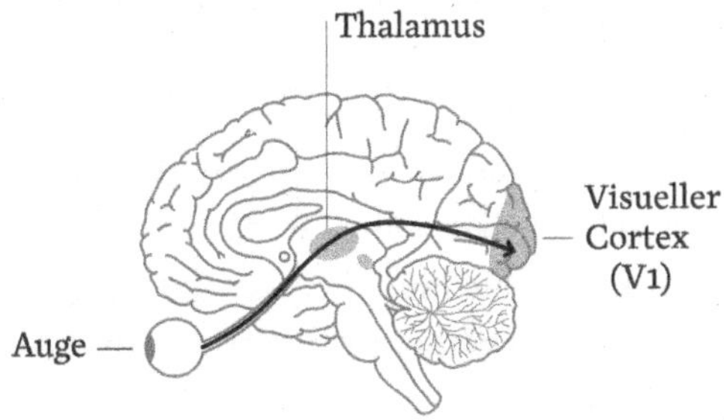
Thalamus
Visueller Cortex (V1)
Auge

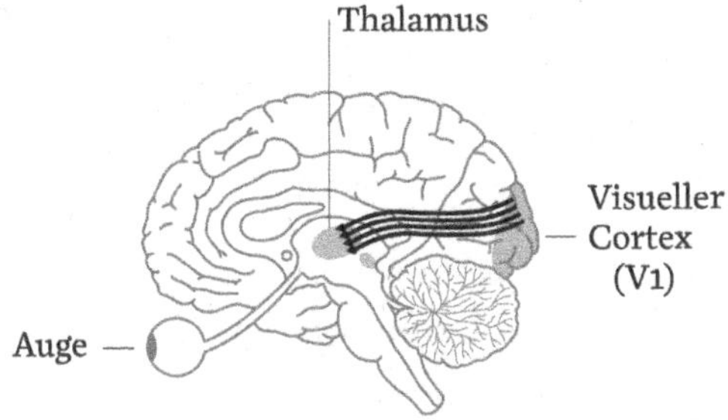
Thalamus
Visueller Cortex (V1)
Auge

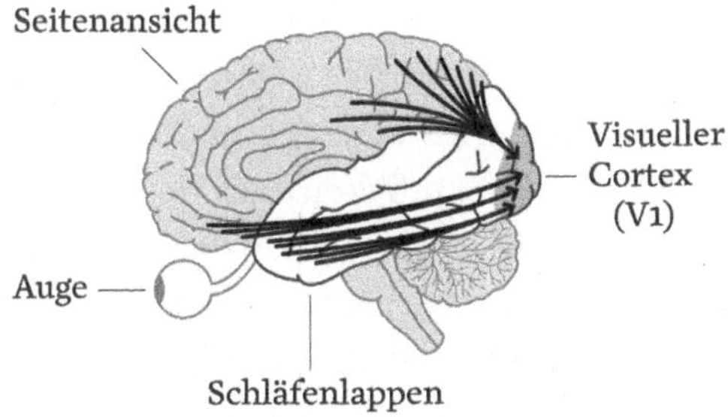
Seitenansicht
Visueller Cortex (V1)
Auge
Schläfenlappen

Durch Vorhersage und Korrektur erzeugt unser Gehirn kontinuierlich unser mentales Modell der Welt und revidiert es, wo nötig. Das Ganze ist eine gewaltige laufende Simulation, die alles konstruiert, was Sie wahrnehmen, während Sie entscheiden, wie Sie handeln werden. Aber Vorhersagen erweisen sich nicht immer als korrekt, was den Abgleich mit dem Sinnesinput angeht. Daher muss das Gehirn Anpassungen vornehmen. Manchmal ist so ein Steinchen groß genug, dass es ein Platschen verursacht. Nehmen wir einmal den folgenden Satz:

> *Vor langer, langer Zeit lebte in einem magischen Königreiche jenseits der fernsten Berge eine schöne Prinzessin, die verblutete.*

Kam das letzte Wort für Sie jetzt unerwartet? Das lag daran, dass Ihr Gehirn auf der Grundlage seines Wissens über Märchen keine korrekte Vorhersage getroffen hat – ein *Vorhersageirrtum* also – und dann, beruhend auf dem letzten Wort, die Vorhersage blitzartig angepasst hat: ein paar Steinchen visueller Information.

Derselbe Prozess läuft ab, wenn Sie das Gesicht einer Fremden für das einer Bekannten halten oder im Flughafen von einer Rolltreppe heruntertreten und überrascht feststellen, dass sich die Geschwindigkeit, mit der Sie sich bewegen, geändert hat. Ihr Gehirn arbeitet Vorhersageirrtümer schnell ab, indem es die Vorhersage dem tatsächlichen Sinnesinput anpasst und den Irrtum schnell und effizient korrigiert. Ihr Gehirn kann seine Vorhersage korrigieren: Dann sieht die Fremde eben nicht aus wie Ihre Freundin. Und die Rolltreppe ist eben zu Ende.

Vorhersageirrtümer sind kein Problem. Sie sind vielmehr ganz normal für die Art und Weise, wie das Gehirn mit Sinneseindrücken verfährt. Ohne diese Irrtümer wäre das Leben reichlich langweilig. Nichts wäre noch überraschend oder neu, und das Gehirn würde nie dazulernen. Meistens allerdings liegen Sie, vor allem als Erwachsener, mit Ihren Vorhersagen einigermaßen richtig. Wäre das nicht der Fall, würden Sie im Leben ständig Angst und Unsicherheit verspüren oder sogar ... Halluzinationen haben.

Sie können sich diesen kolossalen, anhaltenden Sturm von Vorhersagen und Korrekturen vorstellen wie Milliarden von Tröpfchen. Jedes Tröpfchen steht für eine Verschaltungskonfiguration, die ich «Vorhersageschleife» nenne (siehe Abbildung 4.2). Diese Anordnung setzt sich im Gehirn über viele Ebenen fort. Neuronen bilden zusammen mit anderen Neuronen solche Vorhersageschleifen. Gehirnregionen arbeiten mit anderen Gehirnarealen in solchen Schleifen zusammen. Ihre unzähligen Vorhersageschleifen laufen parallel ab in einem Prozess, der nonstop Ihr ganzes Leben lang andauert

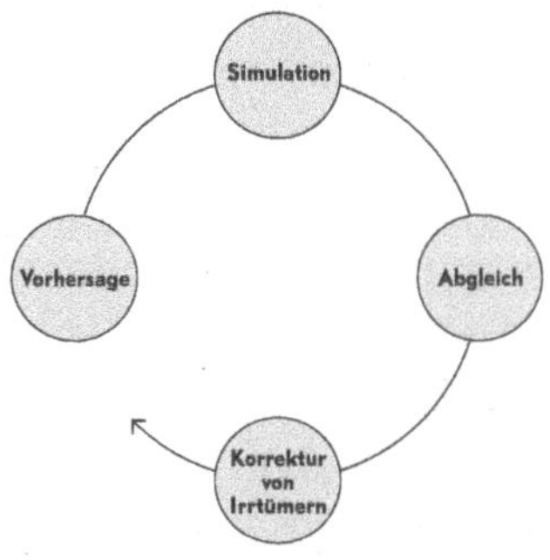


*Abb. 4.2: Struktur einer Vorhersageschleife. Vorhersagen werden zu Simulationen von Empfindungen und Bewegungen. Diese Simulationen werden mit dem tatsächlichen Sinnesinput aus der Außenwelt verglichen. Wenn sie zusammenpassen, sind die Vorhersagen korrekt und die Simulation wird zu Ihrer Erfahrung. Passen sie nicht, dann muss Ihr Gehirn die Irrtümer korrigieren.*

und die Bilder, Geräusche, Gerüche, Geschmacks- und Tasterlebnisse erzeugt, die Ihre Erfahrungswelt ausmachen und Ihre Handlungen bestimmen.

Nehmen wir mal an, Sie spielen Baseball. Jemand wirft den Ball in Ihre Richtung, Sie fangen ihn. Vermutlich werden Sie das als zwei verschiedene Ereignisse erleben: den Ball sehen und ihn fangen. Würde Ihr Gehirn tatsächlich so arbeiten, würde Baseball als Sport nicht existieren. Ihr Gehirn hat etwa eine halbe Sekunde Zeit, um in einem typischen Spiel den Baseball zu erwischen.[200] Das reicht nicht, um den visuellen Input zu verarbeiten, zu kalkulieren, wo der Ball ankommen wird, zu entscheiden, was die optimale Bewegung ist, alle Muskelbewegungen zu koordinieren und die motorischen Befehle zu senden, um Sie in die richtige Position zu bringen, damit Sie den Ball endlich fangen können.

Es sind die Vorhersagen des Gehirns, die das Spiel ermöglichen.[201] Ihr Gehirn erstellt sie bereits, lange bevor Sie den Ball bewusst sehen, so wie es aufgrund Ihrer früheren Erfahrungen[202] einen roten Apfel im Supermarkt prognostiziert. Während sich die Prognose mittels Millionen von Vorhersageschleifen fortsetzt, simuliert Ihr Gehirn den Anblick, das Geräusch und andere Eindrücke, die in der Vorhersage zusammengefasst sind. Und natürlich auch die Aktion, die nötig ist, damit Sie den Ball fangen können. Dann vergleicht Ihr Gehirn die Simulation mit dem tatsächlichen Sinnesinput. Wenn beides zusammenpasst ... Erfolg! Die Vorhersage ist korrekt, und der Input wird im Gehirn nicht weiter bearbeitet. Ihr Körper ist bereit, den Ball zu fangen. Ihre Bewegung beruht auf der Vorhersage. Nun sehen Sie den Ball bewusst und fangen ihn.[203]

Das geschieht, wenn die Vorhersage korrekt ist, zum Beispiel wenn ich meinem Mann, der Erfahrung mit diesem Sport hat, einen Ball zuwerfe. Wirft aber umgekehrt er mir den Ball zu, dann fallen die Vorhersagen meines Gehirns nicht besonders gut aus, denn ich könnte nicht Baseball spielen, und wenn mein Leben davon abhinge. Meine Vorhersage wird zur Simulation dessen, wie ich hoffe, den Ball zu fangen. Leider deckt sich das nur sehr selten mit den Sinneseindrücken, die ich tatsächlich empfange. Die Folge: ein Vorhersageirrtum. So modifiziert mein Gehirn seine frühere Vorhersage, damit ich (theoretisch) den Ball doch noch erwischen kann. Der ganze Prozess der Vorhersageschleifen wird wieder von vorne durchlaufen: unzählige Vorhersagen, häufige Korrekturen, während der Ball weiter auf mich zufliegt. All das passiert innerhalb von Millisekunden. Am Ende wird mir höchstwahrscheinlich bewusst, dass der Ball an meinem ausgestreckten Arm vorbeifliegt.

Im Fall eines Vorhersageirrtums hat das Gehirn zwei Möglichkeiten, diesen zu korrigieren: Möglichkeit eins besteht in meinem lahmen Versuch, den Ball irgendwie doch noch zu fangen: Das Gehirn ist flexibel und kann seine *Vorhersage ändern*. In dem Fall würden meine Motoneuronen meine Körperbewegungen anpassen, und meine Sinnesneuronen würden andere Empfindungen simulieren, die mithilfe von Vorhersageschleifen neue Vorhersagen erstellen. Ich könnte mich zum Beispiel bücken, um den Ball zu fangen, wenn er anders kommt, als ich es erwartet habe.

Die zweite Möglichkeit ist, stur bei der ursprünglichen Vorhersage zu bleiben. Dann wird der *Sinnesinput gefiltert*, sodass er zur Vorhersage passt. In dem Fall könnte ich beispielsweise auf einem Baseballfeld stehen und vor mich hinträumen (vorhersagen und simulieren), während der Ball auf mich zufliegt. Selbst wenn der Ball in mein Gesichtsfeld eingetreten ist, sehe ich ihn nicht, bis er mir vor die Füße fällt. Ein weiteres Beispiel wäre die Ekelessen-Geburtstagsparty meiner Tochter: Die Vorhersage unserer Gäste, dass die

Windel mit Babykacke vollgeschmiert ist, überschrieb ihren eigentlichen Sinneseindruck von Karottenmus.[204]

Kurz und gut: Das Gehirn ist keine simple Maschine, die auf Reize der Außenwelt reagiert. Es ist aufgebaut aus Milliarden von Vorhersageschleifen, die die intrinsische Hirnaktivität bilden. Vorhersagen über visuellen (Gesichtssinn), auditorischen (Gehörsinn), gustatorischen (Geschmackssinn), somatosensorischen (Tastsinn), olfaktorischen (Geruchssinn) und motorischen Input durchlaufen das Gehirn und beeinflussen sich gegenseitig.[205] Diese Vorhersagen werden mit den tatsächlichen Sinneseindrücken abgeglichen, denen Ihr Gehirn entweder höchste Priorität einräumt oder die es schlicht ignoriert.

Wenn dieses Modell der Vorhersage und Korrektur Ihnen unwahrscheinlich vorkommt, betrachten Sie es mal so: Ihr Gehirn arbeitet wie ein Wissenschaftler. Es produziert einen Rattenschwanz von Vorhersagen wie ein Forscher, der unterschiedliche Hypothesen aufstellt. Wie er greift auch Ihr Gehirn auf Wissen (frühere Erfahrungen) zurück, um abzuschätzen, wie wahrscheinlich eine Vorhersage ist. Dann testet das Gehirn seine Prognose am Sinnesinput von der Außenwelt wie ein Wissenschaftler, der seine Hypothesen anhand experimentell gewonnener Daten überprüft. Hat Ihr Gehirn eine richtige Vorhersage getroffen, dann bestätigt der Input von außen das. Nun sind aber Vorhersageirrtümer quasi der Normalfall. Dann hat ihr Gehirn, wie der Wissenschaftler, zwei Möglichkeiten. Er kann wie ein seriöser Forschender handeln und seine Prognose ändern, damit sie zu den Daten passt. Es kann aber auch ein mit Vorurteilen behafteter Wissenschaftler sein und die Daten so auswählen, dass sie zu seiner Hypothese passen, und alles andere ignorieren. Ihr Gehirn kann darüber hinaus wie ein skrupelloser Wissenschaftler agieren, der einfach alle Daten ignoriert und dreist behauptet, dass seine Vorhersagen stimmen. Wenn es lernt oder Entdeckungen macht, ist Ihr Gehirn wie ein neugieriger Wissenschaftler, der sich ganz auf den Input konzentriert. Außerdem kann Ihr Gehirn auf eine Weise agieren, wie sie für jede wissenschaftliche Betätigung wesentlich ist: Es kann sich im Sessel zurücklehnen und Gedankenexperimente anstellen. Das sind dann reine Simulationen ohne Sinnesinput und Vorhersageirrtum.

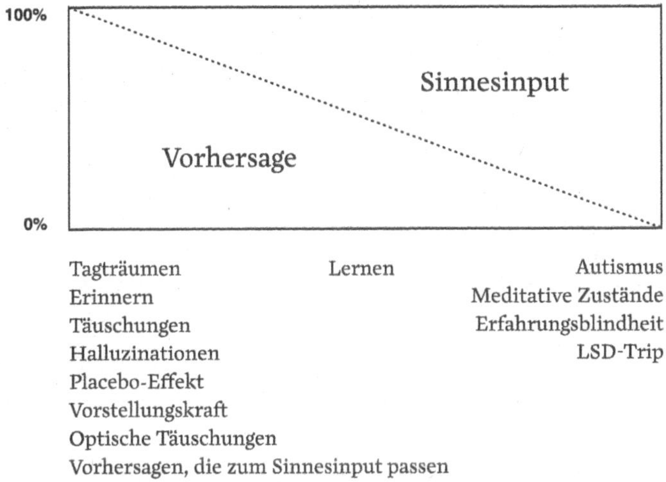


*Abb. 4.3: Eine ganze Reihe mentaler Phänomene können als Kombination aus Vorhersage und Sinnesinput betrachtet werden.*[206]

Das Verhältnis zwischen Vorhersage und Vorhersageirrtum (siehe Abbildung 4.3) bestimmt, wie viel von Ihrer Erfahrung in der Außenwelt wurzelt bzw. in Ihrem Kopf. Wie Sie sehen, ist die Außenwelt in vielen Fällen irrelevant für Ihre Erfahrung. In gewissem Sinne ist Ihr Gehirn auf Täuschung ausgelegt: Durch dessen permanente Vorhersagen erleben Sie eine Welt, die Sie selbst geschaffen haben, wobei die Sinnenwelt als Kontrollinstanz dient. Sobald Ihre Vorhersagen korrekt genug ausfallen, werden sie nicht nur zum Auslöser für Ihre Wahrnehmung und Ihr Handeln, sondern statten auch Ihre Empfindungen mit Bedeutung aus. Das ist die Voreinstellung Ihres Gehirns, der «default mode». Und wunderbarerweise sagt Ihr Gehirn nicht nur einfach die Zukunft vorher, es kann sich sogar alle beliebigen Zukunftsszenarien vorstellen. Soweit wir wissen, vermag dies kein anderes tierisches Gehirn.

***

Ihr Gehirn trifft ständig Voraussagen. Seine wichtigste Aufgabe aber ist es, den Energiebedarf Ihres Körpers vorherzusagen, damit es Ihnen gut geht und Sie am Leben bleiben. Diese essenziellen Prognosen und die damit zusammenhängenden Vorhersageirrtümer sind, wie sich herausgestellt hat, eine wichtige Zutat zu unseren Emotionen. Die Gelehrten glaubten über Jahrhunderte, dass emotionale «Reaktionen» von bestimmten Gehirnregionen verursacht werden. Wie Sie gleich sehen werden, tun diese Gehirnareale aber genau das Gegenteil dessen, was jeder erwartet hat. Sie tragen zu unseren Emotionen auf eine Weise bei, die Jahrhunderte wissenschaftlicher Überzeugungen über den Haufen wirft. Und einmal mehr beginnt die Geschichte mit Bewegungen - nicht den großen Bewegungen, wie sie in einem Baseballspiel zu sehen sind, sondern mit den inneren Bewegungen unseres Körpers.

Jede *Ganzkörperbewegung* ist begleitet von Bewegungen im *Körperinneren*. Wenn Sie Ihre Position schnell ändern, um einen Ball zu fangen, müssen Sie tiefer atmen. Damit Sie vor einer Giftschlange weglaufen können, pumpt Ihr Herz Blut durch die erweiterten Blutgefäße und schickt Glukose in Ihre Muskeln, die wiederum Ihre Herzfrequenz steigern und Ihren Blutdruck ändern.[207] Ihr Gehirn repräsentiert die Empfindungen, die aus diesen inneren Bewegungen entstehen. Sie erinnern sich: Diese Repräsentation nennt man Interozeption.[208]

Bewegungen im Körperinneren und ihre interozeptiven Konsequenzen finden in jedem Moment Ihres Lebens statt. Ihr Gehirn muss Ihr Herz schlagen und Ihr Blut pumpen lassen, es muss Ihre Atmung und Ihren Glukose-Stoffwechsel aufrechterhalten, selbst wenn Sie keinen Sport treiben oder vor einer Schlange wegrennen, selbst wenn Sie schlafen oder sich ausruhen. Die Interozeption ist also ebenfalls ein kontinuierlicher Vorgang, so wie das Hören und das Sehen immer geschehen, selbst wenn Sie nicht bewusst horchen oder etwas betrachten.

Aus der Perspektive Ihres Gehirns, das in seinem Schädel eingesperrt ist, ist Ihr Körper nur ein weiterer Teil der Welt, den es sich erklären muss. Ihr pochendes Herz, Ihre sich weitenden Lungen, die sich verändernde Körpertemperatur und Ihr Stoffwechsel schicken Sinnesdaten ins Gehirn, die geräuschvoll und uneindeutig sind.[209] Eine einzige interozeptive Empfindung wie ein Druckgefühl im Bauchraum kann Verschiedenes heißen: Magenschmerzen, Hunger, Anspannung, ein zu eng geschnallter Gürtel und noch vieles mehr. Ihr Gehirn muss körperliche Empfindungen sinnvoll erklären, und das wichtigste Instrument dafür ist die Vorhersage. Ihr Gehirn modelliert die Welt also aus der Perspektive eines Menschen mit *Ihrem Körper*. So wie Ihr Gehirn die Bilder, Gerüche, Geräusche, Berührungen und Geschmacksempfindungen aus der Welt in Bezug zu den Bewegungen Ihres Kopfes und Ihrer Glieder setzt, so sagt es die sensorischen Konsequenzen von innerkörperlichen Bewegungen vorher.[210]

Meistens sind Sie sich dieses Mini-Mahlstroms von inneren Bewegungen nicht bewusst. (Oder wann haben Sie sich das letzte Mal gesagt: «Oh, meine Leber schüttet heute aber viel Galle aus»?) Natürlich gibt es auch Zeiten, in denen Sie Kopfschmerz direkt spüren oder einen vollen Magen oder Ihr Herz, das in der Brust hämmert.[211] Aber Ihr Nervensystem ist nicht darauf ausgelegt, dass Sie diese Empfindungen präzise wahrnehmen.[212] Was ein Glück ist, denn sonst würden sie Ihre Aufmerksamkeit völlig mit Beschlag belegen.

Üblicherweise erleben Sie die Interozeption, wie bereits erwähnt, als wenig differenziert: als einfache Stimmungen wie angenehm/unangenehm bzw. Erregung/Ruhe. Manchmal aber erfahren wir intensive interozeptive Empfindungen wie Emotionen. Das ist ein Schlüsselelement der Theorie der konstruierten Emotion. In jedem wachen Moment schreibt Ihr Gehirn Ihren Empfindungen Bedeutung zu. Einige dieser Empfindungen sind interozeptiver Natur, die zugeschriebene Bedeutung aber macht sie zu einer Instanz von Emotion.[213]

Um zu verstehen, wie Emotionen gemacht werden, müssen Sie ein Grundverständnis von bestimmten Gehirnregionen haben. Die Interozeption ist ein Prozess, an dem das ganze Gehirn beteiligt ist, aber einige dieser Areale arbeiten auf eine Weise zusammen, die für die Interozeption entscheidend ist. Mein Forschungslabor hat entdeckt, dass diese Regionen ein

*Abb. 4.4: Die Gehirnregionen des interozeptiven Netzwerks. Die für das Körperbudget zuständigen Areale sind dunkelgrau eingefärbt, der primäre interozeptive Cortex ist hier bezeichnet mit seinem fachsprachlichen Namen, nämlich posteriore Insula (hintere Inselrinde). Die subkortikalen Regionen dieses Netzwerks sind nicht dargestellt. Das interozeptive Netzwerk umfasst zwei Netzwerke, die man normalerweise als Salienznetzwerk und Default-Mode-Netzwerk (für die Voreinstellung) kennt.*[214] *Der visuelle Cortex ist nur zu besseren Orientierung eingetragen.*

*interozeptives Netzwerk* bilden, das intrinsisch zu Ihrem Gehirn gehört, ebenso wie die Netzwerke für Sehen, Hören und andere Sinne.[215] Das interozeptive Netzwerk trifft Vorhersagen über Ihren Körper und testet die entstehenden Simulationen durch Vergleich mit dem Sinnesinput aus dem Körperinneren. So kann Ihr Gehirn das Modell Ihres Körpers in der Welt updaten.[216]

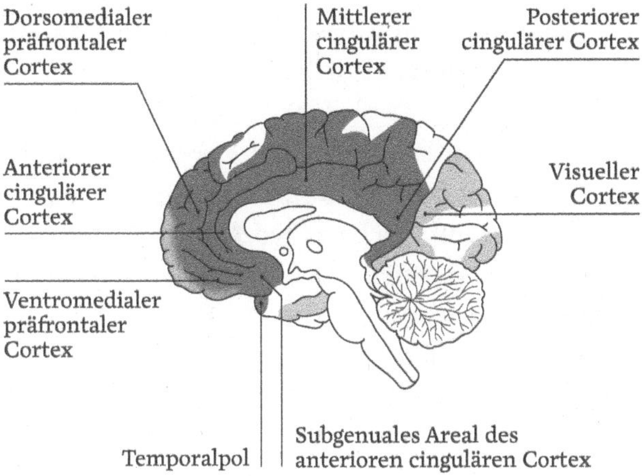


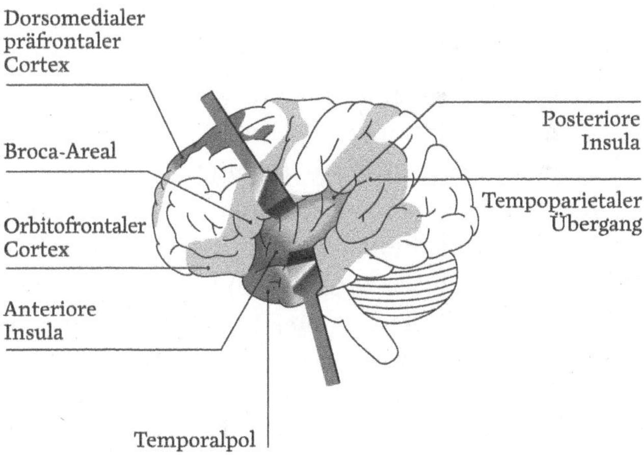

Sehr vereinfachend möchte ich dieses Netzwerk hier so beschreiben: Es setzt sich zusammen aus zwei allgemeinen Teilen mit je spezifischen Rollen. Ein Teil besteht aus mehreren Gehirnregionen, die Vorhersagen an den Körper schicken, um seine innere Umgebung zu steuern: Herzschlag erhöhen, Atmung verlangsamen, mehr Cortisol ausschütten, mehr Glukose verstoffwechseln und so weiter. Diesen Teil nennen wir die Körperbudget-Areale.[217] Der zweite Teil ist eine Region, die die Empfindungen im Körper repräsentiert. Man nennt sie primärer interozeptiver Cortex.[218]

Die beiden Teile des interozeptiven Netzwerks sind Teil einer Vorhersageschleife. Jedes Mal, wenn Ihre Körperbudgetregionen einen motorischen Wechsel (beschleunigter Herzschlag) vorhersagen, sagen sie auch die sensorischen Folgen dieser Veränderung voraus (eine pochende Empfindung in der Brust). Diese sensorischen Prognosen nennt man *interozeptive Vorhersagen*, und sie fließen in den primären interozeptiven Cortex ein, wo sie auf die übliche Weise simuliert werden.[219] Der primäre interozeptive Cortex empfängt auch Sinnesinput von Herz, Lunge, Nieren, Haut, Muskeln, Blutgefäßen und anderen Organen und Geweben. Die Neuronen in Ihrem primären interozeptiven Cortex vergleichen die Simulation mit den ankommenden Sinnesdaten und bearbeiten jeden relevanten Vorhersageirrtum. Sie vervollständigen die Schleife und generieren so Ihre interozeptiven Empfindungen.

Ihre Körperbudgetareale spielen eine entscheidende Rolle, um Sie am Leben zu halten. Jedes Mal, wenn Ihr Gehirn einen Teil Ihres Körpers (innen oder außen) in Bewegung versetzt, verbraucht es einen Teil Ihrer energetischen Ressourcen: den Treibstoff, mit dem es Ihre Organe, Ihren Stoffwechsel und Ihr Immunsystem versorgt. Sie füllen Ihre Körperressourcen wieder auf, indem Sie essen, trinken und schlafen. Sie können die «Ausgaben» Ihres Körpers reduzieren, indem Sie sich mit lieben Menschen entspannen oder Sex haben. Um dieses permanente Abgeben und Auftanken zu bilanzieren, muss Ihr Gehirn ständig den Energiebedarf Ihres Körpers vorhersagen. Es erstellt quasi einen Haushaltsplan für den Körper.[220] Wie ein Unternehmen, dessen Finanzabteilung Einzahlungen und Abhebungen verfolgt und Geld zwischen den einzelnen Konten hin- und herbewegt, damit die Bilanz am Jahresende stimmt, so hat auch Ihr Gehirn einen Schaltkreis, der sich ausschließlich um Ihr Körperbudget kümmert. Dieser Schaltkreis ist im interozeptiven Netzwerk angelegt. Ihre Körperbudgetareale erstellen Vorhersagen, um abzuschätzen, wie es um Ihre Ressourcen bestellt ist. Frühere Erfahrungen dienen ihnen dabei als Maßstab.

Inwiefern ist dies nun relevant für unsere Emotionen? Weil jede Gehirnregion, die man für den Sitz der Emotionen gehalten hat, zu den Körperbudgetarealen im interozeptiven Netzwerk gehört.[221] Diese Regionen allerdings reagieren nicht emotional. Sie reagieren überhaupt nicht. Sie treffen intrinsisch Vorhersagen, um Ihr Körperbudget zu regulieren. Sie liefern Prognosen für visuelle Eindrücke, Geräusche, Gedanken, Erinnerungen, Vorstellungen und, ja, auch Emotionen. Die Idee des Emotionsgehirns ist eine Illusion, die auf den überholten Glauben an ein reaktives Gehirn zurückgeht. Die Neurowissenschaft weiß das heute, doch diese Botschaft ist noch nicht durchgedrungen zu Psychologen, Psychiaterinnen, Soziologinnen, Wirtschaftswissenschaftlern und anderen Gelehrten, die sich dem Studium der Emotionen widmen.

Wann immer Ihr Gehirn eine Bewegung vorhersagt, ob Sie nun morgens aus dem Bett hüpfen oder einen Schluck Kaffee trinken, passen die Körperbudgetareale den Energiehaushalt dem an. Sagt Ihr Gehirn vorher, dass Sie jetzt einen schnellen

Energieschub brauchen, dann beauftragen diese Regionen die Nebennierendrüsen, das Hormon Cortisol auszuschütten. Die meisten Menschen bezeichnen Cortisol als «Stresshormon», aber das stimmt nicht.[222] Cortisol wird immer dann ausgeschüttet, wenn Sie einen Energieschub brauchen, was auch in Stresszeiten der Fall ist. Seine Hauptaufgabe ist es, Glukose ins Blut zu befördern, um die Zellen unmittelbar mit Energie zu versorgen. So können Muskelzellen sich zusammenziehen und wieder entspannen, damit Sie laufen können. Ihre Körperbudgetareale lassen Sie tiefer atmen, sodass mehr Sauerstoff in Ihren Blutstrom gelangt. Die Arterien weiten sich, damit der Sauerstoff schnell zu den Muskeln gelangt und Ihr Körper sich bewegen kann. Diese innere Bewegung wiederum wird begleitet von interozeptiven Empfindungen, allerdings sind diese nicht so geartet, dass Sie sie präzise wahrnehmen könnten. Ihr interozeptives Netzwerk kontrolliert Ihren Körper, regelt Ihre energetischen Ressourcen und stellt innere Empfindungen dar – und das alles zur selben Zeit.

Dabei müssen Abbuchungen vom Energiekonto nicht auf tatsächliche Ganzkörperbewegungen zurückgehen. Stellen Sie sich vor, Sie sehen Ihre Chefin, den Lehrer oder Baseballtrainer auf Sie zukommen. Und Sie gehen weiter davon aus, dass er oder sie alles, was Sie sagen oder tun, kritisch beurteilt. Selbst wenn Sie Ihren Körper in diesem Moment nicht bewegen, sagt Ihr Gehirn vorher, dass Sie Energie brauchen, und tätigt eine Abhebung in Form von Cortisol- und Glukoseausschüttung. Und vermutlich ist auch ein Anstieg der interozeptiven Empfindungen zu verzeichnen. Halten Sie kurz inne und lassen Sie sich dieses Szenario durch den Kopf gehen: Jemand kommt auf Sie zu, Sie verharren reglos, und trotzdem sagt Ihr Gehirn voraus, dass Sie Energie brauchen! Daher ist jedes Ereignis, das sich in spürbarer Weise auf Ihr Körperbudget auswirkt, für Sie *persönlich bedeutsam*.

Vor nicht allzu langer Zeit testete mein Labor eines der neuen Wearables, also Sportuhren oder Fitnesstracker, die die Herzfrequenz messen können. Wann immer die Herzfrequenz des Trägers um 15 Prozent über den Normwert anstieg, piepste das Ding. Erika Siegel, eine meiner Doktorandinnen, trug das Armband, während sie ruhig an ihrem Schreibtisch arbeitete. Irgendwann betrat ich den Raum. Als Erika sich umdrehte und mich (ihre Doktormutter) erblickte, fing das gute Stück laut zu piepsen an – woraufhin sie peinlich berührt war und alle anderen sich köstlich amüsierten.[223] Später an jenem Abend trug ich es, und während eines Treffens mit Erika fing es laut zu piepsen an – als ich die gerade eintreffenden E-Mails von einem Stipendienfonds las. (Es war also Erika, die an jenem Tag zuletzt lachte.)

Mein Forschungslabor hat (wie andere Labore auch) Hunderte Male bewiesen, dass das Gehirn um eine Körperbudgetierung bemüht ist. Wir haben beobachtet, wie der Körperbudget-Schaltkreis Ressourcen neu verteilt, wenn das Budget aus dem Gleichgewicht gerät. Wir bitten freiwillige Testpersonen, bewegungslos vor einem Computer zu verharren und sich Bilder von Tieren, Blumen, Babys, Essen, Geld, Waffen, Surfern, Fallschirmspringern, Autounfällen und anderen Objekten bzw. Szenarien anzuschauen.[224] Diese Bilder beeinflussen das Körperbudget: Die Herzfrequenz steigt, der Blutdruck ändert sich, die Blutgefäße weiten sich.[225] Diese budgetären Veränderungen, die den Körper auf Kampf oder Flucht vorbereiten, treten auf, obwohl sich die Testpersonen überhaupt *nicht bewegen* und auch *keine bewusste Absicht haben*, das zu tun. Wenn unsere Probanden diese Bilder während eines fMRT-Experiments betrachten, können wir beobachten, wie ihre Körperbudgetareale die innerkörperlichen Bewegungen kontrollieren.[226] Und selbst wenn unsere Testpersonen vollkommen bewegungslos daliegen, simulieren diese Neuronen motorische Bewegungen wie Laufen und Surfen sowie die Empfindungen, die sich während der Bewegung in Muskulatur, Gelenken, Sehnen und Bändern einstellen. Diese Bilder verändern auch die Gefühle unserer Probanden, weil interozeptive Änderungen im Körper simuliert und korrigiert werden. Beruhend auf diesen und Hunderten anderer Studien haben wir nun tragfähige Beweise dafür, dass unser Gehirn unsere Körperreaktionen vorhersagt, indem es auf frühere Erfahrungen mit ähnlichen Situationen und Objekten zurückgreift, selbst wenn wir physisch nicht aktiv sind. Die Folge sind interozeptive Empfindungen.

Darüber hinaus müssen noch nicht mal andere Menschen bzw. Objekte da sein, damit Ihr Budget aus dem Gleichgewicht gerät. Es genügt schon, wenn Sie sich nur *vorstellen*, dass Ihre Chefin, Ihre Lehrerin, Ihr Trainer oder ein anderer Mensch auf Sie zukommt, der für Sie eine Autorität darstellt.[227] Jede Simulation, ob sie nun zur Emotion wird oder nicht, beeinflusst Ihr Körperbudget. Wie sich herausstellte, verbringen die Menschen mindestens die Hälfte ihrer Wachzeit mit Simulationen, statt ihre Aufmerksamkeit auf die Welt um sie herum zu richten. Dieses ausschließliche Verweilen in der Simulation beeinflusst ihre Gefühle massiv.[228]

Was aber das Management Ihres Körperbudgets angeht, so steht Ihr Gehirn mit dieser Aufgabe nicht allein da. Ihr Körperbudget wird nämlich auch durch andere Menschen reguliert. Während Sie mit Freunden, Eltern, Kindern, Partnern, Teamkameraden, Therapeuten oder anderen Ihnen nahestehenden Menschen zusammen sind, gleichen sich Ihre und deren Atmung, Herzschlag und andere physische Marker einander an, was konkrete Vorteile mit sich bringt.[229] Händchenhalten mit dem Lover oder sein Foto auf dem Tisch reduzieren die Aktivität in den Körperbudgetarealen, was Sie zum Beispiel weniger schmerzempfindlich macht.[230] Stehen

Sie mit Freunden am Fuße eines Hügels, scheint Ihnen der Aufstieg weniger steil und leichter zu bewältigen, als wenn Sie alleine wären. Sind Sie in Armut aufgewachsen, was zu chronischem Ungleichgewicht in der Körperbudgetierung führt und das Immunsystem dauerhaft aktiviert, werden diese Budgetprobleme gelindert, wenn Sie einen Menschen haben, der Sie unterstützt.[231] Verlieren Sie hingegen eine Person, zu der Sie eine enge, liebevolle Beziehung pflegten, und werden deshalb körperlich krank, so liegt das auch daran, dass dieser Mensch Ihnen nun nicht mehr helfen kann, Ihr Körperbudget positiv zu regulieren.[232] Sie fühlen sich, als hätten Sie einen Teil Ihrer selbst verloren, und in gewissem Sinne haben Sie das auch.

Jeder Mensch, dem Sie begegnen, jede Vorhersage, die Sie treffen, jede Idee, die Sie haben, und jeder Anblick, Geruch und Geschmack, jedes Geräusch und jede unerwartete Berührung wirken sich auf Ihr Körperbudget aus und auf die entsprechenden interozeptiven Vorhersagen. Ihr Gehirn muss mit diesem nicht abreißenden, sich ständig verändernden Fluss interozeptiver Empfindungen von Vorhersagen, die Sie am Leben halten, zurechtkommen. Manchmal bemerken Sie diese, dann wieder nicht. Aber sie sind stets ein Teil des Modells, das sich Ihr Gehirn von der Welt macht. Unsere interozeptiven Empfindungen sind, wie gesagt, die wissenschaftliche Basis für einfache Stimmungen wie angenehm/unangenehm bzw. Erregung/Ruhe, die Sie jeden Tag verspüren. Manche Menschen erleben diesen Fluss wie das Plätschern eines ruhigen Baches. Andere wiederum erfahren ihn als reißenden Strom. Manchmal werden die Empfindungen zu Emotionen, aber sie beeinflussen – wie Sie gleich erfahren werden – in jedem Fall das, was Sie tun, denken und wahrnehmen, selbst wenn sie nur im Hintergrund ablaufen.

***

Wenn Sie morgens aufwachen, fühlen Sie sich da erfrischt, oder sind Sie eher muffig? Mittags: müde oder voller Energie? Wie fühlen Sie sich jetzt? Ruhig? Interessiert? Energiegeladen? Gelangweilt? Müde? Gereizt? All das sind einfache Stimmungen, über die wir zu Beginn dieses Kapitel gesprochen haben. Wissenschaftler nennen sie *Affekte*.

Ein Affekt ist eine allgemeine Stimmung, die man den ganzen Tag über spürt. Das sind keine Emotionen. Affekte zeichnen sich durch zwei Merkmale aus:[233] Erstens dadurch, wie angenehm oder unangenehm Ihnen etwas ist. Wissenschaftler nennen das *Valenz*.[234] Das angenehme Gefühl der Sonne auf Ihrer Haut, der köstliche Geschmack Ihrer Leibspeise oder das unangenehme Gefühl von Magenschmerzen oder einem Zwicken da oder dort - samt und sonders Beispiele affektiver Valenz (Wertigkeit). Das zweite Merkmal ist die Frage, wie ruhig oder unruhig Sie sich damit fühlen, was man in der Wissenschaft *Arousal* nennt. Das kann das schöne Gefühl sein, das uns bei guten Nachrichten überkommt, das zittrige Gefühl nach zu viel Kaffee, die Müdigkeit nach einem langen Lauf oder die Abgeschlagenheit nach zu wenig Schlaf - alles Beispiele für einen hohen bzw. niedrigen Grad an Aktivierung. Wann immer Sie intuitiv das Gefühl haben, dass ein Investment riskant oder profitabel sein wird, dass ein Mensch vertrauenswürdig oder ein Arschloch ist, ist auch das ein Affekt. Selbst ein vollkommen neutrales Gefühl ist ein Affekt.

Philosophen in der westlichen wie der östlichen Welt beschreiben Valenz und Arousal als Grundtatsachen der menschlichen Erfahrung.[235] Die Wissenschaft ist hiermit weitgehend einverstanden: Der Affekt begleitet uns von Geburt an, sogar Babys können ein angenehmes bzw. unangenehmes Gefühl spüren und wahrnehmen. Es gibt allerdings unterschiedliche Meinungen darüber, ob Babys mit voll ausgeprägten Emotionen zur Welt kommen oder nicht.[236]

Affekte hängen, wie Sie jetzt vermutlich wissen, von Ihrer Interozeption ab. Das bedeutet, dass der Affekt eine konstante Unterströmung Ihres Lebens ist, auch wenn Sie sich vollkommen still verhalten bzw. schlafen. Er schaltet sich nicht ein oder aus, abhängig davon, ob Sie die Ereignisse in Ihrem Leben als emotionale Angelegenheit empfinden. In diesem Sinne ist der Affekt ein grundlegender Aspekt des Bewusstseins wie «Helligkeit» oder «Lautstärke». Wenn Ihr Gehirn Wellenlängen von Licht repräsentiert, das von einzelnen Objekten zurückgeworfen wird, dann erleben Sie dies als dunkel bzw. hell. Wenn Ihr Gehirn Veränderungen im Luftdruck repräsentiert, erfahren Sie etwas als laut oder leise. Und nimmt Ihr Gehirn interozeptive Änderungen wahr, spüren Sie dies als angenehm oder unangenehm, als Erregung oder Ruhe. Affekte, Helligkeit oder Lautstärke, diese Phänomene begleiten Sie von der Wiege bis zur Bahre.[237]

Eines aber sollte klar sein: Die Interozeption ist kein Mechanismus, um Affekte hervorzubringen. Sie ist ein grundlegendes Merkmal des menschlichen Nervensystems, und warum Sie diese Empfindungen als Affekt erleben, ist eines der großen Geheimnisse in der Wissenschaft.[238] Die Interozeption hat sich nicht entwickelt, damit Sie diese Stimmungen erleben können, sondern um Ihr Körperbudget zu regulieren.[239] Sie hilft Ihrem Gehirn, die Körpertemperatur zu überwachen, Ihren Glukoseverbrauch, Schäden an Ihrem Körpergewebe, das Klopfen Ihres Herzens, die Anspannung in Ihren Muskeln und viele andere körperliche Erfahrungen. Und das alles simultan. Ihre affektiven Stimmungen von angenehm/unangenehm sowie von Erregung/Ruhe sind einfach eine Zusammenfassung Ihres Budgetzustandes. Sind Sie gut bei Kasse? Oder haben Sie Ihr Konto überzogen? Brauchen Sie eine Einzahlung und, wenn ja, wie dringend?[240]

Wenn Ihr Energiehaushalt aus dem Gleichgewicht ist, gibt

der Affekt Ihnen nicht vor, wie Sie das wieder in den Griff bekommen, aber er regt Ihr Gehirn an, nach Erklärungen zu suchen.[241] Ihr Gehirn verwendet stets frühere Erfahrungen, um vorherzusagen, welche Objekte und Ereignisse Ihr Körperbudget beeinflussen, was Ihren affektiven Zustand verändert. Diese Objekte und Ereignisse bilden zusammen Ihre *affektive Nische*.[242] Intuitiv gehört zu dieser affektiven Nische alles, was sich auf Ihr aktuelles Körperbudget auswirken kann. In diesem Moment gehört dieses Buch zu Ihrer Nische und die Buchstaben des Alphabets, die Ideen, über die Sie hier lesen, die Erinnerungen, die meine Worte bei Ihnen aufrufen, die Lufttemperatur um Sie herum und alle Objekte, Menschen und Ereignisse aus der Vergangenheit, die je in einer ähnlichen Situation Ihr Körperbudget beeinflusst haben. Alles außerhalb dieser Nische ist hingegen nur weißes Rauschen: Ihr Gehirn trifft darüber keine Vorhersagen, und Sie bemerken das alles gar nicht. Das Gefühl Ihrer Kleidung auf der Haut gehört üblicherweise nicht zu Ihrer affektiven Nische (jetzt aber doch, wo ich es erwähnt habe), sofern es nicht relevant für Ihr allgemeines Wohlbefinden ist.

Der Psychologe James A. Russell entwickelte eine Methode, um Affekte nachzuverfolgen. Diese ist mittlerweile bei Forschenden, Praktizierenden und Lehrenden recht beliebt. Er zeigte, dass Ihre Affektivität zu jedem beliebigen Zeitpunkt als Punkt in einem zweidimensionalen Gebilde wiedergegeben werden kann, das man als *Circumplex* bezeichnet (siehe Abbildung 4.5). Russells zwei Dimensionen repräsentieren Valenz und Arousal. Der Abstand vom Mittelpunkt ist ein Maß für die Intensität.[243]

Ihre Affekte sind immer eine Kombination aus Valenz und Arousal, die sich durch einen Punkt im affektiven Circumplex darstellen lassen. Wenn Sie ruhig dasitzen, ist Ihr Affekt

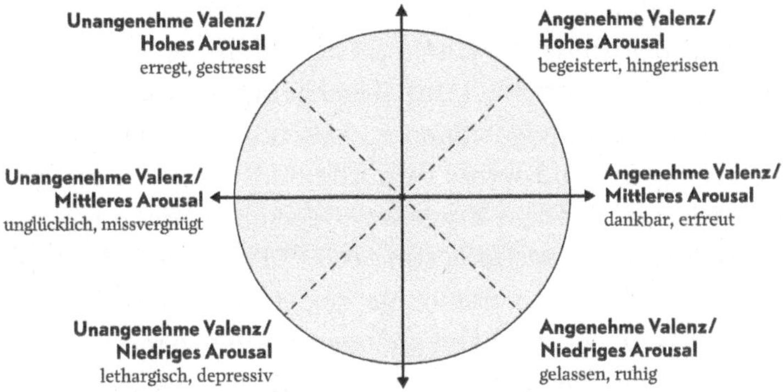


*Abb. 4.5: Ein affektiver Circumplex*

der Punkt in der Mitte: neutrale Valenz, neutrales Arousal. Haben Sie bei einer tollen Party Spaß, dann befindet sich Ihr affektiver Punkt eher im Quadranten «angenehme Valenz, hohes Arousal». Wird die Party allmählich langweilig, verschiebt sich der Punkt in das Viertel «unangenehm, niedriges Arousal». Junge Erwachsene aus den USA verbringen ihr Leben lieber im Quadranten oben rechts: angenehm, hohes Arousal. Mit zunehmendem Alter ziehen sie den Quadranten rechts unten vor: «angenehm, niedriges Arousal».[244] Das ist auch der Quadrant, den Menschen aus östlichen Kulturen wie China und Japan besonders schätzen.[245] Hollywood ist eine 500-Milliarden-Industrie mit dem Zweck, dass wir eine kurze filmische Reise durch die Zustände in diesem Kreis unternehmen können. Sie müssen aber noch nicht mal die Augen öffnen, um ein affektives Abenteuer zu erleben. Wenn sie tagträumen und sich dabei Ihre Interozeption massiv verändert, dann wird Ihr Gehirn affektiv herumgewirbelt.

Affekte haben weitreichende Folgen, die über das einfache Gefühl hinausgehen. Stellen Sie sich vor, Sie sind Richter und leiten eine Kommission, die über den Antrag auf vorzeitige Entlassung eines Inhaftierten entscheiden soll. Aber irgendwie fühlen Sie sich heute nicht wohl. Wenn Sie der vorzeitigen Entlassung zustimmen, könnte der Mann andere Menschen verletzen. Ihr Bauchgefühl sagt Ihnen, dass es besser ist, ihn im Gefängnis zu lassen. Also lehnen Sie die Bewährung ab. Und wenn Ihre Affekte Sie nun in die Irre geführt haben?[246] Diese Frage war Gegenstand einer wissenschaftlichen Untersuchung von 2011.[247] Forschende in Israel fanden heraus, dass Vorsitzende des Gerichts mit deutlich höherer Wahrscheinlichkeit sich gegen eine vorzeitige Entlassung aussprachen, wenn die diesbezügliche Anhörung kurz vor Mittag stattfand. Sie erlebten ihre interozeptiven Empfindungen nicht als Hunger, sondern als Beleg für ihre richterliche Entscheidung. Nach dem Mittagessen hingegen gewährten die Vorsitzenden die vorzeitige Entlassung mit der für sie üblichen Häufigkeit.

Erleben Sie Affekte, ohne deren Ursache zu kennen, nehmen Sie diese als Informationen über die Welt statt als Ihre eigene Erfahrung derselben. Der Psychologe Gerald L. Clore hat Jahrzehnte damit zugebracht, kluge Experimente zu entwickeln, um besser zu verstehen, wie Menschen aufgrund eines Bauchgefühls Entscheidungen treffen.[248] Man bezeichnet dieses Phänomen als «affektiven Realismus», weil es uns unsere Annahmen über die Welt als Tatsachen erleben lässt, während sie in Wirklichkeit auf unsere Affekte zurückgehen. So beantworten Probanden beispielsweise an sonnigen Tagen Fragen nach Glück und Lebenszufriedenheit eher positiv, aber nur, wenn man sie *nicht* explizit nach dem Wetter fragt.[249] Wenn Sie sich um eine neue Anstellung oder einen Studienplatz bewerben, achten Sie darauf, dass Sie das Vorstellungs- bzw. Aufnahmegespräch möglichst an einem sonnigen Tag führen, denn bei Regenwetter werden mehr abschlägige Bescheide erteilt als bei Sonnenschein.[250] Und wenn eine gute Freundin Sie das nächste Mal anschnauzt, sollten Sie auch den affektiven Realismus als Erklärung in Erwägung ziehen. Es mag ja sein, dass Ihre Freundin sauer auf Sie ist, aber vielleicht hat sie auch nur einfach schlecht geschlafen. Oder die Mittagszeit naht.[251] Die Veränderungen in ihrem Körperbudget, die sie als Affekt erlebt, haben mit Ihnen vielleicht gar nichts zu tun.[252]

Affekte verleiten uns zu der Annahme, dass Dinge oder Menschen an sich negativ oder positiv sind.[253] Fotos von Kätzchen gelten als angenehm, Fotos von verwesenden Leichen als unangenehm. Dabei besitzen die Abbildungen an sich keinerlei affektive Eigenschaften. Der Ausdruck «ein unangenehmes Bild» ist die Kurzform von: «ein Bild, das mein Körperbudget beeinflusst und Empfindungen hervorruft, die ich als unangenehm erlebe». In den Augenblicken des affektiven Realismus erleben wir Affekte als Eigenschaft eines Objekts oder eines Ereignisses in der Außenwelt und nicht als unsere persönliche Erfahrung: «Mir geht es schlecht, daher musst du etwas Schlechtes getan haben. Du bist ein schlechter Mensch.» In meinem Forschungslabor haben wir Versuche durchgeführt, bei denen wir die Affekte der Testpersonen ohne ihr Wissen beeinflusst haben. Das hatte Auswirkungen darauf, ob die Befragten einen Fremden als vertrauenswürdig, kompetent und attraktiv oder nett erlebt haben. Sie schätzten sogar das Gesicht des Betroffenen anders ein.[254]

Menschen halten Affekte für Informationen, was unseren Alltag mit affektivem Realismus förmlich auflädt. Essen schmeckt «köstlich» oder «fade». Gemälde sind «schön» oder «hässlich». Menschen sind «nett» oder «fies». Frauen müssen in bestimmten Kulturen Tücher und Perücken tragen, um «die Männer durch den Anblick ihres Haares nicht zu verführen». Manchmal kann der affektive Realismus auch hilfreich sein, aber er ist auch für einige der gravierendsten Probleme der Menschheit verantwortlich. Feinde sind «böse». Von Frauen, die vergewaltigt wurden, heißt es, sie hätten es «herausgefordert». Und von den Opfern häuslicher Gewalt sagt man, «sie hätten es verdient».[255]

Der Punkt ist doch: Ein schlechtes Gefühl heißt nicht zwangsläufig, dass etwas falschläuft. Es bedeutet nur, dass Sie Ihr Körperbudget belasten. Wenn Menschen Sport machen und dabei schnaufen, dann fühlen sie sich platt, lange bevor es ihnen wirklich an Energie fehlt. Wenn Leute mathematische Aufgaben lösen oder schwierige Gedächtnisleistungen vollbringen sollen, kann es sein, dass sie sich dabei dumm und elend vorkommen, auch wenn sie Bestleistung erbringen. Alle Studierenden, die bei mir eine Doktorarbeit schreiben und beim Verfassen nicht irgendwann mal unter Stress stehen, machen garantiert etwas falsch.[256]

Affektiver Realismus kann auch tragische Konsequenzen haben. Im Juli 2007 tötete ein Artillerist, der im Irak an Bord eines Apache-Helikopters Dienst tat, irrtümlich elf unbewaffnete Menschen, darunter einige Fotojournalisten von Reuters. Der Soldat hatte in der Kamera eines der Journalisten eine Waffe gesehen.[257] Eine Erklärung für diesen Vorfall ist, dass der affektive Realismus den Mann in der angespannten Situation dazu brachte, ein neutrales Objekt (Kamera) mit unangenehmer Valenz aufzuladen. Soldaten müssen Tag für Tag schnelle Entscheidungen über andere Menschen treffen, ob sie sich nun im Krieg oder auf einer Friedensmission befinden, ob sie mit Menschen aus anderen Kulturen Verhandlungen führen oder mit staatlichen Akteuren anderer Länder zusammenarbeiten müssen. Es ist ausgesprochen schwierig, solche schnellen Urteile zu treffen, vor allem in einem Umfeld, wo das Arousalniveau ohnehin hoch ist und ein Irrtum einem anderen Menschen das Leben kosten kann.

Auch die Schüsse von Polizisten auf unbewaffnete Zivilisten sind eine Domäne, in dem affektiver Realismus häufig eine Rolle spielt. Das Justizministerium der Vereinigten Staaten überprüfte sämtliche Schusswechsel der Polizei von Philadelphia für den Zeitraum von 2007 bis 2013 und stellte fest, dass 15 Prozent der Opfer unbewaffnet waren. In der Hälfte dieser Fälle identifizierte ein Beamter ein «nicht bedrohliches Objekt (z.B. ein Handy) oder eine solche Bewegung (z.B. einen Griff zum Hosenbund)» als Waffe. Zu diesen Tragödien tragen meist viele Faktoren bei, von Achtlosigkeit bis hin zu rassistischen Vorurteilen. Aber es ist eben auch möglich, dass der affektive Realismus den Schützen in einer gefährlichen Situation, in der er unter massivem Druck steht, dort eine Waffe sehen lässt, wo keine ist.[258]

Das menschliche Gehirn erliegt dieser Art der Täuschung in gewisser Weise zwangsläufig, u.a. deswegen, weil unsere momentane Interozeption Affekte hervorruft, die wir als Information über die Welt betrachten.[259]

Man sagt ja immer, Sehen hieße Glauben. Der affektive Realismus aber zeigt uns, dass in Wirklichkeit Glauben Sehen ist. Die Welt sitzt häufig auf dem Beifahrersitz, während Ihre Vorhersagen das Steuer in der Hand haben. (Immerhin sitzt sie noch mit im Auto, aber meist ist sie nicht mehr als Passagier.) Und wie Sie jetzt gleich erfahren werden, ist dieses Arrangement nicht nur auf das Sehen beschränkt.

***

Nehmen wir mal an, Sie gehen allein im Wald spazieren. Plötzlich hören Sie ein Rascheln im Gebüsch. Aus den Augenwinkeln nehmen Sie zudem eine Bewegung auf dem Boden wahr. Sofort fangen Ihre Körperbudgetareale an, Vorhersagen anzustellen: Da muss eine Schlange in der Nähe sein. Diese

Vorhersagen bringen Sie dazu, eine Schlange zu hören und zu sehen. Gleichzeitig sagen die Areale vorher, dass Ihre Herzfrequenz steigen soll, Ihre Blutgefäße sollen sich weiten, damit Sie zum Beispiel sofort loslaufen können.[260] Da ein heftig schlagendes Herz und eine verstärkte Zirkulation interozeptive Empfindungen auslösen, sagt Ihr Gehirn auch diese voraus.[261] Das Resultat: Ihr Gehirn simuliert die Schlange, die körperlichen Veränderungen und deren Empfindung. Diese Vorhersagen werden in eine Stimmung übersetzt: In diesem Fall fühlen Sie starke Erregung.

Was passiert als Nächstes? Vielleicht kriecht tatsächlich eine Schlange aus dem Gebüsch. In diesem Fall passt der Sinnesinput zu den Vorhersagen, und Sie rennen los. Oder es war kein Tier, die Blätter bewegen sich nur im Wind. Doch Sie sehen trotzdem eine Schlange. Das ist affektiver Realismus. Und nun die dritte Möglichkeit: Es gibt keine Schlange, und Sie sehen auch keine. In diesem Fall werden Ihre visuellen Vorhersagen einer Schlange schnell korrigiert, Ihre interozeptiven aber nicht.[262] Ihre Körperbudgetareale sagen noch Veränderungen vorher, nachdem der prognostizierte Bedarf längst nicht mehr vonnöten ist.[263] Es kann also dauern, bis Sie sich wieder beruhigen, selbst wenn Sie wissen, dass alles in Ordnung ist. Erinnern Sie sich noch, als ich Ihr Gehirn mit einem Wissenschaftler verglichen habe, der Hypothesen aufstellt und diese überprüft? Ihre Körperbudgetareale sind wie eine forschende Person, die weitgehend taub ist: Sie stellen Vorhersagen an, aber sie haben Schwierigkeiten, sich auf ankommende Sinnesdaten einzustellen.

Manchmal sind Ihre Körperbudgetareale recht langsam, wenn es um die Korrektur ihrer Vorhersagen geht.[264] Erinnern Sie sich daran, als Sie zu viel gegessen haben und deswegen unter Blähungen litten. Dafür können Sie Ihren Körperbudgetregionen die Schuld geben. Eine ihrer Aufgaben ist es zu berechnen, wie viel Glukose Sie im Blutstrom brauchen, was bestimmt, wie viel Nahrung Sie benötigen. Leider kommt die Botschaft «Ich bin satt.» nie rechtzeitig an. Sie essen also weiter. Haben Sie je den Rat gehört: «Warten Sie 20 Minuten, bevor Sie einen Nachschlag nehmen, um zu prüfen, ob Sie wirklich noch hungrig sind»? Jetzt wissen Sie, warum er sinnvoll ist. Wann immer Sie eine große Einzahlung oder Abhebung von Ihrem Körperbudget vornehmen – Essen, Sport treiben, sich verletzen –, müssen Sie warten, bis Ihr Gehirn diesen Sinneseindruck verarbeitet hat. Teilnehmende eines Marathons wissen das: Sie spüren die Müdigkeit schon relativ früh beim Laufen, wenn sie budgethalber noch flüssig sind. Aber sie laufen weiter, bis das unangenehme Gefühl vergangen ist. Sie ignorieren den affektiven Realismus einfach, der ihnen sagt, dass sie keine Energie mehr haben.

Nehmen Sie sich einen Moment Zeit und überlegen Sie, was das für Ihren Alltag bedeutet. Sie haben gerade erfahren, dass Ihre körperlichen Empfindungen nicht immer dessen aktuellem Zustand entsprechen. Das liegt daran, dass vertraute Empfindungen wie das klopfende Herz, die sich mit Luft füllenden Lungen und vor allem das allgemeine Gefühl von angenehm/unangenehm und erregt/ruhig, das Ihre Affekte ausmacht, *nicht wirklich aus dem Inneren Ihres Körpers kommen.* Sie werden vielmehr von Simulationen in Ihrem interozeptiven Netzwerk verursacht.[265]

Kurz gesagt: Sie fühlen, was Ihr Gehirn glaubt. Der Affekt entstammt in erster Linie Ihren Vorhersagen.

Sie wissen bereits, dass Sie sehen, was Ihr Gehirn glaubt – das ist der affektive Realismus. Jetzt ist Ihnen außerdem bewusst, dass das für die meisten Empfindungen gilt, die Sie in Ihrem Leben je hatten. Selbst das Pochen des Pulses im Handgelenk ist eine Simulation, die in den sensorischen Regionen Ihres Gehirns entsteht und von eintreffenden Sinnesdaten (dem tatsächlichen Puls) korrigiert wird. Alles, was Sie spüren, ist eine Vorhersage auf der Grundlage Ihres Wissens und Ihrer früheren Erfahrungen. Sie sind also tatsächlich Architektin oder Architekt Ihrer Erfahrung. Glauben heißt Fühlen.

Diese Ideen sind keine Spekulation.[266] Forschende können mittels der richtigen technischen Ausrüstung die Affekte von Menschen ändern, indem sie jene Körperbudgetregionen beeinflussen, die diese Vorhersagen erstellen. Helen S. Mayberg, Neurologin und Pionierin dieser Forschungsarbeiten, hat eine Methode zur tiefen Hirnstimulation entwickelt, die Menschen mit behandlungsresistenten Depressionen helfen kann.[267] Diese Patienten leiden nicht nur unter vorübergehenden starken depressiven Episoden – sie leiden ständig, gefangen in Selbsthass und Leid. Einige von ihnen können sich kaum bewegen. Mayberg arbeitet mit einem Neurochirurgenteam zusammen, das winzige Löcher in den Schädel der Betroffenen bohrt und Elektroden in die wichtigste Vorhersageregion innerhalb des interozeptiven Netzwerks setzt.[268] Lässt der Neurochirurg Strom durch diese Elektroden fließen, erleben Maybergs Patienten *augenblicklich* Erleichterung ihrer Qualen. Wird der Strom an- und wieder abgeschaltet, erleben sie, wie die lähmende Welle der Angst sich zurückzieht und wiederkehrt, vollkommen synchron mit der Stimulation.[269] Maybergs bemerkenswerte Arbeit stellt möglicherweise die erste Episode in der Geschichte der Wissenschaft dar, bei der eine direkte Stimulierung des menschlichen Gehirns die Affekte der Betroffenen eindeutig verändert, was möglicherweise zu neuen Behandlungsformen mentaler Erkrankungen führen könnte.[270]

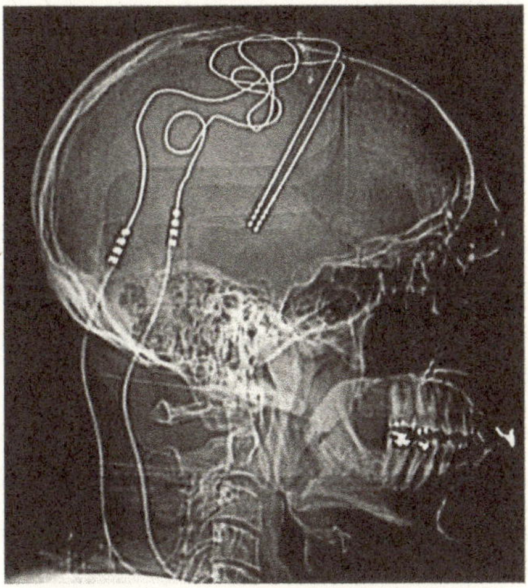

*Abb. 4.6: Tiefe Hirnstimulation*

Der Vorhersageschaltkreis ist für Affekte wichtig, aber wahrscheinlich nicht notwendig. Nehmen wir nur mal den Fall von Roger, einem 56-jährigen Patienten, dessen Schaltkreis durch eine seltene Krankheit zerstört wurde.[271] Er hat einen IQ über dem Normalwert und ging zur Uni. Gleichzeitig aber litt er an vielerlei mentalen Schwierigkeiten wie einer schweren Amnesie und Problemen beim Wahrnehmen von Gerüchen und Geschmack.[272] Nichtsdestotrotz erlebt Roger Affekte. Höchstwahrscheinlich werden diese vom tatsächlichen Sinnesinput aus dem Körper kontrolliert. Andere Gehirnregionen steuern vielleicht die Vorhersagen bei, ein Beispiel für den Degenerationseffekt. (Verschiedene Neuronengruppen produzieren ein und dasselbe Ergebnis.[273]) Doch auch die umgekehrte Situation gibt es. Menschen mit Schäden am Rückenmark oder dem Bradbury-Egglestone-Syndrom, einer degenerativen Erkrankung des autonomen Nervensystems, haben zwar interozeptive Vorhersagen, aber sie erhalten keine Sinnesdaten von ihren Organen und Geweben. Diese Patienten erleben Affekte, die auf unkorrigierten Vorhersagen beruhen.[274]

***

Ihr interozeptives Netzwerk hilft nicht nur festzustellen, wie Sie sich fühlen. Seine Körperbudgetareale gehören zu den wirkmächtigsten und bestvernetzten in Ihrem gesamten Gehirn.[275] Diese Regionen sind laut und rechthaberisch wie ein tauber Wissenschaftler mit einem großen Megafon. Sie stellen Vorhersagen zu Sehen, Hören und allen anderen Sinne an. Und Ihre primären Sinnesregionen, die selbst keine Vorhersagen treffen, sind aufs Zuhören gepolt.[276]

Lassen Sie mich erläutern, was ich damit meine. Sie denken vermutlich, dass das, was Sie im Alltag sehen und hören, beeinflusst, was Sie fühlen, aber meist ist es genau andersherum: Das, was Sie fühlen, verändert Ihr Sehen und Hören. Die Interozeption des Augenblicks beeinflusst Ihre Wahrnehmung und Ihr Handeln stärker als die Außenwelt.

Sie glauben ja vielleicht, ein rationales Wesen zu sein, das das Für und Wider gründlich abwägt, bevor es entscheidet, wie es handelt, aber die Struktur Ihres Cortex lässt dies unwahrscheinlich erscheinen. Ihr Gehirn ist so verkabelt, dass es auf Ihr Körperbudget hört. Der Affekt sitzt am Steuer, und die Vernunft fährt einfach nur mit. Ganz egal, ob Sie sich nun zwischen zwei Snacks, Jobangeboten, Investitionen oder Herzchirurginnen entscheiden: Ihre Entscheidungen werden von dem großmäuligen, meist tauben Wissenschaftler getroffen, der die Welt durch seine affektgefärbte Brille sieht.[277]

Antonio Damasio schreibt in seinem Bestseller *Descartes' Irrtum*, dass der Geist für die Weisheit Leidenschaft (was wir als Affekt bezeichnen) benötigt. Er dokumentiert, dass Menschen, bei denen bestimmte Körperbudgetregionen ihres interozeptiven Netzwerks geschädigt sind, in der Entscheidungsfindung behindert sind. Da sie keine interozeptiven Vorhersagen treffen konnten, waren Damasios Patientinnen und Patienten orientierungslos. Unser neues Wissen über die Gehirnanatomie bringt uns nun einen Schritt weiter. Nicht nur für die Weisheit[278] sind wir auf den Affekt angewiesen, er ist auch unabdingbar eingewoben in jede einzelne Entscheidung.[279]

Die Wichtigtuerei des Körperbudgetschaltkreises hat ernste Konsequenzen, sobald wir die Finanzwelt betreten. So war sie beispielsweise verantwortlich für die größte wirtschaftliche Katastrophe unserer Zeit, die globale Finanzkrise von 2008, die unzählige Familien in den Ruin trieb.

Die Wirtschaftswissenschaften setzten auf das Konzept vom *Homo oeconomicus*, der rationale wirtschaftliche Entscheidungen trifft und seine Emotionen im Griff hat. Dieses Menschenbild bildete das Fundament aller westlichen Wirtschaftstheorien, und obwohl es mittlerweile von Fachleuten der Wirtschaftswissenschaften abgelehnt wird, beeinflusst es noch immer die ökonomische Praxis der Menschen.[280] Doch wenn Ihre Körperbudgetregionen alle anderen Gehirnnetzwerke mit ihren Vorhersagen überfluten, dann ist das Modell des rationalen wirtschaftlichen Menschen nichts weiter als ein biologischer Trugschluss. Sie können kein rational agierender Mensch sein, wenn Ihr Gehirn mit interozeptiv beeinflussten Vorhersagen werkelt. Das Modell, das der US-Ökonomie – ja vielleicht der Weltwirtschaft – zugrunde liegt, ist ein neuronales Märchen.

Jede Wirtschaftskrise der vergangenen 30 Jahre wurde, zumindest partiell, mithilfe des Modells vom rationalen wirtschaftlichen Akteur gedeutet. Der Journalist Jeff Madrick erklärt in seinem Buch *Seven Bad Ideas: How Mainstream*

*Economists Have Damaged America and the World*, wie bestimmte Grundannahmen der Ökonomen zu einer Reihe von wirtschaftlichen Problemen führten, die schließlich in der Weltwirtschaftskrise der 1930er-Jahre endeten.[281] Eine dieser Ideen, die sich großer Beliebtheit erfreut, besagt, dass der unregulierte freie Markt funktioniert. In einer solchen Ökonomie richten sich Entscheidungen über Investitionen, Produktion und Verteilung nur nach Angebot und Nachfrage, ohne Eingriffe oder Kontrollen durch die Regierung. Mathematische Modelle belegen, dass unter bestimmten Bedingungen der unregulierte freie Markt tatsächlich gut funktioniert. Aber eine dieser «bestimmten Bedingungen» ist, dass die Akteure ihre Entscheidungen rational treffen.[282] Ich habe den Überblick über die zahllosen Studien der letzten 50 Jahre verloren, die belegen, dass der Mensch eben nicht rational handelt. Sie kommen Emotionen nicht durch rationales Denken bei, denn es ist Ihr Körperbudget, das die Grundlage aller Gedanken und Wahrnehmungen ist. Jeder einzelne Moment Ihres Lebens wird also von Interozeption und Affekt beeinflusst. Selbst wenn Sie sich als rational erleben, so lauern doch unter der Oberfläche immer Ihr Körperbudget und die Auswirkungen, die es auf Ihre Affekte hat.[283]

Wenn die Idee des rationalen Menschen für die Wirtschaft so schädlich ist und von der Neurowissenschaft nicht gestützt wird, warum hält sie sich dann so hartnäckig? Weil wir Menschen seit jeher glauben, dass unsere Ratio uns von den anderen Tieren unterscheidet. Dieser Schöpfungsmythos spiegelt eines der beliebtesten Narrative der westlichen Welt wider, nämlich dass der menschliche Geist ein Schlachtfeld sei, auf dem Kognition und Emotion um die Kontrolle über unser Verhalten kämpfen. Selbst das Adjektiv, das wir benutzen, um uns als unsensibel oder unüberlegt zu bezeichnen –

«gedankenlos» –, weist auf eine fehlende kognitive Kontrolle hin. Unser innerer Mr. Spock kommt einfach nicht zu Wort.

Dieser uralte Mythos ist derart verbreitet, dass die Wissenschaft sogar ein Modell des Gehirns darauf gründete. Es legt alte subkortikale Schaltkreise für das Überleben zugrunde, die wir angeblich von Reptilien geerbt haben. Auf diesen Strukturen ist ein angebliches Emotionssystem, auch als «limbisches System» bekannt, gelagert, das uns angeblich die frühen Säugetiere vermacht haben. Und über diesem sogenannten limbischen System sitzt, wie der Guss auf dem fertigen Kuchen, unser angeblich rationaler und einzigartig menschlicher Cortex.[284] Dieses illusorische Schichtenmodell, das man auch «dreieiniges Gehirn» (*triune brain*) nennt, ist eine der erfolgreichsten Fehlinterpretationen in der menschlichen Biologie.[285] Carl Sagan hat es in *The Dragons of Eden* populär gemacht, seinem (man könnte sagen: weitgehend fiktionalen) Bestseller darüber, wie sich die menschliche Intelligenz entwickelte. Daniel Goleman beschreibt es in seinem Bestseller *Emotionale Intelligenz*.[286] Nichtsdestotrotz haben wir Menschen kein tierisches Gehirn, das wie mit Geschenkpapier mit einer kognitiven Umhüllung verpackt ist, wie jeder Experte für evolutionäre Gehirnentwicklung weiß.[287] «Emotionen nur dem mittleren Teil des Gehirns zuzuschreiben, Vernunft und Logik dagegen dem Cortex, ist einfach nur dumm», so die Neurowissenschaftlerin Barbara L. Finlay, die Herausgeberin der Fachzeitschrift *Behavior and Brain Sciences*. «Alle Gehirnabschnitte sind bei allen Wirbeltieren zu finden.»[288] Wie also haben sich Gehirne entwickelt? Sie haben sich reorganisiert, wann immer sie sich weiterentwickelten, so wie Unternehmen dies tun, um weiterhin effizientes und schnelles Arbeiten sicherstellen zu können.[289]

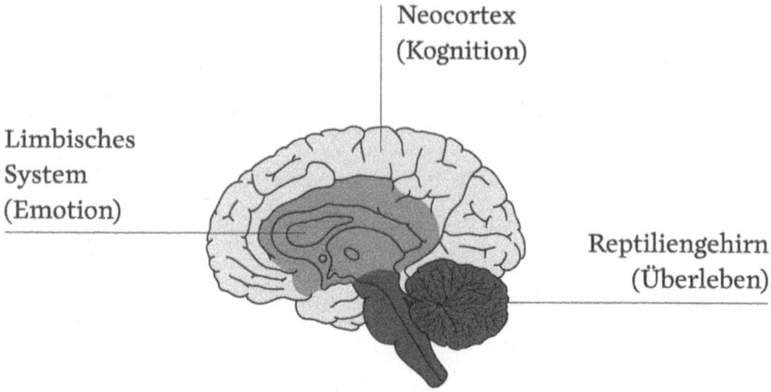


*Abb. 4.7: Das «dreieinige» Gehirn mit seinen angeblich kognitiven Schaltkreisen, die über den sogenannten Emotionsschaltkreisen liegen. Dieses illusorische Arrangement bildet ab, wie das Denken angeblich das Fühlen reguliert.*

Die Quintessenz sieht so aus: Das menschliche Gehirn ist anatomisch so strukturiert, dass keine Entscheidung oder Handlung unbeeinflusst von Interozeption oder Affekt getroffen werden kann, ganz egal, welche Märchen in Bezug auf ihre Ratio kursieren. Ihr momentanes Körpergefühl projiziert sich auf alles, was Sie später fühlen und tun. Das ist eine elegant orchestrierte, selbsterfüllende Prophezeiung, die in der Architektur Ihres Gehirns verkörpert ist.

***

In Ihrem Gehirn mit seinen Milliarden Neuronen spielt sich noch wesentlich mehr ab, als ich in diesem Kapitel angeschnitten habe. Viele Fachleute der Neurowissenschaften sind der Ansicht, dass wir noch Jahrzehnte davon entfernt sind, die komplexen Funktionen unseres Gehirns zu verstehen oder zu begreifen, wie Bewusstsein entsteht. Einige Dinge aber wissen wir mittlerweile.

In diesem Augenblick macht Ihr Gehirn sich einen Reim auf die Welt. Zu diesem Zweck sagt es Veränderungen in Ihrem Körperbudget vorher. Jeder Gedanke, jede Erinnerung oder Wahrnehmung, jede Emotion, die Sie konstruieren, enthält Informationen über den Zustand Ihres Körpers: ein winziges Quantum Interozeption. Eine visuelle Vorhersage antwortet nicht nur auf die Frage: «Was habe ich gesehen, als ich zuletzt in dieser Situation war?» Ihre Antwort enthält noch mehr: «Was habe ich gesehen, als ich zuletzt in dieser Situation war *und mein Körper in diesem Zustand*?» Jeder Wechsel des Affekts, wenn Sie diese Worte lesen - mehr oder weniger angenehm, mehr oder weniger ruhig -, ist ein Resultat dieser interozeptiven Vorhersagen. Der Affekt ist die beste Prognose Ihres Gehirns im Hinblick auf Ihr Körperbudget.

Die Interozeption ist auch eine der wichtigsten Zutaten für das, was Sie als Realität erleben. Ohne sie wäre die Außenwelt für Sie nichts weiter als bedeutungsloses Rauschen. Überlegen Sie nur einmal: Ihre interozeptiven Vorhersagen, die Ihre Affekte hervorbringen, bestimmen, was Ihnen im Moment wichtig ist - Ihre affektive Nische. Aus der Sicht Ihres Gehirns kann alles in Ihrer affektiven Nische Ihr Körperbudget beeinflussen, und nichts im ganzen Universum zählt mehr. Letztlich bedeutet das, dass *Sie die Umwelt konstruieren, in der Sie leben*. Sie mögen ja denken, dass Ihre Umwelt nur in der Außenwelt existiert, getrennt von Ihnen, aber das ist ein Mythos. Sie (und andere Geschöpfe) werden nicht einfach in eine Umwelt gestellt, an die Sie sich entweder anpassen oder sterben. Sie konstruieren diese Umwelt - Ihre Wirklichkeit - durch die Auswahl, die das Gehirn unter den Sinnesdaten aus der materiellen Welt trifft. Manche akzeptiert es als Information, andere verwirft es als bedeutungsloses Rauschen. Und diese Wahl hängt eng mit der Interozeption zusammen. Ihr Gehirn erweitert sein Vorhersagerepertoire auf alles, was Ihr

Körperbudget beeinflussen könnte, um die physiologischen Erfordernisse zu erfüllen. Daher ist der Affekt ein Teil des Bewusstseins.

Die Interozeption spielt nicht nur eine grundlegende Rolle in diesem Vorhersageprozess, sondern ist darüber hinaus ein Schlüsselelement der Emotionen. Doch die können durch Interozeption allein nicht erklärt werden. Eine Emotionskategorie wie Wut oder Trauer ist sehr viel komplexer als das einfache Gefühl von Unwohlsein bzw. Erregung.

Als Daniel Malloy, der Gouverneur von Connecticut, nach dem Massaker an der Sandy Hook Elementary School diese Rede hielt, bei der seine Stimme zitterte, weinte er nicht. Er zog die Mundwinkel nicht nach unten, und einmal lächelte er sogar. Trotzdem empfanden die Zuhörer dies als Ausdruck tiefster Trauer. Empfindungen und einfache Gefühle reichen nicht aus, um zu erklären, wie eine tausendfache Zuhörerschaft das Ausmaß von Malloys Trauer wahrnahm.

Der Affekt kann auch nicht erklären, wie wir unsere eigene Trauererfahrung konstruieren oder wie eine Instanz von Trauer sich von einer anderen unterscheidet. Er kann uns auch nicht sagen, was einzelne Empfindungen bedeuten und was wir diesbezüglich unternehmen sollen. Aus diesem Grund essen manche Menschen, wenn sie müde sind, oder sprechen einen Angeklagten schuldig, wenn sie Hunger haben. Sie müssen dem Affekt eine Bedeutung zuweisen, damit Ihr Gehirn eine spezifische Handlung einleiten kann. Ein Weg dorthin ist es, eine Instanz einer Emotion zu konstruieren.

Wie also werden aus interozeptiven Empfindungen Emotionen? Und warum erleben wir diese Empfindungen (die eigentlich Vorhersagen sind) so unterschiedlich: als körperliche Symptome, als Wahrnehmung der Welt, als einfaches affektives Gefühl und manchmal eben auch als Emotion? Das ist das nächste Rätsel, mit dem wir uns befassen werden.

# 5

# Konzepte, Ziele und Worte

Wenn Sie einen Regenbogen betrachten, dann sehen Sie voneinander abgegrenzte Farbstreifen, ungefähr so, wie es die linke Zeichnung in Abbildung 5.1 zeigt. In der Natur aber hat ein Regenbogen keine Streifen - er ist ein kontinuierliches Lichtspektrum mit Wellenlängen zwischen 400 und 750 Nanometer. Innerhalb dieses Spektrums gibt es keine Begrenzungen oder Streifen.

Warum also sehen Sie und ich dann Streifen? Weil wir mentale Konzepte für Farben wie «Rot», «Orange» und «Gelb» haben. Ihr Gehirn greift automatisch auf diese Konzepte zu, um die Wellenlängen im Kontinuum zu gruppieren. Es *kategorisiert* einzelne Wellenlängen zu einer Farbe. Ihr Gehirn verwischt die Verschiedenartigkeit der Töne innerhalb einer Farbkategorie und betont die Unterschiede zwischen den Gruppen, sodass Sie Farbstreifen wahrnehmen.[290]

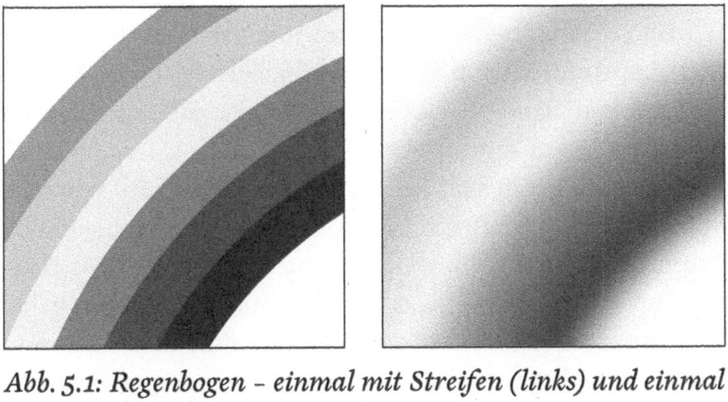

*Abb. 5.1: Regenbogen - einmal mit Streifen (links) und einmal kontinuierlich, so wie er in der Natur vorkommt (rechts)*

Auch die menschliche Sprache ist ein Kontinuum – ein Strom von Lauten – und doch: Wenn Sie jemanden hören, der Ihre Muttersprache spricht, vernehmen Sie einzelne Worte. Wie kann das sein? Einmal mehr setzen Sie Konzepte ein, um diesen kontinuierlichen Input zu kategorisieren. Schon als Kind lernen Sie, Regelmäßigkeiten im Sprachstrom zu unterscheiden, welche die Grenzen der Phoneme markieren, der kleinsten Lauteinheiten, die Sie in einer Sprache unterscheiden können (z.B. den Unterschied zwischen «D» und «P».) Diese Regelmäßigkeiten werden zu Konzepten, die Ihr Gehirn später verwendet, um den Lautstrom in Silben und Wörter aufzuteilen.[291]

Dieser bemerkenswerte Vorgang steckt voller Herausforderungen, weil der auditive Strom nicht eindeutig und höchst variabel ist. Konsonanten beispielsweise variieren je nach Kontext: Das «D» in «Dora» und «Tod» ist jeweils verschieden, und doch hören wir beides als «D». Die Vokale unterscheiden sich klanglich nach Alter, Geschlecht und Größe der sprechenden Person sowie phonetischem Kontext dieses Menschen.[292] Unglaubliche 50 Prozent der Worte, die wir hören, können ohne Kontext (also isoliert gesprochen) nicht verstanden werden.[293] Aber mit unseren Konzepten lernt das Gehirn, sie zu kategorisieren und innerhalb all dieser variablen Lautinformation Phoneme im Zehntel einer Millisekunde zu konstruieren, was uns letztlich erlaubt, mit anderen Menschen zu kommunizieren.[294]

Alles, was Sie um sich herum wahrnehmen, wird von Konzepten in Ihrem Gehirn repräsentiert. Betrachten Sie ein bestimmtes Objekt in Ihrer Umgebung. Jetzt richten Sie Ihren Blick auf einen Punkt etwas links davon. Gerade eben haben Sie etwas höchst Faszinierendes getan, ohne es auch nur zu merken. Ihre Kopf- und Augenbewegungen mögen nicht sonderlich ausgeprägt scheinen, aber sie haben eine *gewaltige* Verschiebung im visuellen Input bewirkt, der Ihr Gehirn erreicht. Wenn Sie sich Ihr Gesichtsfeld als riesigen Fernsehschirm vorstellen, dann haben Sie soeben Millionen Pixel auf diesem Schirm verändert. Dennoch haben Sie keine verwaschenen Streifen gesehen. Das liegt daran, dass Sie die Welt nicht in Pixeln sehen: Sie sehen Objekte, und die haben sich kein bisschen verändert, während Sie den Blick etwas zur Seite gewandt haben. Sie sehen auf einem niedrigen visuellen Niveau Regelmäßigkeiten wie Linien, Konturen, Streifen, auf höherem Niveau Flecken und Regelmäßigkeiten wie Gegenstände und Szenen. Ihr Gehirn hat diese Regelmäßigkeiten vor langer Zeit als Konzepte erlernt und gebraucht sie heute, um Ihren sich ständig verändernden visuellen Input zu kategorisieren.[295]

Ohne Konzepte würden Sie die Welt als Flut sich ständig verändernden Rauschens erleben. Alles, was Ihnen je begegnet, wäre anders als alles, was Ihnen sonst je begegnet ist. Sie wären erfahrungsblind wie damals, als Sie erstmals die dunklen Flecken in Kapitel 2 sahen. Nur dass dies nun der Dauerzustand wäre. Damit wären Sie unfähig zu lernen.[296]

Alle Sinnesinformation ist ein gewaltiges, sich ständig veränderndes Puzzle, das Ihr Gehirn lösen muss. Die Dinge, die Sie sehen, die Geräusche, die Sie hören, die Gerüche, die Sie schnuppern, die Berührungen, die Sie fühlen, die Geschmackseindrücke auf Ihrer Zunge und die interozeptiven Empfindungen, die Sie als Schmerzen und Affekte erleben ... sie alle haben mit einem kontinuierlichen Strom von Sinnesdaten zu tun, die extrem variabel und uneindeutig sind, wenn sie in Ihrem Gehirn ankommen. Die Aufgabe Ihres Gehirns ist es, sie vorherzusagen, bevor sie da sind, die fehlenden Details zu ergänzen und wenn möglich Regelmäßigkeiten zu entdecken, damit Sie eine Welt voller Objekte, Menschen, Musik und Ereignisse erleben und nicht die «blühende, brodelnde Konfusion», die tatsächlich da draußen herrscht.[297]

Um diese wunderbare Leistung vollbringen zu können, braucht Ihr Gehirn diese Konzepte, um den Sinnesdaten eine Bedeutung beizumessen, eine Erklärung zu finden, woher sie kommen, was in der Welt sie meinen und wie Sie damit am besten umgehen. Ihre Wahrnehmungen sind so lebhaft und unmittelbar, dass Sie überzeugt sind, Sie erlebten die Welt so, *wie sie ist*. In Wirklichkeit aber erleben Sie eine Welt, *die Sie selbst konstruiert haben*. Vieles von dem, was Sie als Außenwelt wahrnehmen, beginnt tatsächlich in Ihrem Kopf. Wenn Sie mithilfe von Konzepten etwas kategorisieren, gehen Sie über die verfügbare Information hinaus – so wie Sie es getan haben, als Sie statt der Flecken plötzlich eine Biene sahen.

In diesem Kapitel werde ich erläutern, wie Sie jedes Mal, wenn Sie Emotionen erleben oder diese an anderen wahrnehmen, diese mit Konzepten kategorial ordnen und den Empfindungen der Interozeption und der fünf Sinne eine Bedeutung zumessen. Das ist das Herzstück der Theorie der konstruierten Emotion.

Dabei sage ich nicht: «Sie konstruieren Instanzen von Emotionen, indem Sie Kategorien anwenden. Ist das nicht einzigartig?» Ich will vielmehr zeigen, dass die Kategorisierung *jede* einzelne Wahrnehmung, Erinnerung, jeden Gedanken und jedes mentale Ereignis konstruiert, das Sie erfahren. Und *natürlich* konstruieren Sie jede Instanz einer Emotion auf dieselbe Weise. Das ist keine bemühte und bewusste Kategorisierung, wie wenn eine Insektenforscherin eine neue Unterart des Rüsselkäfers benennt und überlegt, ob er eher zur Familie der Anthribidae oder Nemonychidae gehört. Ich spreche vielmehr von blitzartigen, automatischen Kategorisierungen, die Ihr Gehirn in jedem wachen Augenblick vornimmt, um innerhalb von Millisekunden den Sinnesinput, der auf Sie einströmt, vorherzusagen und zu erklären. Diese Art der Kategorisierung ist für Ihr Gehirn der Normalbetrieb.

Das erklärt, wie Emotionen entstehen, ohne dass es dafür einen emotionalen Fingerabdruck bräuchte.

Für den Moment werden wir diese innere Arbeit ein wenig informeller betrachten (d.h. auf die neurowissenschaftliche Seite der Kategorisierung verzichten) und uns mit einigen grundlegenden Fragen beschäftigen. Was sind Konzepte? Wie entstehen sie? Welche Art von Konzept sind emotionale Konzepte? Und insbesondere: Welche Superkraft muss der menschliche Geist besitzen, um sozusagen aus dem Nichts Bedeutung zu erschaffen? An vielen dieser Fragen wird derzeit noch aktiv geforscht. Wo es tragfähige Resultate gibt, werde ich sie Ihnen vorstellen. Wo diese fehlen, werde ich fundierte Vermutungen anstellen. Die Antworten auf diese Fragen werden nicht nur erklären, wie Emotionen erzeugt werden. Sie erlauben uns auch einen ersten Blick darauf, was es heißt, Mensch zu sein.[298]

***

Fachleute der Philosophie und anderer Wissenschaften definieren eine *Kategorie* als Ansammlung von Objekten, Ereignissen oder Aktionen, die zu einem bestimmten Zweck zusammengefasst werden. Ein *Konzept* dagegen ist die mentale Repräsentation einer Kategorie. Daher nimmt man an, dass Kategorien eine Tatsache dieser Welt sind, während Konzepte nur in Ihrem Kopf existieren. So haben Sie beispielsweise ein Konzept von der Farbe «Rot». Wenn Sie dieses Konzept auf die Wellenlängen des sichtbaren Lichts anwenden, dann sehen Sie eine rote Rose im Park, und die rote Farbe ist eine Instanz der Kategorie «Rot».[299] Ihr Gehirn nivelliert die Unterschiede zwischen den Objekten einer Kategorie, wie die verschiedenen Rottöne in einem Rosengarten, und betrachtet alle Mitglieder schlicht als «rot». Ebenso vergrößert Ihr Gehirn die Unterschiede zwischen Elementen einer Kategorie und denjenigen, die nicht dazugehören, (z.B. rote versus rosarote Rosen), damit Sie dazwischen klare Grenzen wahrnehmen.

Stellen Sie sich vor, Sie schlendern mit diesem Gehirn voller Konzepte in Ihrem Wohnort die Straße hinunter. Sie sehen viele Objekte zur selben Zeit: Blumen, Bäume, Autos, Hunde, Vögel und Bienen. Sie sehen Menschen, die gehen und dabei ihren Körper und ihr Gesicht bewegen. Geräusche dringen an Ihr Ohr, Gerüche steigen Ihnen in die Nase. Ihr Gehirn setzt diese Informationen zusammen, um Ereignisse wahrzunehmen: spielende Kinder im Park, eine Person, die gärtnert, ein älteres Paar, das Händchen haltend auf einer Bank sitzt. Aus diesen Objekten, Handlungen und Ereignissen schaffen Sie Ihre Erfahrung, indem Sie mithilfe der Konzepte kategorisieren. Ihr ständig mit Voraussagen beschäftigtes Gehirn nimmt den Sinnesinput schnell vorweg und fragt: «Welchem meiner Konzepte ähnelt dies?» Sehen Sie ein Auto beispielsweise zuerst von vorne, dann von der Seite, dann wissen Sie, weil Sie ein Konzept von dieser Art Auto haben, dass dies der gleiche Wagen ist, obwohl die visuelle Information, die auf Ihrer Netzhaut auftrifft, aufgrund des verschiedenen Blickwinkels ganz unterschiedlich ist.[300]

Wenn Ihr Gehirn den Sinnesinput von (beispielsweise) einem Fahrzeug auf der Stelle kategorisiert, verwendet es das Konzept «Auto». Doch dieser einfache Ausdruck «Konzept Auto» bezeichnet etwas, was viel komplexer ist, als Sie vermutlich annehmen. Was also ist ein Konzept? Das hängt ganz davon ab, welchen Wissenschaftler Sie fragen, was aber in der Forschung ganz normal ist. Wenn es um ein so grundlegendes Thema wie «Organisation und Repräsentation von Wissen im menschlichen Geist» geht, sind Kontroversen zu erwarten. Die Antwort auf diese Frage aber ist wichtig für das Verständnis, wie Emotionen entstehen.

Wenn ich Sie nun auffordern würde, das Konzept «Auto» zu beschreiben, würden Sie vermutlich sagen: ein Transportmittel, das üblicherweise vier Räder hat, aus Metall besteht, einen Motor hat und mit Treibstoff betrieben wird. Die frühe wissenschaftliche Beschäftigung mit dem Thema beantwortete die Frage nach den Konzepten so: eine Definition, wie sie auch in einem Lexikon stehen könnte und notwendige sowie hinreichende Merkmale beschreibt. «Ein Auto ist ein Gefährt mit einem Motor, vier Rädern, Sitzen, Türen und einem Dach.» «Ein Vogel ist ein eierlegendes Tier, das Flügel hat und fliegen kann.» Die klassische Auffassung von Konzepten betrachtet die zugehörigen Kategorien als klar begrenzt. Instanzen der Kategorie «Biene» gehören nicht zur Kategorie «Vogel». Im Rahmen dieser Auffassung ist jede Instanz eine gleich gute Repräsentation der Kategorie. Jede Biene ist repräsentativ, weil alle Bienen etwas gemeinsam haben, entweder ihr Aussehen oder ihr Verhalten oder ein Merkmal, das sie zu Bienen macht. Jede Variation von Biene zu Biene ist für die Tatsache, dass beide Bienen sind, irrelevant. Vermutlich stellen Sie jetzt fest, dass es da gewisse Ähnlichkeiten mit der klassischen Sicht der Emotionen gibt, die ebenfalls jede Instanz der Kategorie «Angst» als identisch mit der anderen betrachtet und davon ausgeht, dass die Instanzen der «Angst» verschieden sind von den Instanzen der «Wut».[301]

Diese klassischen Konzepte waren vorherrschend in Philosophie, Biologie und Psychologie, und zwar von der Antike bis etwa in die 1970er-Jahre. Im wirklichen Leben aber unterscheiden sich die Instanzen einer Kategorie massiv. Es gibt Autos ohne Türen, zum Beispiel ein Golfwagen, oder solche mit sechs Rädern wie zum Beispiel der Covini C6W. Außerdem kann es vorkommen, dass manche Instanzen für die Kategorie repräsentativer sind als andere: Niemand würde einen Strauß für einen Vogel halten, der die Kategorie repräsentiert, obwohl er nicht fliegen kann.[302] In den 1970er-Jahren fiel die klassische Sicht auf Konzepte dann in sich zusammen.[303] Nur in der Emotionsforschung nicht.

Aus der Asche der klassischen Vorstellungen erhob sich eine neue Sichtweise. Da hieß es nun, dass ein Konzept im Gehirn repräsentiert ist als das beste Beispiel seiner Kategorie, nämlich als *Prototyp*.[304] Der prototypische Vogel hat Federn und Flügel und kann fliegen. Nicht alle Instanzen von «Vogel» haben diese Eigenschaften, was zum Beispiel auf Strauße und Emus zutrifft. Trotzdem sind auch diese Tiere Vögel. Dass etwas vom Prototyp abweicht, ist in Ordnung, solange die Abweichung nicht allzu groß ist: Eine Biene ist immer noch kein Vogel, auch wenn sie Flügel hat und fliegen kann. Wenn Sie eine Kategorie lernen, dann repräsentiert Ihr Gehirn das Konzept angeblich mit einem einzigen Prototyp. Das mag dessen häufigste Form sein oder die typischste, d.h. jene Instanz, die den Großteil der entscheidenden Merkmale dieser Kategorie aufweist oder dieser anderweitig am nächsten kommt.[305]

Wo es um Emotionen geht, scheint der Mensch die prototypischen Merkmale einer bestimmten Emotionskategorie mühelos beschreiben zu können.[306] Fragen Sie eine beliebige Amerikanerin nach dem Prototyp der Trauer, dann wird sie sagen: gerunzelte Stirn, hängende Mundwinkel, hängende Schultern, Weinen, Trübsal blasen und monotone Stimme. Ursache würde ein wie auch immer gearteter Verlust sein, Resultat ein Gefühl der Erschöpfung und Ohnmacht. Nicht jede Instanz der Trauer weist all diese Merkmale auf, doch die Beschreibung sollte für die Trauer typisch sein.

Prototypen geben scheinbar also ein gutes Modell für Emotionskonzepte ab, wäre da nicht ein kleines, paradoxes Detail. Wenn wir aktuelle Instanzen der Trauer mit wissenschaftlichen Methoden messen, stellen Stirnrunzeln bzw. hängende Mundwinkel weder das häufigste noch das üblicherweise beobachtete Merkmal war. Jeder scheint den Prototyp zu kennen, aber im realen Leben ist er nur selten anzutreffen.[307] Stattdessen begegnen wir (wie Sie in Kapitel 1 erfahren haben) einem äußerst vielfältigen Ausdruck von Trauer – was auch auf alle anderen Emotionskategorien zutrifft.

Wenn es aber keine Emotionsprototypen gibt, die im Hirn gespeichert sind, wieso können die Menschen dann problemlos deren Merkmale aufzählen? Vermutlich, weil das Gehirn ad hoc einen Prototyp entwirft, wann immer Sie einen brauchen.[308] Sie haben eine unterschiedliche Population von Instanzen des Konzepts «Trauer» erfahren, die als Bruchstücke im Gehirn abgespeichert sind. Ihr Gehirn konstruiert daraus im Handumdrehen eine Zusammenfassung von Trauer, die am besten zur Situation passt (ein Beispiel von Populationsdenken im Gehirn).[309]

Forschende haben gezeigt, dass Menschen ähnliche Prototypen im Labor konstruieren. Drucken Sie ein Zufallsmuster aus schwarzen Punkten auf einem Blatt Papier aus. Dann erstellen Sie davon etwa ein Dutzend Variationen, die Sie verschiedenen Leuten zeigen. Die Betreffenden können das ursprüngliche, prototypische Muster noch erkennen, auch wenn sie es nie gesehen haben, einfach weil sie Gemeinsamkeiten in den Variationen erkennen.[310] Das heißt, dass der Prototyp nicht unbedingt im wirklichen Leben auftreten muss, doch das Gehirn kann einen solchen konstruieren, falls es nötig sein sollte. Emotionsprototypen – wenn sie denn das sind – könnten auf die gleiche Weise entstehen.[311]

Konzepte sind also keine festgelegten Definitionen im Gehirn, sie sind aber auch keine Prototypen aus den typischsten oder häufigsten Instanzen. Stattdessen verfügt Ihr Gehirn über viele Instanzen – von Autos, Punktmustern oder Trauer. Und es stellt an Ort und Stelle Ähnlichkeiten zwischen diesen Instanzen fest, je nach Ihrer *Zielsetzung* in dieser Situation.

Wenn Sie ein Fortbewegungsmittel zu Transportzwecken benutzen wollen, dann ist es somit auch ein Transportmittel, wenn es diesen Zweck erfüllt, ob es sich nun um ein Auto, einen Hubschrauber oder eine Sperrholz-Seifenkiste mit vier Rädern handelt.[312] Diese Erklärung von Konzepten stammt von Lawrence W. Barsalou, der zu den weltweit führenden

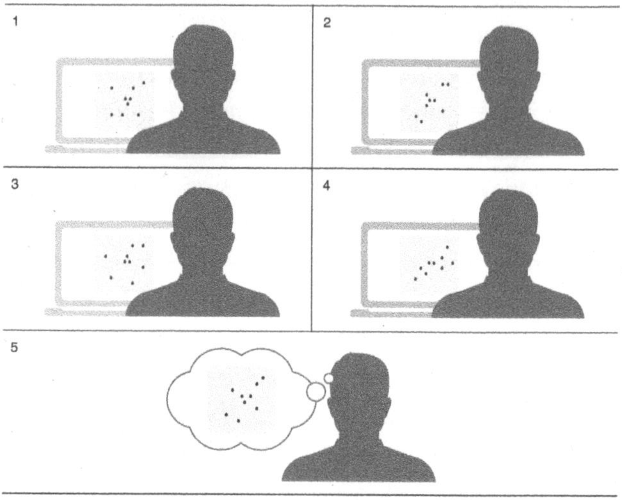


*Abb. 5.2: Hier wird ein «prototypisches» Muster (Schritt 5) aus Beispielen (Schritt 1 bis 4) rekonstruiert. Die Testpersonen sahen zuerst ein Muster aus 9 Punkten auf einem Gitternetz von 30 × 30 Zentimetern. Dann ordneten sie jedes der Muster in eine von zwei Kategorien (A und B) ein. Das war die sogenannte «Lernphase» des Experiments. Anschließend mussten sie weitere Muster zuordnen, einige alt, andere neu. Dazu gehörten auch die Prototypen von A und B, die die Befragten nie gesehen hatten. Die Prototypen wurden ohne Schwierigkeiten zugeordnet, bei den neuen Mustern allerdings hatten die Testpersonen mehr Probleme. Was bedeutet, dass ihr Gehirn den jeweiligen Prototyp konstruiert hatte, obwohl er in der Lernphase nicht gezeigt wurde.*

Kognitionswissenschaftlern gehört, die sich mit Konzepten und Kategorien auseinandersetzen.

Zielorientierte Konzepte sind ungeheuer flexibel und können sich an die Situation anpassen. Wenn Sie in der Tierhandlung sind, weil Sie neue Bewohner für Ihr Aquarium suchen, und der Verkäufer fragt Sie: «Was haben Sie sich denn vorgestellt?», dann sagen Sie vermutlich «einen Goldfisch» oder «einen schwarzen Molly». Und nicht: «pochierten Lachs, bitte». Ihr Konzept «Fisch» dient an dieser Stelle dazu, dass Sie ein Haustier erwerben, nicht das Abendessen bestellen. Also konstruieren Sie Instanzen von «Fisch», die in Ihr Aquarium passen. Sind Sie hingegen zum Schnorcheln unterwegs, setzen Sie Ihr Konzept «Fisch» ein, um aufregende Erfahrungen mit der natürlichen Fauna zu machen. Hier würden Sie sich über einen großen Ammenhai freuen oder einen getupften Kofferfisch. Konzepte sind nicht statisch, sondern erstaunlich flexibel und kontextabhängig, denn Ihre Ziele ändern sich ja je nach Situation.

Auch kann ein einziges Objekt Teil verschiedener Konzepte sein. Ein Auto ist nicht immer nur Transportmittel. Manchmal gehört es auch zum Konzept «Statussymbol». Unter bestimmten Umständen ist es ein «Bett» für einen Obdachlosen oder eine «Tatwaffe» in einem Mord. Lenken Sie ein Auto in den Ozean, und es wird möglicherweise zum «künstlichen Riff».

Um zu verstehen, welche Auswirkungen zielorientierte Konzepte haben, sehen wir uns doch mal ein mentales Konzept an: «Dinge, die Sie vor Insektenstichen schützen». Die Instanzen dieser Kategorie können höchst unterschiedlich ausfallen: Fliegenklatsche, Schutzanzug für Imker, Haus, Maserati, große Mülltonne, Ferien in der Antarktis, ruhige Bewegungen oder ein Universitätsabschluss als Insektenforscherin. Hier

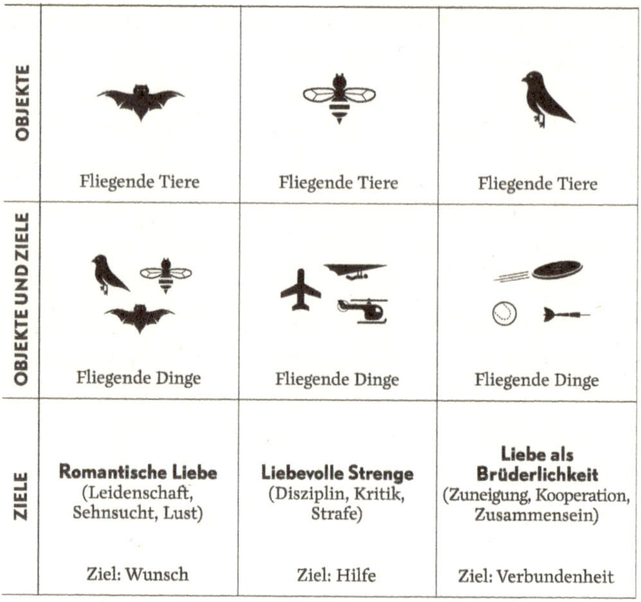


*Abb. 5.3: Konzepte und Ziele. Reihe 1 zeigt Konzepte, die sich auf eine wahrnehmbare Ähnlichkeit stützen, in diesem Fall auf Flügel. Reihe 2 belegt nun, dass die Objektkategorien von Zielen und Zwecken abhängig sein können. Fledermäuse, Hubschrauber und Frisbees teilen keine gemeinsamen äußeren Merkmale, können aber durch eine Ähnlichkeit in unserem Kopf beschrieben werden: den ihnen gemeinsamen Zweck, sich durch die Luft zu bewegen. Reihe 3 wiederum veranschaulicht eine Ähnlichkeit, die rein mental ist. Das Konzept «Liebe» kann je nach Kontext mit vielen verschiedenen Zielen einhergehen.*

gibt es keine gemeinsamen konzeptuellen Merkmale. Diese Kategorie ist eindeutig eine reine Konstruktion des menschlichen Geistes. Nicht alle Instanzen funktionieren in jedem Kontext: Wenn Sie beispielsweise im Garten ein Beet bearbeiten, das von Iris zugewuchert wurde, dabei aber einen Bienenschwarm aufstören, der dann auf Sie losfliegt, dann wäre ein Haus ein wesentlich besserer Schutz als eine Fliegenklatsche. Und doch ordnet Ihr Gehirn all diese Dinge in dieselbe Kategorie ein, weil sie dasselbe Ziel erfüllen können: sich vor Insektenstichen schützen. In diesem Fall ist das Ziel das *Einzige*, was die Kategorie zusammenhält.

Wenn Sie kategorisieren, haben Sie vermutlich den Eindruck, Sie beobachten die Welt und finden Ähnlichkeiten bei Objekten und Ereignissen. Aber das kann nicht der Fall sein. Rein mentale, ziel- und zweckorientierte Konzepte wie «Dinge, die vor Insektenstichen schützen» machen deutlich, dass eine Kategorisierung nicht so einfach und statisch vor sich gehen kann. Eine Fliegenklatsche und ein Haus haben keine wahrnehmbaren Ähnlichkeiten. Zielorientierte Konzepte befreien Sie also von den Fesseln der äußeren Erscheinung. Geraten Sie in eine ganz neue Situation, erleben Sie sie nicht nur in Abhängigkeit davon, was Sie sehen, hören oder riechen können. Ihre Erfahrung hängt eng mit Ihrer Zielsetzung zusammen.

Was passiert also im Gehirn, wenn Sie kategorisieren? Es ist nicht so, dass Sie Ähnlichkeiten in der Außenwelt finden, Sie *stellen sie vielmehr her*. Benötigt Ihr Gehirn in einer bestimmten Situation ein Konzept, so wird es *ad hoc* konstruiert, aus einer Population früher erfahrener Instanzen ausgewählt, sodass es zu Ihren aktuellen Zielsetzungen passt – das ist der Schlüssel zum Verständnis dessen, wie Emotionen gemacht werden.[313]

Emotionskonzepte sind zielorientierte Konzepte. Die Instanzen von Glück zum Beispiel sind höchst variabel. Sie können vor Glück lächeln, seufzen, schreien, die Arme in die Luft recken, die Fäuste ballen, auf und ab hüpfen, jemanden abklatschen oder erstarren. Ihre Augen sind weit aufgerissen oder zu Schlitzen verengt. Sie atmen schnell oder langsam. Sie können im Lotto gewinnen oder mit Ihrer Liebsten auf einer Decke im Park liegen und glücklich den Himmel betrachten – beide Male schlägt Ihr Herz heftig. Sie haben auch schon unzählige Menschen gesehen, die glücklich waren. Diese kunterbunte Ansammlung verschiedener Erfahrungen und Wahrnehmungen kann zu den unterschiedlichen Handlungen und Körperempfindungen führen, die sich affektiv ganz unterschiedlich anfühlen und verschiedene visuelle, auditive oder olfaktorische Erlebnisse umfassen. Doch all diese physischen Veränderungen stehen für Sie für ein bestimmtes Ziel. Vielleicht wollen Sie sich akzeptiert fühlen, wollen Freude verspüren, ein Ziel erreichen oder Ihrem Leben einen Sinn geben. Ihr Konzept «Glück» ist in diesen Augenblicken auf Ihr Ziel ausgerichtet, das die verschiedenen Instanzen Ihrer Vergangenheit bündelt.

Sehen wir uns ein weiteres Beispiel an: Sie warten am Flughafen auf Ihre beste Freundin, die zum ersten Mal nach sehr langer Zeit wieder zu Besuch kommt. Während Sie auf die Ankunfts-Gates starren, trifft Ihr Gehirn in Millisekunden unterhalb Ihrer Bewusstseinsschwelle unzählige Vorhersagen auf der Grundlage Ihrer Konzepte. Denn in solch einer Situation können Sie eine ganze Reihe verschiedener Emotionen erleben. Sie freuen sich auf Ihre Freundin, nehmen die Begegnung in der Vorstellung vorweg. Sie befürchten, dass sie vielleicht gar nicht kommt, oder sorgen sich, dass Sie vielleicht keine Gemeinsamkeiten mehr haben. Sie können auch nicht emotionale Erfahrungen machen: Vielleicht sind Sie erschöpft von der langen Fahrt zum Flughafen, oder Sie verspüren einen leichten Druck auf der Brust, weil eine Erkältung im Anzug ist.

Mit dieser Welle von Vorhersagen erklärt sich das Gehirn Ihre Empfindungen auf der Grundlage Ihrer früheren Erfahrung mit Flughäfen, alten Freunden, Krankheiten und ähnlichen Situationen. Ihr Gehirn wägt die Vorhersagen auf der

Grundlage von Wahrscheinlichkeiten ab. Diese konkurrieren miteinander um die beste Erklärung der Ursache Ihrer Empfindungen. Am Ende bestimmen sie, was Sie in dieser Situation wahrnehmen, tun und fühlen. Die wahrscheinlichsten Vorhersagen werden Ihre Wahrnehmung: Nehmen wir an, Sie sind glücklich, und Ihre Freundin tritt durch das Gate. Nicht jede Instanz von «Glück» aus Ihrer Vergangenheit passt zu dieser Situation, denn «Glück» ist ein zielorientiertes Konzept, das sich aus den verschiedensten Instanzen zusammensetzt. Einige dieser Instanzen enthielten Bruchstücke von Informationen, die sich auf Ihre aktuelle Situation anwenden ließen. Diese haben gewonnen. Passen diese Vorhersagen zum aktuellen sensorischen Input aus der Außenwelt und Ihrem Körper? Oder kam es zu einem Vorhersageirrtum, der korrigiert werden muss? Das müssen Ihre Vorhersageschleifen herausfinden und nötigenfalls korrigieren.

Nehmen wir also weiter an, Ihre Freundin ist sicher angekommen. Sie trinken gemeinsam Kaffee, und sie erzählt Ihnen, wie die Turbulenzen auf diesem Flug ihr Angst machten. Sie konstruiert eine Instanz von «Angst» mit der Zielsetzung zu vermitteln, wie es ist, wenn man an seinen Flugzeugsitz gefesselt ist und die Augen geschlossen hat, wie man schwitzt und zittert, während das Flugzeug auf und ab hüpft, und wie sie sich Gedanken über ihre Sicherheit machte. Wenn sie das Wort «verängstigt» benutzt, konstruieren auch Sie eine Instanz von «Angst», aber diese muss keineswegs dieselben Merkmale aufweisen wie die Ihrer Freundin. Sie pressen vermutlich nicht die Lider aufeinander. Und trotzdem können Sie ihre Angst nachfühlen und haben Mitgefühl mit ihr. Solange Ihrer beider Instanzen sich um dasselbe Ziel drehen (Gefahr erkennen) und dieselbe Situation betreffen (Turbulenzen auf einem Flug), läuft die Kommunikation zwischen Ihnen reibungslos. Konstruieren Sie jedoch eine andere Instanz von «Angst», zum Beispiel die bei einer Achterbahnfahrt, dann verstehen Sie vielleicht gar nicht, warum Ihre Freundin sich über den Flug so aufregt. Eine erfolgreiche Kommunikation setzt voraus, dass Sie und Ihre Freundin die Konzepte aufeinander abstimmen.

Wie war das noch mit Darwins Ideen zur Bedeutung der Variation innerhalb einer Art (Kap. 1)? Jede Spezies ist eine Population einzigartiger Individuen, die sich voneinander unterscheiden. Kein Merkmal und keine Merkmalsgruppe beschreiben sie hinreichend. Nicht einmal dann, wenn eine Eigenheit häufig oder typisch ist, muss sie bei jedem einzelnen Individuum der Population auftauchen. Jede Zusammenfassung der Population ist eine statistische Fiktion, die auf keines der einzelnen Mitglieder zutreffen muss. Noch wichtiger: Die Variabilität innerhalb einer Art ist sinnvoll verknüpft mit der Umgebung, in der die Individuen leben. Einige sind besser in der Lage als andere, ihr Genmaterial an die nächste Generation weiterzugeben. Ähnlich ermöglichen es bestimmte Instanzen eines Konzepts in einem bestimmten Kontext eher, ein bestimmtes Ziel zu erreichen. Deren Wettbewerb in Ihrem Gehirn ist wie Darwins Theorie der natürlichen Selektion, nur dass er hier innerhalb weniger Millisekunden abläuft. Die am besten passende überlebt rivalisierende Instanzen, damit Sie in diesem Augenblick Ihr Ziel erreichen können - das ist Kategorisierung.[314]

***

Woher kommen nun die Emotionskonzepte? Wie kann ein Konzept wie «Staunen» eine solche Variabilität aufweisen? Staunen angesichts der gewaltigen Ausdehnung des Universums. Staunen über Erik Weihenmayer, der als blinder Mensch den Mount Everest bestieg. Staunen über eine kleine Arbeitsameise, die das Fünftausendfache ihres Körpergewichts tragen kann. Die klassische Auffassung geht davon aus, dass Sie mit diesen Konzepten zur Welt kommen oder dass Ihr Gehirn einen emotionalen Fingerabdruck im Ausdruck anderer Menschen erkennt und diesen als Konzept verinnerlicht. Wir aber wissen mittlerweile, dass die Wissenschaft keinen solchen Fingerabdruck entdeckt hat und Kinder offensichtlich ohne das angeborene Konzept des «Staunens» zur Welt kommen.

Wie sich herausstellte, lädt das menschliche Gehirn im ersten Lebensjahr sein konzeptuelles System hoch. Dieses System ist verantwortlich für die Vielfalt der Konzepte, die Sie mittlerweile verwenden, um Emotionen zu erleben und wahrzunehmen.

Das Gehirn des Neugeborenen hat die Fähigkeit, Muster zu erlernen. Diesen Prozess nennt man *statistisches Lernen.* In dem Augenblick, in dem Sie als Baby in diese merkwürdige neue Welt purzeln, werden Sie mit lauten, uneindeutigen Signalen aus der Umgebung und aus dem eigenen Körper bombardiert. Dieses Sperrfeuer von Sinnesdaten ist nicht etwa zufällig: Es weist Strukturen auf. Regelmäßigkeiten. Ihr kleines Gehirn fängt also an, Wahrscheinlichkeiten dafür zu errechnen, welche Bilder, Geräusche, Gerüche, Berührungen, Geschmacksempfindungen und Signale aus dem Körperinneren zusammenpassen oder nicht: «Diese beiden Ecken bilden eine Grenze. Diese zwei Flecken gehören zu einem größeren Fleck. Diese winzige Pause war ein Trennsignal.» Schritt für Schritt, aber doch mit erstaunlicher Geschwindigkeit lernt Ihr Gehirn, dieses Meer vager Empfindungen zu Mustern zu ordnen: Bilder, Geräusche, Gerüche, Geschmackserlebnisse, Berührungen, interozeptive Empfindungen und deren Kombinationen.[315]

Seit Jahrhunderten debattieren Forschende darüber, womit ein Mensch zur Welt kommt und was er hingegen lernt. Ich werde mich auf diese Debatte erst gar nicht einlassen.[316] Sagen wir nur einfach: Sie kommen ganz sicher mit der grundlegenden Fähigkeit zur Welt, aus Regelmäßigkeiten und Wahrscheinlichkeiten in Ihrem Umfeld zu lernen. (Tatsächlich findet das statistische Lernen schon im Mutterleib statt, weshalb es schwierig ist zu unterscheiden, ob bestimmte Konzepte angeboren sind oder erlernt wurden.) Ihre wunderbare Fähigkeit, statistisch zu lernen, eröffnet Ihnen den Weg zu der Art Geist, die Sie heute haben, mit den Konzepten, mit denen Sie mittlerweile arbeiten.

Das statistische Lernen beim Menschen wurde bei Studien zur Sprachentwicklung entdeckt. Babys haben ein natürliches Interesse daran, dem gesprochenen Wort zu lauschen[317] - vielleicht, weil sie neben der Körperbudgetierung Wörter schon von Geburt an wahrnehmen, vielleicht sogar schon im Mutterleib.[318] Sie lauschen dem Sprachstrom und lernen allmählich, Grenzen zwischen Phonemen, Silben und Wörtern zu erkennen. Aus zusammenhängenden Lautäußerungen wie *esistzeitfürsessen* oder *magstduabendessen* oder *zeitfürsessenmjamjamkarotten* lernen die Kinder, welche Silben häufiger nebeneinander auftauchen («essen» und «mjamjam») und daher höchstwahrscheinlich zu einem Wort gehören. Silben, die weniger häufig zusammenklingen, gehören eher zu verschiedenen Wörtern. Babys lernen diese Regelmäßigkeiten unglaublich schnell, manchmal schon wenige Minuten, nachdem sie sie gehört haben.[319] Dieser Lernprozess ist so wirkmächtig, dass er das Gehirn des Kindes verändert. Babys kommen mit der Fähigkeit zur Welt, sämtliche lautlichen Unterschiede in jeder existierenden Sprache zu erkennen. Sind sie aber erst einmal ein Jahr alt, dann hat das statistische Lernen diese Fähigkeit einzig auf die Sprache reduziert, die sie von realen Menschen gesprochen hören.[320]

Das statistische Lernen prägt die Kinder für ihre Muttersprache.

Das statistische Lernen ist keineswegs die einzige Möglichkeit zum Wissenserwerb für uns Menschen, doch dieser Lernprozess beginnt sehr früh und geht weit über das Sprachlernen hinaus. Studien zeigen, dass Babys sehr schnell statistische Regelmäßigkeiten in Lauten und Bildern erkennen. Daher ist anzunehmen, dass das Gleiche auch für die anderen Sinneseindrücke und die interozeptiven Empfindungen gilt. Darüber hinaus können Babys komplexe Regelmäßigkeiten erkennen, die mehrere Sinnesquellen verbinden. Wenn sie einen Karton mit blauen und gelben Bällen füllen, wobei die gelben Bälle quietschen, die blauen nicht, können Kleinkinder die Verbindung zwischen Farbe und Geräusch schnell herstellen.[321]

Babys setzen das statistische Lernen ein, um Vorhersagen über die Welt zu treffen, die dann ihr Handeln lenken. Wie kleine Statistiker bilden sie Hypothesen, prüfen diese anhand ihres Wissens, integrieren neue Elemente aus der Umwelt und führen Tests durch. In einer ausgeklügelten Studie der Entwicklungspsychologin Fei Xu stellte man zunächst einmal fest, welche Art Lutscher Kinder zwischen 10 und 14 Monaten bevorzugten: schwarz oder pink. Dann zeigte man den Kindern zwei große Gläser mit den Süßigkeiten: Das eine enthielt mehr pinkfarbene Lutscher, das andere mehr schwarze. Die Versuchsleiter schlossen die Augen und zogen jeweils einen Lutscher aus jedem Glas. Die Kinder konnten nur den Stiel sehen, nicht die Farbe. Dann steckte man die Lutscher in ein undurchsichtiges Gefäß, sodass wieder nur der Stiel herausschaute. Die Kinder krabbelten tatsächlich zu dem Gefäß, das mit höherer Wahrscheinlichkeit einen Lutscher der von ihnen präferierten Farbe enthielt, weil er aus einem Glas kam, in dem diese Farbe dominierte.[322] Experimente wie diese zeigen, dass die Kinder nicht nur auf die Welt reagieren. Sie schätzen schon von klein auf Wahrscheinlichkeiten ab, die auf den von ihnen beobachteten oder erlernten Mustern beruhen, um das gewünschte Ergebnis zu erzielen.

Und Menschen sind nicht die einzigen Tiere, die statistisches Lernen beherrschen: Nicht menschliche Primaten, Hunde, Ratten u.a. können das auch. Sogar Einzeller können statistisch lernen und Vorhersagen treffen: Sie antworten nicht nur auf Veränderungen in ihrer Umwelt, sondern nehmen diese vorweg.[323] Menschenkinder aber können mehr, als nur einfache Konzepte statistisch zu erlernen. Sie lernen auch schnell, dass das Weltwissen, das sie brauchen, mitunter *im Kopf der Leute um sie herum verfügbar ist*.[324]

Vielleicht ist Ihnen schon mal aufgefallen, dass kleine Kinder immer annehmen, andere Menschen teilten ihre Vorlieben. Eine Einjährige, die Kräcker lieber mag als Brokkoli, nimmt grundsätzlich an, dass das für alle Welt gilt. Sie kann nicht auf mentale Zustände anderer Menschen schließen (mentale Inferenz), wie die Zuhörerschaft von Gouverneur Malloy dies tat, die erkannte, dass er nach dem Massaker an der Sandy Hook Elementary School trauerte. Doch Fei Xu und ihre Mitarbeiter haben rudimentäre Ansätze eines solchen Verhaltens selbst bei kleinen Kindern erkannt, die mit statistischem Lernen beschäftigt sind. Kinder von 16 Monaten bot man zwei Schalen an.[325] Eine enthielt langweilige weiße Würfel, die andere viel interessantere, knallbunte Plastikfiguren. Als die Kinder sich ein Spielzeug aussuchen durften, nahm jedes seine Lieblingsfigur – eines für sich und eines für den Versuchsleiter. Dann aber brachte der Versuchsleiter noch eine dritte Schale, in der mehr solcher Figuren und nur ein paar Würfel drin waren. Die Kinder sahen zu, wie er für sich fünf weiße Würfel wählte. Als man die Kinder bat, etwas aus dieser Schale auszuwählen, gaben sie dem Versuchsleiter tatsächlich einen Würfel! Die Kinder hatten also gelernt, eine subjektive Vorliebe zu erkennen, die sich von der ihren unterschied.[326] Die Erkenntnis, dass ein Objekt für jemand anderen einen positiven Wert hat, ist ein Beispiel für diese Art mentaler Inferenz.

Babys können selbst die Ziele anderer Menschen statistisch erkennen. Sie können unterscheiden, ob ein Versuchsleiter ein Muster bunter Bälle zufällig oder absichtlich wählt.[327] In letzterem Fall ziehen sie den Schluss, dass der Versuchsleiter bestimmte Farben auswählen möchte, und erwarten, dass er damit fortfährt.[328] Es scheint, als würden Kinder automatisch versuchen, die Zielsetzung hinter dem Handeln einer Person zu erkennen. Sie bilden eine Hypothese (die auf früheren Erfahrungen in ähnlichen Situationen fußt) und sagen das Ergebnis vorher, das sich einige Minuten später einstellen wird.[329]

Statistisches Lernen allein aber versetzt Menschen noch nicht in die Lage, rein mentale, zielorientierte Konzepte zu erlernen, die keinerlei wahrnehmbare Ähnlichkeiten aufweisen. Nehmen wir zum Beispiel das Konzept «Geld». Sie können es nicht lernen, indem Sie auf ein Stück farbig bedrucktes Papier gucken, auf ein Goldnugget, eine Muschel und einen Haufen Gerste oder Salz. All diese Objekte wurden im Lauf der Menschheitsgeschichte schon einmal als Zahlungsmittel verwendet. Gleiches gilt für die Instanzen einer Emotionskategorie wie «Angst», die keine statistischen Regelmäßigkeiten aufweisen – wie in Kapitel 1 bewiesen wurde –, sodass das menschliche Gehirn daraus ein Konzept «stricken» könnte. Um ein rein mentales Konzept zu erzeugen, brauchen Sie eine weitere Geheimzutat: Worte.

Von klein auf zeigen Menschengehirne eine Neigung zur Verarbeitung von Sprachsignalen. Sie merken schnell, dass

Sprache ein Weg ist, um an die Information im Kopf anderer Leute zu kommen. Ganz besonders gut geeicht sind sie auf das klassische «Babygeplauder» der Erwachsenen, das in höheren und variableren Tönen vorgetragen wird und aus kürzeren Sätzen besteht, wobei die Sprecher immer intensiv Augenkontakt halten.[330]

Lange bevor Kinder verstehen, was Worte im herkömmlichen Sinn bedeuten, werden Kinder durch solche Lautäußerungen an statistische Regelmäßigkeiten gewöhnt, die ihnen das Konzeptlernen erleichtern.[331] Die Entwicklungspsychologinnen Sandra R. Waxman und Susan A. Gelman sind auf diesem Gebiet führend. Von ihnen stammt die These, dass Wörter Kleinkinder dazu anregen, Konzepte zu bilden, aber nur dann, wenn hinter dem Sprechen der Erwachsenen eine Kommunikationsabsicht steht: «Guck mal, Liebes, eine *Blume*!»[332]

Waxman belegte diese Macht der Worte bei Kindern, die nur drei Monate alt waren. Die Babys bekamen erst Bilder verschiedener Dinosaurier gezeigt. Währenddessen hörten die Kinder, wie die Versuchsleiterin ein Fantasiewort aussprach: «Toma». Zeigte man diesen Kindern später Bilder von einem neuen Dinosaurier bzw. von einem Nicht-Dinosaurier, tippten die Kinder, die das Wort gehört hatten, mit höherer Wahrscheinlichkeit auf jenes Bild, das einen «toma» darstellte. Das ließ annehmen, dass sie ein einfaches Konzept gebildet hatten. Wurden beim gleichen Experiment aber Töne anstelle der menschlichen Stimme eingesetzt, war der Effekt nicht nachweisbar.[333]

Das gesprochene Wort verschafft Kindern Zugang zu Informationen, die man nicht erhalten kann, indem man die Welt beobachtet, weil sie nur im Kopf anderer Menschen vorhanden sind – Zugang zu *mentalen Ähnlichkeiten*: Ziele, Absichten, Vorlieben. Worte ermöglichen den Kindern, zielorientierte Konzepte zu bilden, zu denen auch Emotionskonzepte gehören.

Ein kleines Menschengehirn bildet einfache Konzepte, weil es im Meer der Worte anderer Menschen schwimmt. Manche Konzepte lassen sich ohne Worte erlernen, aber Worte bieten für ein sich entwickelndes konzeptuelles System entscheidende Vorteile. Für das Kleinkind ist so ein Wort zunächst nur ein Strom von Lauten, um den sich das statistische Lernen kümmert, aber schnell kann mehr daraus werden. Das Wort wird zur Einladung für das Kind, Ähnlichkeiten zwischen verschiedenen Instanzen zu *schaffen*. Ein Wort sagt dem Kind: «Siehst du all diese Objekte, die so unterschiedlich aussehen? Sie haben eine geistige Entsprechung.» Diese Entsprechung wird dann Grundlage eines zielorientierten Konzepts.[334]

Fei Xu und ihre Studierenden wiesen dies experimentell nach, indem sie 10 Monate alten Kindern bestimmte Objekte zeigten, denen sie unsinnige Namen wie «Wug» oder «Dak» gaben.[335] Die Objekte ähnelten sich kein bisschen. Einige Spielsachen sahen aus wie ein Hund oder ein Fisch, durchsichtige Zylinder waren mit bunten Perlen gefüllt und Pappstücke mit Kunststoffblüten beklebt. Jeder dieser Gegenstände gab Laute von sich, ein Klingeln beispielsweise oder ein Rasseln. Nichtsdestotrotz lernten die Kinder Muster. Kinder, denen man zu den verschiedensten Dingen einen Namen genannt hatte, erwarteten, dass all diese Dinge den gleichen Ton von sich gaben. Hatten zwei Objekte hingegen verschiedene Namen, erwarteten die Kinder auch verschiedene Töne. Das ist eine bemerkenswerte Leistung für zehn Monate alte Babys, denn sie benutzten den Klang eines Wortes für die Vorhersage, ob zwei Objekte oder mehr den gleichen Ton von sich geben würden. Damit hatten sie ein Muster gelernt, das über die rein äußerliche Erscheinung hinausging. Kinder werden durch Wörter angeregt, zielorientierte Konzepte zu bilden, indem sie Dinge als gleichartig erkennen.[336] Tatsächlich zeigen Studien, dass Kinder ein zielorientiertes Konzept in Verbindung mit einem Wort eher erlernen als eines, das rein auf äußerlicher Ähnlichkeit beruht und bei dem eine Wortverbindung fehlt.[337]

Ich weiß nicht, wie es Ihnen geht, aber wenn ich darüber nachdenke, finde ich diese Resultate immer wieder verblüffend. Ein Tier kann Objekte mit einem unterschiedlichen Grad an Ähnlichkeit sehen und daraus ein Konzept formen. Aber Menschenkindern können Sie eine Reihe von Objekten zeigen, die unterschiedlich aussehen, klingen und sich anders anfühlen. Wenn Sie diese Objekte dann mit einem Wort – einem WORT – verbinden, dann bilden sie ein Konzept, das über die reinen Unterschiede im Aussehen hinausgeht. Sie verstehen, dass diese Dinge eine psychologische Ähnlichkeit aufweisen, die mit den fünf Sinnen allein nicht wahrgenommen werden kann. Diese Ähnlichkeit ist es, die wir als Ziel der Konzeptbildung beschrieben haben. Das Kleinkind schafft also *ein neues Stück Wirklichkeit*: ein Ding mit Namen «Wug», das das Ziel hat, «einen Klingelton hervorzubringen».

Aus der Perspektive des Kindes existierte das Konzept «Wug» nicht, bevor eine erwachsene Person es ihm nicht beigebracht hatte. Diese soziale Realität, bei der zwei oder mehr Menschen übereinkommen, dass ein reine Kopfgeburt real ist, ist die Grundlage der menschlichen Kultur und Zivilisation. Kinder lernen auf diese Weise, die Welt in Kategorien einzuteilen, die für uns (diejenigen, die sprechen) einheitlich, sinnvoll und vorhersagbar sind und schließlich auch für sie selbst. Ihr mentales Modell der Welt wird dem unseren auf diese Weise immer ähnlicher, sodass wir mit ihnen kommunizieren, Erfahrungen teilen und die gleiche Welt wahrnehmen können.

Als meine Tochter Sophia noch ein Kleinkind war und ich ihr ein Spielzeugauto kaufte, merkte ich nicht, dass ich ihr half, damit ihre zielorientierten Kategorien aufzubauen und ihr konzeptuelles System so zu tunen, dass sich daraus unsere soziale Wirklichkeit bildete. Sie stellte das Auto vor ihren Spielzeuglaster und nannte die beiden «Mama» und «Baby». Am Ende küssten sich die beiden gar. Manchmal kam unsere Patentochter Olivia zu Besuch, und die beiden Mädchen, die im gleichen Alter sind, kletterten in die Badewanne und dachten sich stundenlang imaginäre Dramen aus. Sie ordneten Spielsachen, Seifenstücken, Handtüchern und anderen Badezimmerutensilien völlig neue Funktionen zu, während sie ihre Wasseroper aufführten. Es ist ein großer Schritt für die Menschheit, wenn ein Kind sich in ein allmächtiges Wesen verwandelt, indem es sich einen Waschlappen aufsetzt und mit der Zahnbürste herumfuchtelt, während das zweite in Anbetung vor ihm niederkniet.

Wenn wir als Erwachsene einem Kind ein Wort vorsprechen, dann vollzieht sich im Kleinen ein ebenso großer Schritt. In diesem Augenblick bieten wir dem Kind ein Instrument, um seine Wirklichkeit zu erweitern - das Instrument einer rein mentalen Ähnlichkeit. Das Kind webt es ein in die Muster, die im Inneren seines Gehirns ausgelegt sind, um es künftig zu verwenden. In gewisser Weise geben wir - wie wir gleich sehen werden - dem Kind damit das Werkzeug an die Hand, um Emotionen zu erzeugen und wahrzunehmen.

***

Wenn Kinder auf die Welt kommen, können sie keine Gesichter sehen. Sie haben kein Wahrnehmungskonzept von «Gesicht» und sind daher erfahrungsblind. Sie lernen das allerdings schnell, und zwar an Regelmäßigkeiten in ihrer

Wahrnehmung: zwei Augen oben, eine Nase in der Mitte, unten ein Mund.[338]

Betrachten wir diesen Vorgang durch die Brille der klassischen Auffassung von Emotionen, dann könnten wir folgende Geschichte erzählen: Kinder lernen Emotionskonzepte auf die gleiche Weise, nämlich aufgrund von perzeptuellen Regelmäßigkeiten in den Instanzen von Glück, Trauer, Überraschung und anderen Emotionskategorien, die sich im Körper oder im sogenannten emotionalen Ausdruck anderer Menschen zeigen. Viele Forschende, die der klassischen Auffassung folgten, haben einfach angenommen, dass Kindern Emotionskonzepte als Neugeborenen quasi übertragen oder durch ein früh zu erwerbendes Verständnis von Gesichtsausdrücken vermittelt werden.

Das soll angeblich erklären, wie Kinder Emotionsbezeichnungen lernen und damit verbunden auch die Ursachen und Folgen von Emotionen.[339]

Der Haken an dieser Idee ist uns bereits bekannt: Es gibt keinen eindeutigen emotionalen Fingerabdruck in Gesicht oder Körper. Kinder müssen ihre Emotionskonzepte also auf anderem Weg erwerben.

Wir haben gerade gesehen, dass Worte Babys dazu anregen, völlig unterschiedliche Gegenstände gleichzusetzen. Worte motivieren Kinder, nach Ähnlichkeiten jenseits der äußerlichen Erscheinung zu suchen, Ähnlichkeiten, die sozusagen den mentalen Klebstoff für Konzepte bilden. Babys könnten Emotionskonzepte also auf diese Weise lernen. Instanzen von «Wut» weisen vielleicht keine wahrnehmbaren Ähnlichkeiten auf, aber das Wort «wütend» reiht sie vielleicht in ein bestimmtes Konzept ein, so wie Kleinkinder «Wugs» und «Daks» zusammengruppierten. Was den zeitlichen Rahmen angeht, in dem sich das abspielt, bin ich noch unsicher, aber die Idee passt zu den Daten, über die wir gesprochen haben.

Ich versuche, mir vorzustellen, wie meine Tochter Sophia Emotionskonzepte lernte, als mein Mann und ich ihr bewusst Emotionsbezeichnungen vorgesagt haben. In unserer Kultur ist eine Zielsetzung von «Wut», ein Hindernis zu überwinden, das eine tadelnswerte Person uns in den Weg gelegt hat. Wenn einer ihrer kleinen Freunde Sophia schlug, dann fing sie manchmal an zu weinen, in anderen Fällen aber schlug sie einfach zurück. Wenn sie ihr Essen nicht mochte, dann spuckte sie es manchmal aus, in anderen Fällen lächelte sie und tippte mit dem Finger die Schüssel an, sodass sie zu Boden fiel. Diese Aktionen wurden von den unterschiedlichsten Gesichtsausdrücken begleitet, von unterschiedlichen Veränderungen im Körperbudget (die ihren Aktionen entsprachen) und unterschiedlichen interozeptiven Mustern. Während diese Aktivitäten abliefen, äußerten ihr Vater und ich einen Strom von Lauten: «Sophie, Schatz, bist du wütend?» Oder: «Sei nicht wütend, mein Liebes.»[340]

Anfangs waren diese Laute für Sophia sicher neu, aber mit der Zeit lernte sie - wenn meine Hypothese korrekt ist -, die verschiedenen Körpermuster und Kontexte mit den Lauten «wü-tend» zu assoziieren, so wie man ein quietschendes Spielzeug mit dem Laut «Wug» in Verbindung bringt. Und schließlich würde das Wort «wütend» meine Tochter veranlassen, nach etwas zu suchen, was all diesen Instanzen gemeinsam ist, selbst wenn sie sich äußerlich anders darboten und sich verschieden anfühlten. Sophia bildete also ein rudimentäres Konzept, dessen Instanzen ein gemeinsames Ziel hatten: ein Hindernis überwinden. Und noch wichtiger: Sophia lernte, welche Handlungen und Gefühle dieses Ziel in der jeweiligen Situation am effektivsten herbeiführen würden.

Auf diese Weise würde Sophias Gehirn das Konzept «Wut» in seine neuronale Architektur laden. Als wir zusammen mit Sophia erstmals das Wort «wütend» gebrauchten, haben wir ihre Wuterfahrung zusammen mit ihr konstruiert. Wir fokussierten ihre Aufmerksamkeit und leiteten ihr Gehirn an, jede Instanz mit all ihren sensorischen Einzelheiten zu speichern. Das Wort half ihr, Gemeinsamkeiten mit den anderen Instanzen von «Wut» zu finden, die bereits in ihrem Gehirn gespeichert waren. Ihr Gehirn erfasste auch, was vor und nach diesen Erfahrungen passierte. All dies floss ein in Sophias Konzept «Wut».[341]

In dem Beispiel mit Gouverneur Malloy habe ich beschrieben, wie die Zuschauenden Schlussfolgerungen über seinen mentalen Zustand - tiefe Trauer - zogen, indem sie seine Bewegungen und seine Stimme in einem bestimmten Kontext wahrnehmen konnten. Ich glaube Kinder lernen, das auch zu tun. Wenn sie ein Konzept wie «Wut» lernen, dann können sie die Bewegungen und Lautäußerungen anderer Menschen (Lächeln, Schulterzucken, Schreien, Flüstern, mahlende Kiefer, ja selbst Regungslosigkeit) sowie ihre eigenen körperlichen Empfindungen vorhersagen und sie mit Bedeutung versehen und daraus eine Wahrnehmung von Wut konstruieren.[342] Oder sie konzentrieren sich darauf, ihre eigenen interozeptiven Empfindungen sowie die Sinnesdaten aus der äußeren Welt vorherzusagen und ihnen Sinn zu verleihen, um eine emotionale Erfahrung zu konstruieren. Als Sophia älter wurde, erweiterte sie ihr Konzept von «Wut» um Personen, die Türen zuschlagen, was der Population ihrer Instanzen neue Möglichkeiten hinzufügte. Und als sie von jemand, der nieste, meinte: «Mama, der Mann ist wütend», korrigierte ich sie, und sie konnte ihr Konzept «Wut» weiter verfeinern. Ihr Gehirn verlieh Situationen Bedeutung, indem es Konzepte verwendete, die zur Situation passten. So wurde eine Instanz einer Emotion geschaffen.

Wenn ich hier richtigliege, dann lernen Kinder außerdem, dass nicht alle Instanzen von «Wut» in jeder Situation demselben Ziel dienen. «Wut» kann auch die Zielsetzung haben, sich gegen einen Angriff zu wehren, mit einer unfair agierenden Person umzugehen, ihr aggressiv entgegenzutreten, einen Wettbewerb gewinnen zu wollen, die eigene Leistung in irgendeiner Weise zu steigern oder den Eindruck besonderer Kraft und Stärke zu vermitteln.[343]

So gesehen, würde Sophia lernen, dass mit «Wut» verbundene Begriffe wie «Gereiztheit», «Verachtung» und «Rachegefühle» jeweils eigene Zielsetzungen haben, die den verschiedenen Populationen von Wut gemein sind. So würde sie ein differenziertes Vokabular mit «Wut» verbundener Konzepte erlernen, die sie auf das Leben als typischer amerikanischer Teenager vorbereiteten. (Nur fürs Protokoll: Sie ist nicht der Typ, der ständig Gefühle von Verachtung oder Rache in sich herumträgt, aber im Umgang mit anderen Teenies sind diese Konzepte ganz sinnvoll.)

Meine Leithypothese ist, wie Sie der Geschichte von Sophias Entwicklung entnehmen können, dass Emotionsbezeichnungen der Schlüssel sind, wenn wir verstehen wollen, wie Kinder ohne biologische Fingerabdrücke und angesichts einer enormen Vielfalt des Gefühlsausdrucks Emotionskonzepte lernen. Aber es geht nicht um den Begriff an sich, sondern um Worte, die von Erwachsenen in der affektiven Nische des Kindes ausgesprochen werden und mit Emotionskonzepten zu tun haben. Diese Worte regen Kinder an, zielorientierte Konzepte für «Glück», «Trauer», «Angst» und andere Emotionen im Rahmen der Kultur, in der das Kind aufwächst, zu bilden.

Für den Augenblick aber ist meine Hypothese über die Rolle der Emotionsbezeichnungen nur eine Spekulation, für die gewisse Gründe sprechen, denn die wissenschaftliche Forschung hat diese Frage noch nicht systematisch untersucht. Kreative Studien zu Emotionskonzepten und -kategorien wie jene von Waxman, Xu und Gelman und anderen Entwicklungspsychologen fehlen bislang noch. Aber es gibt einige interessante Resultate, die zu dieser Hypothese passen.

Einige davon stammen aus Untersuchungen, die zeigen, dass Kinder Emotionskonzepte Erwachsener wie «Wut», «Trauer» und «Angst» erst im Alter von ungefähr drei Jahren entwickeln.[344] Jüngere Kinder, die in der westlichen Kultur aufwachsen, verwenden Wörter wie «traurig», «ängstlich» und «zornig» austauschbar, um etwas wie «schlecht» auszudrücken. Sie haben eine niedrige emotionale Granularität, wie meine Testpersonen aus dem Doktorandenprogramm, für die «deprimiert» und «ängstlich» nichts weiter bedeutete als «unangenehm». Als Eltern sehen wir unsere Kinder an und nehmen in ihrem Schreien, ihrem Zappeln und ihrem Lächeln Gefühle wahr. Natürlich empfinden Kinder von Geburt an Vergnügen und Leid, und affektverbundene Konzepte (angenehm/unangenehm) zeigen sich schon im Alter von drei bis vier Monaten.[345] Aber es gibt doch eine Reihe von Forschungsarbeiten, die belegen, dass Emotionskonzepte, wie Erwachsene sie verwenden, erst später entstehen. Wie viel später, ist im Moment noch eine offene Frage.

Weitere Belege für meine Hypothese über Emotionsbezeichnungen entstammen einer recht erstaunlichen Quelle: der Arbeit mit Schimpansen. Jennifer Fugate, die früher in meinem Labor eine Post-Doc-Stelle innehatte, sammelte Fotografien von Gesichtskonfigurationen bei Schimpansen, in denen manche Forschende einen emotionalen Ausdruck erkennen: «Spiel»-Gesichter, «Schrei»-Gesichter, «Johl»-Gesichter[346] und solche, auf denen die Tiere die Zähne zeigen. Diese Fotos legte Fugate Schimpansenexperten vor, um herauszufinden, ob diese die Grimassen richtig zuordnen konnten. Anfangs gelang das nicht. Also entwarfen wir eine Versuchsanordnung, die der ähnelte, die bei Kindern angewandt worden war: Die Hälfte der Fachleute und Studierenden der ersten Semester bekam nur die Gesichtskonfigurationen der Tiere zu sehen, der anderen Hälfte zeigte man die Fotos kombiniert mit erfundenen Wörtern wie «peant» für das Spielgesicht, «sahne» (gemeint war nicht das deutsche Wort) für das Schreigesicht. Es zeigte sich, dass nur letztere Gruppe neue Gesichtskonfigurationen von Schimpansen richtig einordnen konnte. Das belegt, dass diese Probanden Konzepte für die einzelnen Gesichtskategorien gebildet hatten.[347]

Während Kinder heranwachsen, bilden sie mit Sicherheit ein konzeptuelles System für Emotionen aus. Dazu gehören alle Emotionskonzepte, die sie in ihrem Leben gelernt haben, verbunden mit den Begriffen, die diese Konzepte bezeichnen. Sie ordnen verschiedene Gesichts- und Körperkonfigurationen der gleichen Emotion zu oder eine einzelne Konfiguration vielen verschiedenen Gefühlen. Vielfalt ist die Norm. Wo also findet sich die statistische Regelmäßigkeit, die ein Konzept wie «Glück» oder «Wut» zusammenhält? In den Begriffen selbst. Die eindeutigste Gemeinsamkeit, die alle Instanzen von «Wut» teilen, ist die Tatsache, dass sie als «Wut» bezeichnet werden.

Sobald Kinder ein rudimentäres Emotionskonzept besitzen, spielen auch andere Faktoren als die Bezeichnung eine Rolle, wenn sie ihr konzeptuelles System für Emotionen weiter ausbauen. So erkennen sie beispielsweise, dass Emotionen Ereignisse sind, die sich im Laufe der Zeit abspielen. Eine Emotion hat einen Anfang oder eine Ursache, die ihr vorausgeht. («Meine Mama kam ins Zimmer.») Dann ist da die Mitte, die Zielsetzung, die erfüllt wird. («Ich freue mich, meine Mama zu sehen.») Und schließlich gibt es dazu einen Schlusspunkt, das Ergebnis der erfüllten Zielsetzung, das später eintritt. («Ich lächle, meine Mama lächelt zurück und umarmt mich.») Das heißt, dass eine Instanz eines Emotionskonzeptes dazu beiträgt, einen kontinuierlichen längeren Strom von Sinnesdaten zu erklären, indem sie diesen in Einzelereignisse aufteilt.[348]

Sie sehen Emotionen in einem Blinzeln, einem Stirnrunzeln und anderen Muskelbewegungen. Sie hören Emotionen in der Tonhöhe und -melodie einer Äußerung. Sie spüren Emotionen in Ihrem Körper, aber die emotionale Information liegt nicht in jenen Signalen selbst. Ihr Gehirn wurde nicht von der Natur darauf programmiert, Gesichtsausdrücke und andere sogenannte «Ausdrucksformen» von Emotionen zu erkennen und dann reflexhaft darauf zu reagieren. Die emotionale Information liegt in Ihrer Wahrnehmung. Die Natur hat Ihr Gehirn mit dem Rohmaterial ausgestattet, um ein konzeptuelles System aufzubauen – mit dem Input helfender Erwachsener, die Ihnen Emotionsbezeichnungen bewusst vorsprechen.

Darüber hinaus hört das Konzeptlernen mit der Kindheit ja nicht auf. Es geht ein Leben lang weiter. Manchmal findet eine neue Emotionsbezeichnung Eingang in Ihre Muttersprache und konfiguriert ein neues Konzept. So wurde zum Beispiel das deutsche Wort *Schadenfreude* (Freude über das Pech anderer Leute) ins Englische aufgenommen. Ich persönlich würde gern das griechische Wort *stenahoria* ins Englische aufnehmen, das so viel bedeutet wie «Verhängnis, Hoffnungslosigkeit, Engegefühl, Ersticken».[349] Ich kann mir gut einige Liebesbeziehungen vorstellen, in denen dieses Emotionskonzept eine tragende Rolle spielt.

Auch haben andere Sprachen Emotionskonzepte, für die es im Englischen keine Entsprechung gibt. Das Russische beispielsweise kennt zwei verschiedene Konzepte für das, was die Amerikaner «Wut» nennen. Das Deutsche wiederum kennt drei Formen der Wut, das Mandarin-Chinesische fünf. Wenn Sie eine dieser Sprachen lernen, müssen Sie diese neuen Emotionskonzepte mitlernen und mit ihrer Hilfe Wahrnehmungen und Erfahrungen konstruieren. Sie werden diese Konzepte eher erfassen, wenn Sie mit Muttersprachlern zusammenleben.[350] Natürlich werden diese neuen Konzepte auch von jenen beeinflusst, die Sie in Ihrer Muttersprache gelernt haben. Lernen Anglophone zum Beispiel Russisch, müssen sie unterscheiden können zwischen Wut auf eine Person - *serdit'sia* - und Wut aus abstrakteren Gründen wie beispielsweise aufgrund der politischen Lage, was als *zlit'sia* bezeichnet wird. Letzteres passt eher zum englischen Konzept von «Ärger», aber russische Muttersprachler verwenden den erstgenannten Begriff häufiger. Resultat: Englisch-Muttersprachler verwenden den Begriff ebenfalls häufiger und damit auch oft falsch. Das ist allerdings kein Irrtum in biologischer Hinsicht, denn keines der beiden Konzepte hat einen biologischen Fingerabdruck. Der Irrtum ist rein kulturell bedingt.[351]

Neue Emotionskonzepte aus einer zweiten Sprache können die Ihrer Ursprungssprache verändern. Alexandra Touroutoglou arbeitet als Wissenschaftlerin in meinem Labor. Sie kam aus Griechenland in die USA, um Neurowissenschaften zu studieren. Als sie das Englische immer fließender sprach, vermischten sich ihre griechischen und englischen Emotionskonzepte. So hat das Griechische beispielsweise zwei Konzepte für «Schuld», eines für geringfügige Verstöße, ein anderes für schwere. Das Englische bezeichnet beide mit einem Wort: «guilt». Als Alex mit ihrer Schwester in Griechenland telefonierte, verwendete sie den Begriff für schwere Verstöße (*enohi*) für eine Situation, in der sie bei der Strandparty unseres Instituts zu viel Kuchen gegessen hatte. Auf ihre Schwester wirkte das enorm dramatisch, denn Alex hatte ihre Kuchenerfahrung mit dem englischen Konzept für Schuld konstruiert.[352]

Ich hoffe, Sie erkennen mittlerweile, welches Drama sich hier abspielt. Begriffe für Emotionen bezeichnen nicht etwa emotionale Fakten in der Welt, die wie eine statische Datei in Ihrem Gehirn abgespeichert sind. Sie spiegeln vielmehr die unterschiedlichen emotionalen Bedeutungen wider, die Sie unter Verwendung Ihres Emotionswissens aus konkreten Signalen in der Welt konstruieren. Dieses Wissen verdanken Sie in Teilen dem kollektiven, im Gehirn Ihrer Bezugspersonen abgelegten Wissen, die mit Ihnen geredet und so dazu beigetragen haben, dass Sie Ihre soziale Welt schaffen konnten.

Emotionen sind keine Reaktion *auf* die Welt, sondern die Konstruktion ebendieser Welt.

***

Sobald das konzeptuelle System im Gehirn etabliert ist, brauchen Sie keine Emotionsbezeichnung mehr, um eine Instanz eines Gefühls zu erzeugen. Sie können eine Emotion erfahren und wahrnehmen, selbst wenn Sie keine Bezeichnung dafür haben. Die meisten Englischsprecher waren in der Lage, Freude über das Unglück anderer Leute auszudrücken, bevor das Wort *Schadenfreude* in ihre Sprache Eingang fand. Alles, was Sie brauchen, ist ein Konzept. Woher aber bekommen Sie ein Konzept, ohne ein Wort dafür zu haben? Ihr Gehirn hat zu diesem Zweck eine eigene Superkraft entwickelt, die man *konzeptuelle Kombination* nennt.[353] Es kombiniert existierende Konzepte, um die allererste Instanz eines neuen Emotionskonzepts zu schaffen.

Meine Freundin Batja Mesquita ist Kulturpsychologin und stammt aus den Niederlanden. Als ich sie das erste Mal in Belgien besuchte, sagte sie mir, dass wir beide die Emotion *gezellig* teilen würden. Wir hatten es uns in ihrem Wohnzimmer gemütlich gemacht, tranken Wein und futterten Schokolade.

Batja erklärte mir, dieses Wort stehe für das Sich-Wohlfühlen im Zusammensein mit lieben Menschen. Dabei bezeichnet *gezellig* kein inneres Gefühl, das eine Person einer anderen entgegenbringt, sondern meint eher, wie wir uns selbst in der Welt erleben. Für diese Erfahrung des *gezellig*-Seins gibt es keinen englischen Begriff, aber kaum hatte Batja mir das Wort erklärt, verspürte auch ich dieses Gefühl. Ihr Gebrauch dieses Begriffes regte mich an, ein Konzept zu bilden, wie Kinder es tun – nur dass ich dies mithilfe der Fähigkeit zur konzeptuellen Kombination erledigte. Ich rief meine Konzepte «enge Freundin», «Liebe» und «Vergnügen» auf, dazu noch einen Hauch «Bequemlichkeit» und «Sich-Wohlfühlen». Die Umsetzung war allerdings nicht perfekt, denn in meiner amerikanischen Art des *gezellig*-Seins verwendete ich Emotionskonzepte, die sich eher auf innere Erfahrungen beziehen statt auf die äußere Situation.[354]

Die konzeptuelle Kombination ist eine wirkmächtige Fähigkeit unseres Gehirns. Wissenschaftler diskutieren immer noch darüber, welcher Mechanismus dafür zuständig ist, aber sie sind sich einig, dass sie eine grundlegende Funktion unseres konzeptuellen Systems ist. Sie ermöglicht uns, eine potenziell grenzenlose Anzahl von neuen Konzepten aus den bereits vorhanden zu generieren. Auch zielorientierte Konzepte wie «Dinge, die vor Insektenstichen schützen», die nur ein kurzfristiges Ziel verfolgen.[355]

Die konzeptuelle Kombination entfaltet eine starke Wirkung, doch sie ist weniger effizient als ein eigenständiger Begriff, den wir für ein Konzept besitzen. Würden Sie mich fragen, was ich zu Abend gegessen habe, so könnte ich antworten: «gebackener Teig mit Tomatensauce und Käse», doch das ist weit weniger effizient, als wenn ich einfach «Pizza» sage. Streng genommen brauchen Sie keine Emotionsbezeichnung, um eine Instanz jener Emotion zu erzeugen, doch es ist leichter, wenn Sie über eine solche Bezeichnung verfügen. Möchten Sie also ein effizientes Konzept nutzen, das man anderen übermitteln kann, dann sind Wörter dafür recht praktisch.

Kleinkinder profitieren vom «Pizza-Effekt», noch bevor sie sprechen können. So können Kinder, bevor sie Sprache gelernt haben, an etwa drei verschiedene Objekte gleichzeitig denken. Verstecken Sie Spielsachen in einem Karton, während ein Kleinkind zusieht, kann es sich bis zu drei Verstecke merken. Versehen Sie aber Spielsachen mit sinnfreien Namen wie «dax» oder «blicket», bevor Sie diese verstecken (Sie schreiben die Spielsachen also Kategorien zu), dann kann das Kind bis zu sechs verschiedene Objekte im Gedächtnis behalten! Und das sogar noch, wenn alle sechs Spielsachen äußerlich gleich aussehen. Das lässt vermuten, dass Kinder von ihrem Konzeptwissen die gleichen Effizienzvorteile erfahren wie Erwachsene. Konzeptuelle Kombination und Worte sind quasi eine Macht, unsere Wirklichkeit zu erschaffen.[356]

In vielen Kulturen finden Sie Menschen, die über Hunderte, ja Tausende von Emotionskonzepten verfügen, was heißt, dass sie eine hohe emotionale Granularität besitzen. Was das Englische angeht, so haben sie vielleicht Konzepte für Wut, Trauer, Angst, Glück, Überraschung, Schuld, Staunen, Scham, Mitgefühl, Abscheu, Ehrfurcht, Spannung, Stolz, Verlegenheit, Dankbarkeit, Verachtung, Sehnsucht, Vergnügen, Lust, Überschwang und Liebe, um nur ein paar zu nennen. Sie haben auch davon abgegrenzte Konzepte für damit zusammenhängende Begriffe wie «Ärger», «Gereiztheit», «Frustration», «Feindseligkeit», «Zorn» und «Groll». Ein solcher Mensch ist ein Emotionsexperte. Ein Emotions-Sommelier. Jedes Wort entspricht einem eigenen Emotionskonzept, und jedes Konzept kann zumindest für eine Zielsetzung dienstbar gemacht werden, aber im Normalfall sind es ohnehin mehrere. Verstehen wir ein Emotionskonzept als Werkzeug, dann verfügt diese Person über einen riesigen Werkzeugkasten, wie ein Handwerker ihn meist braucht.

Bei Menschen mit einer mäßigen emotionalen Granularität finden wir emotionale Konzepte vielleicht eher im Dutzend als im Hundert. Im englischen Sprachraum verfügen sie möglicherweise über Konzepte für Wut, Trauer, Angst, Abscheu, Glück, Überraschung, Schuld, Scham, Stolz und Verachtung - also nicht viel mehr als die sogenannten Basisemotionen. Worte wie «Ärger», «Gereiztheit», «Frustration», «Feindseligkeit», «Zorn» und «Groll» würden eher zum Konzept «Wut» gehören. Damit hätten sie einen Standard-Werkzeugkasten mit einigen ganz praktischen Gerätschaften zur Verfügung. Nichts Außergewöhnliches, aber ausreichend, um anfallende Arbeiten zu erledigen.

Menschen mit niedriger emotionaler Granularität haben nur wenige Emotionskonzepte zur Verfügung. Sie haben in ihrem Vokabular Wörter wie «Trauer», «Angst», «Schuld», «Scham», «Verlegenheit», «Gereiztheit», «Ärger» und «Verachtung», doch diese Begriffe gehören alle zum gleichen Konzept, dessen Zielsetzung mit «unangenehmen Gefühlen» zu tun hat. Diese Person hat nur wenige Werkzeuge - ihren Hammer und ein Schweizer Armeemesser vielleicht. Wahrscheinlich kommt sie damit ganz gut zurecht, aber ein paar zusätzliche Werkzeuge würden nicht schaden, zumindest wenn sie im kulturellen Kontext des Westens lebt. (Mein Mann witzelt ja immer, dass er, bevor er mich kennenlernte, eigentlich nur drei Emotionen kannte: glücklich, traurig und hungrig.)

Wenn nun ein Mensch ein nur mageres Konzeptsystem für Emotionen hat, kann er Emotionen dann wahrnehmen? Von den wissenschaftlichen Untersuchungen in unserem Forschungslabor wissen wir, dass die Antwort auf diese Frage im

Allgemeinen nein ist. Wie Sie in Kapitel 3 erfahren haben, können wir die Fähigkeit unserer Versuchspersonen, Wut aus einem finsteren Blick, Trauer aus hängenden Mundwinkeln und Glück aus einem Lächeln zu lesen, dadurch stören, dass wir ihr den Zugang zu ihren Emotionskonzepten behindern.

Fehlt es einer Person an gut entwickelten Systemen für Emotionskonzepte, wie sieht dann ihr Gefühlsleben aus? Spürt sie dann nur Affekte? Diese Fragen sind wissenschaftlich schwer zu überprüfen. Emotionale Erfahrungen haben keinen objektiven Fingerabdruck in Gesicht, Körper oder Gehirn, der uns in die Lage versetzen würde, eine Antwort zu erheben. Wir können nicht mehr tun, als die Menschen nach ihren Gefühlen zu befragen. Aber sie müssten ja Emotionskonzepte verwenden, um die Frage zu beantworten, was das Experiment ad absurdum führt!

Dieses Problem der Zirkularität umgehen wir, indem wir Testpersonen untersuchen, die von Natur aus ein schwach entwickeltes System von Emotionskonzepten haben. Man nennt dies auch Gefühlsblindheit oder Alexithymie. Dies betrifft schätzungsweise 10 Prozent der Weltbevölkerung.[357] Die Betroffenen haben Schwierigkeiten, Emotionen zu erleben, was die Theorie der konstruierten Emotion so auch vorhersagen würde.[358] In einer Situation, in der ein Mensch mit einem funktionierenden System von Emotionskonzepten Wut empfinden würde, verspürt der Alexithymiker eher etwas wie Magendrücken. Diese Menschen klagen über körperliche Symptome und berichten auch über Affekte, aber sie erleben diese nicht als emotional. Ein Mensch mit einem funktionierenden Emotionskonzeptsystem würde, sieht er zwei Menschen, die sich anschreien, schlussfolgern, dass sie das aus Wut tun. Ein von Alexithymie Betroffener würde nur über das Schreien berichten.[359] Er hat ein eingeschränktes emotionales Vokabular[360] und Schwierigkeiten, sich an Emotionsbezeichnungen zu erinnern[361]. Dies sind weitere Hinweise darauf, dass Konzepte entscheidend sind, um Emotionen zu erfahren und wahrzunehmen.

***

Konzepte spielen buchstäblich bei allem, was Sie tun und wahrnehmen, eine Rolle. Wie Sie im vorhergehenden Kapitel gelernt haben, wirkt sich alles, was Sie tun und wahrnehmen, auf Ihr Körperbudget aus. Daher müssten auch Ihre Konzepte mit Ihrem Körperbudget verbunden sein. Und das ist auch tatsächlich der Fall.

Als Sie geboren wurden, konnten Sie Ihr Budget nicht selbst regeln. Das haben Ihre Bezugspersonen für Sie erledigt. Jedes Mal, wenn Ihre Mutter Sie aus dem Bettchen nahm, um Sie zu füttern, war dies ein multisensorisches Ereignis mit gewissen Regelmäßigkeiten: der Anblick des mütterlichen Gesichts, der Klang ihrer Stimme, ihr unverwechselbarer Geruch, ihre Berührung, der Geschmack ihrer Milch (oder der Fertignahrung) und dazu Ihre interozeptiven Empfindungen, die aus dem Gehalten-, Geknuddelt- und Gefüttert-Werden resultierten. Ihr Gehirn erfasste den gesamten sensorischen Kontext dieses Augenblicks als Muster von visuellen, auditiven, olfaktorischen, gustatorischen, haptischen und interozeptiven Empfindungen. So beginnen sich Konzepte zu bilden. Sie lernen auf multisensorische Weise. Ihre innerkörperlichen Veränderungen und deren interozeptive Folgen sind Teil jedes einzelnen Konzepts, das Sie lernen, ob Sie das nun merken oder nicht.[362]

Wenn Sie mit Ihren multisensorischen Konzepten etwas kategorisieren, regulieren Sie auch Ihr Körperbudget. Spielten Sie als ganz kleines Kind mit einem Ball, kategorisierten Sie ihn nicht nur nach Farbe, Form und Beschaffenheit (sowie dem Geruch im Raum, das Gefühl des Bodens unter ihren Händen und Knien, dem geschmacklichen Nachhall dessen, was Sie zuletzt gegessen haben und so weiter), sondern auch nach Ihren interozeptiven Eindrücken in diesem Augenblick. Auf diese Weise waren Sie in der Lage, Ihr Handeln vorherzusagen: auf den Ball einzuschlagen oder ihn in den Mund zu stecken, was jeweils Ihr Körperbudget beeinflusste.

Wenn Sie nun als Erwachsener lernen, dass ein Ereignis eine Instanz einer Emotion wie zum Beispiel «Verlegenheit» ist, dann erfassen Sie ebenfalls Anblick, Geräusche, Gerüche, Geschmackserlebnisse, Berührungen und interozeptive Empfindungen zusammen als Konzept. Setzen Sie später dieses Konzept dann ein, um einem Ereignis Bedeutung zuzuweisen, berücksichtigt das Gehirn die Gesamtsituation. Tauchen Sie aus dem Meer wieder auf und merken, dass sich Ihr Bikini verselbstständigt hat, dann konstruiert Ihr Gehirn vielleicht eine Instanz von «Verlegenheit». Ihr Konzeptsystem ruft Beispielinstanzen peinlicher Nacktheit aus der Vergangenheit auf, was Ihr Körperbudget mehr belastet als die erfrischende Nacktheit nach einem Saunagang oder die zufriedene Nacktheit nach einem leidenschaftlichen Nachmittag mit Ihrem Lover. Je nach momentanen Umständen ruft Ihr Gehirn vielleicht Instanzen von «Verlegenheit» in korrekter Kleidung auf, von Situationen, in denen Sie sich nur nackt gefühlt haben (zum Beispiel, als Sie in der Schule Fragen falsch beantwortet haben), aber keine Instanzen privater Verlegenheit (zum Beispiel, weil Sie den Geburtstag Ihrer besten Freundin vergessen haben). Ihr Gehirn holt sich Beispiele aus Ihrem umfangreichen Konzeptsystem, je nach Ziel, das Sie in einer bestimmten Situation haben. Die Siegerinstanz bringt Sie dazu, Ihr Körperbudget entsprechend anzupassen.[363]

Alle Kategorisierungen beruhen auf Wahrscheinlichkeiten. Wenn Sie beispielsweise in Paris Ferien machen und einen

Fremden sehen, der Sie finster anschaut, dann haben Sie vermutlich keine Erfahrung mit diesem Fremden parat, auch keine mit der Metro oder mit Paris überhaupt. Aber Sie haben schon andere Leute erlebt, die Sie an unbekannten Orten finster angeguckt haben. Dann kann Ihr Gehirn eine Reihe von Konzepten aufrufen, je nach vergangenen Erfahrungen und Wahrscheinlichkeit derselben, um daraus seine Vorhersagen zu schmieden. Alles, was Sie über den Kontext wissen (Sind Sie allein im Waggon, oder ist er überfüllt? Handelt es sich um einen Mann oder eine Frau? Zieht die Person die Augenbrauen hoch oder zusammen?), ermöglicht Ihrem Gehirn, den Wahrscheinlichkeitsgrad seiner Vorhersage zu verbessern, bis es das Konzept findet, das Vorhersageirrtümer so weit wie möglich reduziert. Dies ist der Ablauf, wenn Situationen mithilfe von Emotionskonzepten kategorisiert werden. Es ist nicht so, dass Sie die Emotion im Gesicht des anderen entdecken oder erkennen. Sie erkennen auch kein physiologisches Muster in Ihrem eigenen Körper. Sie sagen etwas vorher und erklären sich, beruhend auf Wahrscheinlichkeiten und Erfahrung, die Bedeutung dieser Emotionen. Das passiert immer dann, wenn Sie eine Emotionsbezeichnung vernehmen oder eine Reihe von Empfindungen verspüren.[364]

Die Kategorisierung, der Kontext, die Wahrscheinlichkeitsberechnung – all das wirkt auf den ersten Blick wenig einleuchtend. Wenn ich durch den Wald spaziere und eine riesige Schlange über den Weg gleitet, sage ich ganz bestimmt nicht zu mir: «Nun, ich habe jetzt aktiv eine Schlange aus der Population konkurrierender Konzepte vorhergesagt, die in der Vergangenheit konstruiert wurden und eine gewisse Ähnlichkeit mit der aktuellen Reihe von Empfindungen haben, weshalb meine Wahrnehmung entstanden ist.» Ich «sehe eine Schlange». Und wenn ich auf dem Absatz kehrtmache und zu rennen anfange, denke ich nicht: «Ich habe jetzt meine vielen Vorhersagen verbessert, und die Gewinnerinstanz entstammt der Emotionskategorie ‹Angst›, weshalb ich weglaufe.» Nein, ich spüre nur die Furcht und den Impuls zu fliehen. Die Angst überfällt mich plötzlich und unkontrolliert, als würde ein Reiz (die Schlange) eine kleine Bombe werfen (den neuronalen Fingerabdruck) und die Reaktion (Angst und Laufen) auslösen.

Erzähle ich diese Geschichte später beim Kaffee meinen Freunden, sage ich bestimmt nicht: «Ich habe, aufbauend auf früheren Erfahrungen, eine Instanz des Konzepts ‹Angst› konstruiert, das auf meine Umwelt passt. Mein Gehirn hat das Feuern meiner visuellen Neuronen verändert, noch bevor die Schlange auf dem Weg erschien. Das hat mich darauf vorbereitet, die Schlange zu sehen und in der entgegengesetzten Richtung davonzurennen. Sobald meine Vorhersage bestätigt und meine Empfindungen kategorisiert waren, habe ich eine Erfahrung von Angst konstruiert, die meine Empfindungen zielgerecht erklärte. Ich habe geistig den Schluss gezogen, die Schlange als Ursache meiner Gefühle zu betrachten und das Weglaufen als deren Konsequenz.» Nein, meine Geschichte ist viel simpler: «Ich habe eine Schlange gesehen. Ich habe aufgeschrien und bin weggerannt.»

Nichts an meiner Begegnung mit der Schlange verrät mir, dass ich die Architektin der gesamten Erfahrung war. Nichtsdestotrotz war ich das, ob ich das so empfunden habe oder nicht. Genauso wie Sie Architektin oder Architekt des Flecken-Bienenbildes waren. Noch bevor ich mir der Schlange bewusst wurde, konstruierte mein Gehirn eine Instanz von Angst. Wäre ich dagegen eine Achtjährige, die sich ganz stark eine Schlange als Haustier wünscht, würde ich eine Instanz von freudiger Erregung konstruieren. Wäre ich aber ihre Mutter und würde eine Schlange als Haustier nur über meine

Leiche akzeptieren, würde ich wohl eine Instanz von Ärger generieren. Das Gehirn, das auf Reize reagiert, ist ein Mythos. Die Aktivität des Gehirns besteht aus Vorhersagen und Korrekturen. Wir konstruieren unsere emotionale Erfahrung unterhalb der Bewusstseinsschwelle. Diese Erklärung passt ganz gut zur Architektur und Operationsweise des Gehirns.[365]

Vereinfacht gesagt: Ich habe nicht eine Schlange gesehen und kategorisiert. Weder habe ich den Drang wegzulaufen gespürt und diesen kategorisiert, noch habe ich mein Herz klopfen verspürt und das kategorisiert. Ich habe Empfindungen kategorisiert, um die Schlange zu sehen, mein Herz klopfen zu fühlen und loszulaufen. Ich habe diese Empfindungen korrekt vorhergesagt und sie mit einer Instanz des Konzepts «Angst» erklärt. So werden Emotionen gemacht.

Während Sie diese Worte lesen, hat Ihr Gehirn ein starkes konzeptuelles System für Emotionen. Zu Beginn war es ein System zur Informationsspeicherung, als Sie durch statistisches Lernen Wissen über Ihre Welt ansammelten. Begriffe ermöglichten es Ihrem Gehirn, über die rein äußerlich wahrnehmbaren Phänomene, die regelmäßig auftraten, hinauszugehen, die Sie gelernt haben, und gemeinsam mit den Gehirnen anderer Personen einen Teil Ihrer Welt zu erfinden. Sie haben wirkmächtige, rein mentale Regelmäßigkeiten geschaffen, die Ihnen geholfen haben, Ihr Körperbudget zu regulieren, um überleben zu können. Einige dieser mentalen Regelmäßigkeiten sind Emotionskonzepte. Sie fungieren als Erklärungen dafür, wieso Ihnen das Herz bis zum Hals klopft, Ihr Gesicht errötet und Sie sich in bestimmten Situationen fühlen, wie Sie sich fühlen, handeln, wie Sie handeln. Sind wir uns über diese Abstraktionen einig, indem wir während der Kategorisierung unsere Konzepte aufeinander abstimmen, können wir gegenseitig unsere Emotionen wahrnehmen und miteinander kommunizieren.

Das ist, kurz zusammengefasst, die Theorie der konstruierten Emotion - eine Erklärung dafür, wie Sie auch ohne emotionalen Fingerabdruck Emotionen mühelos erleben und wahrnehmen. Die Basis der Emotion wird in der frühen Kindheit gelegt, wenn Sie eine Emotionsbezeichnung (z.B. «verärgert») immer wieder in verschiedensten Situationen hören. Das Wort «verärgert» verbindet diese Population verschiedenster Instanzen zum Konzept «Verärgerung». Das Wort regt Sie an, nach Merkmalen zu suchen, die diese Instanzen gemeinsam haben, auch wenn die Ähnlichkeiten nur im Kopf anderer Leute existieren. Sobald Sie das Konzept in Ihr konzeptuelles System eingebaut haben, können Sie auch anhand sehr unterschiedlicher Sinnesdaten Instanzen von «Verärgerung» konstruieren. Richtet sich Ihre Aufmerksamkeit während der Kategorisierung auf Sie selbst, dann konstruieren Sie die Erfahrung Verärgerung. Geht es aber um eine andere Person, konstruieren Sie die Wahrnehmung Verärgerung. In jedem Fall aber beeinflussen Ihre Konzepte Ihr Körperbudget.

Wenn ein anderer Fahrer Sie im Verkehr schneidet und Ihr Blutdruck steigt, Ihre Hände zu schwitzen beginnen und Sie losbrüllen, während Sie gleichzeitig auf die Bremse treten ... dann ist dies ein Akt der Kategorisierung. Nimmt Ihr Kind ein scharfes Messer und Sie halten den Atem an, während Ihre Hände ganz trocken werden, Sie lächeln und die Kleine ganz ruhig bitten, es wegzulegen, derweil Sie innerlich höchst verärgert sind ... dann ist auch das ein Akt der Kategorisierung. Sehen Sie jemand anderen, der Sie mit weit aufgerissenen Augen anstarrt, und Sie schließen daraus, dass die Person verärgert ist, dann ist dies wieder ein Akt der Kategorisierung. In all diesen Instanzen lenkt Ihr konzeptuelles Wissen über «Verärgerung» die Kategorisierung, und Ihr Gehirn weist ihnen Bedeutungen aufgrund des Kontextes zu. Die Geschichte aus Kapitel 2 von meiner Einladung zum Kaffee, bei der ich die auftretenden Symptome für Anziehung hielt, obwohl ich nur erkältet war, ist ebenfalls ein Beispiel für eine kategorielle Zuordnung. Mein Körperbudget wurde von einem Virus durcheinandergebracht, aber ich erlebte die daraus resultierende Veränderung meiner Affekte als Gefühl des Hingezogen-Seins zu dem jungen Mann, weil ich eine Instanz von Bezauberung konstruierte. Hätte ich meine Symptome in einem anderen Kontext erlebt, hätte ich sie vielleicht gleich erkannt als etwas, das ein paar Paracetamol und einige Tage im Bett wieder in Ordnung bringen würden.

Ihre Gene haben Ihnen ein Gehirn beschert, das sich auf eine Weise verschalten kann, wie es Ihrem physischen und sozialen Umfeld am besten entspricht. Die Menschen Ihrer Umgebung, Ihrer Kultur halten mit ihren Konzepten dieses Umfeld aufrecht und helfen Ihnen, hier zu überleben, indem sie ihre Konzepte in Ihr Gehirn «einspeisen». Und später übertragen Sie diese Konzepte auf die Gehirne der nächsten Generation. Es braucht mehr als ein menschliches Gehirn, um einen menschlichen Geist zu schaffen.

Was ich bislang noch nicht erklärt habe: Wie wirken all diese Vorgänge im Gehirn zusammen? Wir funktioniert also die Biologie der Kategorisierung? Welche Netzwerke im Gehirn sind am Kategorisieren beteiligt? Was hat dieser Prozess mit den intrinsischen Vorhersagekapazitäten Ihres Gehirns zu tun, und wie wirkt er sich auf unser lebensnotwendiges Körperbudget aus? Um diese Dinge werden wir uns in den nächsten beiden Kapiteln kümmern, wenn Sie das letzte Puzzlestück in die Hand bekommen, das erklärt, wie das Gehirn Emotionen generiert.

# 6

# Wie das Gehirn Gefühle macht

Hatten Sie je den Wunsch, Ihren Chef zu schlagen? Natürlich bin ich nicht für Gewalt am Arbeitsplatz, und viele Chefs sind ja auch zur Zusammenarbeit fähig. Aber manchmal sind wir mit Vorgesetzten gesegnet, die das deutsche Emotionswort «Backpfeifengesicht» perfekt verkörpern.

Nehmen wir mal an, Ihr Chef ist so einer, und er brummt Ihnen seit gut einem Jahr immer wieder Extraarbeit auf. Sie hätten eigentlich eine Beförderung erwartet, stattdessen hat er Ihnen mitgeteilt, dass die Stelle, auf die Sie sich Hoffnungen gemacht haben, mit jemand anderem besetzt wurde.

Wenn Sie in einer westlichen Kultur leben, sind Sie jetzt vermutlich wütend. Ihr Gehirn erstellt gleichzeitig zahlreiche Vorhersagen für «Wut».[366] In einem Szenario schlagen Sie mit der Faust auf den Schreibtisch und brüllen Ihren Chef an. Im anderen stehen Sie auf, bauen sich vor ihm auf und flüstern, Ihr Gesicht ganz nahe an seinem: «Das werden Sie noch bereuen!» Oder Sie bleiben ganz ruhig sitzen und fangen an zu überlegen, wie Sie wohl am besten am Stuhl Ihres Vorgesetzten sägen könnten.

Diese verschiedenen «Wut»-Vorhersagen weisen Gemeinsamkeiten auf: den Boss, die versagte Beförderung und die Absicht, sich zu rächen. Aber sie sind auch sehr verschieden, denn Brüllen, Flüstern und Schweigen erfordern unterschiedliche sensorische und motorische Vorhersagen. Auch fällt das vorhergesehene Handeln jedes Mal anders aus (auf den Tisch schlagen, auf den Mann zugehen, sitzen bleiben). Was bedeutet, dass die innerkörperlichen Veränderungen jeweils anders sind und damit auch die Folgen für Ihr Körperbudget. Und auch die interozeptiven und affektiven Konsequenzen sind jeweils andere. Am Ende dieses ganzen Prozesses, den wir hier kurz kennenlernen werden, entscheidet Ihr Gehirn sich für die *Siegerinstanz* von «Wut», die am besten zu Ihren Zielen in der jetzigen Situation passt. Die Siegerinstanz bestimmt, wie Sie sich verhalten werden und wie Ihre Erfahrung konkret ausfällt. Das ist der Prozess der Kategorisierung.

Das Szenario mit Ihrem Chef könnte sich natürlich auch ganz anders gestalten. Vielleicht werden Sie genauso wütend, haben aber eine andere Zielsetzung, zum Beispiel die Meinung Ihres Chefs zu ändern oder mit der Kollegin, die die Beförderung erhalten hat, weiter ein gutes Verhältnis zu pflegen.[367] Oder Sie konstruieren eine Instanz einer anderen Emotion wie «Bedauern» oder «Angst» bzw. eine Nicht-Emotion wie «Befreiung». Vielleicht konstruieren Sie aber auch die Wahrnehmung, dass Ihr Vorgesetzter ein «Idiot» ist. In jedem Fall verfolgt Ihr Gehirn einen ähnlichen Prozess: Es kategorisiert so, dass das Resultat zur Situation ebenso passt wie zu Ihren inneren Empfindungen, und zwar auf der Grundlage Ihrer früheren Erfahrungen. Kategorisierung heißt: Es wird eine Siegerinstanz gewählt, die zu Ihrer Erfahrung wird und Ihr Verhalten steuert.

Es ist eine unglaubliche Vielfalt an Konzepten erforderlich, um Emotionen zu konstruieren, wie Sie ja schon aus dem vorigen Kapitel wissen. Nun werden wir uns ansehen, *wie* Ihr Gehirn von Kindesbeinen an Ihr konzeptuelles System erwirbt und einsetzt. Außerdem werden Sie etwas über die neuronalen Grundlagen verschiedener wichtiger Themen, die Sie bereits kennen, erfahren: emotionale Granularität; Populationsdenken; warum Emotionen sich eher so anfühlen, als würden sie durch einen Reiz getriggert, statt von uns konstruiert zu werden; und warum unsere Körperbudgetareale jede einzelne unserer Entscheidungen und Handlungen beeinflussen.[368] Alles in allem erklären diese Informationen, *wie das Gehirn Bedeutung hervorbringt*. Und das ist eines der außergewöhnlichsten Rätsel des menschlichen Geistes.

***

Das kindliche Gehirn kennt den Großteil der Konzepte, von denen wir als Erwachsene Gebrauch machen, noch nicht. Babys wissen nicht, was Teleskope, Seegurken oder Picknicks sind. Von rein mentalen Konzepten wie «launisch» oder «Schadenfreude» einmal ganz abgesehen. Ein Neugeborenes ist weitgehend erfahrungsblind. Kein Wunder also, dass das kindliche Gehirn keine guten Vorhersagen erstellt. Ein Erwachsenengehirn wird von seinen Vorhersagen beherrscht, ein kindliches Gehirn von seinen Vorhersageirrtümern. Babys müssen also aus ihrem Sinnesinput lernen, bevor das Gehirn die Welt modellieren kann. Diese Lernschritte sind die Hauptaufgabe, die das kindliche Gehirn zu bewältigen hat.

Anfangs stürmen all diese sinnlichen Eindrücke auf das Gehirn des Kleinkindes einfach ein. Da deren Bedeutung unklar ist, kann nur wenig ignoriert werden. Wenn die Sinnesdaten wie ein Stein sind, der über die Ozeanwellen hinwegspringt, dann ist dieser Stein für Kinder ein Felsen. Sie absorbieren den Sinnesinput aus der Umwelt und lernen, lernen, lernen. Der Entwicklungspsychologin Alison Gopnik zufolge gleiche die Aufmerksamkeit eines Kindes einer Laterne, deren Leuchten zwar hell, aber auch diffus sei.[369] Das erwachsene Gehirn hingegen hat ein Netzwerk, das solche Informationen, die Ihre Vorhersagen stören könnten, ausblendet. So können Sie beispielsweise dieses Buch lesen, ohne abgelenkt zu werden. Sie haben einen eingebauten «Scheinwerfer», mit dem Sie Ihre Aufmerksamkeit fokussieren können. Manche

Dinge taucht er ins Licht – wie die Worte, die Sie gerade lesen –, andere lässt er im Dunkeln.[370] Doch die «Laterne» eines Kindes kann nicht auf diese Weise scharf stellen.

Die Monate vergehen, und wenn alles läuft, wie es soll, kann das kindliche Gehirn immer bessere Vorhersagen treffen. Sinnesdaten aus der Außenwelt werden zu Konzepten im Weltmodell des Kindes. Was außen war, ist jetzt innen. Diese Sinneserfahrungen ermöglichen dem Kind, mit der Zeit *koordinierte* Vorhersagen zu entwerfen, die alle Sinneskanäle berücksichtigen.[371] Ein knurrendes Bäuchlein in einem hellen Raum nach dem Erwachen heißt: Es ist Morgen. Eine angenehme warme Nässe mit einem hellen Licht oben heißt: Es ist Abend, und es wird gebadet. Als meine Tochter Sophia erst wenige Wochen alt war, setzten wir auf solche multisensorischen Vorhersagen, damit sie Schlafgewohnheiten entwickelte, die uns Eltern nicht zu Zombies werden ließen. Wir arbeiteten mit verschiedenen Liedern, Geschichten, verschiedenfarbigen Decken und anderen Ritualen, damit sie zwischen Nickerchen und Schlafenszeit statistisch unterscheiden lernte und dementsprechend kürzer oder länger schlief.

Wie aber vermag ein kindliches Gehirn, das nur über ein paar konkrete Konzepte verfügt und ständig mit Vorhersagefehlern zu kämpfen hat, schließlich Tausende komplexer, rein mentaler Konzepte wie «Staunen» oder «Verzweiflung» zu entwickeln, die ihrerseits wiederum eine Population verschiedener Instanzen darstellen? Letztlich ist das alles eine Frage der Technik. Die Antwort auf diese Frage gibt uns der Aufbau des menschlichen zerebralen Cortex. Im Grunde geht es dabei nur um fundamentale Probleme von Effizienz und Energie. Ein Kindergehirn muss ständig lernen und seine Konzepte in einer sich stets wandelnden Umwelt updaten können. Diese Aufgabe erfordert ein leistungsfähiges, effizientes Gehirn. Doch das hat in praktischer Hinsicht auch seine natürlichen Grenzen. Seine neuronalen Netze können nur so groß werden, dass sie noch in einem Schädel Platz haben, der durch den Geburtskanal passt. Außerdem stellen Neuronen hohe Ansprüche an den Stoffwechsel, wenn sie am Leben bleiben sollen. (Sie verbrauchen viel Energie.) Das Gehirn kann also nur eine bestimmte Menge an Verbindungen energetisch aufrechterhalten, um funktionsfähig zu bleiben. Das Kindergehirn muss Informationen also *effizient* weitergeben, das heißt, es muss diese Aufgabe mit so wenigen Neuronen wie nur möglich erledigen.

Die Lösung für diese technische Herausforderung ist ein Cortex, der Konzepte so repräsentiert, dass *Ähnliches von Verschiedenem unterschieden wird.* Diese Differenzierung ermöglicht, wie Sie gleich sehen werden, eine enorme Optimierung.

Wann immer Sie auf YouTube ein Video angucken, erleben Sie einen ähnlich effizienten Informationstransfer. Ein Video ist eine Abfolge von stehenden Einzelbildern oder «Frames», die in schneller Folge abgespielt werden. Natürlich besteht zwischen zwei benachbarten Bildern gewöhnlich eine beträchtliche Redundanz: Wenn der YouTube-Server diese Videoinformation übers Internet zu Ihrem Computer schickt, muss er nicht jedes einzelne Pixel aus jedem Frame übertragen. Viel effizienter ist es, nur das übers Netz zu schicken, was sich von einem Frame zum nächsten *ändert*. Was gleich bleibt, wurde ja schon übertragen. YouTube trennt Gleiches von Verschiedenem, um die Übertragung zu beschleunigen. Die Software auf Ihrem Computer oder Ihrem Handy setzt das Ganze anschließend wieder zu einem zusammenhängenden Video zusammen.

Genauso verfährt das menschliche Gehirn, wenn es Vorhersagefehler korrigiert. Die Sinnesdaten, die uns über die Augen erreichen, sind hochgradig redundant, und das gilt auch etwa für Geräusche oder Gerüche. Das Gehirn repräsentiert diese

Informationen in einem Muster feuernder Neuronen. Es ist also vorteilhaft (und effizient), dies mit so wenig Neuronen wie nur irgend möglich zu erledigen.

Ein Beispiel: Das visuelle System repräsentiert eine gerade Linie als Muster von Neuronen, die im primären visuellen Cortex feuern. Stellen Sie sich nun vor, eine zweite Gruppe von Neuronen wird aktiv, um eine zweite Linie zu repräsentieren, die im 90-Grad-Winkel auf der ersten steht. Eine dritte Gruppe von Neuronen fasst diese statistische Beziehung zwischen den beiden Linien in dem einfachen Konzept «Winkel» zusammen. Das kindliche Gehirn mag Hunderten Varianten sich schneidender Linien begegnen, die sich in Länge, Dicke und Farbe unterscheiden. Aber es wird sie alle als Instanzen des Konzepts «Winkel» einordnen, die wiederum von Gruppen kleinerer Neuronen repräsentiert werden. Diese Zusammenfassungen beseitigen die Redundanz. Auf diese Weise trennt das Gehirn statistische Regelmäßigkeit von Verschiedenheit.

Gleichzeitig sind die Instanzen des Konzepts «Wut» ihrerseits Teil anderer Konzepte. So erhält das Kind visuellen Input vom Gesicht seiner Mutter aus den unterschiedlichsten Perspektiven: während es gestillt wird, während es der Mutter von Angesicht zu Angesicht gegenübersitzt, morgens und abends. Das Konzept «Winkel» ist Teil des Konzepts «Auge», das die sich ständig ändernden Linien und Konturen des mütterlichen Gesichts aus verschiedenen Blickwinkeln und bei verschiedenen Lichtverhältnissen zusammenfasst. Verschiedene Gruppen von Neuronen feuern, um die unterschiedlichen Instanzen des Konzepts «Auge» zu repräsentieren. So erkennt das Kind die Augen trotzdem jedes Mal als die Augen seiner Mutter, auch wenn die Sinnesdaten verschieden sein mögen.[372]

Während wir von hochspezifischen zu eher allgemeinen Konzepten voranschreiten (in diesem Fall von der «Linie» zum «Winkel» zum «Auge»), konstruiert das Gehirn Regelmäßigkeiten, die immer effizientere Zusammenfassungen von Informationen darstellen. Zum Beispiel: «Winkel» ist eine effiziente Zusammenfassung von «Linien», aber in Bezug auf «Auge» ist es ein Sinnesdetail. Das Gleiche gilt für Konzepte wie «Nase» oder «Ohr» und so weiter. Zusammengenommen sind diese wiederum Teil des Konzepts «Gesicht», dessen Instanzen noch effizientere Zusammenfassungen der sinnlich wahrnehmbaren Regelmäßigkeiten in Gesichtern sind. Schließlich kann das kindliche Gehirn solche Gesamtpakete für ausreichend viele visuelle Konzepte erstellen, sodass es ein unbewegtes Objekt wahrnehmen kann, obwohl es auf der Ebene der Sinnesdaten die unterschiedlichsten Informationen bekommt. Denken Sie nur mal darüber nach: Ihr Auge übermittelt in einem Augenblick Millionen winziger Informationspakete an Ihr Gehirn. Sie aber sehen schlicht nur ein «Buch».

Dieses Prinzip – das Erkennen von Regelmäßigkeiten zum Effizienzgewinn – beschreibt nicht nur das visuelle System. Es ist auch in jedem anderen Sinnessystem am Werk (Geräusche, Gerüche, interozeptive Empfindungen usw.) und natürlich auch in den Kombinationen verschiedener Sinnesdaten. Nehmen wir beispielsweise ein rein mentales Konzept wie «Mutter». Wird ein Baby eines Morgens gestillt, feuern Gruppen von Neuronen in seinen Sinnessystemen und bilden dabei statistisch verwandte Muster. Diese repräsentieren den Anblick der Mutter, den Klang ihrer Stimme, ihren Geruch, die taktilen Empfindungen des Gehaltenwerdens, die energetische Zunahme vom Gefüttertwerden, die Empfindungen eines vollen Bäuchleins sowie das Wohlgefühl des Gefüttert- und Umarmtwerdens. All diese Repräsentationen sind miteinander verknüpft, und dieses Gesamtpaket wird anderweitig repräsentiert, in einer kleineren Gruppe von Neuronen in

Gestalt einer rudimentären, multisensorischen Instanz von «Mutter». Später am Tag wird das Baby wieder gestillt. Es entstehen neue Zusammenfassungen des Konzepts «Mutter», an der ähnliche, aber nicht vollkommen identische Gruppen von Neuronen beteiligt sind.[373] Und wenn das Kleine dann die Hand ausstreckt und das Spielzeug am Verdeck des Kinderwagens anschubst, die begleitenden taktilen und interozeptiven Empfindungen spürt, dazu die Abnahme von Energie aufgrund der Bewegung, dann fasst das Gehirn diese statistisch verwandten Ereignisse in einer rudimentären, multisensorischen Instanz des Konzeptes «Selbst» zusammen.

Auf diese Weise packt das Gehirn des Kindes Feuermuster, die sich über das ganze Gehirn erstrecken und unterschiedliche Sinne betreffen, in ein multisensorisches Gesamtpaket. Dieser Prozess verringert die Redundanz und repräsentiert Information in einer minimalistischen, effizienten Form für künftigen Gebrauch. Das ist wie Trockennahrung - sie braucht auch weniger Platz zum Lagern, doch vor dem Essen muss man ihr wieder Flüssigkeit zusetzen. Diese Effizienz erlaubt es dem Gehirn, durch Lernen rudimentäre Konzepte wie «Mutter» und «Selbst» zu bilden.

Wenn ein Kind nun älter wird, dann trifft sein Gehirn mit den Konzepten, die ihm zur Verfügung stehen, effektivere Voraussagen - aber natürlich macht es trotzdem noch Fehler. Zum Beispiel: Als Sophia drei Jahre alt war, waren wir mal in einem Einkaufszentrum unterwegs. Plötzlich sah sie einen Mann mit Dreadlocks. Sie kannte zu der Zeit drei Menschen mit Dreadlocks: ihren geliebten Onkel Kevin, der von mittlerer Statur ist und dunkle Haut hat; einen Bekannten, der ebenfalls dunkle Haut hat, aber recht groß und breitschultrig ist; und eine unserer Nachbarinnen, die helle Haut hat und eher klein ist. In diesem Augenblick stellte Sophias Gehirn unzählige konkurrierende Vorhersagen an, die alle das Potenzial hatten, zu ihrer Erfahrung zu werden. Sagen wir mal: 100 Vorhersagen von Onkel Kevin, wie Sophia ihn an verschiedenen Orten und zu verschiedenen Zeiten bzw. aus verschiedenen Blickwinkeln kennengelernt hatte, dazu 14 Vorhersagen über den Bekannten und 60 über die Nachbarin. Jede Vorhersage wurde aus Info-Paketen in den Schaltkreisen ihres Gehirns erstellt. Die 174 Vorhersagen wurden begleitet von anderen Vorhersagen über andere Menschen, Orte und Dinge aus Sophias früherem Erfahrungsschatz – einfach alles, was irgendwie statistisch relevant war für die Szene vor ihren Augen.

Insgesamt ist Sophias Population von 174 Vorhersagen das, was wir ein «Konzept» (in diesem Fall das Konzept «Menschen mit Dreadlocks») nennen würden. Wenn wir sagen, dass sie diese Instanzen zum Konzept «gruppiert», muss klar sein, dass es nichts «Gruppiertes» gibt, das irgendwo in Sophias Gehirn abgelegt wäre. Jedes gegebene Konzept ist nicht in der Information repräsentiert, die in einer bestimmten Neuronengruppe fließt. Jedes Konzept ist seinerseits eine Population von Instanzen, die in jeder einzelnen Situation durch verschiedene neuronale Muster repräsentiert werden.[374] (Wir erinnern uns: der Degenerationseffekt.) Das Konzept wird ad hoc in diesem Moment konstruiert. Unter den unzähligen Instanzen ist eine, die Sophias aktueller Situation (im Mustervergleich) am ähnlichsten ist. Ebendiese nennen wir die «Siegerinstanz».

An jenem Tag sprang Sophia aus ihrem Buggy, rannte auf den Mann zu und rief laut: «Onkel KEVIN!» Ihr Entzücken sollte nur von kurzer Dauer sein, denn der wahre Onkel Kevin saß zu Hause, 600 Meilen von uns entfernt. Sie sah einem Fremden ins Gesicht und quiekte.[375]

Der gleiche Prozess läuft ab, wenn es um rein mentale Konzepte geht wie «Trauer». Ein Kind hört in drei verschiedenen Situationen das Wort «traurig». Diese drei Instanzen werden als Informationspakete im Gehirn des Kleinen repräsentiert. Sie werden nicht konkret und materiell «zusammengruppiert».[376] Bei einer vierten Gelegenheit sieht das Kind einen Jungen im Klassenzimmer, der weint. Der Lehrer meint, der Junge sei traurig. Das Gehirn des Kindes konstruiert die drei vorherigen Instanzen als Vorhersage - zusammen mit anderen Vorhersagen, die der aktuellen Situation statistisch ähnlich sind. Diese Sammlung von Vorhersagen ist ein Konzept, das im Moment generiert wird - einfach durch die mentale Ähnlichkeit zwischen den Instanzen «Trauer». Einmal mehr wird die Vorhersage, die der momentanen Situation am meisten ähnelt, zur Erfahrung des Kindes - zur Instanz einer Emotion.

***

Nun ist es an der Zeit, Ihnen zu erklären, was ich bislang nur angedeutet habe. Zwei der Phänomene, die ich Ihnen hier vorstelle, sind letztlich eins. Ich spreche von Konzepten und Vorhersagen.

Wenn Ihr Gehirn «eine Instanz eines Konzepts konstruiert», zum Beispiel eine Instanz von «Glück»[377], dann ist dies dasselbe, als würden Sie sagen: Mein Gehirn «trifft eine Vorhersage» von Glück. Als Sophias Gehirn 100 Vorhersagen über Onkel Kevin traf, war jede davon eine Instanz des Augenblickskonzeptes «Onkel Kevin», das sie bildete, bevor sie sich am Bein eines Fremden festhielt.

Ich habe diese beiden Ideen anfangs auseinanderdividiert, um die Erklärungen einfacher halten zu können. Ich hätte im ganzen Buch nur von «Vorhersagen» schreiben können, ohne den Begriff «Konzept» auch nur zu erwähnen. Oder umgekehrt. Aber was eine Informationsübertragung ist, lässt sich leichter verstehen, wenn wir sie als Vorhersage bezeichnen, die im Gehirn entsteht. Wissen lässt sich leichter verstehen, wenn man es Konzept nennt. Jetzt aber, wo wir uns damit beschäftigen, wie Konzepte im Gehirn funktionieren, müssen wir auch akzeptieren, dass Konzepte Vorhersagen sind.

In der frühen Kindheit bilden Sie Konzepte (in Form von Vorhersagefehlern) aus detailliertem Sinnesinput von Ihrem Körper und der Welt. Ihr Gehirn komprimiert den Sinnesinput höchst effizient, ganz ähnlich wie YouTube seine Videos komprimiert: Es filtert Ähnlichkeiten und Unterschiede heraus und macht daraus eine effiziente, multisensorische Zusammenfassung. Sobald Ihr Gehirn auf diese Weise ein Konzept gelernt hat, kann es den Prozess rückwärts ablaufen lassen. Es fügt die Ähnlichkeiten wieder zwischen die Unterschiede ein und generiert so eine Instanz dieses Konzepts. Ähnlich wie Ihr Computer ein Video von YouTube ergänzt, um es abspielen zu können. Das ist eine Vorhersage. Stellen Sie sich «Vorhersage» vor als «Anwendung» eines Konzepts, mit dem Sie die Aktivität in Ihren primären sensorischen und motorischen Arealen verändern und sie je nach Bedarf korrigieren oder verfeinern.

Angenommen, Sie schlendern durch ein Einkaufszentrum wie ich mit meiner Tochter und bummeln gemütlich von Laden zu Laden. Es wimmelt von Menschen, es ist laut, die Schaufenster sind voller begehrenswerter Produkte, die man kaufen könnte, und Ihr Gehirn haut wie üblich simultan Abertausende Vorhersagen raus. «Vor mir bewegt sich etwas.» «Links von mir bewegt sich etwas.» «Mein Atem verlangsamt sich.» «Mein Magen knurrt.» «Ich höre Gelächter.» «Ich bin ruhig.» «Ich bin einsam.» «Ich sehe meinen Nachbarn.» «Ich erkenne den netten Mann von der Post.» «Ich sehe meinen Onkel Kevin.» Und nun nehmen wir weiter an, die drei letzten Vorhersagen sind Instanzen eines Konzepts für «Glück», weil sie mit der freudigen Begegnung mit einem Freund zu tun haben. Ihr Gehirn konstruiert gleichzeitig viele Instanzen dieses Konzepts, beruhend auf früheren Erfahrungen in ähnlichen Situationen, wo Sie unerwartet auf Freunde gestoßen sind. Jede Instanz geht mit einer gewissen Wahrscheinlichkeit einher, dass sie in diesem Moment exakt ist.

Also sehen wir uns eine dieser Instanzen an, die Vorhersage nämlich, dass Sie unerwartet Ihren geliebten Onkel Kevin im Einkaufszentrum erblicken. Ihr Gehirn macht diese Vorhersage, weil Sie Onkel Kevin schon einmal unter ähnlichen Umständen begegnet sind und als «Glück» eingeordnet haben, was Sie in dem Moment empfanden. Wie gut wird diese Vorhersage zu dem jetzt eintreffenden Sinnesinput passen? Wenn sie besser passt als alle anderen Vorhersagen, dann werden Sie diese Instanz als «Glück» erfahren. Wenn nicht, wird Ihr Gehirn die Vorhersage anpassen, und Sie erleben vielleicht eine Instanz von «Enttäuschung». Oder Ihr Gehirn *sorgt dafür*, dass die Vorhersage zum Sinnesinput passt, indem Sie fälschlich einen Fremden für Ihren Onkel Kevin halten, wie es Sophia an jenem Tag passiert ist.

Da stehen Sie also, und Ihr Gehirn muss entscheiden, ob seine Vorhersage von Onkel Kevin letztlich zu Ihrer Wahrnehmung wird und Ihr Handeln steuert oder ob eine Kurskorrektur angebracht ist. Um die Einzelheiten zu prüfen, packt Ihr Gehirn die Zusammenfassung aller Sinnesdaten in eine enorme Kaskade detaillierter Vorhersagen – wie wenn Sie ein Video von YouTube dekomprimieren oder Trockennahrung Wasser zugeben, um sie genießbar zu machen. Dieser Prozess, der in Abbildung 6.1 dargestellt ist, ist der gleiche wie jener, der ein Konzept aus Einzelinformationen erstellt – nur eben umgekehrt.

Erreicht die Vorhersage von «Glück» die oberen Bereiche Ihres visuellen Systems, geht die Vorhersage ins Detail, was Kevins Aussehen angeht, zum Beispiel, ob Sie ihn von vorne sehen oder ob er mit dem Rücken zu Ihnen steht und welche Kleidung er trägt. Diese Details sind ihrerseits wieder Vorhersagen, die auf Wahrscheinlichkeiten beruhen (z.B.: Onkel Kevin trägt keine Karos). So kann Ihr Gehirn die Simulation mit dem tatsächlichen Sinnesinput vergleichen und einen eventuellen Vorhersageirrtum feststellen bzw. korrigieren. Dieser Prozess läuft nicht als ein einziger Vorgang ab, sondern in Millionen winziger Schritte (wie die Vorhersageschleifen aus Kapitel 4). Jedes visuelle Detail wird entpackt und in immer detailliertere Vorhersagen überführt, die (beispielsweise) Farben, Stoffe und so weiter betreffen. Diese wiederum bestehen aus immer neuen Vorhersageschleifen, aus neuen Kaskaden und neuen Entpackvorgängen. Die Kaskade endet im primären visuellen Cortex, in dem die visuellen Konzepte der einfachsten Ebene verarbeitet werden, ein Sturm aus sich ständig wandelnden Linien und Ecken.

Kaskaden beginnen - ausgerechnet - im interozeptiven Netzwerk, unserem alten Freund.[378] Hier werden im Gehirn multisensorische Zusammenfassungen konstruiert. Sie enden in den primären Sinnesregionen, wo selbst die feinsten Details Ihrer Erfahrung repräsentiert sind, und zwar nicht nur die visueller Natur, sondern auch Geräusche, Geschmack, interozeptive Empfindungen und alle weiteren Sinneseindrücke.

Passt eine dieser Vorhersagekaskaden zu dem ankommenden Sinnesinput - wenn Onkel Kevin wirklich und leibhaftig vor Ihnen steht, mit seinen Dreadlocks, seinem Lieblingshemd, in seinem typischen Tonfall spricht und seiner Art der Körperhaltung etc. -, dann haben Sie eine Instanz von «Glück» geschaffen, die mit der Verbundenheit mit Freunden zu tun hat. Die ganze Kaskade ist also die Instanz des Konzepts «Glück», wenn Sie Onkel Kevin wiedersehen. Sie haben Glücksgefühle.

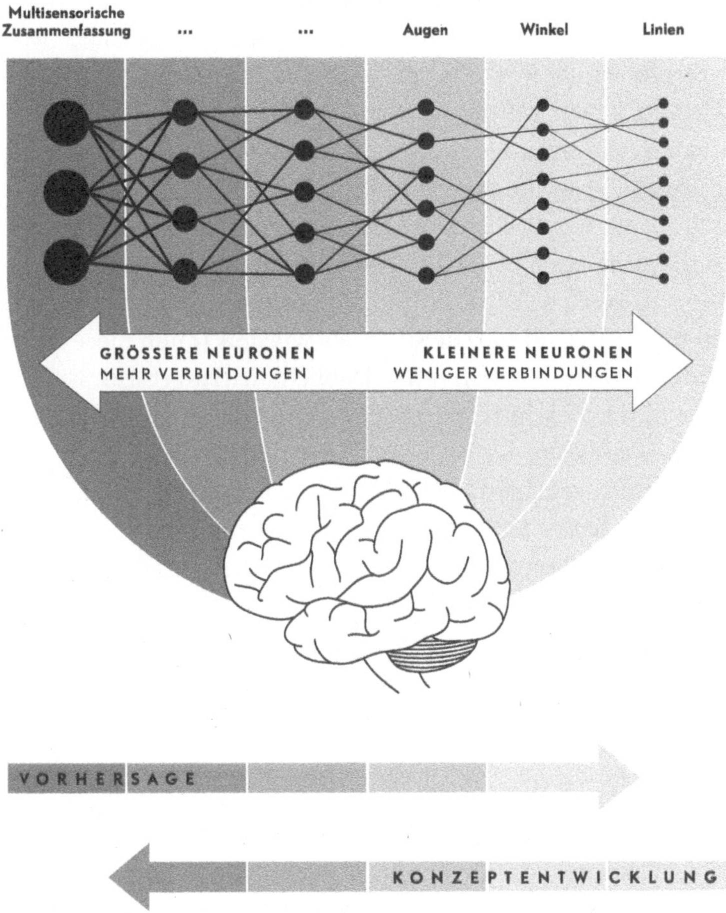


*Abb. 6.1: Die Konzeptkaskade. Wenn Sie ein Konzept entwickeln (von rechts nach links), werden Sinnesdaten zu effizienten, multisensorischen Gesamtpaketen komprimiert. Erzeugen Sie eine Instanz eines Konzepts durch Vorhersage (links nach rechts), werden diese effizienten Gesamtpakete in immer detailliertere Vorhersagen entpackt, die auf jeder Stufe mit dem tatsächlichen Sinnesinput verglichen werden.*

Die Konzeptkaskade liefert die neuronalen Argumente für einige Behauptungen, die ich vorher aufgestellt habe. Erstens erklärt die Kaskade von Vorhersagen, warum ein Gefühl wie Glück sich anfühlt, als wäre es getriggert und nicht konstruiert. Sie simulieren eine Instanz von «Glück», bevor die Einordnung wirklich abgeschlossen ist. Ihr Gehirn bereitet sich darauf vor, bestimmte Gesichts- und Körperbewegungen zu machen, noch bevor Sie das Gefühl haben, diese Entscheidung zu treffen. Es sagt Ihren Sinnesinput vorher, bevor er ankommt.[379] Und so scheint es, als würden Ihnen diese Emotionen «einfach passieren». Dabei konstruiert Ihr Gehirn ganz aktiv diese Erfahrung und wird hierin korrigiert von allem, was es aus der Welt und Ihrem Körper erfährt.

Zweitens erklärt die Konzeptkaskade, was ich in Kapitel 4 dargelegt habe: Jeder Gedanke, jede Erinnerung, Emotion oder Wahrnehmung, die Sie in Ihrem Leben konstruieren, enthält Informationen über den Zustand Ihres Körpers. Ihr interozeptives Netzwerk, das Ihr Körperbudget steuert, lanciert diese Kaskaden. Jede Vorhersage, die Sie treffen, jede Kategorisierung, die Ihr Gehirn vervollständigt, steht stets in Beziehung zur Aktivität Ihres Herzens, Ihrer Lunge, Ihres Stoffwechsels, Ihres Immunsystems und aller anderen Systeme, die zu Ihrem Körperbudget beitragen.

Drittens erklärt die Kaskade auch die Vorzüge einer hohen emotionalen Granularität, das in Kapitel 1 beschriebene Phänomen, dass mehr und präzisere emotionale Erfahrungen konstruiert werden. Wenn Ihr Gehirn mehrere Instanzen von «Glück» konstruiert, wenn Sie Onkel Kevin sehen, dann muss es herausfinden, welche am besten zu Ihrem aktuellen Sinnesinput passt. Diese wird dann die Siegerinstanz. Diese Aufgabe ist anstrengend und kostet daher Ihren Stoffwechsel einiges an Ressourcen. Aber stellen Sie sich mal vor, Ihre Muttersprache besäße ein genaueres Wort für die Bindung an einen engen

Freund, wie das koreanische *jeong* zum Beispiel.[380] Mit einem präziseren Konzept hätte Ihr Gehirn weniger Mühe bei seiner Konstruktion. Hätten Sie vielleicht sogar ein Wort für «Glück, mit meinem Onkel Kevin zusammen zu sein», dann könnte Ihr Gehirn recht schnell feststellen, wie die Siegerinstanz aussieht. Würden Sie andererseits - statt mit «Glück» - mit einem noch weiter gefassten Konzept operieren, beispielsweise mit «angenehmes Gefühl», so hätte Ihr Gehirn noch mehr zu tun. Präzision sorgt für Effizienz - das ist der biologische Vorteil von hoher emotionaler Granularität.

Wir sehen im Gehirn also das Populationsdenken am Werk, weil mehrere Vorhersagen *ad hoc* ein Konzept schaffen. Sie konstruieren nämlich nicht nur eine Instanz von «Glück» und erfahren diese dann. Darüber hinaus lassen sie eine große Population von Vorhersagen entstehen, deren jede eine eigene Kaskade hat. Diese Population ist ein Konzept. Sie repräsentiert nicht etwa die Gesamtsumme all dessen, was Sie über Glück wissen, sondern nur die Zusammenfassungen, die sich in einer ähnlichen Situation mit Ihrem Ziel vereinbaren ließen - einen Freund zu treffen. In einer anderen, mit Glück verbundenen Situation - Sie erhalten ein Geschenk oder hören Ihr Lieblingslied - würde Ihr interozeptives Netzwerk ganz andere Zusammenfassungen (und Kaskaden) erstellen, die in diesem Augenblick für «Glück» stünden. Diese dynamischen Konstruktionen sind ein weiteres Beispiel für die Effizienz Ihres Gehirns.

Forschende wissen schon seit Langem, dass Wissen aus der Vergangenheit, das in bestimmten Hirnverschaltungen gespeichert ist, simulierte Erfahrungen der Zukunft[381] schafft, zum Beispiel in Gestalt von Imaginationen. Andere konzentrieren ihre wissenschaftliche Arbeit darauf, wie dieses Wissen zur Erfahrung des gegenwärtigen Augenblicks wird.[382] Der Nobelpreisträger und Neurowissenschaftler Gerald M. Edelman nannte diese Erfahrung «die erinnerte Gegenwart».[383] Dank der Fortschritte in den Neurowissenschaften können wir heute sagen, dass Edelman recht hatte. Die Instanz eines Konzepts, als Zustand des Gesamthirns, ist eine vorwegnehmende Schätzung, wie Sie im gegenwärtigen Moment handeln sollten und was Ihre Empfindungen bedeuten.

Meine Beschreibung der Konzeptkaskade ist nur die Skizze eines sehr viel umfassenderen, parallel ablaufenden Prozesses. Im wirklichen Leben arbeitet Ihr Gehirn nie mit einer 100-prozentigen Entscheidung für ein Konzept und einer 0-prozentigen für andere. Vorhersagen sind sehr viel stärker von Wahrscheinlichkeiten geprägt.[384] Ihr Gehirn stellt in jedem Augenblick simultan Tausende von Vorhersagen auf, ein wahrer Ansturm von Wahrscheinlichkeiten, und bleibt nie an einer einzigen Siegerinstanz «kleben». Stellt Ihr Gehirn gleichzeitig 100 verschiedene Vorhersagen über Onkel Kevin an, dann ist jede dieser Vorhersagen eine Kaskade. (Mehr über die neurowissenschaftlichen Grundlagen dieses Prozesses finden Sie in Anhang D.)

***

Immer wenn Sie mit Konzepten Kategorisierungen vornehmen, erstellt Ihr Gehirn viele konkurrierende Vorhersagen, während es gleichzeitig mit Sinnesinput bombardiert wird. Welche Vorhersagen sollten nun das Rennen machen? Welcher Sinnesinput ist wichtig, welcher kann vernachlässigt werden? Ihr Gehirn hat ein Netzwerk, das Ihnen hilft, diese Ungewissheiten zu beseitigen: Ihr Kontrollnetzwerk.[385] Es ist im Übrigen dasselbe Netzwerk, das Kindern erlaubt, ihren «Aufmerksamkeitsscheinwerfer» scharf zu stellen, wie Sie das als Erwachsener tun können.

Die bekannte optische Täuschung in Abbildung 6.2 veranschaulicht, wie sich Ihr Kontrollnetzwerk in Aktion verhält. Je nach Kontext - ob Sie quer oder längs lesen - nehmen Sie das Symbol in der Mitte als «B» oder «13» wahr. Ihr Kontrollnetzwerk hilft Ihnen, das Siegerkonzept auszuwählen: Zahl oder Buchstabe?[386]

Ihr Kontrollnetzwerk trägt auch dazu bei, Instanzen von Emotionen zu konstruieren. Stellen Sie sich vor, Sie hätten mit Ihrem Partner oder Ihrer Partnerin gestritten und verspürten jetzt Schmerzen in der Herzregion. Ist das nun ein Herzanfall oder eher ein Verdauungsproblem, eine Angstattacke oder die Wahrnehmung, dass Ihr Partner sich unsinnig verhält? Ihr interozeptives Netzwerk wird Hunderte konkurrierender Instanzen verschiedener Konzepte produzieren, um dieses Rätsel zu lösen. Jede dieser Instanzen ist eine Kaskade, die sich über das gesamte Gehirn zieht. Ihr Kontrollnetzwerk hilft Ihnen, die einzelnen Instanzen effizient zu konstruieren und sich dann unter den Kandidaten für den Sieger zu entscheiden. Es unterstützt Neuronen, an bestimmten Konstruktionen mitzuwirken und an anderen nicht. Außerdem hält es einige Konzeptinstanzen aufrecht,

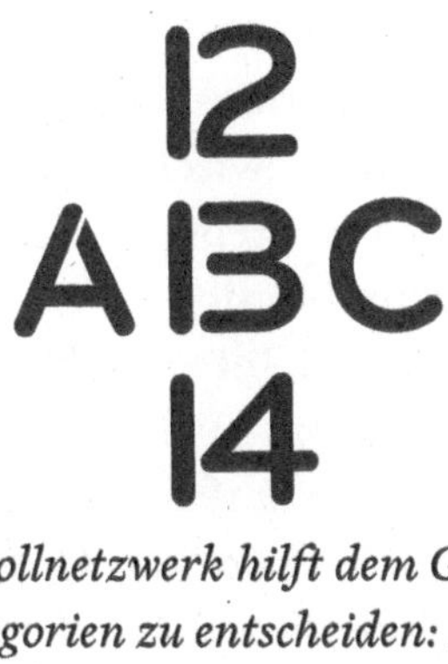

*Abb. 6.2: Das Kontrollnetzwerk hilft dem Gehirn, sich zwischen verschiedenen Kategorien zu entscheiden: In diesem Fall ist es «B» oder «13».*

während es andere unterdrückt. Das Resultat ist ein bisschen wie natürliche Selektion: Die Instanzen, die am besten zu der aktuellen Umgebung passen, überleben und prägen Ihre Wahrnehmung und Ihr Handeln.[387]

Der Begriff «Kontrollnetzwerk» ist nicht allzu glücklich gewählt, denn man assoziiert damit die Vorstellung von «Autorität», so als würde dieses Netzwerk die Entscheidungen treffen und den Prozess steuern. Das ist aber nicht der Fall. Ihr Kontrollnetzwerk ist eher ein System-Optimierer. Es schaltet sich in den Informationsfluss zwischen den Neuronen ein, heizt das Feuern in manchen an, während es andere eher herunterfährt. Auf diese Weise rückt Sinnesinput in den Fokus Ihres Aufmerksamkeitsscheinwerfers bzw. driftet wieder heraus. Das Kontrollnetzwerk macht manche Vorhersagen situationstauglich, während es andere zur Bedeutungslosigkeit verurteilt. Das ist wie das Team eines Rennfahrers, das während des Rennens sein Möglichstes tut, um den Wagen einen Tick schneller und sicherer zu machen. Dieses Herumbasteln hilft Ihrem Gehirn, gleichzeitig Ihr Körperbudget zu regeln, eine stabile Wahrnehmung herzustellen und schließlich zu handeln.[388]

Ihr Kontrollnetzwerk hilft Ihnen, zwischen emotionalen und nicht emotionalen Konzepten ebenso zu unterscheiden (Ist das jetzt Angst oder eine Verdauungsstörung?) wie zwischen verschiedenen Emotionskonzepten (Ist das nun Erregung oder Angst?) sowie zwischen verschiedenen Zielsetzungen für ein Emotionskonzept (In Panik: Soll ich angreifen oder weglaufen?). Wenn Sie sich einen Film ansehen, dann stärkt Ihr Kontrollnetzwerk Ihre visuellen und auditiven Systeme, um Sie die Geschichte so richtig miterleben zu lassen. Dann wieder dämpft es die fünf Sinne zugunsten eines intensiveren Affekterlebens, das sich am Ende zu einer Emotion auswächst. Der Großteil dieser Basteleien findet unterhalb Ihrer Bewusstseinsschwelle statt.[389]

Einige Forschende sprechen hier auch von einem Netzwerk zur «Emotionsregulierung». Dabei gehen sie davon aus, dass die Emotionsregulierung ein kognitiver Prozess ist, der von der Emotion getrennt existiert. Zum Beispiel wenn Ihr Chef Sie nervt, Sie ihm aber trotzdem keine scheuern.[390] Aus dem Blickwinkel des Gehirns aber ist jede Regulierung eine Kategorisierung. Wenn Sie eine Erfahrung machen, die sich anfühlt, als würde Ihre sogenannte rationale Seite Ihre Gefühle unter Kontrolle bringen – eine mythische Vorstellung, die, wie wir mittlerweile wissen, von der Verkabelung des Gehirns nicht gestützt wird –, dann konstruieren Sie eine Instanz des Konzepts «emotionale Regulierung».

Wie Sie sehen, sind Ihr Kontrollnetzwerk und Ihr interozeptives Netzwerk entscheidend verantwortlich für die Konstruktion der Emotionen.[391] Darüber hinaus finden sich in diesen beiden Core-Netzwerken einige der wichtigsten Knotenpunkte für die Kommunikation im Gehirn. Stellen Sie sich die größten Flughäfen der Welt vor, die allen größeren Airlines offenstehen. Eine Passagierin, die am JFK International Airport in New York ankommt, kann von American Airlines umsteigen auf British Airways, weil die beiden Linien sich dort kreuzen. Und so kann auch Information effizient zwischen verschiedenen Netzwerken in Ihrem Gehirn hin- und herwechseln, wenn sie die Knotenpunkte im interozeptiven bzw. Kontrollnetzwerk passiert.

Diese Knotenpunkte synchronisieren einen so großen Teil des Informationsflusses im Gehirn, dass sie möglicherweise sogar als Grundvoraussetzung für das Bewusstsein gelten können.[392] Wenn einer von ihnen beschädigt wird, gerät Ihr Gehirn in Schwierigkeiten: Depressionen, Panikstörungen, Schizophrenie, Autismus, Dyslexie, chronische Schmerzen, Demenz, Parkinson und ADHS werden mit Störungen in ebendiesen Knotenpunkten in Verbindung gebracht.[393]

Die wichtigsten Knotenpunkte in Ihrem interozeptiven bzw. Kontrollnetzwerk ermöglichen, was ich in Kapitel 4 beschrieben habe: dass Ihre alltäglichen Entscheidungen von Ihren Körperbudgetarealen geregelt werden – dem lautstarken, aber beinahe tauben inneren Wissenschaftler, der die Welt durch seine affektgefärbte Brille sieht. Denn Ihre Körperbudgetareale *sind* solche wichtigen Knotenpunkte. Ihre unzähligen Verbindungen sorgen dafür, dass ihre Prognosen verändern, was Sie sehen, hören und anderweitig wahrnehmen oder tun. Daher kann, was die Verschaltung des Gehirns angeht, keine Entscheidung frei von Affekten getroffen werden.

***

Ich habe schon mehrfach betont, dass das Gehirn quasi wissenschaftlich vorgeht. Es bildet Hypothesen (Vorhersagen) und überprüft sie anhand der «Daten» aus dem Sinnesinput. Es korrigiert seine Vorhersagen mithilfe des Vorhersageirrtums, wie ein Wissenschaftler seine Hypothese anpasst, wenn die Belege dafür nicht stimmen. Wenn die Vorhersagen des Gehirns zum Sinnesinput passen, entsteht daraus in diesem Augenblick ein Modell der Welt. So wie der Wissenschaftler, der urteilt, dass eine korrekte Hypothese der Weg zu wissenschaftlicher Gewissheit ist.

Vor einigen Jahren saß meine Familie beim Abendessen in unserer Küche in Boston, als wir plötzlich alle zusammen ein Gefühl hatten, das für uns vollkommen neu war. Unsere Stühle kippten für einen kurzen Moment nach hinten und dann wieder nach vorne, nur nicht gerade, sondern irgendwie schief. Diese vollkommen neue Erfahrung bescherte uns einen Zustand von Erfahrungsblindheit, also fingen wir an, Hypothesen zu bilden. Hatten wir alle im selben Moment das Gleichgewicht verloren? Nein, das war bei drei Menschen sehr unwahrscheinlich. Hatte es einen Autounfall vor dem Haus gegeben? Nein, wir hatten nichts dergleichen gehört. War vielleicht ein Gebäude in die Luft gegangen und hatte den Erdboden in Bewegung versetzt, aber so weit weg, dass wir nichts hatten hören können? Möglicherweise, aber das Gefühl war eher ein Erzittern gewesen als ein Schwanken. Ein Erdbeben? Vielleicht, aber wir hatten noch nie ein Erdbeben erlebt, und das Zittern hatte ja höchstens für eine Sekunde angehalten. Viel kürzer jedenfalls, als wir das aus Katastrophenfilmen kannten. Doch das Anheben und Absinken war fast eine sinusartige Bewegung gewesen, passte also zu unserem Bild eines Erdbebens. Die Erdbebenhypothese passte am besten zu unserem Wissen, also einigten wir uns darauf. Einige Stunden später hörten wir, dass ein Erdbeben der Stärke 4,5 auf der Richterskala das nahe Maine getroffen und ganz Neuengland erschüttert hatte.

Dieser Ausschlussprozess, den unsere Familie bewusst vollzogen hatte, wird vom Gehirn ganz automatisch und extrem schnell durchgeführt. Ihr Gehirn hat ein mentales Modell der Welt parat, wie sie sich im nächsten Augenblick darstellen wird. Es bastelt dieses aus Ihren früheren Erfahrungen. Auf diese Art *macht* das Gehirn mithilfe von Konzepten aus der Welt und dem Körper *Bedeutung*. In jedem wachen Moment greift das Gehirn auf frühere Erfahrungen zurück, die in Konzepten organisiert sind, um Ihre Handlungen zu steuern und Ihren Empfindungen einen Sinn zu verleihen.

Ich habe diesen Prozess «Kategorisierung» genannt, aber er ist in der Wissenschaft auch unter anderen Namen bekannt: Erfahrung. Wahrnehmung. Konzeptualisierung. Mustervervollständigung. Perzeptuelle Inferenz. Gedächtnis. Simulation. Aufmerksamkeit. Moral. Mentale Inferenz. Im

Alltagsverständnis der meisten Menschen meinen diese Begriffe unterschiedliche Dinge. Auch die Wissenschaft studiert sie als unterschiedliche Phänomene und nimmt an, dass sie von verschiedenen Prozessen im Gehirn gesteuert werden. Letztlich aber entstehen all diese Dinge durch die gleichen neuronalen Prozesse.

Wenn ich mich freue, dass mein Neffe Jacob mir die Ärmchen um den Hals legt, um mich zu drücken, bezeichnet man das normalerweise als eine «emotionale Erfahrung». Sehe ich das Strahlen auf seinem Gesicht, während er mich umarmt, erlebe ich das Glück nicht, sondern nehme es wahr. Wenn ich mich an die Umarmung erinnere und an das Gefühl, das ich dabei hatte, nehme ich nicht mehr wahr, sondern «erinnere» mich. Überlege ich, ob ich damals glücklich war oder einfach nur sentimental, dann «kategorisiere» ich. Meiner Ansicht nach bezeichnen all diese Begriffe nichts, was sich scharf abgrenzen lässt. Und man kann sie mit den gleichen «Zutaten» erklären, nämlich mit allem, was das Gehirn braucht, um Bedeutung zu erstellen.

Bedeutung zu schaffen heißt, dass wir über die vorhandene bloße Information hinausgehen.[394] Ein schnell schlagendes Herz hat eine physische Funktion wie: genug Sauerstoff in Ihre Gliedmaßen zu bringen, damit Sie losrennen können. Aber der Prozess der Kategorisierung macht daraus eine emotionale Erfahrung wie «Glück» oder «Angst». Damit erhält das pochende Herz eine zusätzliche Bedeutung und eine Funktion, die von unserer Kultur geprägt ist. Wenn Sie Affekte mit einer unangenehmen Valenz und hohem Arousal erleben, dann weisen Sie dem Bedeutung zu, je nach Ihrer Kategorisierung: Eine emotionale Instanz der Angst? Eine physische Instanz von zu viel Koffein? Die Wahrnehmung, dass der Typ, mit dem Sie sich gerade unterhalten, ein Idiot ist? Die Kategorisierung weist biologischen Signalen neue

Funktionen zu, die nicht von deren physikalischer Natur abhängen, sondern von Ihrem Wissen und dem Kontext Ihrer Umwelt. Ordnen Sie das Herzklopfen als «Angst» ein, schaffen Sie eine Bedeutung, die sagt: «Angst verursacht diese physischen Veränderungen in meinem Körper.» Wenn die beteiligten Konzepte Emotionskonzepte sind, dann konstruiert Ihr Gehirn Instanzen einer Emotion.

Als Sie die Flecken in Kapitel 2 als Biene wahrgenommen haben, haben Sie Ihren visuellen Empfindungen eine Bedeutung zugewiesen. Ihr Gehirn hat das zuwege gebracht, weil es eine Biene vorhersah und die entsprechenden Linien simulierte, die die Flecken miteinander verbunden haben. Ihre frühere Erfahrung – das Betrachten des Bienenfotos – hat Ihr Gehirn darin bestärkt, seine Vorhersage nicht zu korrigieren. Resultat: Sie haben in den Flecken eine Biene wahrgenommen. Ihre früheren Erfahrungen formen die Bedeutung aktueller Empfindungen. Der gleiche wundersame Prozess ist für unsere Emotionen verantwortlich.

*Emotionen sind Bedeutung.* Sie erklären Ihre interozeptiven Veränderungen und das zugehörige affektive Erleben vor dem Hintergrund der aktuellen Situation. Sie sind ein Rezept für Ihr Handeln. Die Hirnsysteme, die Konzepte bilden (wie das interozeptive Netzwerk und das Kontrollnetzwerk), sind die biologischen Fundamente der Bedeutungskonstruktion.

Nun wissen Sie also, wie Emotionen im Gehirn entstehen. Wir sagen vorher und kategorisieren. Wir regulieren unser Körperbudget, wie Tiere es tun, doch wir packen diese Regulierung in mentale Konzepte wie «Glück» und «Angst», die wir ad hoc konstruieren. Wir teilen diese rein mentalen Konzepte mit anderen Erwachsenen und bringen sie unseren Kindern bei. Wir schaffen eine neue Art Realität und leben jeden Tag darin. Dabei sind wir uns dessen meist nicht bewusst. Das ist das Thema des nächsten Kapitels.

# 7

# Emotionen als soziale Realität

Wenn im Wald ein Baum umfällt und niemand da ist, der das hören könnte, macht er dann ein Geräusch? Diese klischeehafte Frage wurde von Philosophen und Dozentinnen bis zum Abwinken gestellt, aber sie offenbart auch etwas Entscheidendes über die menschliche Erfahrung, insbesondere darüber, wie wir Emotionen erfahren und wahrnehmen.

Die Antwort des gesunden Menschenverstandes lautet: Ja. Natürlich macht ein fallender Baum ein Geräusch. Wenn Sie und ich durch den Wald spazieren würden, würden wir das Knacken des Holzes hören, das Rascheln der Blätter und den Wumms, wenn der Stamm auf dem Boden aufschlägt. Es scheint offensichtlich, dass das Krachen auch da wäre, wenn Sie und ich das nicht sind.

Doch die wissenschaftliche Antwort auf das Rätsel ist: Nein. Ein fallender Baum macht kein Geräusch. Er löst nur Schallwellen in der Luft und im Boden aus. Diese Schallwellen werden nur dann zum Geräusch, wenn etwas ganz Besonderes vorhanden ist, um sie zu empfangen und zu übersetzen: zum Beispiel ein Ohr, das mit einem Gehirn verbunden ist. Hierfür eignet sich jedes Säugetierohr. Das äußere Ohr fängt die Veränderungen des Luftdrucks auf und konzentriert sie am Trommelfell. So entstehen Schwingungen im Mittelohr. Diese wiederum versetzen eine Flüssigkeit im Innenohr in Bewegung. Winzige Härchen übersetzen die Druckveränderungen in elektrische Signale, die dann im Gehirn ankommen. Ohne diese spezielle Maschinerie gibt es kein Geräusch, sondern nur Luftbewegungen.

Selbst nachdem das Gehirn diese elektrischen Signale empfangen hat, ist seine Aufgabe noch nicht erledigt. Denn diese Signale müssen erst interpretiert werden, in diesem Fall als Geräusch eines fallenden Baumes. Dazu braucht das Gehirn das Konzept «Baum» und eine Vorstellung davon, was Bäume tun können, nämlich mitten im Wald umfallen. Dieses Konzept kann aus früheren Erfahrungen mit Bäumen stammen oder aus einem Buch oder aus der Beschreibung einer anderen Person. Ohne das Konzept jedenfalls gibt es kein splitterndes Holz, nur die bedeutungslosen Geräusche der Erfahrungsblindheit.

Ein Geräusch ist also kein Ereignis, das in der Welt *erkannt* wird. Es ist eine Erfahrung, die *konstruiert* wird, wenn die Welt mit einem Körper interagiert, der Luftdruckveränderungen wahrnimmt, und einem Gehirn, das diesen Veränderungen Bedeutung zuweist.[395]

Ohne einen Wahrnehmenden gibt es kein Geräusch, nur die simple physikalische Wirklichkeit. In diesem Kapitel wenden wir uns einer anderen Form der Realität zu, die wir konstruieren. Diese Wirklichkeit existiert nur für Menschen, die die nötige Ausrüstung haben, um sie wahrzunehmen. Dieses mühelose Können gibt uns eine Antwort auf die Frage: «Was ist eine Emotion?» Es erklärt auch, wie Emotionen ohne jeden biologischen Fingerabdruck über Generationen weitergegeben werden.

Und nun noch eine Frage: «Ist ein Apfel rot?» Auch dies ist ein Rätsel, aber nicht so selbstverständlich wie das des fallenden Baumes. Auch hier lautet die Antwort des gesunden Menschenverstandes: Ja. Natürlich ist der Apfel rot (oder gelb oder grün, wenn Sie so wollen). Doch die wissenschaftliche Antwort lautet auch hier wieder: Nein. «Rot» ist keine Farbe, die zu einem Objekt gehört. Es handelt sich vielmehr um die Wahrnehmung von reflektiertem Licht einer bestimmten

Wellenlänge (ungefähr 600 Nanometer), das von einem Objekt zurückgeworfen wird (inmitten von Reflexionen anderer Wellenlängen). Nur wenn ein Empfänger dieses Panorama unterschiedlicher Wellenlängen zu visuellen Empfindungen zusammensetzt, wird diese eine Wellenlänge «rot». Unser Empfänger ist die menschliche Netzhaut, die drei verschiedene Typen von Fotorezeptoren besitzt, um das reflektierte Licht in elektrische Signale zu übersetzen, denen das Gehirn dann eine Bedeutung verleiht.[396] Fehlt der Netzhaut ein mittelgroßes oder langes Zäpfchen (Fotorezeptor), dann wird Licht von 600 Nanometern Wellenlänge als grau gesehen. Und gibt es zu der Netzhaut kein Gehirn, dann gibt es überhaupt keine Farberfahrung, nur das aus der Welt zurückgeworfene Licht.

Selbst mit dem richtigen Equipment (Auge und Gehirn) ist die Erfahrung eines roten Apfels noch nicht gesichert. Denn damit das Gehirn eine visuelle Empfindung in die Erfahrung «Rot» umwandeln kann, braucht es das Konzept «Rot». Dieses Konzept kann entstanden sein aus früheren Begegnungen mit Äpfeln, Rosen und anderen Objekten, die Sie als rot wahrnehmen. Oder andere Menschen haben Ihnen etwas Rotes gezeigt. (Selbst Menschen, die von Geburt an blind sind, haben ein Konzept von «Rot», das sie Gesprächen oder Büchern entnommen haben.[397]) Ohne dieses Konzept würden Sie den Apfel anders wahrnehmen. Die Berinmo in Papua-Neuguinea nehmen Äpfel, die Licht einer Wellenlänge von 600 Nanometern zurückwerfen, als bräunlich wahr, denn die Berinmo-Konzepte für Farbe teilen das Farbspektrum anders auf.[398]

Diese Rätsel von Äpfeln und Bäumen zeigen uns, dass es in puncto Wahrnehmung zwei verschiedene Ansichten gibt. Der gesunde Menschenverstand sagt uns, dass Geräusche und Farben in der Welt außerhalb unserer Haut durchaus existieren und dass wir sie mit Augen und Ohren aufnehmen und diese Information dann an das Gehirn weitergeleitet wird. Doch wie wir in Kapitel 4 bis 6 erfahren haben, sind wir die Architekten unserer eigenen Erfahrung. Wir nehmen die physikalischen Veränderungen in der Welt nicht passiv auf. Wir tragen aktiv dazu bei, unsere Erfahrung zu konstruieren, obwohl wir das im Normalfall nicht merken. Es mag so aussehen, als würde ein Objekt die Informationen über seine Farbe an Ihr Gehirn übermitteln, doch die Information, die Sie für die Farberfahrung brauchen, stammt größtenteils aus Ihren Vorhersagen, die von dem Licht, das Sie aus der Außenwelt erreicht, nur korrigiert werden.

Mit diesen Vorhersagen können Sie mit Ihrem geistigen Auge auf Abruf eine Farbe «sehen». Stellen Sie sich nun die Grüntöne eines sommerlichen Waldes vor. Die Farben sind vielleicht nicht so lebhaft wie üblich, und die Erfahrung lässt sich nicht allzu lange aufrechterhalten, aber vermutlich bekommen Sie das grundsätzlich hin. Und während Sie das tun, verändern Neuronen in Ihrem visuellen Cortex ihr Feuern. Sie simulieren Grün. Sie können sich auch einen fallenden Baum vorstellen und diese Geräusche im Geiste hören. Versuchen Sie es, und die Neuronen im auditiven Cortex verändern ihr Feuern.

Luftdruckveränderungen und Licht bestimmter Wellenlänge existieren in der Außenwelt, aber für uns sind das Geräusche und Farben. Wir nehmen sie wahr, indem wir über die uns zur Verfügung stehenden Informationen hinausgehen, und schaffen Bedeutung, indem wir uns auf Erfahrungswissen stützen, also auf Konzepte. Jede Wahrnehmung wird von einer wahrnehmenden Person konstruiert, und üblicherweise ist der Sinnesinput aus der Welt dabei eine Zutat. Nur bestimmte Luftveränderungen werden als fallender Baum gehört. Nur bestimmte Wellenlängen auf der Netzhaut werden zur Erfahrung von «Rot» oder «Grün». Die andere Auffassung ist schlicht naiver Realismus, der so tut, als sei die Wahrnehmung gleich der Wirklichkeit.

Ein drittes und letztes Rätsel: «Sind Emotionen real?» Vielleicht halten Sie diese Frage für lächerlich, ein klassisches Beispiel akademischer Hirnakrobatik. Natürlich sind Emotionen real. Denken Sie nur mal an den Moment, als Sie zuletzt begeistert, traurig oder stocksauer waren. Das waren ganz eindeutig Gefühle. Aber letztlich läuft die Lösung für unser drittes Rätsel auf dasselbe hinaus wie bei Baum bzw. Apfel: Was in der Welt existiert und was im menschlichen Gehirn? Dieses Rätsel zwingt uns, unsere Grundannahmen über die Natur der Wirklichkeit und die Rolle, die wir bei deren Erschaffung spielen, infrage zu stellen. In diesem Fall allerdings fällt die Antwort komplexer aus, denn zunächst müssen wir klären, was wir unter «real» verstehen.

Wenn Sie mit einer Chemikerin reden, sind es Moleküle, Atome und Protonen, die «real» sind. Für einen Physiker sind «real» Quarks, das Higgs-Boson oder eine Sammlung winzigster Strings, die in elf Dimensionen schwingen. All das soll in der Natur existieren, ob Menschen es nun wahrnehmen oder nicht. Das wären also *betrachtungsunabhängige* Kategorien.[399] Wenn alles menschliche Leben auf diesem Planeten ausgelöscht wäre, wären die subatomaren Teilchen immer noch da.

Aber die Evolution hat dem menschlichen Geist die Fähigkeit verliehen, eine andere Art Realität zu schaffen, die von der Wahrnehmung durch den Menschen abhängig ist. Aus Luftdruckveränderungen konstruieren wir Geräusche, aus Wellenlängen Farben. Aus Backzutaten machen wir Cupcakes und Muffins, die sich nur durch den Namen unterscheiden (Kap. 2). Bringen Sie ein paar Leute zu der übereinstimmenden Ansicht, dass etwas real ist, geben Sie diesem Ding einen Namen, und schon haben diese Menschen eine Realität geschaffen. Alle Personen mit einem normal funktionierenden Gehirn haben die Fähigkeit zu diesem kleinen bisschen Magie, und wir setzen sie ständig ein.

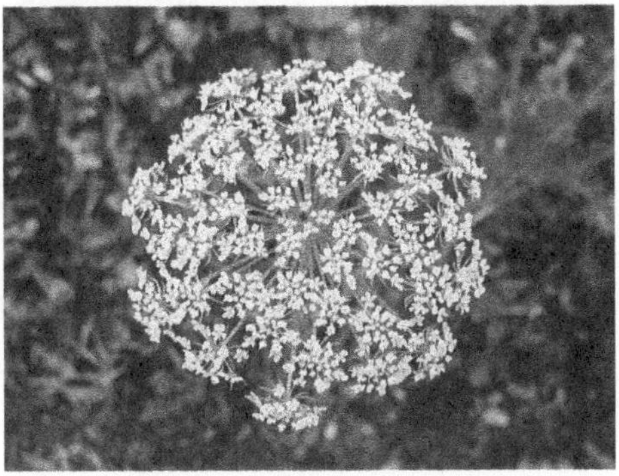

*Abb. 7.1: Wilde Möhre*

Wenn Sie an Ihren Zauberkräften zweifeln, dann sehen Sie sich Abbildung 7.1 an. Die dargestellte Pflanze ist eine Wilde Möhre (*Daucus carota*), im englischsprachigen Raum bekannt als *Queen Anne's Lace*. Üblicherweise sind die äußeren Blüten weiß, aber in sehr seltenen Fällen erscheinen sie rosa (in der Farbe, die Menschen meiner Kultur als rosa erleben). Mein Freund Kevin (Onkel Kevin aus dem letzten Kapitel) hatte lange nach einer rosafarbenen Variation gesucht und sie dann stolz auf einen Ehrenplatz mitten in seinen Garten gepflanzt. Eines Tages tranken wir dort zusammen Tee, als eine Freundin vorbeikam. Kevin und ich gingen rein, um Tee zu holen. Wir kamen gerade rechtzeitig hinaus, um zu sehen, wie diese Freundin den Kopf schüttelte, sich bückte und mit der Entschlossenheit jahrelanger Erfahrung die Pflanze aus dem Boden riss.

Nichts in der Natur zeigt an, ob eine Pflanze eine Blume ist oder ein Unkraut. Die Wilde Möhre war für Kevin eine Blume, für die Freundin eben nicht. Die Unterscheidung hängt einzig vom Standpunkt ab. Eine Rose wird normalerweise als Blume gesehen, aber in einem Gemüsefeld wird sie schon mal zum Unkraut. Löwenzahn gilt hingegen meist als Unkraut, aber in einem Bouquet von Wildblüten oder als Geschenk von Ihrem Zweijährigen verwandelt er sich in eine schöne Blume.[400] Pflanzen existieren natürlich objektiv in der Natur, aber Blumen oder Unkraut setzen voraus, dass eine Person sie betrachtet. Es sind *Betrachter-abhängige* Kategorien. Einstein machte diesen Punkt klar, als er schrieb: «Physikalische Konzepte sind freie Schöpfungen des menschlichen Geistes und sind nicht, auch wenn es anders scheinen mag, einzig und allein von der Außenwelt bestimmt.»[401]

Der gesunde Menschenverstand verführt uns zu der Ansicht, dass Emotionen ihrer Natur nach real sind und unabhängig vom Betrachter existieren, so wie das Higgs-Boson und die Pflanzen. Emotionen scheinen in gerunzelten Brauen zu sitzen, in gerümpften Nasen, in hängenden Schultern und schwitzenden Handflächen, in jagenden Herzen und in Cortisolspitzen, aber auch in Schweigen, in Schreien und Seufzern.

Die Wissenschaft aber sagt uns, dass Emotionen eine wahrnehmende Person brauchen, so wie es Farben oder Geräusche tun. Wenn Sie Emotionen erfahren oder wahrnehmen, dann wird Sinnesinput in Muster feuernder Neuronen verwandelt. Richten Sie dann noch Ihre Aufmerksamkeit auf Ihren Körper, erleben Sie Emotionen, wie sie in Ihrem Körper passieren, ebenso wie Sie die rote Farbe im Apfel sehen und das Geräusch in der Außenwelt hören. Richten Sie hingegen Ihre Aufmerksamkeit nach außen, dann erleben Sie Gesichter und Stimmen und Körper so, als drückten diese Emotionen aus, die Sie ihrerseits dann dekodieren. Aber wie wir in Kapitel 5 erfahren haben, kategorisiert Ihr Gehirn mithilfe von Konzepten, um diesen Empfindungen einen Sinn zu verleihen.

Mit dem Ergebnis, dass Sie Instanzen von Glück, Angst, Wut bzw. anderen Emotionskategorien konstruieren.

Emotionen sind real, aber ebenso real wie das Geräusch eines fallenden Baums, wie die Erfahrung von «Rot» und die Unterschiede zwischen «Blume» und «Unkraut». Sie werden im Gehirn des Wahrnehmenden konstruiert.

Sie bewegen Ihre Gesichtsmuskulatur wirklich ständig. Ihre Stirn furcht sich. Ihre Lippen verziehen sich. Ihre Nase rümpft sich. All diese Bewegungen sind Betrachter-unabhängig. Sie helfen Ihnen, die sensorische Welt zu erfassen.[402] Wenn Sie die Augen aufreißen, wird Ihr peripheres Sehen verbessert, und Sie können Objekte um sich herum besser wahrnehmen. Kneifen Sie hingegen die Augen zusammen, sehen Sie jene Dinge besser, die direkt vor Ihrer Nase sind. Wenn Sie die Nase rümpfen, verhindern Sie, dass schädliche Chemikalien eindringen können. Aber diese Bewegungen sind nicht an sich emotional.

Im Körper verändern sich Herzschlag, Blutdruck, Atem, Temperatur und Cortisolspiegel den ganzen Tag über. Diese Veränderungen haben physische Funktionen, sie regulieren Ihren Körper in der Welt. Auch sie sind Betrachter-unabhängig. Und nicht an sich emotional.

Ihre Muskelbewegungen, die Veränderungen in Ihrem Körper werden nur dann zu Instanzen von Emotionen, *wenn Sie sie so kategorisieren* und ihnen neue Funktionen als Erfahrungen und Wahrnehmungen zuweisen. Ohne Emotionskonzepte gibt es diese neuen Funktionen nicht. Sie sind nur Gesichtsbewegungen, klopfendes Herz, zirkulierende Hormone und so weiter. So wie ohne ein entsprechendes Konzept das «Rot» oder das Geräusch des fallenden Baumes nicht existieren. Das sind dann eben nur Licht- oder Schallwellen.

Seit jeher debattieren Forschende darüber, ob Emotionskategorien wie «Angst» oder «Wut» ihrer Natur nach real oder illusorisch sind. In Kapitel 1 haben wir gelernt, dass jene, die der klassischen Auffassung anhängen, der Ansicht sind, dass Emotionskategorien Naturprodukte sind und alle Instanzen von (z. B.) «Furcht» einen gemeinsamen biologischen Fingerabdruck besitzen. Und die Emotionskonzepte in Ihrem Kopf, so heißt es, existieren getrennt von diesen natürlichen Kategorien. Kritiker entgegnen gewöhnlich, dass «Wut», «Angst» und so weiter Begriffe aus der Alltagspsychologie und für wissenschaftliche Zwecke unbrauchbar sind.[403] Zu Beginn meiner Laufbahn dachte ich das auch, heute aber glaube ich, dass es noch eine weitere, realistischere Möglichkeit gibt.[404]

Die Unterscheidung zwischen «ihrer Natur nach real» und «illusorisch» ist eine unzutreffende Dichotomie. Angst und Wut sind real für jene Gruppe Menschen, die *übereinkommt*, dass gewisse Veränderungen im Körper, im Gesicht und so weiter eine emotionale Bedeutung haben. Anders gesagt: Emotionskonzepte sind eine *soziale Realität*. Sie existieren in Ihrem menschlichen Geist, der in Ihrem menschlichen Gehirn heraufbeschworen wird, das wiederum Teil der Natur ist. Die biologischen Prozesse der Kategorisierung, die in der physikalischen Realität gründen und in Gehirn und Körper beobachtbar sind, schaffen sozial reale Kategorien. Alltagskonzepte wie «Angst» oder «Wut» sind nicht nur Worte, die man aus dem wissenschaftlichen Diskurs verbannen sollte. Sie spielen vielmehr eine entscheidende Rolle in der Geschichte des Gehirns, das Emotionen erzeugt.

***

Beim Thema soziale Realität geht es keineswegs nur um vergleichsweise banal anmutende Beispiele wie Blumen, Unkraut und rote Äpfel. Die Gesellschaft gründet als Ganzes auf der sozialen Wirklichkeit. Die meisten Phänomene in Ihrem Leben sind sozial konstruiert: Ihr Job, Ihre Adresse, Ihre Regierung, die entsprechenden Gesetze und Ihr sozialer Status. Um die soziale Realität werden Kriege geführt, und Nachbarn schlachten Nachbarn ab. Als Benazir Bhutto, die verstorbene Premierministerin von Pakistan, sagte: «Sie können einen Menschen töten, nicht aber eine Idee», unterstrich sie, in welchem Ausmaß die soziale Realität unsere Welt prägt.

Geld ist ein klassisches Beispiel für soziale Realität.[405] Nehmen wir ein rechteckiges Stück Papier, auf dem das Gesicht eines unserer politischen Führer abgedruckt ist, oder eine Metallscheibe, eine Muschel, eine Handvoll Gerste - wenn eine Gruppe Menschen diese Dinge als Geld betrachtet, dann *wird* daraus Geld. Wir verschieben Tag für Tag Milliarden Dollar auf der Grundlage einer sozialen Realität, die wir Aktienmarkt nennen. Wir analysieren Volkswirtschaften mit komplizierten mathematischen Gleichungen. Auch die schlimmen Auswirkungen der Finanzkrise von 2008 waren Produkt einer sozialen Realität. Innerhalb weniger Minuten wurde eine ganze Reihe von Hypotheken - ihrerseits Konstrukte einer sozialen Realität - wertlos, sodass Menschen in den wirtschaftlichen Ruin gestürzt wurden. Dahinter stand kein objektives physikalisches oder biologisches Ereignis. Nur eine verheerende Veränderung der kollektiven Wahrnehmung. Beantworten Sie doch einmal folgende Frage: Was ist der Unterschied zwischen 200 der gängigen Ein-Dollar-Noten und einem Siebdruck von 200 Ein-Dollar-Noten? Die korrekte Antwort lautet: 43,8 Millionen Dollar. Dieser Preis wurde 2013 für Andy Warhols Druck «200 One Dollar Bills» bezahlt. Der Druck ist genau das, was die Bezeichnung sagt. Man kann kaum einen Unterschied zu den echten Banknoten feststellen. Die kolossale Bewertung ist ein Faktum der sozialen Realität. Und auch der Preis des Drucks ändert sich immer wieder: In den 1990er-Jahren wurde er für nur 300 000 Dollar verkauft, ein Schnäppchen sozusagen. Und auch das spiegelte eine gewisse soziale Realität wider. Wenn 43,8 Millionen Dollar Ihnen jetzt viel erscheinen, dann haben Sie an dieser sozialen Realität teil.

Erfinden Sie etwas, geben Sie Ihrer Erfindung einen Namen, und Sie haben ein Konzept geschaffen. Vermitteln Sie dieses Konzept anderen Menschen, und Sie haben eine Realität geschaffen, solange diese daran glauben. Wie aber bringen wir diese schöpferische Magie hervor? Wir kategorisieren. Wir nehmen Dinge, die in der Welt existieren, und weisen ihnen neue Funktionen zu, die über ihre physikalischen Eigenschaften und Möglichkeiten hinausgehen. Dann bringen wir einander diese Konzepte bei und verkabeln gegenseitig unser Gehirn so, dass es zu unserer sozialen Welt passt. Das ist das Herzstück der sozialen Realität.[406]

Emotionen sind eine soziale Realität. Wir konstruieren Instanzen von Emotionen genauso, wie wir Farben, krachend umstürzende Bäume und Geld generieren: Wir gebrauchen ein konzeptuelles System, das in der Verschaltung unseres Gehirns besteht. Wir verwandeln Betrachter-unabhängigen Sinnesinput aus dem Körper und der Welt in eine Instanz von (z.B.) Glück im Kontext des Konzepts «Glück», das in den meisten menschlichen Köpfen besteht. Das Konzept ordnet diesen Empfindungen neue Funktionen zu und schafft dadurch eine Realität, wo vorher keine war: eine Erfahrung oder Wahrnehmung der Emotion.

Statt wissen zu wollen: «Sind Emotionen real?», sollten wir besser fragen: «Wie werden Emotionen real?» Die Antwort lautet: Idealerweise gelingt es uns, eine Brücke zu schlagen von der Betrachter-unabhängigen Biologie von Gehirn und Körper (wie der Interozeption) zu den Alltagskonzepten unseres Lebens wie «Angst» und «Glück».

Emotionen werden für uns real durch zwei menschliche Fähigkeiten, die eine notwendige Grundvoraussetzung darstellen, um die soziale Wirklichkeit zu ermöglichen. Zuerst brauchen Sie eine Gruppe von Menschen, die übereinkommt, dass ein Konzept wie «Blume», «Farbe» oder «Glück» existiert. Dieses geteilte Wissen nennt man *kollektive Intentionalität*. Die wenigsten Menschen denken darüber je nach, aber sie ist die Grundlage jeder Gesellschaft. Sogar Ihr Name ist entstanden durch kollektive Intentionalität.[407]

Emotionskategorien werden meiner Ansicht nach durch kollektive Intentionalität real. Wenn Sie jemand anderem mitteilen wollen, dass Sie wütend sind, brauchen Sie beide ein Einverständnis darüber, was «Wut» ist. Kommen Menschen überein, dass eine gewisse Gesichtskonstellation bzw. bestimmte kardiovaskuläre Veränderungen in einem bestimmten Kontext für «Wut» stehen, dann ist das so. Und Sie müssen sich dieser Übereinkunft noch nicht einmal bewusst sein. Noch nicht mal müssen Sie dahin gehend übereinstimmen, ob eine bestimmte Instanz «Wut» ist oder nicht. Sie müssen sich nur einig sein, dass «Wut» prinzipiell im Rahmen bestimmter Funktionen existiert. An diesem Punkt können Menschen Informationen über dieses Konzept untereinander austauschen, und das so effizient, dass «Wut» plötzlich angeboren scheint. Wenn Sie und ich vereinbaren, dass eine gerunzelte Stirn in einem bestimmten Kontext für «Wut» steht, und ich runzle meine Stirn, dann teile ich höchst effizient Informationen mit Ihnen. Die Bewegung in meinem Gesicht allein allerdings übermittelt Ihnen keine Wut, genauso wenig wie Luftdruckveränderungen ein Geräusch vermitteln. Aber durch die Tatsache, dass wir ein Konzept miteinander teilen, bahnt meine Bewegung in Ihrem Gehirn eine Vorhersage an ... was eine nur dem Menschen eigene Form von Magie ist: die Kategorisierung als Akt der Zusammenarbeit.[408]

Kollektive Intentionalität ist für soziale Realität notwendig, aber nicht hinreichend. Denn bestimmte Tiere beherrschen abgesehen vom Mensch ebenfalls eine rudimentäre Form von kollektiver Intentionalität, ohne deshalb gleich eine soziale Wirklichkeit zu begründen. So arbeiten Ameisen auf ein gemeinsames Ziel hin und Bienen ebenso. Vogel- oder Fischschwärme bewegen sich synchron. Bestimmte Schimpansengruppen verwenden Werkzeuge wie Stöcke, um Termiten aufzustöbern und zu verspeisen. Oder sie nutzen Steine, um Nüsse zu knacken. Dieser spezifische Gebrauch wird an die Nachkommen weitergegeben. Schimpansen scheinen sogar das Konzept «Werkzeug» zu lernen. Sie merken, dass bestimmte Objekte von unterschiedlichem Aussehen für ein und denselben Zweck eingesetzt werden können – zum Beispiel, dass man mit etwas, das man in der Hand halten kann, sei es ein Holzstock oder ein Schraubenzieher, an Futter kommt.

Menschen sind insofern einzigartig, als unsere kollektive Intentionalität auf mentale Konzepte setzt. Wir sehen einen Hammer, eine Kettensäge, einen Eispickel und kategorisieren alle drei als «Werkzeug». Aber wir können auch unsere Meinung ändern und sie als «Mordwaffe» einordnen. Wir können ihnen Funktionen zuordnen, die bisher in keinem anderen Zusammenhang existierten, und erfinden so eine neue Realität. Diese Magie funktioniert, weil wir auch die zweite Grundvoraussetzung für die Konstruktion sozialer Realität besitzen: Sprache.

Kein anderes Tier kennt kollektive Intentionalität im Zusammenhang mit Worten. Einige andere Tierarten verfügen über eine Art symbolischer Kommunikation. Elefanten scheinen durch tieffrequente Töne, die weit über einen Kilometer hinweg hörbar sind, zu kommunizieren. Einige Menschenaffen scheinen begrenzt Zeichensprache verwenden zu können, etwa so wie ein zweijähriges Kind. Gewöhnlich lernen sie das durch Verstärkung mit Belohnungen. Aber nur der Mensch hat sowohl Sprache als auch kollektive Intentionalität zur Verfügung. Diese beiden Fähigkeiten unterstützen einander. Sie ermöglichen es einem Menschenkind, ein System von Konzepten in sein Gehirn zu laden und dabei auch noch seine Verschaltung zu ändern. Diese Kombination erlaubt uns auch, kooperativ über Kategorien zu entscheiden, was die Grundlage der Kommunikation und des sozialen Einflusses ist.[409]

Wörter regen uns an, Konzepte zu bilden, wie wir in Kapitel 5 gelernt haben. Wir gruppieren äußerlich verschiedene Dinge zusammen, weil sie den gleichen Zweck erfüllen. Eine Trompete, eine Pauke, eine Geige und eine Kanone ähneln sich äußerlich kein bisschen, aber der Begriff «Musikinstrument» erlaubt uns, sie als ähnlich zu betrachten, weil sie einen gemeinsamen Zweck erfüllen, z.B. Tschaikowskis *Ouvertüre 1812* aufzuführen. Das Wort «Angst» gruppiert verschiedene Instanzen, die mit völlig unterschiedlichen Körperbewegungen, interozeptiven Empfindungen und Weltereignissen einhergehen, zusammen. Selbst vorsprachliche Kinder bilden Konzepte über Bälle und Dinge, die Krach machen, solange andere Menschen ihnen diese Worte bewusst vorsprechen.

Außerdem sind Wörter die effektivsten Kürzel für Kommunikationskonzepte innerhalb einer Gruppe. Wenn ich eine Pizza bestelle, führe ich nie Gespräche wie dieses:

> Ich: Hallo, ich würde gerne eine Bestellung aufgeben.
> Stimme am Telefon: Okay, was hätten Sie denn gerne?
> Ich: Ein Stück Teig, das flach ausgerollt und zu einem Kreis geformt wird oder manchmal auch zu einem Rechteck. Bestrichen mit Tomatensauce, mit Käse bestreut und dann lange genug in einem sehr heißen Ofen gebacken,

damit der Käse schmilzt und die Kruste leicht bräunt. Das Ganze ist zum Essen gedacht.
Stimme: Das macht dann 9,99. Und es ist fertig, wenn der große Zeiger auf der 12 steht und der kleine auf der 7.

Das Wort «Pizza» würde diesen Anruf deutlich verkürzen, weil wir eine gemeinsame Erfahrung teilen und damit ein gemeinsames Wissen über dieses Nahrungsmittel in unserer Kultur haben. Ich würde die Eigenschaften einer Pizza nur jemandem beschreiben, der noch nie eine gegessen hat und deswegen Schwierigkeiten hätte, die Pizza in all ihren Einzelheiten zu verstehen.

Worte sind Macht. Sie ermöglichen uns, Ideen direkt in den Kopf anderer Menschen zu transportieren. Wenn ich Sie bewegungslos auf einen Stuhl setze und das Wort «Pizza» sage, dann ändern Neuronen in Ihrem Gehirn automatisch ihr Feuermuster und stellen Vorhersagen an. Möglicherweise fangen Sie sogar an, Speichel zu produzieren, während Sie sich den Geschmack von Pilzen und Peperoni vorstellen. Worte ermöglichen uns eine ganz eigene Form der Telepathie.

Und Worte fördern die *mentale Inferenz*: Wir machen uns ein Bild von den Absichten, Zielen und Überzeugungen anderer Menschen. Menschenkinder lernen, dass wichtige Informationen im Kopf anderer Leute existieren (wie wir in Kapitel 5 gesehen haben) und dass Worte ein ausgezeichnetes Vehikel sind, um an diese Informationen heranzukommen.

Aber natürlich sind Worte nicht das einzige Mittel, um Konzepte zu kommunizieren. Wenn ich verheiratet bin und dies der Welt signalisieren möchte, dann muss ich nicht durch die Gegend laufen und allen verkünden: «Ich bin verheiratet. Ich bin verheiratet. *Ich bin verheiratet.*» Ich kann einfach einen Ring tragen, vorzugsweise einen mit einem dicken Diamanten darauf. In Nordindien trage ich ein Bindi, einen roten Punkt direkt auf der Stirn. Bin ich glücklich, brauche ich dafür keine Worte. Ich lächle einfach, und den Menschen in meinem Umfeld verhilft die kollektive Intentionalität zu einer ganzen Welle von Vorhersagen. Als meine Tochter noch in den Kindergarten ging, musste ich nur die Brauen hochziehen, wenn sie dabei war, Unfug anzustellen. Kein Wort nötig.

Nichtsdestotrotz brauchen Sie ein Wort, um ein Konzept effizient zu übertragen. Die kollektive Intentionalität erfordert, dass jeder in einer Gruppe ein ähnliches Konzept hat, sei es nun «Blume» oder «Unkraut» oder «Angst». Die Instanzen jedes einzelnen Konzepts unterscheiden sich erheblich in ihren physikalischen Merkmalen und weisen nur wenige statistische Regelmäßigkeiten auf, doch die Gruppenmitglieder müssen die Konzepte ja irgendwie lernen. Und was die praktischen Anwendungen angeht, setzt Lernen Worte voraus.

Was aber ist zuerst da, das Konzept oder das Wort? Dies ist Gegenstand einer ständigen wissenschaftlichen und philosophischen Debatte, die wir hier nicht lösen werden. Aber es ist klar, dass Menschen bestimmte Konzepte bilden, bevor sie das zugehörige Wort kennen. Innerhalb weniger Tage nach der Geburt lernen Kinder das Wahrnehmungskonzept «Gesicht», ohne das Wort «Gesicht» zu kennen, wie wir in Kapitel 5 bereits gehört haben. Denn Gesichter weisen statistische Regelmäßigkeiten auf: zwei Augen, eine Nase und ein Mund. Auf ähnliche Weise unterscheiden wir die Konzepte «Pflanze» und «Mensch», auch wenn wir für sie keine Worte brauchen: Pflanzen treiben Fotosynthese, Menschen nicht. Der Unterschied ist Betrachter-unabhängig, ganz egal, wie man die beiden Konzepte benennt.[410]

Andererseits gibt es Konzepte, für die man einfach Wörter braucht. Nehmen wir nur mal die «imaginierten Telefone». Jeder kennt das: Kinder halten irgendeinen Gegenstand ans

Ohr und sprechen hinein. So ahmen sie das Verhalten ihrer Eltern am Telefon nach. Welche Objekte hierbei gewählt werden, ist ganz verschieden: eine Banane, eine Hand, eine Tasse, ja selbst eine Schmusedecke. Diese Instanzen haben keine statistisch relevanten Ähnlichkeiten. Und doch kann ein Vater seinem Sohn eine Banane in die Hand geben und sagen: «Klingeling. Es ist für dich.» Ein Kürzel für das gemeinsame Verständnis, was als Nächstes zu tun ist. Andererseits: Würden Sie das Konzept «imaginiertes Telefon» nicht kennen und sähen ein zweijähriges Kind, das ein Spielzeugauto an die Wange presst und hineinspricht, dann würden Sie nur ein Kind sehen, das ein Spielzeug an die Wange hält.

Ähnlich ist es mit Emotionskonzepten, die viel leichter erlernt werden, wenn man Bezeichnungen für Emotionen kennt. Sie wissen mittlerweile, dass Emotionskategorien keinen eindeutig belegten Fingerabdruck in Gesicht, Körper oder Gehirn besitzen. Das heißt, dass die verschiedenen Instanzen eines einzelnen Emotionskonzepts wie zum Beispiel «Überraschung» keine äußerlichen Gemeinsamkeiten aufweisen müssen, damit Ihr Gehirn sie in eine bestimmte Kategorie einsortiert. Auch brauchen zwei verschiedene Emotionskonzepte wie «Überraschung» und «Angst» keine widerspruchsfreien Fingerabdrücke, um verlässlich unterschieden werden zu können. In unserer Kultur *führen* wir eine mentale Ähnlichkeit *ein*, indem wir Worte benutzen. Von Kindheit an hören wir Menschen in einem bestimmten Kontext Worte wie «Angst» und «Überraschung» benutzen. Der Klang jedes Wortes (oder später seine Schriftform) schafft sowohl genug statistische Regelmäßigkeit innerhalb der Kategorie als auch genug statistische Differenz zwischen den Kategorien. Das ist ein Anfang. Die Worte regen uns dann an, Ziele und Zwecke für jede dieser Kategorien anzunehmen. Ohne die Wörter «Angst» und «Überraschung» würden diese beiden Konzepte nicht von einer Person auf eine andere übertragen. Niemand weiß, ob die Konzepte vor den Worten da sind oder umgekehrt. Aber es ist klar, dass Worte eine entscheidende Rolle dabei spielen, wie wir rein mentale Konzepte entwickeln und weitergeben.

***

Die Theoretiker der klassischen Auffassung diskutieren endlos darüber, wie viele Emotionen es gibt. Ist Liebe eine Emotion? Oder Staunen? Neugier? Hunger? Beziehen sich synonyme Worte wie «glücklich», «fröhlich» und «erfreut» auf verschiedene Emotionen? Und was ist mit «Lust», «Begehren» und «Leidenschaft»: Sind sie verschieden? Sind das überhaupt Emotionen? Vom Standpunkt der sozialen Realität sind diese Fragen sinnlos. Liebe (oder Neugier, Hunger etc.) ist eine Emotion, solange Menschen sich einig sind, dass ihre Instanzen die Funktionen einer Emotion innehaben.[411]

Einige dieser Funktionen haben wir in den vorherigen Kapiteln angesprochen. Die erste hat mit der Tatsache zu tun, dass Emotionskonzepte – wie alle Konzepte – *Bedeutung schaffen*. Stellen Sie sich vor, Sie atmen schnell und schwitzen. Sind Sie nun begeistert? Verängstigt? Körperlich erschöpft? Verschiedene Kategorisierungen stehen für unterschiedliche Bedeutungen: genauer gesagt für verschiedene wahrscheinliche Erklärungen Ihres körperlichen Zustands in dieser Situation, gestützt auf Ihre früheren Erfahrungen. Sobald Sie die Instanz einer Emotion generiert haben, indem Sie ein Emotionskonzept kategoriell angewandt haben, sind Ihre Empfindungen und Ihre Handlungen erklärt.

Die zweite Funktion von Emotionen fußt auf der Tatsache, dass Konzepte *Handlungen vorkonfigurieren*: Wenn Sie schnell atmen und schwitzen, was können Sie da tun? Vor Begeisterung strahlen, vor Angst weglaufen oder sich hinlegen und ausruhen? Die Instanz einer Emotion, die auf einer Vorhersage beruht, konfiguriert Ihr Handeln so, dass es, gründend auf Ihren früheren Erfahrungen, ein bestimmtes Ziel in einer bestimmten Situation erreicht.

Ihre dritte Funktion besteht darin, dass Konzepte es ermöglichen, *Ihr Körperbudget zu regulieren.* Je nachdem, wie Sie Ihren schwitzenden, hechelnden Zustand kategorisieren, wird Ihr Körperbudget unterschiedlich beeinflusst. Eine Kategorisierung als «Begeisterung» führt vermutlich zu einem geringen Cortisolausstoß (damit Sie klatschen können). Die Kategorisierung als «Angst» hingegen hat einen massiveren Cortisolanstieg zur Folge (weil Sie sich auf Flucht einstellen). Und ein Schläfchen erfordert gar kein zusätzliches Cortisol. Die Kategorisierung geht Ihnen also buchstäblich unter die Haut. Jede Instanz einer Emotion beeinflusst auch das Körperbudget für die unmittelbare Zukunft.

Diese drei Funktionen haben etwas gemeinsam: Sie betreffen nur Sie allein. Sie brauchen keine anderen Menschen um sich herum, um Bedeutung zu generieren, zu handeln oder Ihr Körperbudget zu regulieren. Doch Emotionskonzepte haben noch zwei weitere Funktionen, die andere Menschen in unseren Kreis sozialer Realität holen. Eine davon ist die *emotionale Kommunikation*, bei der zwei Menschen synchron ihre Emotionskonzepte anwenden. Wenn Sie einen Mann sehen, der schwitzt und schwer atmet, so ist die Bedeutung jeweils eine andere, je nachdem, ob er einen Jogginganzug trägt oder im Smoking vor der Kirche steht. Die Kategorisierung kommuniziert in diesem Fall eine Bedeutung und erklärt, warum der Mann so handelt, wie er es tut.[412] Die zweite, hier angesprochene Funktion ist der *soziale Einfluss*. Konzepte wie «Begeisterung», «Angst» und «Erschöpfung» sind Werkzeuge, mit denen Sie nicht nur Ihr eigenes, sondern auch das

Körperbudget anderer Menschen regulieren. Bringen Sie eine andere Person dazu, Ihr Schwitzen und Hecheln als Angst wahrzunehmen, dann beeinflussen Sie deren Handeln auf eine Weise, wie schnelles Atmen und Schweißtropfen auf der Stirn allein dies nicht vermögen. Sie werden somit quasi zum Architekten der Erfahrung anderer.

Die beiden letzten Funktionen setzen voraus, dass andere Menschen - mit denen Sie kommunizieren oder die Sie beeinflussen - mit Ihnen darin übereinstimmen, dass bestimmte körperliche Zustände oder äußere Handlungen in einem bestimmten Kontext eine bestimmte Funktion haben. Ohne diese kollektive Intentionalität ist das Handeln eines Menschen - so bedeutungsvoll es für ihn selbst sein mag - für andere nichts weiter als sinnloses Rauschen.

Stellen Sie sich vor, Sie und ein Freund gehen miteinander spazieren und sehen einen Mann, der mit dem Fuß auf den Gehsteig stampft. Sie glauben, der Mann sei wütend. Ihr Freund meint, er sei niedergeschlagen. Der Mann selbst sieht sich so, dass er ein Stück Torte abstreifen möchte, das an seinem Schuh klebt. Heißt das nun, dass Sie und Ihr Freund sich geirrt haben? Könnte der Mann sich vielleicht seiner wahren Emotionen gar nicht bewusst sein? Wer liegt in diesem Fall richtig?

Wäre dies ein Problem der physikalischen Wirklichkeit, ließe es sich ein für alle Mal klären. Wenn ich sage, meine Bluse sei aus Seide, und Sie sagen, sie sei aus Polyester, dann können wir einen chemischen Test durchführen, um die Wahrheit herauszufinden. Doch ohne soziale Realität gibt es in obigem Beispiel keine richtige Antwort. Wenn ich sage, dass meine Bluse schön ist, und Sie meinen, sie sei hässlich, dann hat keiner von uns objektiv recht. Dasselbe gilt für die Wahrnehmung einer Emotion bei einem Mann, der mit dem Fuß aufstampft. Emotionen haben keinen Fingerabdruck, daher kann es keine exakte Antwort geben. Wir können bestenfalls einen Konsens erreichen. Wir können andere Leute fragen, ob sie eher Ihnen oder eher mir zustimmen. Oder wir können unsere Kategorisierungen mit den Normen unserer Kultur abgleichen.[413]

Sie, Ihr Freund und der stampfende Mann konstruieren mithilfe von Vorhersagen eine Wahrnehmung. Der aufstampfende Passant spürt vielleicht ein unangenehmes Arousal und kategorisiert seine interozeptiven Empfindungen in Verbindung mit den vorhergesagten Empfindungen der Außenwelt als eine Instanz von «Dreck von meinem Schuh entfernen». Sie konstruieren die Wahrnehmung «Wut», Ihr Freund dagegen «Niedergeschlagenheit». Jede dieser Konstruktionen ist real, daher ist die Frage der Exaktheit in diesem Fall objektiv nicht zu beantworten.[414] Es ist nicht so, dass die Wissenschaft hier an ihre Grenzen stößt. Wir haben es nur mit der falschen Frage zu tun. Es gibt keine Betrachter-unabhängigen Messgrößen, die diese spezielle Frage verlässlich klären könnten. Finden Sie für die Feststellung, ob etwas stimmt oder nicht, kein objektives Kriterium und müssen sich letztlich auf den Konsens verlassen, dann ist dies ein Hinweis, dass Sie es mit einem Faktum der sozialen, nicht der physikalischen Wirklichkeit zu tun haben.

Dieser Punkt wird häufig missverstanden, daher möchte ich das noch einmal in aller Deutlichkeit klarstellen: Ich behaupte *nicht*, dass Emotionen illusorisch sind. Sie sind real, aber eben Teil der sozialen Realität wie Blumen und Unkraut. Ich sage auch nicht, dass alles relativ ist. Wenn dies wahr wäre, würden unsere Zivilisationen zusammenbrechen. Ich sage auch nicht, dass sich Emotionen «nur in Ihrem Kopf abspielen». Dieser Satz banalisiert die Macht der sozialen Realität. Geld, Ansehen, Gesetze, Regierungen, Freundschaft und all unsere Überzeugungen sind ebenso «nur» in unserem

Kopf. Und trotzdem *leben und sterben* Menschen für sie. Sie sind real, weil die Menschen darin übereinstimmen, dass sie das sind. Aber sie existieren - wie auch unsere Emotionen - nur in der Gegenwart menschlicher Betrachter.

***

Stellen Sie sich vor, Sie greifen in eine Tüte mit Kartoffelchips und müssen feststellen, dass Sie deren Inhalt bereits komplett vertilgt haben. Sie sind enttäuscht, weil in der Tüte nichts mehr drin ist, aber auch erleichtert, dass Sie nicht noch mehr Kalorien in sich hineinstopfen können. Dazu kommen Schuldgefühle, weil Sie die Tüte im Alleingang geleert haben. Und Sie haben immer noch Hunger. Gerade habe ich mit diesen Sätzen ein Emotionskonzept erfunden, für das es kein eigenes Wort gibt. Und doch: Als Sie meine ausführliche Beschreibung dieses komplexen Gefühls gelesen haben, haben Sie es vermutlich simuliert, bis hin zum Rascheln der Tüte mit dem traurigen Rest Krümel darin. Sie haben diese Emotion erlebt, ohne dass es für sie ein Wort gäbe.

Ihr Gehirn hat dies zuwege gebracht, indem es Instanzen von Konzepten kombinierte, die Sie bereits kennen: «Tüte», «Chips», «Enttäuschung», «Erleichterung», «Schuldgefühl» und «Hunger». Diese mächtige Fähigkeit Ihres Gehirns, die wir in Kapitel 5 als konzeptuelle Kombination bezeichnet haben, hat nun Ihre erste Instanz dieser neuen, mit Kartoffelchips verbundenen Emotionskategorie generiert, die ab sofort für jede weitere Simulation bereitsteht. Wenn ich meine Kreation nun «Chiplosigkeit» nenne und sie anderen Mitmenschen vermittle, dann wird sie genauso real wie solche Emotionskonzepte wie «Glück» oder «Traurigkeit». Die Menschen können damit Vorhersagen anstellen, Kategorisierungen vornehmen, ihr Körperbudget regulieren und in verschiedenen Situationen unterschiedliche Instanzen von «Chiplosigkeit» konstruieren.

Das bringt uns zu einer der komplexesten Ideen in diesem Buch. Sie *brauchen* ein Emotionskonzept, um die damit verbundene Emotion erleben und wahrnehmen zu können. Das ist eine unabdingbare Voraussetzung. Ohne ein Konzept für «Angst» können Sie keine Angst erfahren. Ohne ein Konzept für «Trauer» können Sie bei anderen Personen keine Trauer wahrnehmen. Sie können das notwendige Konzept erlernen oder es mithilfe der konzeptuellen Kombination ad hoc schaffen, aber Ihr Gehirn muss fähig sein, das Konzept zu erstellen und damit Vorhersagen zu treffen. Sonst sind Sie für diese Emotion erfahrungsblind.

Mir ist durchaus klar, dass sich das wieder einmal kontraintuitiv anhört, also sehen wir uns ein paar Beispiele an.

Sie kennen vermutlich keine Emotion mit Namen *liget*. Es ist ein Gefühl nicht zu bändigender Aggression, die die Ilongot, ein Kopfjägerstamm auf den Philippinen, erfahren. *«Liget»* beinhaltet die Elemente von starker Konzentration, Leidenschaft und Energie, während man gleichzeitig eine gefährliche Herausforderung innerhalb einer Gruppe meistert, die mit einer anderen Gruppe kämpft. Mit Gefahr und Energie einher geht ein Gefühl der Gemeinsamkeit und Zugehörigkeit. *«Liget»* ist nicht nur einfach ein mentaler Zustand, sondern eine komplexe Situation mit sozialen Regeln, die beschreiben, welche Aktivitäten dieses Gefühl herbeiführen, wann es angemessen ist und wie andere Menschen einen während einer solchen Episode behandeln sollten. Für einen Angehörigen der Ilongot ist *«liget»* eine ebenso reale Emotion wie «Glück» oder «Trauer» für Sie.

Auch in der westlichen Kultur kennt man positiv empfundene Aggression. Sportler verspüren sie im Wettkampf. Videogamer kultivieren sie bei den Ballerspielen, bei denen sie zu Akteuren werden. Aber diese Menschen erleben nicht etwa *«liget»* mit all seinen Bedeutungen, den vorgeschriebenen Handlungen und Körperbudgetänderungen, der damit verbundenen Kommunikation bzw. dem sozialen Einfluss. Außer sie können mit konzeptueller Kombination «Liget» konstruieren. *Liget* ist das Gesamtpaket, und wenn Ihr Gehirn dieses Konzept nicht erzeugen kann, dann können Sie *liget* nicht erfahren, auch wenn Sie einzelne Merkmale erleben: den Affekt des angenehmen, hohen Arousals; die Aggression; den Kick einer riskanten Unternehmung; das Gemeinschaftsgefühl, das sich einstellt, wenn man Teil einer Gruppe ist.

Als Nächstes sehen wir uns ein Emotionskonzept an, das in der letzten Zeit Eingang in die US-Kultur gefunden hat. Bei einem kürzlichen Treffen mit den Mitgliedern meines Forschungslabors erfuhr ich, dass ein Bekannter (nennen wir ihn Robert) bei der Vergabe der Nobelpreise nicht bedacht wurde. Robert hatte mich in der Vergangenheit recht schoflig behandelt (was höfliche Wissenschaftlersprache ist für «Er hat sich verhalten wie ein Arsch»). Als ich die Neuigkeit erfuhr, hatte ich eine recht komplexe emotionale Erfahrung: Robert tat mir ein bisschen leid, gleichzeitig freute ich mich ein wenig über sein Pech. Dazu kam ein massives Schuldgefühl, weil ich so kleinlich war. Und der peinliche Moment, dass man mir mein wenig menschenfreundliches Gefühl vielleicht ansehen könnte.

Stellen Sie sich vor, ich würde meinen Mitarbeitenden meine Gefühlslage so beschreiben: «Robert ist vermutlich am Boden zerstört wegen dieses Ergebnisses, und das freut mich.» Meine Worte wären hochgradig unangemessen gewesen. Niemand aus meinem Team wusste von meiner Erfahrung mit Robert und meinen Gefühlen von Schuld und Peinlichkeit. Daher hätte wohl keiner diese Aussage verstanden. Vielleicht hätten sie mich als Arschloch gesehen. Stattdessen sagte ich: «Ich verspüre da eine gewisse *Schadenfreude.*»[415] Alle im Raum nickten lächelnd. Ein einziges Wort vermittelte effektiv meine emotionale Erfahrung und machte sie sozial akzeptabel, denn jeder Mensch in diesem Labor kannte das Konzept und konnte so eine Wahrnehmung von «Schadenfreude» erzeugen. Mit dem bloßen Affekt angenehmer Valenz über das Pech eines anderen wäre das nie gelungen.

Das Gleiche gilt für ein vertrauteres westliches Gefühl wie Trauer. Jeder gesunde Mensch kann einen unangenehmen Affekt mit niedrigem Arousal erleben. Aber Sie können keine Trauer erfahren mit all ihren kulturellen Bedeutungen, angemessenen Handlungen und anderen emotionalen Funktionen, wenn Sie das Konzept «Trauer» nicht haben.

Manche Forschende argumentieren, dass die Emotion auch ohne Emotionskonzept existiert, die betroffene Person würde sie nur einfach nicht bemerken. Das hieße, dass es eine Emotion außerhalb des Bewusstseins gäbe. Das mag möglich sein, aber ich bezweifle es. Wenn Sie kein Konzept «Blume» haben und jemand zeigt Ihnen eine Rose, dann sehen Sie eine Pflanze, aber keine Blume. Keine Wissenschaftlerin würde davon ausgehen, dass Sie eine Blume sehen, «ohne es zu merken». Genauso stellen die Flecken in Kapitel 2 natürlich keine verborgene Biene dar. Sie konnten die Biene nur aufgrund Ihres konzeptuellen Wissens erkennen. Das Gleiche gilt für Emotionen: Ohne das Konzept «Liget» oder «Trauer» oder «Chiplosigkeit», mit dem Sie kategorisieren können, gibt es keine Emotion, nur ein Muster von sensorischen Signalen.

Überlegen Sie nur mal, wie nützlich das Konzept «Liget» in der westlichen Kultur sein könnte. Wenn angehende Soldaten sich in der Kriegskunst üben, heißt es, entwickelt ein kleiner Prozentsatz von ihnen Freude am Töten. Sie wollen nicht töten, um Vergnügen zu empfinden. Sie sind ja keine Psychopathen. Aber wenn sie töten, empfinden sie dabei Freude.

Ihre Geschichten aus Kriegsgebieten berichten häufig von intensivem Genuss an der Jagd oder von Freude, wenn man gemeinsam mit den Kameraden und den Kameradinnen eine Operation erfolgreich durchgeführt hat.[416] In der westlichen Kultur allerdings gilt Freude beim Töten als schändlich. Es ist schwierig, sich in solche Menschen einzufühlen oder Mitleid mit ihnen zu haben. Was, wenn wir den Soldaten das Wort und das Konzept *liget* beibringen würden, zusammen mit den Regeln, wann es angemessen ist? Wir könnten dieses Emotionskonzept in den breiteren kulturellen Rahmen unserer Werte und Normen einbetten, so wie wir das mit der Schadenfreude gemacht haben. So könnten die Soldaten und Soldatinnen flexibel die Erfahrung von *liget* für militärische Zwecke kultivieren. Neue Emotionskonzepte wie *liget* würden ihre emotionale Granularität erhöhen, gleichzeitig den Zusammenhalt in der Truppe stärken und ihre Effizienz steigern. Gleichzeitig würden sie die geistige Gesundheit der Menschen in den Streitkräften schützen, sowohl während der Kriegshandlungen[417] als auch nach ihrer Rückkehr aus dem Krieg.

Ich weiß, dass ich hier eine provokante Meinung vertrete: dass jeder von uns ein Emotionskonzept braucht, bevor er diese spezielle Emotion erleben oder wahrnehmen kann. Das passt nicht recht zu unserer Alltagswahrnehmung und dem, was der gesunde Menschenverstand uns sagt. Emotionen fühlen sich einfach so angeboren an. Aber wenn sie durch Vorhersagen konstruiert werden und Sie sie nur mit Ihren vorhandenen Konzepten vorhersagen können, dann ... nun ja, da haben Sie's.

***

Die Emotionen, die Sie so mühelos erleben, die sich so angeboren anfühlen, waren vermutlich schon in der Generation Ihrer Eltern und Großeltern bekannt. Die klassische Auffassung erklärt diese ständige Fortschreibung dadurch, dass Emotionen – unabhängig von Emotionskonzepten – im Laufe der Evolution in unser Nervensystem eingebaut wurden. Ich aber habe auch eine Entwicklungsgeschichte zu erzählen, aber sie handelt von sozialer Wirklichkeit und kommt ohne emotionale Fingerabdrücke im Nervensystem aus.

Emotionskonzepte wie «Angst», «Wut» und «Glück» werden von einer Generation an die nächste weitergegeben. Das geschieht nicht nur, weil wir unsere Gene vererben, sondern weil diese Gene jeder Generation ermöglichen, die Gehirnverschaltung der nächsten zu prägen. Kinder entwickeln einen Geist voller Konzepte, während sie die Sitten und Gepflogenheiten ihrer Kultur erlernen. Dieser Prozess hat viele Namen: Gehirnentwicklung. Sprachentwicklung. Sozialisierung.

Einer der großen adaptiven Vorteile des Menschen – der uns als Spezies so erfolgreich machte – ist, dass wir in sozialen Gruppen leben. Das hat uns erlaubt, uns über den ganzen Erdball auszubreiten und lebenswerte Habitate zu schaffen, indem wir einander halfen, Futter zu finden und Kleidung herzustellen, und voneinander lernten, wie man unter ansonsten lebensfeindlichen Bedingungen überlebt. Wir sammeln also über Generationen hinweg massenhaft Informationen – Geschichten, Rezepte, Traditionen, alles, was sich irgendwie beschreiben lässt –, die jeder Generation helfen, die Verschaltung der Neuronen im Gehirn der Folgegeneration zu prägen. Dieser Schatz an generationsübergreifendem Wissen trägt dazu bei, dass wir aktiv unsere Umwelt verändern und uns ihr nicht nur anpassen. So schaffen wir Zivilisationen.[418]

Natürlich hat das Leben in Gruppen auch seine Nachteile. Vor allem stellt es uns vor ein grundlegendes Dilemma, mit dem sich jeder Mensch auseinandersetzen muss: miteinander auszukommen, statt voranzukommen. Alltagskonzepte wie «Wut» und «Dankbarkeit» sind wichtige Instrumente, um mit diesen so unterschiedlichen Zielsetzungen umzugehen. Es handelt sich um kulturelle Instrumente. Sie schreiben situationsspezifisches Handeln vor und erlauben Ihnen, zu kommunizieren und das Verhalten anderer Menschen zu beeinflussen – und das alles nur, damit Sie Ihr Körperbudget regulieren können.

Nur weil Angst in Generation um Generation unserer Kultur auftaucht, heißt das nicht, dass sie ins menschliche Genom eingeschrieben ist oder dass sie durch natürliche Selektion vor Jahrmillionen in unseren hominiden Vorfahren in der afrikanischen Savanne[419] entstand. Diese Zurückführung auf eine einzige Ursache übersieht den enormen Einfluss der kollektiven Intentionalität (und die zahlreichen Belege der modernen Neurowissenschaft). Die Evolution erlaubte uns, Kulturen zu schaffen, und Teil davon ist ein System zielorientierter Konzepte, um uns mit uns selbst und anderen Menschen auseinanderzusetzen. Auch unsere Biologie ermöglicht uns, zielorientierte Konzepte zu schaffen, aber welche das sind, ist eher eine Frage der kulturellen Evolution.[420]

Das menschliche Gehirn ist ein kulturelles Artefakt. Wir laden unsere Kultur nicht in unser Gehirn, wie wir Software auf einen Computer laden. Die Kultur hilft uns vielmehr, unser Gehirn zu *verschalten*. Gehirne werden zu Trägern der Kultur. Sie helfen, sie zu kreieren und weiterzuführen.

Alle Menschen, die in Gruppen zusammenleben, müssen einige grundlegende Probleme lösen. Es ist also kein Wunder, dass es kulturübergreifende Konzepte gibt. Die meisten menschlichen Gesellschaften kennen Mythen von übernatürlichen Wesen: Nymphen im alten Griechenland, die Elfen der keltischen Legenden, Kobolde aus Irland, das kleine Volk aus den Sagen der Indigenen Nordamerikas, die Menehune aus den Geschichten hawaiianischer Ureinwohner, Trolle aus Skandinavien, die Aziza aus Afrika, die Agloolik der Inuitkulturen, die Mimi der australischen Aborigines, die Shin aus China, die japanischen Kami und viele andere. Die Geschichten über diese magischen Geschöpfe sind ein bedeutsamer Teil menschlicher Geschichte und Literatur. Das heißt aber nicht, dass sie tatsächlich existieren oder je existiert haben (ganz egal, wie gerne wir in Hogwarts zur Schule gehen würden). Die Kategorie «magische Kreatur» wurde vom menschlichen Geist geschaffen. Da sie in so vielen Kulturen existiert, übt sie vielleicht eine wichtige Funktion aus. Genauso existiert die Kategorie «Angst» in vielen Kulturen (nicht in allen wohlgemerkt, was z.B. auf die Kung aus der Kalahari zutrifft[421]), weil sie wichtige Funktionen innehat. Soweit ich weiß, ist kein Emotionskonzept wirklich universell, aber selbst wenn es ein solches gäbe, bedeutet Universalität nicht, dass sie auf eine Betrachter-unabhängige Realität hinweist.

Die soziale Realität ist eine treibende Kraft der menschlichen Kultur.[422] Sie ist ein absolut plausibles Modell, wenn man davon ausgeht, dass Emotionskonzepte als Elemente der sozialen Realität von Kindern erlernt werden oder u.U. auch später, wenn jemand von einer Kultur in eine andere wechselt (mehr darüber später). Die soziale Realität ist also ein Kanal, um Verhaltensweisen, Vorlieben und Bedeutungen durch natürliche Selektion von einer Generation auf die nächste zu übertragen. Konzepte sind nicht der Lack auf dem Körper der Biologie. Sie sind eine biologische Realität, die durch die Kultur in unser Gehirn eingeschrieben wird. Menschen, die in Kulturen mit bestimmten Konzepten leben oder denen mehr

Konzepte zur Verfügung stehen, haben vielleicht bei der Fortpflanzung einen gewissen Vorteil.[423]

In Kapitel 5 haben wir uns die illusorischen Streifen angesehen, die wir in einen Regenbogen hineinprojizieren, wenn wir die Wellenlängen des Lichts mit unseren Konzepten für Farbe kategorisieren. Wenn Sie das russische Google besuchen (images.google.ru) und nach dem russischen Wort für Regenbogen suchen – радуга –, dann sehen Sie, dass der russische Regenbogen sieben Streifen enthält, nicht sechs wie der im Westen.[424] Was im Westen Blau ist, ist in Russland Hellblau und Dunkelblau, wie Abbildung 7.2 zeigt.

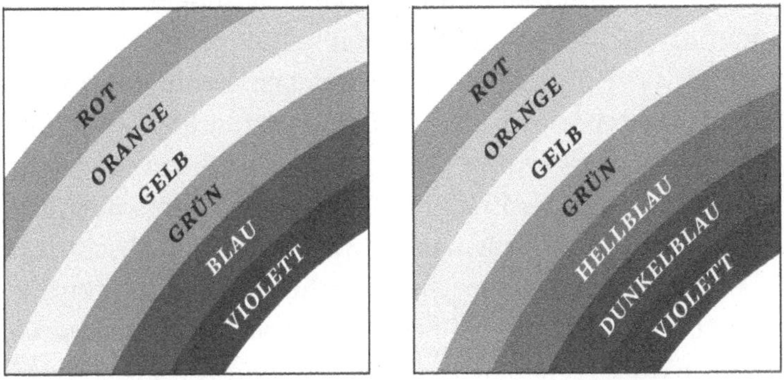


*Abb. 7.2: Die Einteilung des Regenbogens ist kulturspezifisch.*

Diese Bilder zeigen, dass Farbkonzepte von der Kultur beeinflusst werden. In der russischen Kultur sind die Farben синий (Blau) und голубой (Himmelblau für einen Westler) verschiedene Kategorien, so unterschiedlich wie Grün und Blau für einen Amerikaner. Die Unterscheidung geht nicht auf angeborene, strukturelle Unterschiede im visuellen System von Russen und Amerikanern zurück, sondern auf kulturspezifische, erlernte Farbkonzepte. Menschen, die in Russland aufwachsen, wird beigebracht, dass Hell- und Dunkelblau verschiedene Farben mit verschiedenen Namen sind. Diese

Farbkonzepte werden in ihrem Gehirn gespeichert, sodass sie im Regenbogen sieben Streifen wahrnehmen.[425]

Wörter repräsentieren Konzepte, und Konzepte sind Instrumente der Kultur. Wir geben sie von Eltern auf die Kinder weiter, von einer Generation auf die nächste, so wie meine Urgroßmutter Kerzenhalter aus ihrem Ursprungsland mit in die USA brachte. «Regenbogen haben sechs Farben.» «Geld tauscht man gegen Nahrung.» «Cupcakes sind ein Dessert, und Muffins isst man zum Frühstück.»

Emotionskonzepte sind ebenfalls kulturelle Instrumente. Sie sind mit einer Reihe von Regeln verbunden, die entweder Ihr Körperbudget regulieren oder das anderer Menschen beeinflussen. Diese Regeln können kulturspezifisch sein und beispielsweise festlegen, unter welchen Bedingungen eine Emotion akzeptabel ist. In den Vereinigten Staaten wird es akzeptiert, dass Sie Angst bekommen, wenn Sie in der Achterbahn sitzen, auf die Ergebnisse eines Krebs-Vorsorgeuntersuchung warten oder jemand eine Waffe auf Sie richtet. In den Vereinigten Staaten gilt es nicht als normal, wenn Sie Angst bekommen, sobald Sie in einer an sich sicheren Gegend Ihr Haus verlassen. Dieses Gefühl würde man als krankhaft bezeichnen, als Angststörung mit dem Namen Agoraphobie.

Meine Freundin Carmen, die in Bolivien aufgewachsen ist, war überrascht, als ich ihr erzählte, dass Emotionskonzepte sich von Kultur zu Kultur unterscheiden. «Ich dachte immer, jeder auf der Welt hätte die gleichen Emotionen», erklärte sie mir auf Spanisch. «Nun, die Bolivianer haben stärkere Emotionen als die Amerikaner. Viel stärkere.» Die meisten Menschen haben ihr Leben lang nur einen Satz von Emotionskonzepten kennengelernt, daher sind sie wie Carmen erstaunt über diese kulturelle Relativität. Aber Wissenschaftler haben in aller Welt zahlreiche Emotionskonzepte gefunden, die es in der englischsprachigen Welt so nicht gibt.[426] Die Norweger haben einen Begriff für die tiefe Freude des Sich-Verliebens: *Forelsket*. In Dänemark gibt es den Begriff *hygge* für das Gefühl von Gemütlichkeit oder die Gefühle in einer engen Freundschaft.[427] Das russische *tocka*[428] bezeichnet eine spirituelle Angst, das portugiesische *saudade* ein bittersüßes, beinahe spirituelles Sehnen[429]. Nach einigen Recherchen entdeckte ich auch im Spanischen ein Konzept, das es in den USA in dieser Form nicht existiert: *pena ajena*[430]. Carmen meinte, das sei «Trauer über den Verlust eines anderen Menschen». Ich habe aber auch folgende Erklärung gefunden: «Peinliches Gefühl in Bezug auf das Verhalten eines anderen Menschen», d.h. Fremdschämen. Hier noch ein paar interessante Konzepte.

- *gigil* (Philippinisch): der Drang, etwas zu knuddeln, was man unfassbar süß findet[431]
- *voorpret* (Niederländisch): Freude auf ein Ereignis, das noch nicht stattgefunden hat[432]
- *age-otori* (Japanisch): das Gefühl, nach einem Haarschnitt schlechter auszusehen als vorher[433]

Manche Emotionskonzepte aus anderen Kulturen sind unglaublich kompliziert und vielleicht kaum ins Englische zu übersetzen, doch die Muttersprachler erleben sie ganz selbstverständlich. Das Konzept «Fago» der Ifaluk (Mikronesien) kann heißen «Liebe», «Einfühlungsvermögen», «Mitleid», «Trauer» oder «Mitgefühl», je nach Kontext.[434] In der tschechischen Kultur heißt es, das Konzept «Litost» sei unübersetzbar. Man könne es nur erklären mit «Trauer über das eigene Leid kombiniert mit dem Wunsch nach Rache».[435] Das japanische Emotionskonzept «Arigata-meiwaku» wird empfunden, wenn jemand Ihnen gegen Ihren Willen einen

Gefallen getan hat, der Ihnen Probleme bereitete, und Sie dafür aber trotzdem dankbar sein müssen.[436]

Wenn ich in den Vereinigten Staaten Vorträge über Emotionskonzepte halte, die so ungeheuer vielfältig und kulturspezifisch sind, und dann erzähle, dass auch unsere englischsprachigen Konzepte sich nur auf unsere Kultur beziehen, dann sind einige Leute meist bass erstaunt wie meine Freundin Carmen. «Aber Glück und Trauer sind doch *reale* Emotionen», heißt es dann, als wären die Emotionen anderer Kulturen nicht so real wie unsere eigenen. Normalerweise sage ich dann: «Sie haben recht. *Fago, litost* und all der Rest sind keine Emotionen ... *für Sie*. Weil Sie diese Emotionskonzepte nicht kennen.» Die damit verbundenen Situationen und Ziele sind für die amerikanische Kultur der Mittelschicht nicht wichtig. Ihr Gehirn kann keine Vorhersagen auf der Grundlage von «Fago» machen, also fühlt sich das Konzept für Sie nicht so automatisch an wie Glück oder Trauer. Um *fago* zu verstehen, müssen Sie andere Konzepte kombinieren, die Sie kennen, dann eine konzeptuelle Kombination durchführen und sich geistig ein wenig anstrengen. Aber die Ifaluk haben dieses Emotionskonzept. Ihre Gehirne verwenden es ganz selbstverständlich für ihre Vorhersagen. Wenn sie *fago* empfinden, fühlt sich das für sie genauso real an wie Glück und Trauer für Sie. Es fühlt sich an, als würde *fago* ihnen einfach passieren.

Ja, *fago, litost* und alle anderen Bezeichnungen sind nur Worte, die Menschen sich ausgedacht haben, aber das gilt auch für «glücklich», «traurig», «ängstlich», «wütend», «abgestoßen» und «überrascht». Erfundene Worte sind die eigentliche Definition sozialer Realität. Oder würden Sie etwa behaupten, nur Ihre Währung ist echtes Geld, die Währungen anderer Länder aber seien nur erfunden? Für jemanden, der nie gereist ist, mag das so wirken, weil er kein Konzept für eine andere Währung hat. Erfahrene Reisende haben ein Konzept «Währungen anderer Kulturen». Ich bitte Sie also, das Konzept «Emotionen anderer Kulturen» zu lernen, damit Sie verstehen, dass deren Instanzen für die Menschen in diesen Kulturen genauso real sind wie Ihre Emotionen für Sie.

Wenn Sie diese Ideen für schräg halten, dann versuchen Sie es doch mal damit: Manche lieb gewonnenen Emotionskonzepte aus dem Westen sind in anderen Kulturen schlicht nicht vorhanden. Die Utka-Eskimos haben kein Konzept für «Wut».[437] In Tahiti gibt es kein Konzept für «Trauer».[438] Gerade Letzteres ist für Westler oft schwer begreiflich ... ein Leben ohne Trauer? Echt jetzt? Wenn Menschen aus Tahiti in eine Situation geraten, die man im Westen als traurig beschreiben würde, dann fühlen sie sich krank, bekümmert, ermattet oder mufflig. Alles zusammen beschreibt ihr Wort *pe'ape'a*. Wer der klassischen Auffassung der Emotionen anhängt, würde vermutlich sagen, der stirnrunzelnde Tahitianer sei biologisch traurig, ob er das nun wisse oder nicht. Ein Mensch, der dem Konstruktivismus anhängt, hat den Luxus solcher Gewissheiten nicht, denn Menschen runzeln aus vielerlei Gründen die Stirn, ob sie nun nachdenken, sich anstrengen, Witze erzählen, einen Gedanken verscheuchen oder *pe'ape'a* fühlen.

Außerdem geht es nicht nur um verschiedene Emotionskonzepte. Die verschiedenen Kulturen sind sich noch nicht mal einig, was «Emotion» überhaupt ist. Menschen im Westen glauben, dass Emotionen eine Erfahrung im Körper eines Individuums sind.[439] Viele andere Kulturen aber sehen Emotionen als interpersonelle Ereignisse, die zwei oder mehr Menschen berühren.[440] Das gilt für die Ifaluk in Mikronesien, für die Balinesen, die Fula, die Ilongot auf den Philippinen, die Kaluli aus Papua-Neuguinea, die Minangkabau aus Indonesien, die Pintupi-Aborigines aus Australien und die

Samoaner. Noch interessanter ist, dass viele Kulturen noch nicht einmal ein einheitliches Konzept für die Erfahrungen haben, die man im Westen als «Emotion» bezeichnet. Die Tahitianer, die Gidjingali-Aborigines Australiens, die Fante und Dagbani aus Ghana, die Chewong aus Malaysia und unsere Freunde, die Himba aus Kapitel 3, sind ein paar der gründlich studierten Beispiele.[441]

Der Großteil der Emotionsforschung wird auf Englisch mit amerikanischen Konzepten und amerikanischen Emotionsbezeichnungen (und ihren Übersetzungen) durchgeführt. Die bekannte Linguistin Anna Wierzbicka meint, das Englische sei für die Emotionsforschung ein konzeptuelles Gefängnis. «Englische Emotionsbezeichnungen bilden eine Alltags-Taxonomie, keinen objektiven, kulturfreien analytischen Rahmen. Wir können also nicht annehmen, dass englische Worte wie *disgust*, *fear* oder *shame* Hinweise auf universelle menschliche Konzepte oder grundlegende psychische Realitäten sein können.»[442] Noch imperialistischer wird es, wenn wir uns klarmachen, dass diese Emotionsbezeichnungen durchweg aus dem 20. Jahrhundert stammen. Einige davon sind nachgewiesenermaßen sehr modern. Das Konzept «Emotion» selbst ist eine Erfindung des 17. Jahrhunderts. Davor schrieb man über Leidenschaften, Empfindungen und andere Konzepte, die nicht ganz die gleiche Bedeutung hatten.[443]

Verschiedene Sprachen beschreiben unterschiedliche menschliche Erfahrungen auf jeweils andere Weise – ob es nun um Emotionen und andere mentale Erfahrungen, Farben, Körperteile, Richtungen, Zeit, Raumgefüge oder Kausalität geht.[444] Der Unterschied von Sprache zu Sprache ist höchst erstaunlich.[445] Die Erfahrungen meiner Freundin Batja Mesquita, der Kulturpsychologin, die Sie schon in Kapitel 5 kennenlernten, ist dafür ein schlagendes Beispiel. Sie wurde in den Niederlanden geboren und wuchs dort auf. Für ihre Postdoc-Zeit ging sie dann in die USA. In den folgenden 15 Jahren heiratete sie, zog Kinder groß und wurde Professorin an der Wake Forest University in North Carolina. Solange sie in den Niederlanden lebte, hatte Batja den Eindruck, dass ihre Gefühle – in Ermangelung eines besseren Wortes – «natürlich» waren. In den USA hingegen merkte sie bald, dass ihre Gefühle nicht so recht zu der amerikanischen Kultur passten. Die Amerikaner kamen ihr geradezu unnatürlich glücklich vor. Wir sprachen immer mit erhobener Stimme. Wir lächelten ständig. Wenn Batja fragte, wie es jemandem ging, antworteten wir immer: «Mir geht es großartig!» Batjas emotionale Erfahrungen schienen für den US-Kontext unpassend. Wenn man sie fragte, wie es ihr ging, sagte sie nicht voller Begeisterung «toll» oder «fantastisch». Als ich einmal einen ihrer Vorträge über ihre Erfahrungen hörte, nickte ich ständig, klatschte am Ende laut und anhaltend und ging zu ihr hin, um sie zu umarmen. «Toller Vortrag!», sagte ich. Dann wurde mir klar, dass ich soeben all ihre Beobachtungen bestätigt hatte.

Mit ihren Erfahrungen steht Batja keineswegs allein da. Unsere Kollegin Yulia Chentsova Dutton aus Russland meinte einmal, ihr hätten ein Jahr lang die Wangenmuskeln wehgetan, nachdem sie in die USA gezogen war, weil sie noch nie so viel gelächelt hätte.[446] Mein Nachbar Paul Harris ist ein Emotionsforscher aus England, den man nach Amerika transplantiert hat. Er hat beobachtet, dass amerikanische Akademikerinnen und Akademiker von wissenschaftlichen Rätseln immer begeistert sind (ein angenehmes Gefühl mit hohem Arousal), nie aber nur neugierig, verblüfft oder verwirrt – neutralere Erfahrungen mit niedrigem Arousal, wie er sie kennt. Im Allgemeinen mögen Amerikaner und Amerikanerinnen angenehme Valenz und hohes Arousal.[447] Wir lächeln viel. Wir loben überschwänglich, machen einander

Komplimente und ermutigen uns gegenseitig. Wir verteilen Preise für alle möglichen Leistungen, und seien es nur Teilnahmebestätigungen. Man könnte meinen, dass es mindestens jede zweite Woche im Fernsehen eine Preisverleihung gibt. Ich weiß wirklich nicht mehr, wie viele Bücher übers Glücklichsein in den letzten zehn Jahren in den USA veröffentlicht wurden. Wir sind eine Kultur, in der positive Einstellung alles ist. Wir sind gerne glücklich und feiern, wie toll wir sind.

Je länger Batja in den USA lebte, desto mehr färbte die amerikanische Kultur auf ihre Gefühle ab. Ihre angenehmen Emotionskonzepte vermehrten sich und wurden vielfältiger. Sie entwickelte eine höhere emotionale Granularität und erlebte das Glück amerikanischer Machart als anders beschaffen wie «Befriedigung» oder «Zufriedenheit». Ihr Gehirn generierte neue Konzepte für amerikanische Normen und Gebräuche. Man nennt diesen Prozess *emotionale Akkulturation*. Man lernt aus einer neuen Kultur neue Konzepte, die zu neuen Vorhersagen führen. Diese Vorhersagen versetzen uns in die Lage, die Emotionen zu erfahren und wahrzunehmen, die der neuen Heimat entsprechen.

Wessen Entdeckung ist die emotionale Akkulturation? Batjas. Sie fand heraus, dass die Emotionskonzepte der Menschen sich nicht nur von Kultur zu Kultur unterscheiden, sondern sich auch wandeln können. Eine Situation, die in Belgien nur Ärger auslöst, ist in der Türkei verbunden mit Gefühlen wie Schuld, Scham und Respekt (wie Amerikaner sie bezeichnen würden). Wenn jedoch Türken nach Belgien auswandern, werden ihre emotionalen Erfahrungen immer «belgischer», ja länger sie dort leben.[448]

Ein Gehirn, das mit einer neuen Kultur konfrontiert ist, verhält sich vermutlich ebenso wie das eines Kindes: Es ist mehr mit Vorhersagefehlern beschäftigt als mit Vorhersagen.

Da ein Einwanderer für die neue Kultur keine Emotionskonzepte hat, muss sein Gehirn den Sinnesinput einsaugen und neue Konzepte bilden. Die neuen emotionalen Muster ersetzen nicht etwa die alten, obwohl es gewisse Konflikte geben kann, wie das Beispiel meiner Forschungsassistentin Alexandra zeigt, die aus Griechenland kam und die Sie in Kapitel 5 kennengelernt haben. Sie können keine sinnvollen Vorhersagen anstellen, wenn Sie die örtlichen Konzepte nicht kennen. Sie müssen sich mit konzeptueller Kombination behelfen, die viel Energie kosten und nur eine ungefähre Bedeutung zuweisen kann. Oder Sie haben ständig mit Vorhersagefehlern zu kämpfen. Der Prozess der Akkulturation belastet unser Körperbudget. Menschen, die emotional schlecht akkulturiert sind, berichten von mehr körperlichen Krankheiten. Einmal mehr geht uns die Kategorisierung unter die Haut.[449]

***

Mit diesem Buch versuche ich, Sie zu akkulturieren: an eine neue Denkungsart über Emotionen. Ob es Ihnen bewusst ist oder nicht, Sie haben eine Reihe von Konzepten über Emotionen: Was sie sind, woher sie kommen und was sie bedeuten. Vielleicht hatten Sie ja, als Sie dieses Buch aufschlugen, Konzepte der klassischen Auffassung wie «emotionale Reaktion» oder «Gesichtsausdruck» oder «Emotionsschaltkreis im Gehirn». Wenn ja, dann habe ich diese Schritt für Schritt ersetzt durch ein neues Set, zu dem beispielsweise Konzepte gehören wie «Interozeption», «Vorhersage», «Körperbudget» und «soziale Realität». In gewissem Sinne versuche ich also, Sie mit einer neuen Kultur bekannt zu machen, mit der Theorie der konstruierten Emotion. Die Normen einer neuen Kultur mögen merkwürdig, ja sogar falsch erscheinen, bis Sie eine Weile damit gelebt haben und Sie verstehen ... Ich hoffe, das tun Sie bereits oder werden es zumindest tun. Denn wenn ich und gleichgesinnte Forschende erfolgreich die alten Konzepte durch neue ersetzen können, dann ist das nichts weniger als eine wissenschaftliche Revolution.

Die Theorie der konstruierten Emotion erklärt, wie Sie Emotionen erfahren und wahrnehmen, ohne dass dazu ein einheitlicher biologischer Fingerabdruck in Gesicht, Körper oder Gehirn nötig wäre. Ihr Gehirn ist ständig damit beschäftigt, allen Input aus dem Inneren des Körpers und der Außenwelt vorherzusagen und zu simulieren, damit es sich einen Reim darauf machen und angemessenes Handeln einleiten kann. Diese Vorhersagen werden im Cortex weitergegeben und bilden Kaskaden vom Körperbudget-Schaltkreis im interozeptiven Netzwerk zu Ihren primären sensorischen Cortices. So wird eine umfassende Simulation erzeugt, die eine Instanz eines Konzepts bildet, woran das gesamte Gehirn beteiligt ist. Die Simulation, die Ihrer aktuellen Situation am nächsten kommt, ist der Sieger und wird zu Ihrer Erfahrung. Wenn es sich um die Instanz einer Emotion handelt, erleben Sie diese Emotion. Dieser ganze Prozess wird vom Kontrollnetzwerk unterstützt und dient der Regulierung Ihres Körperbudgets, um Sie gesund und am Leben zu halten. Dabei beeinflussen Sie auch das Körperbudget der Menschen in Ihrer Umgebung, um Ihr Überleben zu sichern und Ihre Gene an die nächste Generation weiterzugeben. So schaffen Gehirn und Körper die soziale Realität. So werden Emotionen real.

Ja, das ist ganz schön was zu schlucken. Und einige Einzelheiten sind immer noch nicht mehr als begründete Spekulation. Das gilt vor allem für die exakten Mechanismen der Konzeptkaskade. Aber wir dürfen getrost davon ausgehen, dass die Theorie der konstruierten Emotion ein sinnvoller Weg ist, um zu verstehen, wie Emotionen gemacht werden. Diese Theorie erklärt alle Phänomene der klassischen Sicht, aber auch deren Widersprüche wie die enorme Vielfalt emotionaler Erfahrungen, emotionaler Konzepte und physikalischer Veränderungen während des emotionalen Erlebens. Sie verabschiedet sich aus der sinnlosen Debatte, ob Emotionen angeboren sind oder durch Umweltreize entstehen, und setzt stattdessen auf ein Modell, das die materielle und soziale Wirklichkeit besser verständlich macht. Das bringt uns dem Brückenschlag von der sozialen Welt zur Natur einen Schritt näher. Die Brücke, die dabei entsteht, wird uns an neue Orte bringen, wie Brücken das nun mal tun, nämlich zu einem neuen Menschenbild und einer neuen Schöpfungsgeschichte, wie Sie im nächsten Kapitel sehen werden.

# 8

# Ein neues Menschenbild

Die Theorie der konstruierten Emotion ist nicht nur eine moderne Erklärung dafür, wie Emotionen entstehen. Sie ebnet auch den Weg zu einer radikal anderen Sicht dessen, *was es heißt, ein Mensch zu sein.* Darüber hinaus passt sie zu den neuesten Ergebnissen der Neurowissenschaften. Sie zeigt, dass Sie mehr Kontrolle über Ihre Gefühle und Ihr Verhalten haben, als die klassische Sicht Ihnen zugesteht. Was einen enormen Einfluss auf die Frage hat, wie Sie Ihr Leben leben sollen. Sie sind kein reaktives Tier, dessen Gehirn auf die Ereignisse der Außenwelt anspricht. Wo es um Ihre Erfahrungen und Wahrnehmungen geht, haben Sie das Steuer weit öfter in der Hand, als Sie vielleicht vermuten. Sie prognostizieren, Sie konstruieren, und Sie handeln. Sie sind Architektin oder Architekt Ihrer Erfahrung.

Auch die klassische Sicht der Emotionen gibt ein überzeugendes Bild der menschlichen Natur, das seit Jahrtausenden existiert und auch heute noch Recht, Medizin und andere wichtige Bereiche der Gesellschaft prägt. Diese beiden Menschenbilder stehen seit Beginn der Geschichtsschreibung miteinander in Konflikt. In früheren Kontroversen setzte sich – aus Gründen, die wir noch kennenlernen werden – meist die klassische Auffassung durch. Nun aber befinden wir uns mitten in einer Revolution, was Geist und Gehirn angeht, und die moderne Neurowissenschaft gibt uns Instrumente an die Hand, mit deren Hilfe wir diesen Konflikt ein für alle Mal beilegen können. Des Weiteren zeigt eine Unmenge belastbarer Belege, dass die klassische Auffassung verloren hat.

In diesem Kapitel werde ich erläutern, wie das neue Menschenbild aussieht, welches sich aus der Theorie der konstruierten Emotion ergibt. Daneben werde ich es mit den traditionellen Ideen der klassischen Auffassung vergleichen. Außerdem werde ich Ihnen einen finsteren Typen vorstellen, der der klassischen Sicht in Wissenschaft und Kultur lange Zeit die Stange hielt, obwohl es immer schon gegenteilige Beweise gegeben hat.

***

Die meisten Menschen denken, die Außenwelt sei von uns getrennt. Alles, was passiert, passiert «da draußen», und wir reagieren mit unserem Gehirn darauf «innerlich».

In der Theorie der konstruierten Emotion aber ist die Trennlinie zwischen Gehirn und Welt durchlässig, ja vielleicht sogar inexistent. Die Core-Systeme Ihres Gehirns arbeiten auf unterschiedliche Weise zusammen, um Ihre Wahrnehmungen, Erinnerungen, Gedanken, Gefühle und andere mentale Ereignisse zu konstruieren. Sie haben das live erlebt mit den schwarzen Flecken, die zur Biene wurden. Sie haben Formen gesehen, die physikalisch nicht da waren. Das zeigt, dass Ihr Gehirn Ihre Welt mithilfe von Simulationen modelliert. Ihr Gehirn erstellt eine Unmenge Vorhersagen, simuliert deren Folgen, als wären sie schon eingetreten, und überprüft diese Vorhersagen am aktuellen Sinnesinput. Gleichzeitig bringt Ihr interozeptives Netzwerk Ihre Affekte hervor, die jede Ihrer Handlungen beeinflussen und festlegen, welche Bereiche der Welt Ihnen gerade wichtig sind (Ihre affektive Nische). Ohne Interozeption würden Sie nichts von Ihrer konkreten Umwelt bemerken, sofern Sie nicht gleich gar nichts mitbekommen, oder es wäre Ihnen schlicht egal. Vermutlich würden Sie aber mit diesem System nicht lange überleben. Die Interozeption ermöglicht Ihrem Gehirn, die Umwelt zu konstruieren, in der Sie leben.

Während also einerseits Ihr Gehirn Ihre Welt modelliert, trägt die Außenwelt dazu bei, Ihr Gehirn zu verkabeln. Als Baby sind Sie einem ständigen Sturm von Sinnesinput ausgesetzt, sodass die Außenwelt die Samen für Ihre frühesten Konzepte legt, während Ihr Gehirn sich so verschaltet, dass es zur Realität Ihrer äußeren Welt passt. So lernen Babys, menschliche Gesichter zu erkennen. Während Ihr Gehirn sich weiterentwickelt und Sie anfangen, Wörter zu lernen, verschaltet Ihr Gehirn sich im Hinblick auf die soziale Welt. Und Sie fangen an, rein mentale Konzepte zu bilden wie: «Dinge, die einen vor Insektenstichen schützen» oder «Traurigkeit». Diese Konzepte Ihrer Kultur scheinen zur Außenwelt zu gehören, aber sie sind letztlich Konstruktionen Ihres konzeptuellen Systems.

So gesehen, ist Kultur nicht ein amorpher, hauchdünner Schleier, der Sie einhüllt. Sie hat dazu beigetragen, Ihr Gehirn zu verkabeln, und Sie verhalten sich auf eine Weise, die das Gehirn der nächsten Generation prägt. Schreibt eine Kultur vor, dass Menschen mit einer bestimmten Hautfarbe weniger wert sind als andere, dann hat diese soziale Realität eine Auswirkung auf die Gruppe: Diese Menschen verdienen weniger, und ihre Kinder sind schlechter ernährt und haben schlechtere Lebensbedingungen. Diese Faktoren verändern die Gehirnstrukturen der Kinder zum Schlechteren, sodass sie mehr Probleme in der Schule haben, was wiederum die Wahrscheinlichkeit erhöht, dass sie als Erwachsene weniger verdienen.[450]

Dabei sind Ihre Konstruktionen nicht willkürlich – Ihr Gehirn (und der Geist, den es hervorbringt) müssen sich auf die wichtigen Informationen aus der Wirklichkeit einstellen, um Ihren Körper gesund und am Leben zu erhalten. Ihre Konstruktion kann eine undurchlässige Wand nicht durchlässig machen (außer Sie haben die Superkräfte eines Mutanten), aber Sie können Ländergrenzen anders ziehen, die Regeln der Ehe neu definieren und entscheiden, wer wertvoll ist und wer nicht. Ihre Gene haben Ihnen ein Gehirn gegeben, das sich durch seine Verkabelung auf die konkrete und die soziale Wirklichkeit einstellen kann. Und die anderen Angehörigen Ihrer Kultur konstruieren diese Umwelt zusammen mit Ihnen. Es braucht mehr als ein Gehirn, um einen Geist zu schaffen.

Die Theorie der konstruierten Emotion bringt auch eine neue Sicht auf unsere persönliche Verantwortung mit sich. Stellen Sie sich vor, Sie sind sauer auf Ihren Boss, schlagen unvermittelt mit der Faust auf seinen Schreibtisch und nennen ihn einen Idioten. Die klassische Auffassung schreibt die Schuld an diesem Vorfall einem hypothetischen Wut-Schaltkreis zu, womit Sie in gewisser Weise aus dem Schneider sind. Die Theorie der Konstruktion fasst Verantwortung weiter, über den unmittelbaren Gefühlsausbruch hinaus. Ihr Gehirn reagiert nicht etwa, es sagt ein Geschehen vorher. Seine Core-Systeme versuchen ständig zu erraten, was als Nächstes kommt, was Ihrem Überleben dient. Ihre Handlungen und die Vorhersagen, die Sie initiiert haben, werden durch die Bank von Ihren früheren Erfahrungen (organisiert als Konzepte) geprägt, die zu diesem Augenblick führten. Sie schlagen auf den Tisch, weil Ihr Gehirn eine Instanz von Wut vorhersagte und dabei das Konzept «Wut» verwendete. Und zu Ihren früheren Erfahrungen (ob nun selbst gemacht oder aus Büchern, Filmen etc. bezogen) gehörte das Schlagen auf den Tisch in einer vergleichbaren Situation.

Ihr Kontrollnetzwerk wirkt, wie Sie sich vielleicht erinnern, ständig auf den Verlauf Ihrer Vorhersagen und Ihre Vorhersageirrtümer ein, damit Sie unter verschiedenen Handlungsalternativen wählen können, ob Sie nun meinen, sich im Griff zu haben oder nicht.[451] Dieses Netzwerk kann aber nur mit den Konzepten arbeiten, die Sie bereits haben. Die Frage nach der Verantwortung lautet also: Sind Sie verantwortlich für Ihre Konzepte? Natürlich nicht für alle. Als Baby haben Sie keinen Einfluss auf die Konzepte, die andere Menschen Ihnen vermitteln. Als Erwachsener aber haben Sie sehr wohl die Wahl, welchen Gedanken, Bildern etc. Sie sich aussetzen. Sie entscheiden, was Sie lernen und was die Konzepte schafft, die auf Ihr Handeln einwirken, ob sich das für Sie nun als Absicht anfühlt oder nicht. «Verantwortung» heißt, dass Sie sich bewusst entscheiden, Ihre Konzepte zu ändern.

Hierzu ein Beispiel aus der wirklichen Welt. Nehmen Sie die zahlreichen kriegerischen Konflikte, die es gibt: Israelis gegen Palästinenser. Hutu gegen Tutsi. Bosnier gegen Serben. Sunniten gegen Schiiten. Ich weiß, ich begebe mich hier aufs Glatteis, aber ich möchte meinen, dass keiner der Angehörigen dieser Gruppen für die Wut verantwortlich ist, die sie auf die jeweils andere Gruppe verspüren, denn diese Konflikte brachen schon vor vielen Generationen aus. Aber jedes diesen Gruppen zugehörige Individuum trägt eine gewisse Verantwortung dafür, dass der Konflikt sich fortsetzt, denn jeder Mensch hat die *Möglichkeit*, seine Konzepte und damit sein Verhalten zu ändern. Kein einziger Konflikt ist eine evolutionäre Notwendigkeit. Konflikte dauern an aufgrund sozialer Umstände, die das Gehirn jener Menschen prägen, die sich daran beteiligen. *Irgendjemand* muss die Verantwortung übernehmen, diese Umstände und Konzepte zu ändern. Wer, wenn nicht die Betroffenen selbst?

Eine wissenschaftliche Studie schenkt hier Hoffnung. Die Forschenden übten mit einer Gruppe von Israelis, über verschiedene negative Erfahrungen wie palästinensische Raketen und die Entführung eines israelischen Soldaten anders zu denken, sie als weniger negativ zu kategorisieren. Die Testpersonen waren danach nicht nur weniger wütend. Sie zeigten auch größere Zustimmung zu politischen Strategien, die zu mehr Frieden und Versöhnung führen sollten (Hilfen für die Palästinenserinnen und Palästinenser, weniger aggressive Maßnahmen gegenüber den Menschen im Gazastreifen). Die Versuche fanden um dieselbe Zeit statt, als die Palästinenser die Mitgliedschaft in den Vereinten Nationen beantragten. Die Befragten waren dafür, die Sicherheitskontrollen in Ostjerusalem aufzugeben, wenn dafür Friede einkehren würde. Sie zeigten auch weniger Unterstützung für restriktive politische Maßnahmen wie den fehlenden Zugang der palästinensischen Bevölkerung zur medizinischen Versorgung der Israelis. Diese Einstellung hielt sich bis zu fünf Monate nach dem Experiment.[452]

Wachsen Sie in einer von Wut und Hass erfüllten Gesellschaft auf, kann Ihnen niemand einen Vorwurf machen, wenn auch Sie entsprechende Konzepte haben. Aber als Erwachsener können Sie sich dafür entscheiden, dazuzulernen und andere Konzepte zu erwerben. Das ist sicher keine leichte Aufgabe, aber machbar ist es durchaus. Auch das gehört zu meinem Motto: «Sie sind Architektin bzw. Architekt Ihrer eigenen Erfahrung.» Sie sind zumindest teilweise verantwortlich für Ihr Tun, selbst für Ihre angeblichen emotionalen Reaktionen, auch wenn Sie das Gefühl haben, dass diese jenseits Ihrer Kontrolle sind. Es liegt in Ihrer Verantwortung, Konzepte zu erlernen, die Sie durch andere Vorhersagen vor Ihrem schädlichen Handeln schützen. Außerdem tragen Sie in gewisser Weise auch Verantwortung für andere, denn Ihr Handeln prägt die Konzepte und Verhaltensweisen anderer Personen. Es schafft eine Umgebung, in der Gene an- und abgeschaltet werden, die wiederum auf deren Gehirn einwirken, gerade auch auf die Gehirne der nächsten Generation.

Zur sozialen Realität gehört es, dass wir zum Teil für das Verhalten unserer Mitmenschen mitverantwortlich sind, und zwar nicht auf diese flockige «Verteilen wir doch die Schuld auf alle Schultern»-Art, sondern ganz real, weil wir auf das Gehirn anderer Menschen Einfluss haben.

Als ich noch als Therapeutin tätig war, habe ich mit Frauen im Studierendenalter gearbeitet, die als Mädchen von ihren Eltern missbraucht worden waren. Ich versuchte, meinen Patientinnen zu vermitteln, dass man sie zweifach zum Opfer gemacht hatte: einmal im Augenblick des Missbrauchs, und einmal, weil man ihnen ein emotionales Leid aufbürdete, das sie nur selbst lösen können. Ihr Trauma ließ sie die Welt danach stets als feindselig erleben, auch wenn sie längst in einem gesünderen Umfeld lebten. Es war nicht ihre Schuld, dass ihr Gehirn auf eine spezifische, toxische Umgebung hin geprägt wurde. Aber nur die betroffene Frau kann ihr konzeptuelles System so verändern, dass sie tatsächlich ein besseres Leben erfährt. Das ist die Verantwortung, die ich meine. Manchmal heißt Verantwortung nämlich, dass Sie der einzige Mensch sind, der etwas ändern kann.

Und nun kommen wir zur Frage nach dem Ursprung des Menschen. Wir sind daran gewöhnt, uns als den Höhepunkt einer langen evolutionären Entwicklung zu betrachten. Die Theorie der konstruierten Emotion zeichnet hier ein ausgewogeneres Bild. Die natürliche Selektion zielte nämlich keineswegs auf uns ab. Wir sind einfach nur eine weitere Spezies mit bestimmten Anpassungsvorteilen, die uns helfen, unsere Gene an die nächste Generation weiterzugeben. Andere Tiere haben eine Menge Fähigkeiten entwickelt, die wir nicht besitzen. Sie können mit einem Sprung enorme Distanzen überwinden oder an Wänden hochklettern. Das ist ein Grund, warum Superhelden wie Spiderman uns so faszinieren. Der Mensch ist sicher die talentierteste Art, wenn es darum geht,

Raketen zu anderen Planeten zu schicken oder Gesetze zu erfinden, die in unserem Kopf existieren und unser Verhalten untereinander diktieren. Etwas im menschlichen Gehirn verlieh uns unsere einzigartigen Fähigkeiten, aber dieses «Etwas» muss kein eigener Schaltkreis für Raketenbau und Gesetzesvollzug – oder für Emotionen – sein, den wir von unseren nicht menschlichen Vorfahren ererbt haben.

Eine der bemerkenswertesten Anpassungsleistungen ist, dass die Verschaltung Ihres Gehirns keineswegs auf unzählige Gene zurückgeht. Biologisch gesehen, wäre das eine höchst ressourcenintensive Maßnahme. Stattdessen haben Sie Gene, die dafür sorgen, dass Ihr Gehirn sich im Kontext anderer Gehirne entwickelt, beeinflusst von der Kultur, in der Sie leben. So wie das individuelle Gehirn Redundanzen nutzt, um Informationen zu Ähnlichkeiten und Unterschieden zu komprimieren, machen auch die vielen Gehirne von unseren Redundanzen Gebrauch (der Tatsache, dass wir in der gleichen Kultur aufwachsen und die gleichen Konzepte lernen), um sich gegenseitig zu verkabeln. Die Evolution hat diese Effizienz mittels der menschlichen Kultur verbessert. Diese Kultur geben wir an unsere Nachkommen weiter, indem wir ihr Gehirn prägen.

Das menschliche Gehirn ist von der Makro- bis zur Mikroebene auf Vielfalt und Degenerationseffekte ausgelegt. In seinen interagierenden Netzwerken sind die einzelnen Neuronengruppen voneinander unabhängig, teilen aber effizient eine ganze Menge an Informationen. Dieses Arrangement sorgt dafür, dass sich die einzelnen Neuronenpopulationen ständig ändern können. Sie schließen sich in Millisekunden zusammen bzw. lösen sich wieder auf. Einzelne Neuronen können also an verschiedenen Konstruktionen verschiedener Situationen teilhaben und modellieren somit eine vielfältige und nur teilweise vorhersagbare Welt.[453] In solch einem dynamischen Umfeld haben neuronale Fingerabdrücke nichts zu suchen. Es wäre für die Menschheit höchst ineffizient, hätten wir einen ererbten Satz fester mentaler Module, wo wir doch verteilt über diesen Planeten unter so verschiedenen geografischen und sozialen Bedingungen leben. Das menschliche Gehirn hat sich entwickelt, um verschiedene Arten von menschlichem Geist hervorzubringen, die an ihre jeweilige Umgebung angepasst sind. Wir brauchen kein universelles Gehirn, das einen universellen Geist hervorbringt, um klarzumachen, dass wir eine Spezies sind.

Im Großen und Ganzen ist die Theorie der konstruierten Emotion eine biologisch begründete, psychologische Erklärung dessen, wer Sie als Mensch sind. Sie berücksichtigt gleichzeitig Evolution und Kultur. Bei Ihrer Geburt ist ein Teil Ihres Gehirns durch Ihre Gene schon verschaltet. Doch Umwelteinflüsse können dafür sorgen, dass sich manche Gene an- und andere abschalten, sodass Ihr Gehirn sich ganz im Hinblick auf Ihre Erfahrung konfigurieren kann. Es ist geprägt von den Wirklichkeiten der Welt, in der Sie leben. Teil dessen ist auch die soziale Welt, die das Ergebnis einer Übereinkunft einer Gruppe von Menschen ist. Ihr Geist ist Produkt einer vielfachen Zusammenarbeit, der Sie sich jedoch nicht bewusst sind. Diese Konstruktion hat zur Folge, dass Sie die Welt nicht in einem objektiv exakten Sinne wahrnehmen, sondern durch die Linse Ihrer Bedürfnisse, Ziele und früheren Erfahrungen (wie das bei den Bienenflecken der Fall war). Sie sind nicht der Gipfelpunkt der Evolution, sondern nur eine sehr interessante Tierart mit einigen einzigartigen Fähigkeiten.

***

Die Theorie der konstruierten Emotion bietet einen ganz anderen Blick auf die menschliche Natur, als die klassische Sicht dies tut. Die herkömmlichen Ideen über unsere evolutionäre Schöpfungsgeschichte, unsere persönliche Verantwortung und unsere Beziehung zur Außenwelt haben die westliche Kultur über Jahrtausende geprägt. Um diese ältere Auffassung besser zu verstehen und zu klären, warum sie sich so lange gehalten hat, sollten wir – wie bei so vielen Geschichten in der Wissenschaft – bei Charles Darwin anfangen.

1872 veröffentlichte Darwin sein Buch *The Expression of the Emotions in Man and Animals* (dt. *Der Ausdruck der Gemütsbewegungen bei Tieren und Menschen*). Darin schrieb er, dass uns unsere Emotionen von einem frühen tierischen Vorfahren vererbt wurden, unverändert über die Jahrmillionen.[454] Die Emotionen des modernen Menschen würden von den alten Teilen unseres Nervensystems verursacht und jede Emotion hätte ihren spezifischen einheitlichen Fingerabdruck.

Nun borgen wir uns mal einen Begriff aus der Philosophie: *Essenz*. Wenn Instanzen von Trauer mit hängenden Mundwinkeln und niedriger Herzfrequenz einhergehen, dann wäre der Fingerabdruck von «Hängende Mundwinkel und niedrige Herzfrequenz» die Essenz der Trauer. Alternativ könnte die Essenz auch eine zugrunde liegende Ursache sein, die alle Instanzen von Trauer zu der Emotion machen, die sie ist, zum Beispiel eine Gruppe von Neuronen. (Ich werde hier den Begriff «Essenz» so gebrauchen, dass er auf beide Fälle zutrifft.)[455]

Der Glaube an Essenzen ist der *Essentialismus*. Er geht davon aus, dass bestimmte Kategorien – Trauer und Angst, Hunde und Katzen, afrikanisch- und europäischstämmige Amerikaner – eine wahre Wirklichkeit oder Natur haben. Im Rahmen einer solchen Kategorie nimmt man an, dass deren

Angehörige eine innere und grundlegende Eigenschaft (eine Essenz) teilen, die für ihre Ähnlichkeit verantwortlich ist, auch wenn sie oberflächlich unterschiedlich wirken. Es gibt unglaublich viele Hunde, die sich in Größe, Bau, Farbe, Bewegungsmuster, Temperament und so weiter unterscheiden. Aber diese Unterschiede gelten als oberflächlich im Vergleich zu der Essenz, die allen Hunden gemeinsam ist. Ein Hund kann nie eine Katze sein.

In ähnlicher Weise gehen alle Variationen der klassischen Auffassung davon aus, dass Emotionen wie Trauer oder Angst eine unterschiedliche Essenz eigen ist. Der Neurowissenschaftler Jaak Panksepp zum Beispiel schreibt, die Essenz einer Emotion sei ein Schaltkreis in den subkortikalen Regionen Ihres Gehirns.[456] Dem Evolutionspsychologen Steven Pinker zufolge sind Emotionen wie mentale Organe, analog zu den Körperorganen, für bestimmte Zwecke geschaffen. Die Essenz einer Emotion sei also ein Satz von Genen.[457] Die Evolutionspsychologin Leda Cosmides und der Psychologe Paul Ekman nehmen an, dass jede Emotion eine angeborene, nicht beobachtbare Essenz habe, die sie metaphorisch als «Programm» bezeichnen.[458] Ekmans Version der klassischen Sicht – die Basisemotionstheorie – unterstellt, dass die Essenz für Glück, Trauer, Angst, Überraschung, Wut und Abscheu automatisch von bestimmten Objekten und Ereignissen in der Welt getriggert wird.[459] Eine weitere Version, die klassische Bewertungstheorie (*appraisal theory*), fügt einen zusätzlichen Schritt zwischen Ihnen und der Welt ein. Sie geht davon aus, dass Ihr Gehirn zuerst die Situation bewertet und dann entscheidet, ob es eine Emotion auslöst.[460] Alle Versionen der klassischen Sicht sind sich einig, dass jede Emotionskategorie einen klar abgrenzbaren Fingerabdruck hat. Nur was die Natur der Essenz angeht, stimmen sie nicht überein.

Der Essentialismus ist der eingangs erwähnte finstere Geselle, der es einem schwer machte, der klassischen Sicht etwas entgegenzusetzen. Er bestärkt die Menschen im Glauben, ihre Sinne würden objektive Andersartigkeit in der Natur offenbaren. Glück und Trauer sehen verschieden aus und fühlen sich unterschiedlich an, so heißt es, also muss ihre Essenz im Gehirn jeweils eine andere sein. Den meisten Menschen ist gar nicht klar, dass sie Essentialisten sind. Sie erkennen nicht, dass sie selbst es sind, die die Grenzen zwischen den Dingen der Natur ziehen.

Darwins Glaube an die Essentialität von Emotionen, den er in seinem Buch über die Gemütsbewegungen ausdrückte, hat die klassische Sicht der Emotionen in ihrer modernen Form aufs Podest gehoben. Ebendieser Glaube aber lässt Darwin auch wie einen Heuchler erscheinen, ohne dass er sich dessen bewusst gewesen wäre. Es ist keine leichte Aufgabe, die Ideen eines der größten Wissenschaftler aller Zeiten zu kritisieren, ja ihnen gar zu widersprechen. Also packen wir's an!

Darwins berühmtestes Buch *Die Entstehung der Arten* löste einen Paradigmenwandel aus, der die Biologie überhaupt erst zu einer modernen Wissenschaft machte.[461] Seine größte wissenschaftliche Leistung war, wie der Evolutionsbiologe Ernst Mayr dies so schön formulierte, die Biologie «aus dem lähmenden Würgegriff des Essentialismus»[462] zu befreien. Was aber die Emotionen anging, vollzog Darwin etwa 13 Jahre später eine 180-Grad-Wendung in seinem Buch über die Gefühle, in dem der Essentialismus fatale Blüten trieb. Auf diese Weise sagte Darwin sich von seinen größten Innovationen los und steckte seinen Kopf wieder in besagten Würgegriff, zumindest was die Gefühle angeht.

Denn bevor Darwin in *Die Entstehung der Arten* seine Theorien veröffentlichte, bestimmte der Essentialismus die biologische Forschung. Jede Art sollte eine ideale Form besitzen, die von Gott geschaffen war, mit kennzeichnenden Merkmalen (Essenzen), die sie von allen anderen Arten unterschied (die natürlich auch ihre jeweils eigene Essenz hatten)[463]. Abweichungen vom Ideal gingen auf Irrtümer oder Zufälle zurück. Das ist sozusagen die «Hundeschau»-Version der Biologie. Falls Sie noch nie eine Hundeschau gesehen haben: Dabei wird aus einer Reihe von Wettbewerbern der «beste» Hund gewählt. Die Hunde treten natürlich nicht direkt in Wettbewerb. Sie werden von einer Jury bewertet, und es geht um die möglichst große Nähe zum hypothetischen Idealbild der Rasse. Beim Golden Retriever schätzen die Mitglieder der Jury ein, wie nahe er dem Idealbild des Golden Retrievers kommt. Hat der Hund die richtige Größe? Sind seine Gliedmaßen symmetrisch? Ist die Schnauze schön gerade, und ist ihr Übergang in den Schädel klar definiert? Ist das Fell dicht und glänzend und weist einen intensiven Goldton auf?[464] Alle Abweichungen vom idealen Hund gelten als Fehler. Der Hund mit der niedrigsten Fehleranzahl gewinnt. Die einflussreichsten Köpfe des frühen 19. Jahrhunderts betrachten die Welt der lebenden Geschöpfe als einzige große Hundeschau. Wenn Sie einen Golden Retriever ansehen und sein Schritt fällt überdurchschnittlich lang aus, dann ist er eben zu lang im Vergleich mit dem Ideal oder sogar falsch.

Dann kam Darwin und argumentierte, dass es sich bei den Variationen innerhalb einer Art wie zum Beispiel unterschiedliche Schrittlängen nicht um Fehler handele. Sie seien vielmehr zu erwarten und gingen unmittelbar auf das Umfeld des Tieres zurück. Jede Golden-Retriever-Population hat mehrere Schrittlängen. Einige davon verschaffen Vorteile beim Laufen, Klettern oder Jagen. Jene Individuen, deren Schrittlänge am besten an ihre Umwelt angepasst ist, leben länger und bringen mehr Nachkommen hervor. Das ist Darwins Theorie der Evolution, die er in *Der Ursprung der Arten* darlegte. Wir kennen dies als natürliche Selektion. Manchmal wird sie auch als «survival of the fittest» bezeichnet.[465] Für Darwin war jede Art eine konzeptuelle Kategorie - eine Population einzigartiger Individuen, die voneinander abweichen, ohne eine grundlegende Essenz.[466] Der ideale Hund existiert nicht: Er ist eine statistische Zusammenfassung vieler verschiedener Hunde. Keine seiner Merkmale sind notwendig, hinreichend oder auch nur üblicherweise in jedem Individuum der Population vorhanden. Diese Beobachtung, die man als Populationsdenken kennt, ist das Herzstück von Darwins Theorie der Evolution.[467]

Das Populationsdenken gründet auf Vielfalt, der Essentialismus auf Gleichheit. Die beiden Ideen sind grundsätzlich unvereinbar. *Der Ursprung der Arten* ist ein zutiefst antiessentialistisches Buch. Daher ist es mehr als erstaunlich, dass Darwin in puncto Emotionen in *Der Ausdruck der Gemütsbewegungen* seine größte Leistung wieder umwarf.[468]

Ebenso erstaunlich, ja geradezu Ironie des Schicksals ist es, dass die klassische Sicht der Emotionen sich auf ebenjenen Essentialismus gründet, den Darwin in der Biologie überwunden hat. Die klassische Sicht bezeichnet sich selbst als «evolutionär» und nimmt an, dass Emotionen und ihr Ausdruck Produkte der natürlichen Selektion sind, doch Darwins Denken über Emotionen hat mit der natürlichen Selektion nichts zu schaffen. Jede essentialistische Sicht, die sich das Darwin'sche Mäntelchen umhängt, zeigt dadurch nur, dass sie seine zentrale Ideen über die Evolution nicht verstanden hat.

Die überzeugende Macht des Essentialismus verleitete ihn zu einigen wunderbar lächerlichen Ideen über Emotionen. «Selbst Insekten», so schreibt er in dem Buch, «drücken Wut, Angst, Eifersucht und Liebe aus», wenn sie ihre Körperteile aneinanderreiben, um Laute zu erzeugen.[469] Denken Sie daran, wenn Sie nächstes Mal eine Fliege durch die Küche jagen. Darwin schrieb auch, dass emotionales Ungleichgewicht Haar-Frizz, also wenn das Haar gekräuselt vom Kopf absteht, nach sich ziehe.[470]

Außerdem ist der Essentialismus nicht nur einflussreich, sondern auch ansteckend. Darwins verblüffender Glaube an unwandelbare emotionale Essenzen lebte lange nach seinem Tod weiter und verdunkelte das Erbe anderer berühmter Wissenschaftler. So ganz nebenher bekam die klassische Auffassung der Emotionen immer mehr Auftrieb. Das bekannteste Beispiel ist William James, der als Vater der amerikanischen Psychologie gilt. Dessen Name mag nicht den ruhmreichen Klang haben wie der Darwins, aber er gehörte intellektuell tatsächlich zu den Größten. Sein Buch *Principles of Psychology* mit seinen über 1200 Seiten enthält die wichtigsten Ideen der westlichen Psychologie und ist bis heute – mehr als ein Jahrhundert später – ein Grundlagenwerk. James' Name ist mit dem höchsten Preis verbunden, den die Association of Psychological Science vergeben kann: dem William-James-Preis. Darüber hinaus trägt das Gebäude, in dem die Fakultät für Psychologie der Universität Harvard untergebracht ist, ebenfalls seinen Namen: William James Hall.

Immer wieder wird James' Aussage zitiert, dass jeder Typ von Emotion – Glück, Angst und so weiter – einen bestimmten Fingerabdruck im Körper habe. Diese essentialistische Idee ist ein entscheidendes Merkmal der klassischen Sicht, und Generationen von Forschenden, die sich davon beeinflussen ließen, suchten nach diesem Fingerabdruck im Herzschlag, in der Atmung, im Blutdruck und anderen körperlichen Markern (und haben danach Bestseller über Emotionen geschrieben). Doch diese Aussage von William James hat einen Haken: Er hat sie so nie gemacht. Die allseits akzeptierte Behauptung, er habe gesagt, was man hineinliest, gründet auf einem 100 Jahre alten Missverständnis seiner Worte, betrachtet durch die Brille des Essentialismus.

James nämlich schrieb, dass jede *Instanz* einer Emotion, nicht jede *Kategorie*, von einem einzigartigen Körperzustand kommt. Das ist eine völlig andere Aussage. Sie besagt, dass Sie vor Angst zittern, aufspringen, erstarren, schreien, nach Luft schnappen, sich verstecken, zum Angriff übergehen können. Sie können der Angst sogar ins Gesicht lachen. Jedes Auftreten von Angst ist mit einer unterschiedlichen Reihe innerer Veränderungen und Empfindungen verbunden. Diese klassische Fehlinterpretation verkehrte die ursprüngliche Aussage in ihr Gegenteil. Er argumentierte gegen die Existenz emotionaler Essenz und wurde so verstanden, als würde er sie vertreten. In James' eigenen Worten: «Die ‹Angst›, nass zu werden, ist nicht die gleiche Angst wie die vor einem Bären.»[471]

Wie aber kam es zu diesem grundlegenden und verbreiteten Missverständnis? Ich habe herausgefunden, dass einer von James' Zeitgenossen für diese Verwirrung verantwortlich ist: der Philosoph John Dewey. Er spann seine eigene Emotionstheorie, indem er Darwins essentialistische Sicht auf Gefühle mit James' antiessentialistischen Ideen verband, obwohl beide grundsätzlich inkompatibel sind. Resultat? Eine Frankenstein-Theorie, die James' Ansichten in ihr Gegenteil verkehrte, indem sie jeder Emotionskategorie eine Essenz verordnete. Der Clou dabei war, dass Dewey seine Mixtur nach James benannte: die «James-Lange-Theorie der Emotion».[472]

Heute ist Deweys Rolle bei dieser Begriffsverwirrung in Vergessenheit geraten. Unzählige Publikationen schreiben Deweys Theorie William James zu. Ein bekanntes Beispiel ist Antonio Damasio, der Autor von *Descartes' Irrtum* und anderen populären Büchern über Emotionen.[473] Für Damasio ist der einzigartige physische Fingerabdruck einer Emotion, die er als «somatischen Marker» bezeichnet, eine Informationsquelle, die das Gehirn auswertet, um gute Entscheidungen zu treffen. Diese Marker sind kleine Weisheitspakete.[474] Zu einer emotionalen Erfahrung kommt es, Damasio zufolge, wenn die somatischen Marker in bewusste Gefühle überführt werden.[475] Damasios These ist also ein Kind der James-Lange-Mixtur, aber keine Weiterführung dessen, was William James tatsächlich dachte.

Deweys Uminterpretation von James ist einer der größten Irrtümer in der modernen Psychologie, der auf einen Essentialismus zurückgeht, den man Darwin zuschrieb. Tatsächlich ist es mehr als ironisch, ja fast schon tragisch, wenn Darwins Name fällt, um einer wissenschaftlich essentialistischen Auffassung Glaubwürdigkeit zu verleihen, wo doch seine größte wissenschaftliche Leistung eben darin bestand, dem Essentialismus in der Biologie den Garaus zu machen.

Warum aber ist der Essentialismus so mächtig und kann die Worte großer Wissenschaftler verdrehen und den Pfad wissenschaftlicher Entdeckungen verbiegen?

Die einfachste Begründung dafür ist, dass der Essentialismus intuitiv einleuchtend erscheint. Wir erleben unsere Gefühle als automatische Reaktionen. Da verfällt man nur allzu leicht in den Glauben, dass sie tatsächlich uralten Teilen des Gehirns entspringen, die eben dafür gedacht sind. So sehen wir Emotionen in Blinzeln, in gefurchten Stirnen und anderen Muskelbewegungen. Wir hören Emotionen in der Höhe oder Tiefe von Lauten. All das, ohne bewusste Entscheidungen zu treffen oder uns anstrengen zu müssen. Ebenso leicht ist es zu glauben, dass wir von der Natur so programmiert wurden, um emotionalen Ausdruck zu erkennen und darauf handelnd zu reagieren. Doch diese Schlussfolgerung täuscht. Millionen von Menschen erkennen mühelos Kermit, den Frosch, aber das heißt nicht, dass unser Gehirn darauf programmiert ist, die Muppets zu erkennen. Der Essentialismus verspricht einfache Erklärungen mit nur einer Ursache, die dem gesunden Menschenverstand noch dazu einleuchtet. Doch wir leben nun mal in einer komplexen Welt.

Der Essentialismus ist allerdings auch schwer zu entkräften.[476] Da eine Essenz eine nicht beobachtbare Eigenschaft sein kann, können die Menschen ruhig an Essenzen glauben, auch wenn sie nirgendwo zu finden sind. Daher gibt es auch simple Erklärungen, wenn Experimente keine Essenzen finden: «Wir haben auch noch nicht überall gesucht.» Oder: «Die [Essenz] steckt in dieser komplizierten biologischen Struktur, die wir noch nicht ganz verstehen.» Und: «Unsere Instrumente sind noch nicht leistungsstark genug, um die Essenz zu finden, aber eines Tages werden wir dorthin kommen.» Diese hoffnungsvollen Gedanken kommen von Herzen, sind aber logisch kaum zu entkräften. *Der Essentialismus impft sich selbst gegen jeden gegenteiligen Beweis*. Außerdem verändert er die Art, wie Wissenschaft praktiziert wird. Wenn Forschende an eine Welt voller Essenzen glauben, die nur der Entdeckung harren, dann widmen sie ihr Leben der Suche danach, und das ist eine potenziell endlose Suche.

Der Essentialismus scheint ein inhärenter Teil unserer psychischen Verfasstheit zu sein.[477] Menschen bilden Kategorien, indem sie rein mentale Ähnlichkeiten erfinden, wie Sie ja bereits in Kapitel 5 gesehen haben. Diese Kategorien benennen wir dann mit Worten. Daher ist ein Wort wie «Haustier» oder «Trauer» auf unzählige Instanzen anwendbar. Etwas zu benennen, ist eine unglaubliche Leistung, gleichzeitig steckt aber, was das Gehirn angeht, ein faustischer Pakt in Worten. Denn ein Wort wie «Trauer», angewandt auf eine Reihe verschiedener Wahrnehmungen, verführt uns, nach einer zugrunde liegenden Gleichheit zu suchen (oder diese zu erfinden), die über die wahrnehmbaren Unterschiede hinausgeht. Das Wort «Trauer» veranlasst Sie, ein Emotionskonzept auszubilden, was gut ist. Aber es verleitet uns auch zu dem Glauben, für diese Gleichheit müsse es einen tieferen Grund geben: eine Eigenschaft, die sich der Beobachtung oder dem Bewusstwerden entzieht und für die unterstellte Gleichheit verantwortlich ist, ja den bezeichneten Dingen ihre eigentliche Identität verleiht. Worte verleiten uns dazu, an eine Essenz zu glauben, und sind damit möglicherweise der psychische Ursprung des Essentialismus. William James machte vor über einem Jahrhundert eine ähnliche Beobachtung: «Wann immer wir ein Wort erfinden ..., um eine bestimmte Gruppe von Phänomenen zu bezeichnen, neigen wir dazu, hinter dem Phänomen ein substanzielles Wesen anzunehmen, das der Name bezeichnet.»[478] Die Worte, die uns helfen, Konzepte zu erlernen, können uns einen Streich spielen und uns zu dem Glauben verleiten, ihre Kategorien spiegelten feste Grenzen in der Natur wider.[479]

Forschungsarbeiten an Kindern veranschaulichen, wie das menschliche Gehirn den Glauben an eine Essenz erzeugt. Ein Wissenschaftler zeigt einem Kind einen roten Zylinder und gibt diesem einen Fantasienamen wie «blicket». Er demonstriert, dass der Zylinder eine spezielle Funktion hat, zum Beispiel eine Maschine in Gang zu setzen. Im nächsten Schritt zeigt er dem Kind zwei weitere Objekte: ein blaues Viereck, das der Versuchsleiter ebenfalls als «blicket» bezeichnet, und einen zweiten roten Zylinder, der jedoch nicht den Namen «blicket» trägt. Das Kind nimmt an, dass von diesen beiden Objekten nur das blaue Viereck die Maschine in Gang setzen kann, obwohl es sich vom ursprünglichen roten «blicket» äußerlich unterscheidet.[480] Die Kinder schlussfolgern, dass jedes «blicket» eine unsichtbare Kausalkraft besitzt, die die Maschine startet. Dieses Phänomen, das die Wissenschaft «Induktion» nennt, erlaubt dem Gehirn, auf sehr effiziente

Weise Konzepte auszuweiten, indem es Unterschiede ignoriert.[481] Leider führt die Induktion mitten hinein in den Essentialismus. Wenn Sie als Kind eine Freundin sahen, die auf der Erde saß und weinte, weil sie ihr Spielzeug verloren hatte, und man sagte Ihnen, das andere Kind sei traurig, dann nahm Ihr Gehirn an, dass eine unsichtbare Kraft das Kind dazu brachte, traurig zu sein, mit hängenden Schultern dazusitzen und zu weinen. Den Glauben an diese Essenz dehnten Sie dann aus auf andere Instanzen von Kindern, die mit hängenden Schultern dasaßen, Wutanfälle hatten, die Zähne zusammenbissen oder andere Verhaltensweisen zeigten, wenn Erwachsene Ihnen sagten, dass diese Kinder traurig seien. Emotionsbezeichnungen verstärken die Fiktion, die von uns angenommene Gleichheit sei objektiv in der realen Welt vorhanden und wir müssten sie nur entdecken.

Möglicherweise hängt diese essentialistische Denkweise auch mit der Verschaltung unseres Gehirns zusammen. Die Schaltkreise, die Ihnen erlauben, Konzepte zu bilden und mit ihrer Hilfe Vorhersagen anzustellen, kredenzen uns den Essentialismus förmlich auf dem Servierteller. Ihr Cortex lernt Konzepte, indem er Ähnlichkeiten von Unterschieden trennt, wie Sie in Kapitel 6 gesehen haben. Er integriert Information über visuelle, auditive, interozeptive und andere Sinnesbereiche hinweg, um sie zu effizienten Zusammenfassungen zu komprimieren.[482] Jede Zusammenfassung ist eine kleine imaginäre Essenz, die Ihr Gehirn erfindet als Repräsentation dessen, dass mehrere Instanzen aus Ihrer Vergangenheit sich ähnlich sind.

Der Essentialismus ist intuitiv und logisch unmöglich zu widerlegen. Er gehört zu unserer psychischen bzw. neuronalen Verfasstheit. Für die Wissenschaft stellt er jedoch eine sich selbst erhaltende Geißel dar. Außerdem ist er das Fundament für die Lieblingsidee der klassischen Sicht: dass Emotionen universelle Fingerabdrücke hätten. Kein Wunder, dass sich die klassische Auffassung so gut hält: Sie wird angetrieben von einer Überzeugung, die praktisch nicht umzubringen ist.

Wenn Sie essentialistisches Denken in eine Theorie der Emotionen einfließen lassen, erhalten Sie nicht nur eine Lehrmeinung, wie und warum Sie Gefühle haben. Sie bekommen auch – oh ja – eine faszinierende Story darüber, was es heißt, ein Mensch zu sein. Eine klassische Theorie der menschlichen Natur.

Diese klassische Theorie beginnt bei Ihren entwicklungsgeschichtlichen Ursprüngen. Sie besagt nämlich, Sie seien im tiefsten Inneren ein Tier. Sie haben angeblich verschiedene mentale Essenzen von Ihren nicht menschlichen Vorfahren geerbt, darunter auch Emotionsessenzen, die tief in Ihren subkortikalen Regionen verborgen sind. Oder wie Darwin sagt: «Und wir müssen, wir mir scheint, jedenfalls zugeben, dass der Mensch mit allen seinen edlen Eigenschaften [...] mit seinem gottähnlichen Verstand [...] mit all diesen Fähigkeiten und Kräften in seinem Körperbau immer noch die unaustilgbaren Zeugnisse seines niedrigen Ursprungs erkennen lässt.»[483] Nichtsdestotrotz betrachtet die klassische Auffassung Sie als etwas Besonderes, weil nämlich Ihre animalische Essenz einherschreitet eingehüllt ins edle Gewand des rationalen Denkens. Eine einzigartige menschliche Essenz der Vernunft lässt Sie Ihre Emotionen mit rationalen Mitteln regulieren, was Sie zur Krone der Schöpfung macht.[484]

Die klassische Sicht der menschlichen Natur hat auch eine eigene Vorstellung von persönlicher Verantwortung. Denn Ihr Verhalten wird ja von inneren Kräften gelenkt, die sich Ihrer Kontrolle entziehen. Sie werden von der Außenwelt hin- und hergerissen und reagieren impulsiv emotional wie ein ausbrechender Vulkan oder ein überkochender Topf. Manchmal konkurrieren Ihre emotionalen und kognitiven Essenzen miteinander um die Kontrolle über Ihr Verhalten, dann wieder arbeiten sie friedlich zusammen und machen Sie weise. Wie auch immer: Sie sind ein Spielball starker Emotionen, von denen Sie überfallen werden, so heißt es, und daher sind Sie für Ihre Handlungen vielleicht gar nicht verantwortlich. Diese Idee hat es bis ins westliche Strafrecht geschafft: Verbrechen aus Leidenschaft, der sogenannte *crime passionel* bzw. die «Affekthandlung», erfahren eine gesonderte Behandlung. Umgekehrt: Sind Sie kalt wie ein Fisch, traut man Ihnen eher unmenschliche Grausamkeiten zu. Ein Serienkiller, der keinerlei Bedauern verspürt, scheint weniger menschlich als der Mörder, der seine Taten bereut. Träfe dies tatsächlich zu, würde unsere ganze Moral einzig auf der Tatsache gründen, ob wir fähig sind, bestimmte Emotionen zu fühlen.

Auch zieht die klassische Sicht eine undurchdringliche Grenze zwischen Ihnen und der Welt. Wenn Sie sich umschauen, sehen Sie Objekte wie Bäume, Felsen, Häuser, Schlangen und andere Menschen. Diese Objekte existieren außerhalb Ihres anatomischen Körpers. So gesehen, machen fallende Bäume ein Geräusch, ob Sie nun gerade in der Gegend sind oder nicht. Ihre Emotionen, Gedanken und Wahrnehmungen andererseits sollen nur in Ihrem anatomischen Körper existieren und jeweils eine eigene Essenz haben. Was wiederum bedeuten würde, dass Ihr Geist nur in Ihrem Inneren lebt und die Welt nur außen vorhanden ist.[485]

In gewissem Sinne hat die klassische Sicht die menschliche Natur aus dem Bereich der Religion herausgelöst und sie der Evolution überantwortet. Sie sind nicht länger eine unsterbliche Seele, sondern eine Ansammlung hoch spezialisierter, klar unterscheidbarer innerer Kräfte. Sie kommen auf die Welt, nicht nach dem Bilde Gottes geformt, sondern nach dem in Ihren Genen. Sie nehmen die Welt exakt wahr, nicht weil Gott Sie so geschaffen hat, sondern weil die Weitergabe

Ihrer Gene an die nächste Generation davon abhängt. Ebenso ist Ihr Geist ein Schlachtfeld, aber nicht für Gut oder Böse, Rechtschaffenheit oder Sünde, sondern für Ratio und Emotion, Cortex und Subcortex, innere versus äußere Kräfte, die Gedanken in Ihrem Gehirn versus die Emotionen in Ihrem Körper. Sie mit Ihrem animalischen Gehirn, ummantelt vom rationalen Cortex, unterscheiden sich von anderen Tieren in der Natur, nicht weil Sie eine Seele haben, sondern weil Sie der Gipfel der Evolution sind, begabt mit Einsicht und Vernunft.

Darwin verkörperte diese essentialistische Sicht der menschlichen Natur. Obwohl er den Essentialismus aus unserem Verständnis der Welt vertrieb, blieb er doch dabei, was den Platz des Menschen in der Welt angeht. In seinem Buch über die Gemütsbewegungen schilderte er alle drei Elemente, die die klassische Sicht der menschlichen Natur ausmachen: dass Tiere und Menschen universelle Essenzen von Emotionen teilen; dass Emotionen ihren Ausdruck in Gesicht und Körper suchen, sich dabei aber unserer Kontrolle entziehen; und dass dieser Ausdruck von der Außenwelt angestoßen wird.

In den Jahren nach der Veröffentlichung aber fiel Darwin sein eigener Essentialismus in den Rücken. Seine intellektuellen Nachfolger nämlich übernahmen seine Sicht und prägten so die klassische Auffassung, wobei sie Darwins Worte ironischerweise falsch interpretierten (oder bewusst verdrehten), sodass sie besser zum reinen Essentialismus passten.

Darwin schrieb in *The Expression of Emotions in Man and Animals*, Menschen zeigten universelle Gesichtsausdrücke, die sie von einem gemeinsamen Vorfahren hatten:

*Beim Menschen können manche Ausdrucksformen wie das Haaresträuben bei höchstem Schrecken und das Zeigen der Zähne bei extremer Wut nicht verstanden werden, wenn man nicht annimmt, dass der Mensch einst in einem niedrigeren, ja tierischen Zustand existierte. Die Ähnlichkeit dieser Ausdrucksformen bei unterschiedlichen, doch verwandten Arten (wie die Bewegung der gleichen Gesichtsmuskeln beim Menschen und bei bestimmten Affen, wenn es um das Lachen geht) ist eher verständlich, wenn wir an die Abstammung von einem gemeinsamen Vorfahren glauben.*[486]

Auf den ersten Blick mag man glauben, Darwin wolle hier sagen, dass Gesichtsausdrücke ein nützliches, funktionelles Produkt der Evolution sind, und tatsächlich gründete die klassische Sicht auf dieser Vorstellung. Doch Darwin sagt genau das Gegenteil. Er schrieb vielmehr, dass Lächeln, Stirnrunzeln, aufgerissene Augen und andere Gesichtsausdrücke nichts weiter sind als nutzlose Überreste von Bewegungen – Produkte der Evolution, die keine Funktion mehr haben, wie das menschliche Steißbein, der Blinddarm und die Flügel des Straußes. Diese Aussage wiederholt sich mindestens ein Dutzend Mal im Buch über die Gemütsbewegungen.[487] Der Ausdruck von Emotionen war in seinen Augen vielmehr ein überzeugendes Beispiel für seine übergreifenden Ideen über die Evolution. Waren diese Ausdrucksformen beim Menschen nutzlos, aber trotzdem mit anderen Tieren geteilt worden, wie Darwin schreibt, gehen sie darauf zurück, dass sie für einen lange ausgestorbenen gemeinsamen Vorfahren von Nutzen waren. Diese entwicklungsgeschichtlich verkümmerten Ausdrucksformen waren ein klarer Beleg dafür, dass Menschen letztlich Tiere waren. Damit bestätigte sich seine früher geäußerte Auffassung über die natürliche Selektion, die er in *Die Entstehung der Arten* (1859) beschreibt und auf die menschliche Evolution überträgt in *Die Abstammung des Menschen* (1871).[488]

Wenn Darwin also nicht davon ausging, dass der emotionale Ausdruck dem Überleben des Menschen diente, wieso glauben dann so viele Forschende, dass er aber genau das getan hat? Die Antwort auf diese Frage fand ich den Manuskripten eines amerikanischen Psychologen, der zu Beginn des 20. Jahrhunderts lebte und viel über Darwins Ideen arbeitete: Floyd Allport.[489] 1924 zog Allport aus seinen Studien eine pauschale Schlussfolgerung, die Darwins ursprüngliche These in ihr Gegenteil verkehrte. Er schrieb, dass der Ausdruck beim Neugeborenen nicht voll ausgebildet sei, aber bald Funktionen übernehme: «Statt der biologisch nützlichen Reaktion, die sich beim Vorfahr zeigt und beim Nachkommen nur rudimentär angelegt ist, betrachten wir beide Funktionen als im Nachkommen präsent, wobei die Erstere als Grundlage für die Entwicklung der Letzteren gilt.»[490]

Allports Abwandlung billigte man trotz ihrer Ungenauigkeit eine gewisse authentische Bedeutung zu, aus dem einfachen Grund, weil sie die klassische Sicht auf die menschliche Natur stützte. Sie wurde eifrigst übernommen von gleichgesinnten Wissenschaftlern, die sich nun als Erben des unanfechtbaren Darwin betrachteten. In Wirklichkeit waren sie die geistigen Nachkommen des Darwin-Hackers Floyd Allport.

Wie Sie sehen, dient Darwins Name allzu oft als magisches Mäntelchen, das die bösen Geister wissenschaftlicher Kritik vertreibt. So vermochten es Floyd Allport und John Dewey, die Worte von William James und Darwin selbst in ihr Gegenteil zu verkehren und damit die klassische Sicht der Emotionen zu stützen. Dieses Mäntelchen ist tatsächlich ein Schutzumhang, denn wenn Sie nicht mit Darwin übereinstimmen, dann leugnen Sie die Evolution. (Wenn Sie nicht sogar heimlich der Vorstellung anhängen, dass alles Wissensnotwendige über die Entwicklung des Menschen in der Bibel steht!)

Darwins magisches Mäntelchen half auch, die falsche Idee zu verbreiten, dass das Gehirn sich als Ansammlung von Klümpchen entwickelte, deren jedes eine bestimmte Funktion ausübte. Dieser Glaube verleitete viele Anhänger der klassischen Sicht dazu, sinnloserweise nach den Emotionsklümpchen im Gehirn zu suchen. Den Weg dorthin wies ein Darwin-Anhänger, der um die Mitte des 19. Jahrhunderts lebte: Paul Broca. Broca behauptete, er habe den Klumpen entdeckt, der für die menschliche Sprache verantwortlich sei. Er beobachtete, dass Patientinnen und Patienten, bei denen der linke Frontallappen des Gehirns geschädigt worden war, nicht mehr fließend sprechen konnten. Diese Krankheit nannte man *expressive Aphasie* oder Broca-Aphasie. Möchte ein Patient mit Broca-Aphasie etwas sagen, dann kommen die Worte stockend heraus: «Am Donnerstag, ähm, ähm, nein, am Freitag ... Barbara ... Brau ... und, oh, Auto ... fahren ... Flagbaum [sic!] ... Sie wissen ... Ruhe und ... Fernsehen.»[491] Broca ging davon aus, dass er die Essenz der Sprache im Gehirn entdeckt hatte. So ähnlich wie heute Forschende Verletzungen der Amygdala als Beweis dafür sehen, dass es dort einen Angstschaltkreis gibt. Seitdem wird die entsprechende Gehirnregion übrigens als Broca-Areal bezeichnet.

Der Knackpunkt ist der: Broca besaß kaum Belege für seine Theorie, während andere Wissenschaftler massenhaft Belege dafür hatten, dass er falschlag.[492] Sie wiesen beispielsweise darauf hin, dass andere Betroffene mit expressiver Aphasie ein absolut gesundes Broca-Areal hatten.[493] Aber Brocas Idee hielt sich, weil Darwins magisches Mäntelchen schützend über ihr hing, das mit einer ordentlichen Dosis Essentialismus imprägniert war.[494] Dank Broca hatte die Wissenschaft nun eine entwicklungsgeschichtliche Version der Sprachentstehung – dass sie nämlich im «rationalen» Cortex angesiedelt war – und konnte so den vorherrschenden Glauben widerlegen, die Sprache sei eine Gabe Gottes. Selbst heute noch verkünden Lehrbücher der Psychologie und der Neurologie, dass das Broca-Areal das eindeutigste Beispiel für eine lokalisierte Gehirnfunktion ist. Obwohl die Neurowissenschaft längst bewiesen hat, dass diese Region für die Sprachentwicklung weder hinreichend noch notwendig ist.[495] Tatsächlich ist das Broca-Areal ein perfektes Beispiel für einen Totalausfall in puncto Zuordnung einer psychischen Funktion zu einem bestimmen Hirnareal. Nichtsdestotrotz wurde die Geschichte in Brocas Sinne neu geschrieben, was die essentialistische Auffassung vom Geist erneut stärkte.[496]

Broca und das Darwin-Mäntelchen sorgten dafür, dass sich die fiktive Vorstellung weiter durchsetzte, Emotion und Vernunft hätten sich als getrennte Schichten des Gehirns entwickelt (was Sie in Kapitel 4 als «dreieiniges Gehirn» kennengelernt haben). Broca war von Darwins Thesen inspiriert, die dieser in *Die Abstammung des Menschen* äußerte: dass der menschliche Geist wie der menschliche Körper von der Evolution geprägt wurden. So schreibt Darwin: «Die Tatsache, dass die Tiere von denselben Gemütsbewegungen erregt werden wie wir, ist so sicher, dass es überflüssig ist, den Leser durch viele Einzelheiten zu ermüden.»[497] Was letztlich heißt, dass das menschliche Gehirn wie der Rest des menschlichen Körpers unseren «niedrigen Ursprung» widerspiegelte. Also zettelten Broca und andere Neurologen bzw. Physiologen eine Suche nach den animalischen Emotionsschaltkreisen an – nach unserem inneren Tier. Sie konzentrierten sich dabei auf die entwicklungsgeschichtlich älteren Teile des Gehirns, deren Schaltkreise angeblich von dem evolutionär fortgeschritteneren Cortex reguliert wurden.

Broca lokalisierte das «innere Tier» in etwas, das er für einen entwicklungsgeschichtlich alten «Lappen» tief im Gehirn hielt. Er nannte ihn den «großen limbischen Lappen» oder einfach den «limbischen Lappen» und bezeichnete diesen angeblichen Lappen nicht als «Sitz der Emotionen». (Er ging davon aus, dass dort der Geruchssinn und andere Teile unserer ursprünglichen Überlebensschaltkreise angelegt waren.) Aber Broca behandelte das limbische Gewebe als Einheit und bahnte damit den Weg für alle, die dort die Heimat der Emotionen sehen wollten. Im folgenden Jahrhundert mutierte Brocas limbischer Lappen unter Mitwirkung anderer Anhänger der klassischen Auffassung zum «limbischen System» für Emotionen. Dieses sogenannte System sollte entwicklungsgeschichtlich alt sein. Es sollte sich praktisch nicht unterscheiden von seiner Ursprungsform bei nicht menschlichen Tieren. Es sollte das Herz, die Lungen und andere innere Organe steuern. Angeblich lag es zwischen den alten «Reptilien»-Schaltkreisen im Hirnstamm, die für Hunger, Durst und so weiter verantwortlich waren, und den neueren, «nur menschlichen» Schichten des Cortex, die die animalischen Emotionen des Menschen steuern.[498] Diese illusorische Hierarchie verkörperte Darwins Ideen über die menschliche Entwicklung – zuerst niedrige Gelüste, dann wilde emotionale Leidenschaften und schließlich die Krönung: die Ratio.[499]

Forschende, die der klassischen Sicht anhängen, behaupteten, alle möglichen Gefühle mit limbischen Bereichen wie der Amygdala in Verbindung bringen zu können, die (angeblich) unter der Kontrolle des Cortex und der Kognition stehen. Die moderne Neurowissenschaft aber hat gezeigt, dass das sogenannte limbische System eine Fiktion ist. Fachleute für die Evolution des Gehirns nehmen diese These nicht mehr ernst, ja sie betrachten diesen Bereich nicht einmal als System.[500]

Dementsprechend ist es auch nicht der Sitz der Gefühle im Gehirn. Was wenig überraschend ist, denn es gibt kein einzelnes Gehirnareal, das für die Emotionen allein verantwortlich wäre. Das Wort «limbisch» hat immer noch seine Bedeutung und Berechtigung (wenn es um die Gehirnanatomie geht), aber das Konzept des limbischen Systems ist nur ein weiteres Beispiel dafür, wie eine essentialistische, mit Darwin parfümierte Ideologie auf die Strukturen des menschlichen Körpers und Gehirn angewandt werden kann.

Lange bevor Broca die Idee für sein erstes Gehirnklümpchen hatte, lagen die klassische und die konstruktivistische Vorstellung von der menschlichen Natur miteinander im Widerstreit. Im antiken Griechenland teilte Platon den menschlichen Geist in drei verschiedene Essenzen ein: rationale Gedanken, Leidenschaften (was wir heute Emotionen nennen) und Triebe wie Hunger und der Sexualtrieb. Das rationale Denken hatte die Leitung inne, es kontrollierte die Leidenschaften und Begehrlichkeiten. Platon beschrieb dies mit dem Bild des Wagenlenkers, der zwei geflügelte Rösser zügelte.[501] Etwa 100 Jahre früher argumentierte sein Landsmann Heraklit (siehe Kapitel 2), dass der Mensch die Wahrnehmung im Augenblick konstruiere, wie aus unzähligen Tropfen Wasser ein Fluss konstruiert wird. In der östlichen Philosophie kannte der traditionelle Buddhismus mehr als fünfzig klar abgrenzbare geistige Essenzen, die *dharmas*. Einige davon ähneln auf verblüffende Weise den sogenannten Basisemotionen. Jahrhunderte später erfuhr der Buddhismus eine radikale Veränderung, und die *dharmas* wurden menschliche Konstruktionen, die auf Konzepten beruhen.[502]

Das waren sozusagen die anfänglichen Plänkeleien, doch die eigentliche Kontroverse setzte sich im Laufe der aufgezeichneten Historie fort. Im 11. Jahrhundert ging der Wissenschaftler Ibn al-Haytham, der einen wichtigen Beitrag zur wissenschaftlichen Methode lieferte, davon aus, dass wir die Welt konstruktivistisch durch unser Urteil und unsere Schlussfolgerungen wahrnehmen.[503] Die mittelalterlichen christlichen Theologen waren Essentialisten mit der Ansicht, dass verschiedene Höhlungen im Gehirn mit klar unterscheidbaren Essenzen wie Erinnerung, Vorstellungsvermögen und Intelligenz ausgefüllt sind.[504] Im 17. Jahrhundert nahmen Philosophen wie René Descartes und Baruch Spinoza an, dass es Emotionsessenzen gab, die sie in der Folge katalogisierten. Im 18. Jahrhundert hingegen neigten die Denker David Hume und Immanuel Kant mehr zu einem konstruktivistischen, wahrnehmungsbasierten Bild der menschlichen Erfahrung. Im 19. Jahrhundert begründete der Neuroanatom Franz Joseph Gall die Phrenologie, den vermutlich essentialistischsten Blick auf das Gehirn: Er glaubte, mentale Essenzen in den Höckern des Schädels (!) aufspüren zu können. Bald darauf übernahmen William James und Wilhelm Wundt konstruktivistische Theorien des Geistes. William James schrieb: «Eine Wissenschaft von den Beziehungen zwischen Geist und Gehirn muss zeigen, wie die elementaren Ingredienzen des Ersteren mit den elementaren Funktionen des Letzteren einhergehen.»[505] James und Darwin wurden zu Opfern dieser jahrhundertealten Auseinandersetzung, als ihre Sicht der Emotionen, sagen wir mal, «angepasst» wurde. Der Siegerpokal ging letztlich an Wissenschaftler wie Paul Broca, die den Triumph der Evolution verkündeten ... oder vielmehr einer essentialistischen Form der Evolution.[506]

Auf Platons Essenzen des Geistes treffen wir noch heute, wenn auch unter anderem Namen. (Und wenn wir zumindest die Rösser im Stall lassen.) Heute sprechen wir von «Wahrnehmung», «Emotion» und «Kognition». Freud prägte dafür die Begriffe Es, Ich und Über-Ich. Der Psychologe und Nobelpreisgewinner Daniel Kahneman bezeichnet das metaphorisch als System 1 und System 2.[507] (Kahneman legt großen Wert darauf, dass das Metaphern sind, doch die meisten Menschen scheinen ihn diesbezüglich zu ignorieren und System 1 und System 2 essentialistisch als Regionen im Gehirn zu verorten.) Die Theorie vom «dreieinigen Gehirn» benennt die drei Vermögen als Reptiliengehirn, limbisches System und Neocortex. In jüngerer Zeit hat der Neurowissenschaftler Joshua Greene die intuitiv eingängige Analogie der Kamera geschaffen, die schnell und mühelos mit Automatik funktioniert, aber auch flexibel und bewusst mit manuellen Einstellungen.

Aber auch konstruktivistische Auffassungen sind heute weit verbreitet. Der Psychologe und Bestsellerautor Daniel L. Schacter hat eine Konstruktionstheorie der Erinnerung aufgestellt.[508] Auch finden sich konstruktivistische Sichtweisen für die Wahrnehmung, das Selbst, die Konzeptentwicklung, die Gehirnentwicklung (Neurokonstruktion) und natürlich die Theorie der konstruierten Emotion.

Die Auseinandersetzungen heute haben an Schärfe zugenommen, denn es ist nur allzu leicht, die jeweils andere Seite zu karikieren. Die klassische Sicht meint, bei den Konstruktivisten sei alles relativ, als wäre der Geist ein unbeschriebenes Blatt und die Biologie hätte überhaupt keinen Einfluss. Anhänger des Konstruktivismus wiederum kritisieren, dass die klassische Sicht den Einfluss der Kultur ignoriere und so den Status quo zementiere. Überspitzt ausgedrückt, schreibt die klassische Sicht der «Veranlagung» die wichtigste Rolle bei der Entwicklung zu, die konstruktivistische der «Erziehung». Das Resultat: ein Ringkampf unter Strohmännern.

Die moderne Neurowissenschaft aber hat beide Zerrbilder vom Tisch gewischt. Wir sind keine unbeschriebenen Blätter, und unsere Kinder sind keine Knetmasse, die so oder so geformt wird.[509] Aber unsere Biologie (Veranlagung) ist auch keineswegs unser Schicksal. Wenn wir ein funktionierendes Gehirn bei der Arbeit beobachten, sehen wir keine mentalen Module. Wir sehen Core-Systeme, die ständig auf komplexe Weise miteinander agieren, um abhängig von der Kultur viele Formen des Geistes hervorzubringen. Das menschliche Gehirn ist selbst ein kulturelles Artefakt, weil seine Verschaltung von der Erfahrung geprägt wird. Wir haben Gene, die von Umwelteinflüssen an- und abgeschaltet werden, und andere, die regulieren, wie sensibel wir für Umwelteinflüsse sind.[510] Dabei bin ich keineswegs die Erste, die diese Thesen aufstellt. Aber ich bin vermutlich die Erste, die darauf hinweist, dass die Gehirnevolution, die Gehirnentwicklung und die daraus resultierende Anatomie eine klare Richtung vorgeben, was die Wissenschaft von den Emotionen und unser Bild der menschlichen Natur angeht.

Paradoxerweise war die jahrhundertealte Debatte über die menschliche Natur selbst vom Essentialismus beeinflusst. Denn beide Seiten gingen letztlich davon aus, dass eine übernatürliche Kraft das Gehirn prägte und den menschlichen Geist hervorbrachte. In der klassischen Sicht übernahmen diese Rolle die Natur, Gott und dann die Evolution. Auf konstruktivistischer Seite waren es Umwelt und Kultur. Aber weder die Biologie noch die Kultur tragen die alleinige Verantwortung. Darauf haben schon andere vor mir hingewiesen, aber nun ist es an der Zeit, diesen Hinweis ernst zu nehmen. Wir wissen noch längst nicht alles, was die Funktionsweise von Geist und Gehirn angeht, doch wir wissen genug, um klar sagen zu können, dass sowohl der biologische wie der kulturelle Determinismus falsch ist. Die Haut ist eine künstliche und durchlässige Grenze. Oder wie Steven Pinker so schön schreibt: «Heute wäre es einfach abwegig zu fragen, ob Menschen flexibel oder programmiert sind, ob Verhaltensweisen erlernt oder angeboren sind.»[511] Der Teufel sitzt wie immer im Detail[512], und die Details ergeben die Theorie der konstruierten Emotion.

***

Nun, da in der Ära der Neurowissenschaften der letzte Nagel im Sarg der klassischen Sicht endlich sitzt, würde ich gerne glauben, dass wir uns vom Essentialismus ein für alle Mal verabschieden können und Geist und Gehirn ohne Rückgriff auf Ideologien verstehen lernen. So schön dieser Gedanke auch sein mag, die Geschichte hat ihn bereits widerlegt. Als die Konstruktivisten letztes Mal die Oberhand bekamen, verloren sie die Schlacht trotzdem, und sie und ihre Anhänger fielen der Vergessenheit anheim. Um aus *Kampfstern Galactica*, einer meiner Lieblingsfernsehsendungen, zu zitieren: «All das ist schon einmal geschehen, und es kann wieder passieren.» Diese letzte Schlappe des Konstruktivismus hat die Gesellschaft viele Milliarden Dollar gekostet und unzählige verschwendete Arbeitsstunden, ja sogar Leben.

Dieses verstörende Drama beginnt im frühen 20. Jahrhundert, als die Wissenschaft sich von Darwin und seiner Mutante, der James-Lange-Theorie, inspirieren ließ und vergeblich nach der Essenz der Wut, der Trauer, der Angst und so weiter suchte. Ihre wiederholten Fehlschläge inspirierten die Forschenden zu einer kreativen Lösung. Wenn wir Emotionen im Gehirn und Körper nicht messen können, dann messen wir eben nur, was davor und danach passiert: Was löst eine Emotion aus? Welche physischen Reaktionen erfolgen darauf? Was zwischenzeitlich in diesem Schädeldingens passiert, ist doch letztlich egal. So begann eine berüchtigte historische Ära in der Psychologie: der *Behaviorismus*. Emotionen wurden neu definiert als überlebensbezogene Verhaltensweisen: Kampf, Flucht, Ernährung, Fortpflanzung.[513]

Für die Behavioristen war «Glück» gleich Lächeln, «Trauer» gleich Weinen und «Angst» gleich Erstarren. Und so war das ewige Problem, die Suche nach dem Fingerabdruck von Emotionen, mit einem Federstrich aus der Welt geschafft.

Psychologinnen und Psychologen erzählen die Geschichte des Behaviorismus mitunter so, als würden sie am Lagerfeuer eine Geistergeschichte zum Besten geben. Dieser erklärte Gedanken, Gefühle und alles, was sonst noch im Geist abläuft, für bedeutungslos für das Verhalten oder vielleicht als gar nicht existent. In diesem «finsteren Zeitalter» der Emotionsforschung, das mehrere Jahrzehnte andauerte, kam (vermeintlich) nichts Sinnvolles über menschliche Emotionen ans Tageslicht. Zu guter Letzt lehnte die Wissenschaft den Behaviorismus doch ab, weil er grundlegende Tatsachen ignoriert: Jede und jeder von uns hat einen Geist, und wir haben in jedem im Wachzustand verlebten Moment Gedanken, Gefühle und Wahrnehmungen. Diese Erfahrungen und ihre Auswirkung auf unser Verhalten müssen eine wissenschaftliche Erklärung finden. Der offiziellen Geschichtsschreibung zufolge löste sich die Psychologie aus der diskursiven Finsternis in den 1960er-Jahren, als eine kognitive Revolution stattfand: Der Geist wurde wieder zum Gegenstand wissenschaftlicher Forschung, Emotionsessenzen wurden Modulen oder Organen des Geistes zugeschrieben, der angeblich wie ein Computer funktionierte.[514] Dieser Umschwung versah die moderne Spielart der klassischen Sicht mit den letzten fehlenden Puzzlestücken, sodass nun ihre beiden Hauptgeschmacksrichtungen zutage traten: die Basisemotionstheorie und die klassische Bewertungstheorie. Beides wurde offiziell abgesegnet.

Das behaupten zumindest die Geschichtsbücher – aber Geschichte wird nun mal von den Siegern geschrieben. Die offizielle Geschichte der Emotionsforschung von Darwin über

James zum Behaviorismus und der Errettung von ihm ist ein Nebenprodukt der klassischen Auffassung. In Wirklichkeit gab es während des angeblich so finsteren Zeitalters eine ganze Menge wissenschaftlicher Untersuchungen, die belegten, dass es keine Emotionsessenzen gibt. Ja, die gleichen wissenschaftlichen Belege, die wir in Kapitel 1 kennengelernt haben, wurden schon 70 Jahre früher entdeckt ... und dann vergessen. Mit dem Resultat, dass noch heute massenhaft Zeit und Geld für die redundante Suche nach dem Fingerabdruck der Emotionen verschwendet werden.

Ich entdeckte all das nur durch Zufall, als ich 2006 mein Büro aufräumte und dabei einen Stoß alter wissenschaftlicher Aufsätze aus den 1930er-Jahren fand, als angeblich keine Emotionsforschung stattfand.[515] Diese Aufsätze stützten keineswegs den Behaviorismus. Sie besagten unmissverständlich, dass Emotionen keine biologische Essenz besitzen. Ich ging den Literaturverweisen nach und entdeckte einen Schatz von über 100 Publikationen, die im Laufe von etwa 50 Jahren entstanden waren und von denen der Großteil meines Kollegiums noch nie gehört hatte.[516] Die Verfasser waren angehende Konstruktivisten, obwohl sie diesen Begriff nicht benutzten. Sie führten Experimente durch, um einen physischen Fingerabdruck für bestimmte Emotionen zu finden. Diese scheiterten, woraus die Autoren und Autorinnen schlossen, dass die klassische Sicht unbegründet war, weswegen sie anfingen, über Formen der Konstruktion nachzudenken.[517] Ich nenne diese Gruppe von Forschenden den «Chor der Verlorenen», denn die Ergebnisse ihrer Arbeit, obwohl in prestigeträchtigen Zeitschriften veröffentlicht, wurden weitgehend übersehen, ignoriert oder falsch verstanden, obwohl das finstere Zeitalter eigentlich längst vorüber war.

Wie aber war es möglich, dass der Chor der Verlorenen ein halbes Jahrhundert lang so produktive Arbeit leistete, nur um dann der Vergessenheit anheimzufallen? Meiner Einschätzung nach stellten diese Wissenschaftler keine ausformulierte, alternative Theorie der Emotionen auf, die mit der so überzeugend klingenden klassischen Sicht konkurrieren konnte. Sie präsentierten belastbare Gegenbeweise, aber Kritik allein genügte nicht, um Relevanz zu entwickeln. Wie schreibt doch der Philosoph Thomas Kuhn über die Struktur wissenschaftlicher Entdeckungen: «Ein Paradigma abzulehnen, ohne es durch ein anderes zu ersetzen, heißt, die Wissenschaft selbst abzulehnen.»[518] Als sich die klassische Sicht in den 1960er-Jahren erneut durchsetzte, landete ein halbes Jahrhundert antiessentialistischer Forschung im Papierkorb der Geschichte. Das hat uns alle erheblich ärmer gemacht, wenn man überlegt, wie viel Zeit und Geld mit der Suche nach einer vermeintlichen Emotionsessenz verschwendet wurde. Während dieses Buch im Druck ist, analysiert man bei Microsoft Fotos, um Emotionen im Gesichtsausdruck zu erkennen. Apple hat vor Kurzem Emotient gekauft, ein Start-up, das mithilfe künstlicher Intelligenz in menschlichen Gesichtern nach Emotionen sucht. Es gibt Unternehmen, die Google Glass (einen als Brille tragbaren Computer) darauf programmieren sollen, Emotionen in Gesichtern zu erkennen, um autistischen Kindern zu helfen.[519] Politiker und Politikerinnen in Spanien und Mexiko fördern die Neuropolitik, um Wählerabsichten aus deren Gesichtsausdruck zu erkennen. Dabei sind einige der wichtigsten Fragen über Emotionen immer noch nicht beantwortet und andere wichtige Fragen in Vergessenheit geraten, weil so viele Unternehmen und Forschende immer noch dem Essentialismus anhängen, während der Rest von uns herauszufinden versucht, wie Emotionen gemacht werden.

Es ist schwierig, sich von der klassischen Sicht zu verabschieden, weil sie auf tief verankerten Überzeugungen darüber beruht, was es heißt, ein Mensch zu sein. Nichtsdestotrotz bleibt die Tatsache bestehen, dass niemand je auch nur einen Beweis für eine objektiv messbare, jederzeit replizierbare Emotionsessenz gefunden hat. Wenn aber Berge von Daten, die gegen eine solche Essenz sprechen, die Menschen nicht dazu bringen können, ihre Vorstellungen zu ändern, dann halten sie sich nicht mehr an wissenschaftliche Methoden. Sie hängen vielmehr einer Ideologie an. Und die Ideologie der klassischen Auffassung hat Milliarden Forschungsgelder verschwendet und die wissenschaftliche Forschung länger als ein Jahrhundert auf Irrwege geführt. Wären die Menschen vor 70 Jahren schon den Beweisen gefolgt statt ihrer Ideologie, damals, als der Chor der Verlorenen Emotionsessenzen aufgrund belastbarer Belege ablehnte, wer weiß, wo wir heute wären, was die Behandlung geistiger Erkrankungen angeht oder Erkenntnisse über die bestmögliche Erziehung unserer Kinder?[520]

***

Jede wissenschaftliche Reise ist eine Geschichte. Manchmal eine Geschichte gradueller Entdeckungen: «Vor langer, langer Zeit wussten die Menschen noch nicht allzu viel, aber über die Jahre haben wir immer mehr dazugelernt, und heute wissen wir eine ganze Menge.» Dann wieder geht es um die Geschichte einer radikalen Veränderung: «Jeder glaubte etwas, das völlig richtig schien, aber wir lagen wirklich völlig daneben! Nun zeigt sich die faszinierende Wahrheit.»

Unsere Reise hier ist mehr eine Geschichte innerhalb einer Geschichte. Diese «innere» Geschichte handelt davon, wie Emotionen gemacht werden. Sie ist eingehüllt in eine äußere Geschichte, die sich um die Frage dreht, was es heißt, ein Mensch zu sein. «2000 Jahre lang hielten die Menschen an einem bestimmten Glauben über Emotionen fest, trotz aller Gegenbeweise, die ans Licht kamen. Das menschliche Gehirn ist so angelegt, dass es seine Wahrnehmungen für Wirklichkeit hält. Heute aber erlauben uns starke Instrumente eine eher auf Beweisen gründende Erklärung, die man kaum noch ignorieren kann ... und trotzdem tun dies einige Menschen.»

Die gute Nachricht ist, dass wir im Goldenen Zeitalter der Geist- und Gehirnforschung leben. Viele Forschende verfolgen nun auf der Suche nach einem Verständnis unserer Emotionen und unserer Menschlichkeit den Weg, den ihnen Daten, und nicht mehr irgendeine Ideologie, vorgeben. Dieser neue, datengestützte Ansatz führt uns zu innovativen Ideen, wie wir ein erfüllendes und gesundes Leben führen können. Wenn Ihr Gehirn mit Vorhersagen und Konstruktionen arbeitet und sich aufgrund Ihrer Erfahrung verschaltet, dann ist es keine Übertreibung zu sagen: Wenn Sie Ihre Erfahrungen heute ändern, ändern Sie gleichzeitig, wer Sie morgen sein werden.[521] In den nächsten Kapiteln werden wir uns damit beschäftigen, was das über unsere emotionale Intelligenz, über unsere Gesundheit, Gesetze und unsere Beziehung zu anderen Tieren aussagt.

# 9

# Wie Sie mit Ihren Emotionen umgehen können

Jedes Mal, wenn Sie in einen saftigen Pfirsich beißen oder eine Tüte knuspriger Kartoffelchips verzehren, füllen Sie nicht einfach nur Ihre Energiespeicher auf. Sie machen eine Erfahrung, die angenehm, unangenehm oder irgendwas dazwischen ist. Sie duschen nicht nur, um sich vor Krankheiten zu schützen, sondern auch, um das warme Wasser auf der Haut zu genießen. Sie treffen sich mit anderen Menschen nicht etwa, um sich in der Gruppe zu verstecken, weil da draußen Raubtiere lauern. Sie wollen die Wärme der Freundschaft fühlen oder sich etwas Belastendes von der Seele reden. Und Sex gibt uns definitiv mehr als nur die Gelegenheit, unsere Gene weiterzugeben.

Diese Beispiele zeigen, dass zwischen der physischen und mentalen Ebene des Menschen eine besondere Verbindung besteht. Wann immer Sie einen physischen Akt für Ihr Körperbudget vollziehen, sind Sie auch mental mit Konzepten aktiv. Jede mentale Aktivität wiederum wirkt sich auf das Physische aus. Sie können sich diese Verbindung zunutze machen, um mit Ihren Emotionen umzugehen, Ihre Resilienz zu stärken, ein besserer Freund, Partner oder Vater bzw. Mutter oder Freundin zu werden oder vielleicht sogar Ihr Konzept von sich selbst zu ändern.

Solche Veränderungen sind nicht leicht. Fragen Sie eine beliebige Therapeutin oder einen buddhistischen Mönch. Sie haben sich jahrelang darin geübt, sich ihrer Erfahrungen bewusst zu werden und sie unter Kontrolle zu bringen. Aber selbst wenn dem so ist, können Sie sich diesem Ziel mit kleinen Schritten annähern, die auf der Theorie der konstruierten Emotion und dem damit verbundenen neuen Menschenbild beruhen.

Einige der Vorschläge, die ich in diesem Kapitel mache, wie beispielsweise für ausreichend Schlaf zu sorgen, kommen Ihnen vielleicht bekannt vor. Aber sie beruhen auf neuesten wissenschaftlichen Erkenntnissen, was Sie möglicherweise stärker motiviert, sie zu befolgen. Andere Ratschläge sind Ihnen vielleicht neu, zum Beispiel das Erlernen einer fremden Sprache, was Sie vermutlich noch nie mit emotionaler Gesundheit in Verbindung gebracht haben. Nicht jeder dieser Vorschläge wird sich für Sie eignen - manche passen eben besser zu Ihrem Lebensstil als andere. Doch die Mühe lohnt sich, denn sie wird Ihnen mit größerem Wohlbefinden und mehr Erfolg vergolten. Lernende mit einem reicheren Emotionsvokabular sind in der Schule besser. Menschen mit einem ausbalancierten Körperbudget entwickeln seltener schwere Krankheiten wie Diabetes oder Herzleiden. Und im Alter bleibt ihr Gehirn länger fit. Außerdem wird das Leben so vermutlich sinnvoller und erfüllender.

Können Sie mit einem Fingerschnippen Ihre Gefühle nach Wunsch ändern? Nicht wirklich. Obwohl Sie Ihre emotionalen Erfahrungen selbst konstruieren, können diese immer noch die Oberhand über Sie bekommen. Doch Sie können jetzt Schritte unternehmen, um Ihre *künftigen* emotionalen Erfahrungen zu ändern und zu beeinflussen, wer Sie morgen sein werden. Damit meine ich keine vagen, pseudospirituellen, irgendwie auf die kosmische Seele abzielenden Aktionen, sondern ganz konkrete Schritte, die die Vorhersagen Ihres Gehirns nutzen.

Alles, was Sie bisher über Interozeption, Affekte, Körperbudget, Vorhersagen, Vorhersageirrtümer, Konzepte und soziale Realität gelernt haben, hat massive praktische Auswirkungen darauf, wer Sie sind und wie Sie Ihr Leben führen können. Das ist unser Thema im letzten Teil dieses Buches. Zunächst befassen wir uns mit der Frage nach Ihrem emotionalen Wohlbefinden. Danach beschäftigen wir uns mit Gesundheit (Kapitel 10), Recht (Kapitel 11) und Tieren, die nicht der Gattung Mensch angehören (Kapitel 12).

Im weiteren Verlauf des Buches werden wir unser neu gewonnenes Menschenbild anwenden, um darauf aufbauend ein Rezept für ein gutes Leben zu entwickeln. Im Mittelpunkt steht hierbei die durchlässige Grenze zwischen dem Physischen und dem Sozialen. Die Hauptzutaten für dieses Rezept sind Ihr Körperbudget und Ihre Konzepte. Wenn Sie ein ausgeglichenes Körperbudget aufrechterhalten, fühlen Sie sich ganz allgemein besser. Daher nehmen wir uns diesen Punkt als Erstes vor. Und mit einer großen Bandbreite an Konzepten verfügen Sie über einen gut ausgestatteten Werkzeugkasten für ein sinnvolles Leben.

***

Die klassischen Selbsthilferatgeber konzentrieren sich gewöhnlich auf Ihren Geist. Wenn Sie nur Ihr Denken ändern, so heißt es, werden Sie sich bald anders fühlen.[522] Sie bekommen Ihre Emotionen in den Griff, wenn Sie sich nur ein bisschen anstrengen. Leider lassen diese Ratgeber meist die körperliche Seite außer Acht. Doch wenn es etwas gibt, was Sie in den letzten fünf Kapiteln (hoffentlich) gelernt haben, dann die Tatsache, dass Ihr Körper und Ihr Geist eng miteinander verbunden sind. Die Interozeption ist die Triebkraft Ihrer Handlungen. Ihre Kultur beeinflusst die Verschaltung Ihres Gehirns.

Der grundlegendste Schritt, um gut mit Ihren Emotionen

umzugehen, ist daher, Ihr Körperbudget in Schuss zu halten. Vergessen Sie nicht: Ihr interozeptives Netzwerk arbeitet Tag und Nacht. Es trifft Vorhersagen, um das Budget im grünen Bereich zu halten, und dieser Prozess ist der Ursprung Ihrer Affekte (angenehm/unangenehm; Arousal oder Ruhe). Wenn Sie sich also gut fühlen wollen, dann müssen die Vorhersagen Ihres Gehirns über Herzfrequenz, Atmung, Blutdruck, Körpertemperatur, Hormone, Stoffwechsel usw. auf die aktuellen Bedürfnisse Ihres Körpers abgestimmt sein. Sind Sie das nicht und Ihr Körperbudget gerät durcheinander, dann werden Sie sich mies fühlen, ganz egal, welche Selbsthilfetipps Sie akribisch befolgen. Dann geht es nämlich nur darum, wonach die dampfende Kacke jetzt genau riecht.

Leider ist unsere moderne Kultur so beschaffen, dass sie unser Körperbudget gehörig in Unordnung bringt. Was wir im Supermarkt oder in irgendwelchen Restaurantketten vorgesetzt bekommen, ist Pseudonahrung, Zucker-Fett-Bomben, die unser Körperbudget aus der Balance katapultieren.[523] Schule und Arbeit erfordern, dass Sie früh aufstehen und spät ins Bett gehen. Rund 40 Prozent der US-Bevölkerung zwischen 13 und 64 Jahren bekommen regelmäßig zu wenig Schlaf.[524] Dies aber führt zu chronischer Fehlregulierung des Körperbudgets und damit zu Depressionen[525] und anderen mentalen Störungen. Die Werbung spielt mit unserer Unsicherheit und redet uns ein, dass unser Freundeskreis uns ablehnt, wenn wir nicht die richtige Kleidung tragen oder das richtige Auto fahren. Soziale Zurückweisung ist Gift für das Körperbudget.[526] Mit den sozialen Medien haben sich hier ganz neue Dimensionen der Toxizität aufgetan. Dazu kommt noch eine gewisse Ambiguität, die das Körperbudget weiter belastet. Freundinnen, Bekannte und der Job erwarten, dass Sie Ihr Handy in jeder Lebenslage bei sich und auf Empfang geschaltet haben. Was heißt, dass Sie sich nie richtig entspannen können. Hängen Sie gar nachts noch vor dem Bildschirm, stört das Ihre Schlafgewohnheiten.[527] Die kulturellen Erwartungen, die sich mit Arbeit, Ruhe und sozialen Kontakten verbinden, bestimmen letztlich, wie gut Sie mit Ihrem inneren Budget umgehen können. So wird aus sozialer die physische Realität.

Sie erinnern sich vielleicht: Ihr Körperbudget wird von den prädiktiven Schaltkreisen im interozeptiven Netzwerk gesteuert. Wenn diese Vorhersagen chronisch danebenliegen, was Ihre tatsächlichen körperlichen Bedürfnisse angeht, dann wird es schwer, das Budget wieder ins Gleichgewicht zu bringen. Ihr Körperbudget-Schaltkreis, das Großmaul im Gehirn, reagiert nicht gerade flott auf gegenteiligen Input aus dem Körper (Vorhersagefehler). Gehen die Vorhersagen aber lange Zeit am realen Bedarf vorbei, dann werden Sie chronisch unglücklich.

Geht es ihnen chronisch schlecht, greifen viele Menschen zur Selbstmedikation. 30 Prozent aller in den Vereinigten Staaten eingenommenen Medikamente dienen dazu, leidvolle Erfahrungen erträglicher zu machen. Bei derart leidenden Menschen passen die Vorhersagen regelmäßig nicht zum energetischen Aufwand des Körpers, vermutlich weil das Gehirn diesen falsch einschätzt. Also fühlen sie sich schlecht und nehmen Medikamente, Alkohol oder Drogen wie Opiate zu sich.[528]

Das sind die schlechten Nachrichten. Was aber können Sie praktisch unternehmen, um Ihre Vorhersagen und Ihr Körperbudget im Gleichgewicht zu halten? Ich entschuldige mich jetzt im Voraus, wenn ich klinge wie Ihre Mutter, aber der Weg dorthin beginnt bei einer gesunden Ernährung, Sport und ausreichend Schlaf. Ich weiß, ich weiß, das hört sich jetzt reichlich banal an, aber biologisch gesehen gibt es dazu keine Alternative. Ihr Körperkonto ist, wie Ihr Bankkonto, besser auszutarieren, wenn die Grundlagen gut sind. Als Sie noch ein Baby waren, haben das Ihre Bezugspersonen für Sie besorgt. Während Sie heranwuchsen, wurde Ihnen diesbezüglich immer mehr Verantwortung übertragen. Heute steuern Freunde und Familie dazu einen Teil bei, aber letztlich liegt es an Ihnen, Ihr Konto im Plus zu halten. Also tun Sie Ihr Möglichstes, um Salat und Gemüse zu essen, wenig Zucker zu sich zu nehmen und nach Möglichkeit auf schlechte Fette und Koffein zu verzichten. Des Weiteren sollten Sie regelmäßig Sport treiben[529] und viel, viel schlafen.[530]

Möglicherweise müssten Sie, um diesen Ratschlag zu befolgen, eingeschliffene Lebensgewohnheiten ändern. Manchen Menschen bereitet es die größten Schwierigkeiten, auf Junkfood oder das nächtliche Fernsehen und andere Versuchungen der Mainstreamkultur zu verzichten. Doch wenn am Ende des Geldes immer noch viel Monat übrig ist, können Sie sich den Luxus einer solchen Lebensstilveränderung vielleicht gar nicht leisten. Aber bitte tun Sie, was immer Sie können. Die wissenschaftlichen Erkenntnisse sprechen hier eine klare Sprache: Gesundes Essen, regelmäßig Sport und Schlaf sind die unverzichtbaren Voraussetzungen für ein ausgeglichenes Körperbudget und ein gesundes emotionales Leben. Steckt Ihr Körperbudget chronisch in den roten Zahlen, dann steigen damit Ihre Chancen auf verschiedene Krankheiten, wie wir im nächsten Kapitel sehen werden.

Der nächste Schritt ist es, Ihr körperliches Wohlbefinden zu steigern, wo immer möglich. Lassen Sie sich vom Liebsten massieren, von einer guten Freundin oder einer Physiotherapeutin (wenn Sie sich das leisten können). Die Berührung eines Menschen ist gut für Ihre Gesundheit – sie verbessert Ihr Körperbudget über Ihr interozeptives Netzwerk.[531] Gerade nach einer intensiven Sporteinheit ist eine Massage Gold wert. Sie reduziert Entzündungen und fördert die schnelle

Heilung der winzigen Muskelverletzungen, die dabei entstehen und die Sie sonst vermutlich als unangenehm empfinden würden.[532]

Auch Yoga ist eine Einzahlung auf Ihr Körperkonto. Menschen, die dauerhaft Yoga praktizieren, beruhigen sich schneller und effektiver, vermutlich weil die Bewegungen mit einer verlangsamten Atmung einhergehen.[533] Außerdem reduziert Yoga eine bestimmte Form von Proteinen mit dem Namen proinflammatorische Zytokine, die langfristig niederschwellige Entzündungen im Körper verursachen.[534] (Mehr darüber im nächsten Kapitel.) Regelmäßige körperliche Bewegung fördert die Produktion anderer Proteine, der antiinflammatorischen Zytokine. Diese senken unser Risiko, Herzerkrankungen, Depressionen[535] und andere Krankheiten zu entwickeln.

Auch Ihre unmittelbare Umgebung beeinflusst Ihr Körperbudget. Also halten Sie sich möglichst in Räumen ohne Lärm und ohne viele Menschen auf und suchen Sie, wann immer es geht, Erholung im Grünen unter natürlichem Licht. Nur wenige Menschen können ihr Umfeld einfach wechseln, indem sie umziehen oder die Wohnung umgestalten, aber es ist immer wieder erstaunlich, was eine kleine Zimmerpflanze so alles bewirkt. Umweltfaktoren wie diese sind so wichtig für Ihr Körperbudget, dass sie selbst Menschen in psychiatrischer Behandlung schneller zur Erholung verhelfen.[536]

Oder Sie versenken sich in einen faszinierenden Roman. Auch das ist eine Einzahlung auf Ihr Körperkonto und hat nichts mit Eskapismus zu tun. Wenn Sie sich auf die Geschichte eines anderen Menschen einlassen, machen Sie sich weniger Sorgen um die eigene. Solche geistigen Ausflüge beschäftigen jenen Teil des interozeptiven Netzwerks, den wir als Default-Mode-Netzwerk kennen, und halten Sie so ab, endlose Runden auf dem Gedankenkarussell zu drehen (was für das Körperbudget schlecht ist). Und wenn Sie nicht so gern lesen, dann sehen Sie sich einen interessanten Film an. Ist die Geschichte traurig, heulen Sie ungeniert drauflos. Auch das ist gut für Ihr Körperbudget.[537]

Und noch etwas können Sie zur Stabilisierung Ihres inneren Kontos tun: Gehen Sie mit Freunden essen und verwöhnen Sie sich gegenseitig. Forschungsarbeiten zeigen, dass Schenken und Dankbarkeit das Körperkonto der Beteiligten aufladen. Von gegenseitigen Einladungen profitieren Sie beide. (Und ist auf Dauer genauso günstig, wie die Rechnung aufzuteilen.)[538]

Außerdem gibt es viele weitere Möglichkeiten, wie Sie sich etwas Gutes tun können. Nehmen Sie ein Tier bei sich auf, dann haben Sie zugleich Berührung und bedingungslose Liebe. Gehen Sie in der Natur oder im Park spazieren. Suchen Sie online nach Forschungsarbeiten, aus denen hervorgeht, ob Ihr Lieblingshobby Stress reduziert. Oder Sie probieren es einfach aus. Stricken bzw. Handarbeiten haben offensichtlich diesen beruhigenden Effekt. Für mich ist es das Kreuzstich-Sticken.[539]

Ihre Gewohnheiten so zu verändern, dass Ihr Körperbudget davon profitiert, ist nie einfach. Manchmal ist es sogar unmöglich. Trotzdem sollten Sie diese Tipps so oft wie möglich befolgen. Das verbessert zuverlässig Ihre Stimmung, um sich weniger gestresst zu fühlen.

***

Nachdem Sie sich auf diese Art um Ihr Körperbudget gekümmert haben, ist der nächste Schritt zu mehr emotionaler Gesundheit, Ihre Konzepte auf Vordermann zu bringen, auch bekannt als «emotionale Intelligenz aufbauen». Für Anhänger der klassischen Sicht hat emotionale Intelligenz vor allem damit zu tun, dass Sie die Emotionen anderer Menschen «exakter erkennen» oder «rechtzeitig» Glück erfahren und Trauer vermeiden. Doch unser neu erworbenes Verständnis von Emotionen erlaubt uns einen anderen Blick auf emotionale Intelligenz. Wir betrachten «Glück» und «Trauer» als Populationen verschiedener Instanzen. Der entscheidende Punkt an der emotionalen Intelligenz (EI) ist also, wie Sie Ihr Gehirn dazu bringen, in einer bestimmten Situation die nützlichste Instanz der nützlichsten Emotion zu konstruieren. (Und auch zu merken, wann es besser ist, keine Emotionen zu konstruieren, sondern die Instanz eines anderen Konzepts.)

Daniel Goleman, der Bestsellerautor von *Emotionale Intelligenz*, argumentiert, dass ein höherer EI-Quotient mehr Erfolg im akademischen, unternehmerischen und sozialen Leben zur Folge hat. Für Bestleistungen auf jedem Gebiet, so Goleman, sei emotionale Kompetenz doppelt so wichtig wie rein kognitive Fähigkeiten.[540] Es mag Sie daher erstaunen, dass die Wissenschaft immer noch keine allgemein akzeptierte Definition emotionaler Intelligenz hat. Golemans Buch bietet eine Menge vernünftiger, praktischer Ratschläge, aber er erklärt nicht, *warum* diese funktionieren. Deren wissenschaftliche Erklärung fußt weitgehend auf dem überholten Modell des «dreieinigen Gehirns»: Wenn Sie Ihr angebliches emotionales inneres Wildtier in den Griff bekommen, dann sind Sie emotional intelligent.[541]

Mit Konzepten hingegen lässt sich emotionale Intelligenz besser erklären. Nehmen wir an, Sie kennen nur zwei Emotionskonzepte: «sich super fühlen» und «sich mies fühlen». Wann immer Sie eine Emotion erleben oder bei einem anderen Menschen wahrnehmen, können Sie diese nur mit dieser recht groben Einteilung kategorisieren. So ein Mensch kann keine hohe emotionale Intelligenz haben. Verfügen Sie hingegen über feinere Abstufungen von «super» (glücklich, zufrieden, hingerissen, entspannt, fröhlich, hoffnungsfroh, inspiriert, stolz, bewundernd, dankbar, entzückt ...) und fünfzig Schattierungen von «mies» (wütend, gereizt, alarmiert, nachtragend, grantig, reumütig, pessimistisch, beschämt, unangenehm berührt angsterfüllt, ärgerlich, ängstlich, neidisch, traurig, melancholisch ...), dann hat Ihr Gehirn viel mehr Möglichkeiten, um Emotionen vorherzusagen, zu kategorisieren und wahrzunehmen. Sie haben Instrumente für sehr flexible und adäquate Reaktionen zur Hand. So können Sie Ihre Empfindungen effizienter vorhersagen und kategorisieren und Ihr Handeln besser auf Ihre Umwelt abstimmen.

Was ich hier beschreibe, ist die «emotionale Granularität», das Phänomen (siehe Kapitel 1), dass manche Menschen feinkörnigere emotionale Erfahrungen machen als andere.[542] Menschen mit einer hohen emotionalen Granularität sind Emotionsexperten: Sie können ihre Vorhersagen und die Instanzen der Emotionen präzise auf jede spezifische Situation abstimmen. Am anderen Ende dieses Spektrums stehen kleine Kinder, die noch keine erwachsenen Emotionskonzepte haben und Begriffe wie «traurig» und «wütend» gleichwertig verwenden, um unangenehme Gefühle zu bezeichnen (wie wir in Kapitel 5 gesehen haben). Mein Forschungslabor konnte zeigen, dass Erwachsene alle Bereiche der emotionalen Granularität von niedrig bis hoch abdecken. Der Schlüssel zu höherer emotionaler Intelligenz ist also die Ausbildung neuer Emotionskonzepte und die Verfeinerung der vorhandenen.

Und es gibt viele Wege zu neuen Emotionskonzepten: Ausflüge (und sei es nur ein einfacher Waldspaziergang), Bücher lesen, Filme ansehen oder unbekannte Gerichte ausprobieren. Sammeln Sie Erfahrungen. Lassen Sie sich auf neue Sichtweisen ein, so wie Sie neue Kleider anprobieren. Diese

Art von Aktivitäten regt Ihr Gehirn an, bestehende mit neuen Konzepten zu kombinieren. So können Sie Ihr konzeptuelles System aktiv verändern und später bessere Vorhersagen treffen bzw. anders reagieren.

So ist in unserem Haushalt mein Mann Dan fürs Recyceln verantwortlich, weil ich irgendwie immer die falschen Sachen in die Tonne werfe, wie Zellophan oder Altpapier. In meinen Augen *sollten* diese Dinge recycelbar sein – auf jeden Fall. Doch Dan ist nicht etwa von der zusätzlichen Arbeit, die ich ihm aufbürde, frustriert. Er erinnert sich dabei vielmehr an seine Kindheit, als er Superhelden-Comics sammelte. Meine fruchtlosen Versuche, der faktischen Welt zu gebieten, werden bei ihm zu einer «Superkraft», die er das Traum-Recyceln nennt. So wurde eine lästige Pflicht zu einer amüsanten Marotte.

Der vermutlich einfachste Weg, Konzepte zu bilden, ist es, neue Wörter zu lernen. Möglicherweise ist Ihnen neu, dass das Erlernen von Worten Ihnen zu mehr emotionaler Gesundheit verhelfen kann, aber letztlich folgt dies unmittelbar aus den neurowissenschaftlichen Erkenntnissen über die Konstruktion. Worte sind die Samen Ihrer Konzepte, die wiederum Ihre Vorhersagen prägen, welche ihrerseits das Körperbudget regeln, das wiederum dafür verantwortlich ist, wie Sie sich fühlen. Je umfassender also Ihr Vokabular ist, desto präziser kann Ihr vorhersagendes Gehirn Ihr Körperkonto auf die tatsächlichen Bedürfnisse abstimmen. Tatsächlich gehen Menschen mit einer hohen emotionalen Granularität seltener zum Arzt, nehmen weniger Medikamente und verbringen weniger Tage im Krankenhaus[543] – das ist keine Zauberei, sondern der natürliche Effekt, wenn Sie die durchlässige Grenze zwischen dem Sozialen und dem Physischen zu ihren Gunsten nutzen.

Also: Lernen Sie so viele Wörter wie möglich. Lesen Sie

Bücher, die für Sie eine Herausforderung darstellen. Genießen Sie Radio- oder Fernsehsendungen, die zum Mitdenken anregen. Geben Sie sich nicht mit einem einfachen «glücklich» zufrieden. Suchen Sie nach präziseren Beschreibungen wie «aus dem Häuschen», «selig» oder «inspiriert». Lernen Sie den Unterschied zwischen «entmutigt» oder «niedergeschlagen» versus «traurig». Wenn Sie die damit verbundenen Konzepte lernen, konstruieren Sie Ihre Erfahrungen stimmiger. Dabei müssen Sie sich keineswegs auf Worte aus Ihrer Muttersprache beschränken. Werfen Sie einen Blick auf solche Konzepte in anderen Sprachen und suchen Sie nach Begriffen, für die es in Ihrer Sprache keine Entsprechung gibt wie das holländische Wort für «Zusammensein» - *gezellig* - und das griechische Gefühl einer schweren Schuld - *enohi*. Jedes Wort ist eine Einladung, Ihre Konzepte anders zu konstruieren.[544]

Versuchen Sie auch, Ihre eigenen Emotionskonzepte zu erfinden, indem Sie konzeptuelle Kombination und die soziale Realität zusammenbringen. Der Schriftsteller Jeffrey Eugenides stellt in seiner Erzählung *Middlesex* ein paar sehr amüsante Konzepte vor: der «Hass auf Spiegel, der in mittleren Jahren beginnt» oder «die Enttäuschung, wenn man mit einem Objekt seiner Fantasie schläft» oder «die Begeisterung, ein Hotelzimmer mit Minibar zu bekommen».[545] Allerdings weist er diesen Konzepten keine neuen Namen zu. Das können Sie jedoch übernehmen. Schließen Sie die Augen. Stellen Sie sich vor, Sie sitzen in einem Auto und verlassen Ihre Heimatstadt mit dem Wissen, dass Sie nie zurückkommen werden. Können Sie dieses Gefühl charakterisieren, indem Sie Emotionskonzepte verwenden? Wenn Sie diese Technik Tag für Tag einsetzen, sind Sie eher in der Lage, mit den verschiedensten Lebensumständen fertigzuwerden. Außerdem können Sie sich eher in andere Menschen hineinversetzen und so auch Konflikte besser lösen und mit anderen besser auskommen. Geben Sie Ihren Schöpfungen auch Namen, wie ich das mit «Chiplosigkeit» in Kapitel 7 gemacht habe. Diese neuen Wörter können Sie dann Freunden und Familie beibringen. Sobald Sie Ihre Kreationen mit anderen teilen, sind diese so real wie jedes andere Emotionskonzept und wirken sich ebenso positiv auf Ihr Körperbudget aus.

Emotional intelligenten Menschen stehen nicht nur viele Konzepte zur Verfügung, sie wissen auch, wann welche einzusetzen sind. Wie der Maler, der feinste Unterschiede zwischen Farben wahrnimmt, und die Weinexpertin, die Nuancen herausschmeckt, die nur eine Kennerin entdeckt, können Sie das Kategorisieren üben wie jede andere Fähigkeit auch. Nehmen wir mal an, Ihr Sohn im Teenageralter soll zur Schule gehen und sieht aus, als wäre er gerade aus dem Bett gefallen: ungekämmt, verknitterte Sachen, Flecken vom Abendessen auf dem T-Shirt. Natürlich könnten Sie ihn zurück auf sein Zimmer schicken, damit er sich umzieht. Oder Sie fragen sich, *was* Sie jetzt genau fühlen. Haben Sie Angst, dass seine Lehrer ihn in diesem Aufzug nicht ernst nehmen? Oder dass sein Aussehen ein schlechtes Licht auf Sie wirft? Sind Sie wütend, weil Sie Geld für Klamotten ausgegeben haben, die er absolut nie anzieht? Oder einfach nur traurig, dass Ihr kleiner Junge jetzt schon fast erwachsen ist, weil Ihnen sein kindlicher Überschwang fehlt? Wenn all diese introspektiven Möglichkeiten Ihnen jetzt übertrieben erscheinen, dann machen Sie sich klar, dass manche Menschen viel Geld zum Psychotherapeuten tragen, um genau das zu tun: eine Situation neu zu bewerten, d.h. die für sie nützlichste Kategorisierung zu finden und die sinnvollste Art zu handeln. Sie können das auch: Werden Sie zum Kategorisierungsexperten für Emotionen, indem Sie einfach weiter üben. Mit der Zeit wird es Ihnen immer leichter fallen.

Ein fein austarierter Satz von Kategorisierungen zeigte sich in einem Experiment anderen Techniken, Emotionen zu «regulieren», überlegen. Überprüft wurde diese These an Personen mit einer Spinnenphobie. Im Rahmen der kognitiven Neubewertung (*cognitive reappraisal*) lernen die Betroffenen, die Spinne als nicht bedrohlich wahrzunehmen: «Vor mir sitzt eine kleine Spinne, und das ist eine vollkommen sichere Situation.» Die zweite Methode bestand darin, sich abzulenken. Die Betroffenen sollten ihre Aufmerksamkeit auf etwas richten, was mit der Spinne nichts zu tun hatte. Die dritte getestete Methode war eine höhere Granularität für die Empfindungen: «Vor mir sitzt eine hässliche Spinne, die absolut scheußlich aussieht und mich abstößt. Aber andererseits ist sie auch ganz interessant.» Der dritte Ansatz half den Spinnenphobikern am ehesten, beim Anblick dieses Tieres weniger Angst zu entwickeln. Sie konnten sich ihm sogar nähern. Dieser Effekt hielt gut eine Woche an.[546]

Eine höhere emotionale Granularität hat noch andere Vorzüge für ein befriedigendes Leben. In einer Reihe wissenschaftlicher Studien erwiesen sich Menschen, die genau zwischen unangenehmen Gefühlen (den fünfzig Schattierungen mieser Befindlichkeit) zu unterscheiden wussten, um 30 Prozent flexibler, wenn es um die Regulierung ihrer Emotionen ging.[547] Sie tranken weniger, wenn sie im Stress waren[548], und reagierten mit höherer Wahrscheinlichkeit nicht aggressiv auf Angriffe und Beleidigungen.[549] Auch bei von Schizophrenie Betroffenen stellte man fest, dass diejenigen mit höherer emotionaler Granularität bessere Beziehungen zu Familie und Freunden hatten und sich im sozialen Kontext eher für angemessenes Verhalten entschieden.[550]

Im Gegensatz dazu ist eine niedrigere emotionale Granularität mit allen möglichen Problemen verbunden. Menschen mit schweren Depressionen[551], mit sozialen Ängsten[552], Essstörungen[553], Störungen des autistischen Formenkreises[554], Borderline-Persönlichkeitsstörung[555] oder die einfach nur überdurchschnittlich ängstlich oder depressiv sind[556], zeigen meist eine klar niedrigere Granularität für problematische Gefühle. Personen mit der Diagnose Schizophrenie weisen eine geringe Granularität auf, wenn sie zwischen positiven und negativen Emotionen unterscheiden sollen.[557] Eines möchte ich noch klarstellen: Niemand geht davon aus, dass eine niedrige Granularität für diese Störungen verantwortlich ist. Aber offensichtlich spielt sie dabei eine gewisse Rolle.

Jetzt, wo Sie wissen, wie Sie Ihre emotionale Granularität verbessern, können wir uns einem anderen Weg zuwenden, Ihre Konzepte zu verfeinern, der sich bei therapeutischen Fachleuten und der Autorenschaft von Selbsthilfebüchern großer Beliebtheit erfreut: Achten Sie jeden Tag auf Ihre positiven Erfahrungen. Gibt es etwas, das Sie unweigerlich zum Lächeln bringt? Wann immer Sie sich positiven Dingen zuwenden, justieren Sie Ihr konzeptuelles System feiner und sorgen dafür, dass diese in Ihrem Modell der Welt eine höhere Priorität bekommen. Noch besser funktioniert das, wenn Sie diese Erfahrungen aufschreiben, denn Worte fördern die Konzeptentwicklung. Das trägt wiederum dazu bei, dass Sie neue Momente vorhersagen können, in denen Sie wieder diese positive Erfahrung machen.[558]

Hängen Sie hingegen finsteren Gedanken nach, belastet dies Ihr Körperbudget. Das Sorgenkarussell ist ein Teufelskreis: Wann immer Sie (beispielsweise) an eine kürzlich erlittene Trennung denken, rufen Sie eine neue Vorhersage-Instanz auf und schreiben Gram und Kummer fort. Bestimmte Konzepte, die mit dieser Trennung zusammenhängen (der letzte lautstarke Streit, der Ausdruck auf dem Gesicht Ihres Partners bzw. Ihrer Partnerin, als er oder sie sich ein für alle Mal abwandte), werden dann in Ihr Modell der Welt integriert. Diese Konzepte sind Muster neuronaler Aktivität. Damit wird es immer leichter für Ihr Gehirn, sie aufzurufen, wie ein ausgetretener Pfad durch neue Wanderer noch mehr ausgetreten wird. Doch Sie werden kaum wollen, dass aus einem Trampelpfad auf einmal eine sauber geteerte Straße wird. Jede Erfahrung, die Sie konstruieren, ist eine Investition, also investieren Sie klug. Kultivieren Sie die Erfahrungen, die Sie in Zukunft machen wollen.

Aber es kann auch hilfreich sein, bewusst Instanzen unangenehmer Emotionen zu konstruieren. Denken Sie an die Footballspieler, die vor einem wichtigen Spiel ihren Furor anstacheln.[559] Sie schreien und springen und stoßen die Faust in die Luft, um sich in die richtige mentale Verfassung zu versetzen, mit der sie das Game gewinnen können. Sie heizen die Herzfrequenz an, atmen tief und jagen ihr Körperbudget hoch. So versetzen sie sich in einen Zustand, der ihnen vertraut ist und den sie im Umfeld «Sportstadion» auf der Grundlage früherer Erfahrungen kategorisieren: all jener Momente, in denen diese bestimmte Emotion ihnen half, ein Spiel zu gewinnen. Die Aggression verstärkt auch die Bindung an ihre Mannschaftskollegen und signalisiert dem Gegner, was ihn erwartet. Auch hier ist emotionale Intelligenz am Werk, wenn auch auf ungewöhnliche Weise.

Als Vater oder Mutter können Sie Ihren Kindern helfen, die nötigen Fähigkeiten für emotionale Intelligenz zu entwickeln. Reden Sie so früh wie möglich mit Ihren Kindern über Emotionen und andere mentale Zustände, auch wenn Sie denken, sie seien noch zu klein, um das verstehen zu können. Vergessen Sie nicht, dass Kinder Konzepte schon entwickeln, lange bevor Sie das bemerken. Also schauen Sie Ihrer Kleinen in die Augen, ziehen Sie die Brauen hoch, um zu signalisieren, dass das jetzt wichtig ist, und reden Sie dann über körperliche Empfindungen und Bewegungen im Zusammenhang mit Emotionen oder anderen mentalen Erfahrungen: «Siehst du den kleinen Jungen da drüben? Er weint. Er hat sich wehgetan, weil er hingefallen ist und sich das Knie aufgeschlagen hat. Er ist traurig und möchte, dass seine Eltern ihn umarmen.» Erklären Sie Ihrem Jungen die Gefühle der Gestalten in Büchern und Filmen, erklären Sie ihm seine Emotionen oder die Ihren. Verwenden Sie dabei die unterschiedlichsten Emotionsbezeichnungen. Erklären Sie, was diese Emotionen hervorgerufen hat und welche Konsequenzen sie für andere Menschen haben.

Stellen Sie sich vor, Sie würden Ihre Tochter durch die geheimnisvolle Welt der Erwachsenen, ihrer Bewegungen und Geräusche führen.[560] Mit Ihren ausführlichen Erklärungen helfen Sie ihr, ein gut entwickeltes konzeptuelles System für Emotionen aufzubauen.[561]

Wenn Sie Kindern Emotionskonzepte beibringen, tun Sie viel mehr, als nur zu kommunizieren. Sie *schaffen die Wirklichkeit* für sie – eine soziale Wirklichkeit. Sie geben ihnen die Instrumente an die Hand, um ihr Körperbudget zu regulieren, ihre Empfindungen zu verstehen und danach zu handeln. So lernen sie, wie sie ihre Gefühle kommunizieren und mit anderen besser auskommen zu können. Diese Fähigkeiten werden Ihren Kindern ein Leben lang nützlich sein.

Aber achten Sie darauf, dass Sie nicht in essentialistische Klischees verfallen, wenn Sie Ihre Kinder ins Reich der Emotionen einführen: Man lächelt, wenn man glücklich ist. Man schaut finster, wenn man wütend ist, und so weiter. (Das könnte sich als schwierig erweisen, weil Sie hier natürlich in Konkurrenz treten zu all den Zeichentrickfilmen im Fernsehen, die die westliche Sicht auf Emotionen fortschreiben.[562]) Helfen Sie Ihren Kindern zu verstehen, dass die reale Welt von Vielfalt geprägt ist, dass ein Lächeln vieles heißen kann: Glück, peinliche Berührtheit, Wut oder sogar Trauer, je nach

Kontext. Versuchen Sie auch – wenn Sie sich selbst nicht sicher sind, wie Sie sich fühlen –, dies einfach zuzugeben. Oder dass Sie sich nicht sicher sind mit Ihrer Einschätzung, wie jemand anderer sich fühlt. Sagen Sie auch, wenn Sie sich geirrt haben.

Reden Sie Klartext mit Ihrem Kind und lassen Sie ihm Zeit, darauf zu antworten, auch wenn es als Baby das noch nicht mit Worten kann. Ist es erst zum Kleinkind herangewachsen, ist der Gesprächsmodus für die Ausbildung seiner Emotionskonzepte[563] genauso wichtig wie die Emotionsbezeichnungen selbst. Mein Mann und ich haben mit unserer Kleinen nie in «Babysprache» geredet, sondern immer nur in ganzen Erwachsenensätzen. Selbst als sie noch ein Wickelkind war, legten wir nach unseren Worten immer eine Pause ein, damit sie sich äußern konnte. Die Leute im Supermarkt hielten uns schlicht für verrückt, aber heute dürfen wir uns über einen emotional intelligenten Teenager freuen, der tatsächlich mit uns Erwachsenen spricht. (Und sie treibt uns mit ihrer auf drei Nachkommastellen exakten Präzision zur Verzweiflung. Ich bin ja so stolz auf sie!)

Zeigen Ihre Kinder die klassischen Wutanfälle? Auch hier können Sie ihnen helfen, mit ihren Emotionen besser fertigzuwerden, indem Sie die soziale Realität zu Ihrem Vorteil einsetzen. Als meine Tochter Sophia zwei Jahre alt war und mitten in der Wutphase steckte, war es absolut sinnlos, ihr zu sagen, sie solle sich beruhigen. Also dachten wir uns ein Konzept aus: die «Knatschige Fee». Wann immer Sophia einen Wutanfall hatte (wenn wir Glück hatten, schon ein bisschen davor), erklärten wir ihr: «Oh nein, jetzt kommt wieder die Knatschige Fee zu Besuch. Sie macht, dass du knatschig bist. Sollen wir versuchen, dass die Knatschige Fee wieder verschwindet?» Dann brachten wir sie zu einem besonderen Stuhl – mit knallrotem Kunstfell bezogen, und auf der Lehne prangte das Konterfei von Elmo aus der Sesamstraße. Das war der Ort, an dem Sophia sich beruhigen konnte. (Und nein, die Lehnen waren nicht mit roten, fluffigen Fesseln ausgestattet.) Anfangs trugen wir sie zu dem Sessel, und nicht selten versetzte sie uns dabei einen Tritt. Aber am Ende ging sie von ganz alleine auf ihren Stuhl und wartete, bis ihre unangenehmen Gefühle wieder weg waren. Mitunter warnte sie uns sogar vor, dass die Knatschige Fee wieder im Anmarsch sei. Das mag sich idiotisch anhören, aber es erfüllte seinen Zweck. Indem wir die Konzepte «Knatschige Fee» und «Elmo-Sessel» erfanden, schufen wir für Sophia Instrumente, mit denen sie mit ihrer Wut allein fertigwerden konnte. Für sie waren diese Konzepte genauso real, wie es Geld, Kunst, Macht und andere Konstrukte der sozialen Realität sind.

Im Allgemeinen schneiden Kinder mit ausgefeilteren Emotionssystemen in Schule und Studium besser ab. Das Yale Center for Emotional Intelligence führte dazu eine Studie durch. Schulkinder sollten etwa 20 bis 30 Minuten pro Woche darauf verwenden, ihr Wissen über Emotionswörter und deren Verwendung zu erweitern. Die Ergebnisse waren ein besseres Sozialverhalten und eine bessere schulische Leistung. In den Klassen, die diese Methode anwandten, zeigte sich bald, dass das Klassenzimmer besser organisiert war. Besucher, die nichts von der Maßnahme wussten, gingen davon aus, dass die Schüler bessere Lehrer hatten.[564]

Reden Sie mit einem Kind nicht über seine Empfindungen, behindern Sie damit tatsächlich die Entwicklung seines konzeptuellen Systems. Nach dem vierten Lebensjahr haben Sprösslinge aus Familien mit höherem Einkommen vier Millionen mehr Wörter gehört als die aus einkommensschwachen Familien. Sie haben einen größeren Wortschatz und ein besseres Leseverständnis.[565] Materiell benachteiligte Kinder hinken also auch im Sozialleben hinterher.[566] Ein einfach umzusetzender Ratschlag an die Eltern solcher Kinder, nämlich mit ihren Kindern mehr zu kommunizieren, verbessert deren schulische Leistung enorm.[567] Je mehr Emotionsbezeichnungen dabei gebraucht werden, desto stärker entwickelt sich auch ihre emotionale Intelligenz.

Das gleiche Prinzip gilt, wenn Sie Kindern Feedback über ihr Verhalten geben. Studien belegen, dass bis zum Alter von vier Jahren Kinder aus Familien mit niedrigen Einkommen 125 000 mehr entmutigende als lobende Worte hören. Umgekehrt hören Kinder aus wohlhabenden Familien 560 000 Worte des Lobes mehr als Worte der Kritik. Was wiederum bedeutet, dass Kinder aus weniger begüterten Familien ein stärker belastetes Körperbudget haben und weniger Ressourcen, um damit fertigzuwerden.[568]

Wir alle kritisieren unsere Kinder hin und wieder. Versuchen Sie also, Ihr Feedback so präzise wie möglich zu formulieren. Wenn Ihre Tochter ständig heult, schimpfen Sie nicht: «Hör endlich auf damit!» Sagen Sie lieber etwas wie: «Dein Weinen stört mich, also hör bitte auf damit. Wenn du ein Problem hast, sag bitte, was los ist.» Wenn Ihr Sohn urplötzlich seine Schwester auf den Kopf haut, sagen Sie nicht, dass er «ein böser Junge» ist. (Sie möchten nicht, dass er dieses Konzept entwickelt.) Seien Sie präziser: «Hör auf, deine Schwester zu schlagen. Es tut ihr weh, und sie ist danach traurig. Sag ihr, dass es dir leidtut.» Das Gleiche gilt übrigens für Lob. Sagen Sie Ihrer Tochter nicht, dass sie «ein braves Mädchen» ist. Loben Sie sie vielmehr für etwas, was sie getan hat: «Es war gut, dass du nicht zurückgeschlagen hast, als dein Bruder dich auf den Kopf gehauen hat.» Mit dieser präzisen Wortwahl helfen Sie Ihren Kindern, sinnvollere Konzepte zu bilden. Auch Ihr Tonfall ist wichtig, da er Ihre Affekte kommuniziert und sich so direkt auf das Nervensystem Ihres Kindes auswirkt.[569]

Indem Sie das Körperbudget Ihres Kindes effektiv regulieren, geben Sie ihm nicht nur ein umfassenderes konzeptuelles System für Emotionen mit auf den Weg, es entwickelt auch ein besseres Sprachverständnis, was wiederum in der Schule nützlich ist.

***

Gut, Sie haben also Ihr Bestes getan, um Ihren Lebensstil so zu verändern, dass Sie sich eines ausgeglichenen Körperbudgets erfreuen können. Sie haben Ihr konzeptuelles System optimiert und sind zur Emotionsexpertin geworden. Trotzdem werden Sie weiterhin das Auf und Ab der Gefühle durchleben. Sie werden mit Kompromissen leben müssen, die Sie um der Liebe willen schließen, mit den Zweideutigkeiten des sozialen Lebens, der Unsicherheit am Arbeitsplatz, den Irrungen und Wirrungen der Freundschaft und dem langsamen Verfall Ihres Körpers im Alter. Was können Sie also tun, um mit den Gefühlen fertigzuwerden, die Sie jetzt im Moment haben?

Am einfachsten ist es – ob Sie das nun glauben oder nicht –, den Körper zu bewegen. Alle Tiere regulieren ihr Körperbudget durch körperliche Bewegung. Spendiert das tierische Gehirn mehr Glukose, als der Körper benötigt, dann bringt ein eiliger Sprung auf den Baum alles wieder ins Gleichgewicht. Mit der Fähigkeit, unser Budget rein geistig auszubalancieren, stehen wir Menschen ziemlich allein da. Doch falls das aus irgendeinem Grund mal nicht funktioniert, denken Sie daran, dass Sie auch ein Tier sind. Stehen Sie auf und verschaffen Sie sich Bewegung, auch wenn Sie keine Lust dazu haben. Legen Sie Musik auf und tanzen Sie durch die Wohnung. Gehen Sie im Park spazieren.[570] Warum funktioniert das? Die körperliche Bewegung verändert Ihre Vorhersagen und damit Ihre Erfahrung. Darüber hinaus hilft Bewegung dem Kontrollnetzwerk, andere, weniger bedrückende Konzepte in den Vordergrund zu rücken.

Ein anderer Ansatz für den Umgang mit momentan belastenden Emotionen ist ein Wechsel von Ort und Umständen, was Ihre Vorhersagen ändert. Während des Vietnamkriegs zum Beispiel wurden 15 Prozent der US-Soldaten heroinsüchtig. Als sie als Kriegsveteranen nach Hause zurückkehrten, konnten 95 Prozent von ihnen schon im ersten Jahr in der Heimat auf die Droge verzichten – das ist ein ganz erstaunlicher Prozentsatz, verglichen mit der Gesamtbevölkerung, wo nur 10 Prozent der Heroinabhängigen nicht rückfällig werden.[571] Der Tapetenwechsel änderte ihre Vorhersagen, was wiederum das Verlangen nach der Droge reduzierte. (Ich frage mich manchmal, ob die Midlife-Krise nicht ein drastischer Versuch ist, durch so einen Tapetenwechsel die eigenen Vorhersagen zu verändern.[572])

Wenn aber weder Bewegung noch Tapetenwechsel helfen, dann sollten Sie den nächsten Schritt angehen: Kategorisieren Sie Ihr Gefühl neu. Lassen Sie mich es erklären: Wann immer Sie sich schlecht fühlen, liegt es daran, dass Sie aufgrund Ihrer interozeptiven Empfindungen einen unangenehmen Affekt erleben. Ihr Gehirn sagt dann pflichtschuldigst vorher, welche Ursache das hat. Vielleicht eine Meldung Ihres Körpers: «Ich habe Magenschmerzen.» Oder: «Irgendetwas stimmt nicht mit meinem Leben.» Das ist der Unterschied zwischen einer *unangenehmen Empfindung* und *Leiden*. Die unangenehme Empfindung ist rein körperlich. Das Leid ist persönlich.

Stellen Sie sich vor, wie ein eindringendes Virus Ihren Körper sieht. Für den kleinen Fiesling sind Sie einfach nur ein riesiger Haufen DNS, Proteine, Wasser und was es sonst noch braucht, um sich biologisch zu vervielfältigen. Ein Influenzavirus kümmert nicht, was Sie glauben, welche Eigenschaften oder Werte Sie haben, wenn es über Ihre Zellen herfällt. Es fällt kein moralisches Urteil über Ihren Charakter wie: «Ihh, die Frau ist ein Snob mit einem schlechten Haarschnitt ... Die infizieren wir jetzt!» Nein, vor einem Virus sind alle Opfer gleich. Es macht, dass alle sich elend fühlen, aber das ist nichts Persönliches. Jeder, der nicht genug geschlafen hat und in dessen Lunge ein angenehm feuchtes Milieu herrscht, kann sich um den Job als Wirt bewerben.

Der Affekt aber verwandelt eine interozeptive Empfindung in etwas über *Sie als Person*, mit Ihren besonderen Stärken und Schwächen. Nun sind die Empfindungen persönlich - sie sind in Ihrer speziellen affektiven Nische spürbar. Wenn Sie sich elend fühlen, ist die Welt ein schrecklicher Ort. Die Menschen verurteilen Sie. Kriege toben. Die Polkappen schmelzen. Und Sie leiden. Der Großteil von uns verbringt viel Zeit damit, sich vom Leid zu befreien. Wir essen um des Vergnügens willen oder um uns zu trösten und nicht, weil wir Nährstoffe brauchen[573]. Ich halte Drogensucht für einen fehlgeleiteten Versuch, das Leiden zu beseitigen, das aus einem chronisch fehlregulierten Körperbudget resultiert.

Aber es ist gar nicht so leicht, im Moment des Auftretens eine unangenehme Empfindung von Leid zu unterscheiden. Sind Sie gereizt, oder leiden Sie nur unter Koffeinentzug? Als Frau kennen Sie vermutlich uneindeutige Gefühle im Zusammenhang mit Menstruationszyklus oder Menopause. Vielleicht ordnen Sie Ihren körperlichen Empfindungen auch emotionale Qualitäten zu, obwohl sie sie gar nicht haben. Ich kann mich noch gut an das Jahr 2010 erinnern, als mein gesamtes Forschungslabor von einer Universität zu einer anderen umzog: inklusive 20 Forschenden und Equipment im Wert von mehreren Hunderttausend Dollar. Alles schien schiefzugehen, und darüber hinaus sollte ich mich auf eine zweiwöchige Reise begeben. Irgendwie behielt ich den Kopf oben und löschte die Feuer, wie sie ausbrachen ... und dann gab mein Laptop den Geist auf. Ich sank in meiner Küche zu Boden und fing an zu schluchzen. In dem Augenblick kam mein Mann herein, merkte, wie es mir ging, und fragte ganz unschuldig: «Hast du wieder dein prämenstruelles Syndrom?» Oh. Mein. Gott. Ich fauchte ihn an, dieses verdammte sexistische Schwein. Wie konnte er nur so von oben herab sein, wenn mein Leben gerade in die Binsen ging? Mein Ausraster schockierte uns beide. Drei Tage später entdeckte ich, dass er recht gehabt hatte.

Mit einiger Übung können Sie lernen, ein affektives Gefühl in seine rein physischen Bestandteile zu zerlegen, statt sich von diesem Ihren Blick auf die Welt diktieren zu lassen. Sie können die Angst auf ein schnell schlagendes Herz zurückführen. Sobald Sie Gefühle in physische Empfindungen herunterbrechen können, können Sie sie anders kategorisieren und dafür Ihr reiches Inventar an Konzepten einsetzen. Vielleicht signalisiert das Herzklopfen ja gar nicht Angst, sondern Vorfreude oder Erregung.

Lassen Sie den Blick kurz wandern und legen Sie ihn dann auf einem beliebigen Objekt ab. Versuchen Sie, dieses zu rekategorisieren: von einem dreidimensionalen Objekt zum individuellen Strahlen verschiedenfarbigen Lichtes, aus dem Ihre Wahrnehmung besteht. Schwierig, nicht wahr? Aber das können Sie üben. Picken Sie zuerst die am hellsten glänzende Partie heraus und zeichnen Sie deren Konturen mit den Augen nach. Mit einiger Übung werden Sie lernen, ein Objekt auf diese Weise zu dekonstruieren. Große Künstler wie Rembrandt können das, weswegen es ihnen gelingt, ein realistisches Bild der Objekte auf die Leinwand zu zaubern, die sie auf diese Weise «auseinandergenommen» haben. Analog können Sie auch Ihre Emotionen dekonstruieren.

Die Rekategorisierung ist ein Instrument, das nur Emotionsfachleute beherrschen. Je mehr Konzepte Sie kennen und je mehr Instanzen Sie damit konstruieren können, desto effektiver können Sie Emotionen rekategorisieren, um mit Ihren fertigzuwerden und Ihr Verhalten zu steuern. Stehen Sie beispielsweise kurz vor einer Prüfung und verspüren negative Affekte, dann können Sie diese als schädliche Angst kategorisieren («Oh nein, ich bin geliefert!») oder als hilfreiche Erregung («Ich bin voller Energie. Und los geht's!»). Großmeister Joe Esposito, der Leiter der Karateschule meiner Tochter, empfiehlt seinen Schülern vor der Prüfung für den schwarzen Gürtel: «Lasst die Schmetterlinge in eurem Bauch Formation fliegen.» Damit will er sagen: Ja, ihr seid im Moment aufgeregt, aber betrachtet die Aufregung nicht als Nervosität: Konstruiert stattdessen eine Instanz von «Entschlossenheit».

Diese Art der Rekategorisierung bringt im Leben viele Vorteile.[574] Zahlreiche Studien untersuchten die Leistungen von Teilnehmenden an Mathematikprüfungen: Jene Lernenden, die ihre Nervosität als Zeichen sahen, dass ihr Körper mit den Belastungen fertigwurde, erzielten bessere Resultate.[575] Das Gleiche gilt für das Sprechen in der Öffentlichkeit, ja sogar fürs Karaoke-Singen: Wer seine Angst als Erregung kategorisieren kann, liefert eine bessere Leistung ab[576] und leidet weniger unter Lampenfieber. Das sympathetische Nervensystem produziert weiterhin Schmetterlinge im Bauch, aber die Anzahl der proinflammatorischen Zytokine sinkt. Letztere sind verantwortlich für das miese Körpergefühl und damit auch für eine verringerte Leistung.[577] Wissenschaftliche Untersuchungen zeigen, dass Studierende an Community Colleges, die eine Matheprüfung wiederholen mussten, aber effektiv rekategorisieren konnten, ihre Noten verbessern konnten.[578] Diese Entwicklung kann tatsächlich ein ganzes Leben verändern, da die Noten an der Uni den Unterschied zwischen finanziellem Erfolg und einem lebenslangen Kampf ums Geld ausmachen.[579]

Können Sie Ihre unangenehmen Gefühle als «hilfreich» kategorisieren, zum Beispiel beim Sport, bauen Sie mehr Energie auf. Das Motto des US Marine Corps unterstreicht dieses Prinzip: «Schmerz ist Schwäche, die den Körper verlässt.» Wann immer Sie Sport treiben, bis es sich unangenehm anfühlt, und dann aufhören, dann kategorisieren Sie Ihre physischen Symptome als Erschöpfung. Somit werden Sie immer unterhalb Ihres eigentlichen Leistungsniveaus bleiben, obwohl es Ihnen mehr brächte, wenn Sie weitermachen würden. Rekategorisieren Sie diese Gefühle jedoch, dann können Sie weitersporteln[580] und sich später besser fühlen sowie die Vorzüge eines gesunden, starken Körpers genießen. Je öfter Sie das tun, desto eher richten Sie Ihr konzeptuelles System auf längere Trainingseinheiten in der Zukunft aus.

Schmerzen im unteren Rücken, Sportverletzungen, ein unangenehmes Gefühl nach einer anstrengenden medizinischen Behandlung und ähnliche Erfahrungen bieten Gelegenheit zwischen physischem Unwohlsein und affektiver Belastung zu unterscheiden. Menschen, die mit chronischen Schmerzen leben, denken üblicherweise in Katastrophenszenarien, unter denen sie mehr zu leiden scheinen als unter den Schmerzen selbst. Sobald Sie lernen, Ihre körperlichen Empfindungen von den unangenehmen Gefühlen zu lösen, brauchen Sie weniger Schmerzmittel[581] und haben ein geringeres Verlangen[582] danach. Das ist eine hochinteressante Erkenntnis angesichts der Tatsache, dass 6 Prozent der US-Amerikaner jedes Jahr Schmerzmittel für chronische Schmerzen einnehmen - meist süchtig machende Opiate, die, wie man heute weiß, auf die Dauer die Schmerzen noch verstärken.[583] Deborah Barrett, Autorin von *Paintracking* (und außerdem meine Schwägerin), schreibt dazu: Wenn Sie Schmerzen als rein körperlich betrachten können, dann ist der Schmerz keine persönliche Katastrophe.

Das Leiden als simple körperliche Empfindung zu rekategorisieren, das Mentale zum Physischen zu dekonstruieren, diese Technik hat uralte Wurzeln. Im Buddhismus gibt es Meditationsformen, die Empfindungen als körperliches Erleben rekategorisieren, um damit das Leiden zu verringern. Im Buddhismus nennt man diese Praxis «Dekonstruktion des Selbst». Ihr «Selbst» ist Ihre Identität - eine Reihe von Charakteristika, die Sie irgendwie definieren: Ihre gesammelten Erinnerungen, Überzeugungen, Vorlieben, Abneigungen, Hoffnungen, Lebensentscheidungen, Ihre Moral und Ihre Werte. Sie können sich natürlich auch durch Ihre Gene definieren, Ihre körperlichen Merkmale (Gewicht, Augenfarbe), Ihre ethnische Zugehörigkeit, Ihre Persönlichkeit (witzig, vertrauenswürdig), Ihre Beziehungen zu anderen Menschen (Freund, Partnerin, Elternteil, Kind), Ihre Rollen (Studentin, Wissenschaftlerin, Vertreter, Fabrikarbeiter, Physiker), Ihre geografische oder ideologische Zugehörigkeit (Amerikaner, New Yorkerin, Christ, Demokratin), ja selbst durch Ihr Auto. Doch all diese Bilder sind durch einen gemeinsamen Kern verbunden: Das Selbst ist Ihr Gefühl für das, was Sie sind, und es bleibt Ihnen über die Zeit erhalten, als wäre es Ihre Essenz.[584]

Der Buddhismus hält das Selbst für eine Fiktion und für die Hauptursache des menschlichen Leidens. Wann immer Sie sich nach materiellen Dingen sehnen wie teuren Autos, schicken Kleidern oder nach Komplimenten, die Ihr Image stützen, oder nach Status und Macht, die Ihr Leben vermeintlich verbessern, dann - so der Buddhismus - behandeln Sie Ihr fiktionales Selbst als real. (Sie *verdinglichen* es.) Diese materiellen Wünsche verschaffen Ihnen unmittelbar Befriedigung, wenn sie erfüllt wurden, aber sie fesseln Sie auch wie goldene Handschellen. Sie schaffen dauerhaftes Leid, das wir als langen unangenehmen Affekt bezeichnen würden.[585] Für einen Buddhisten ist das Ich oder Selbst schlimmer als eine Krankheit, die ja irgendwann wieder vergeht. Das Selbst aber ist Leid, das uns bleibt.[586]

Meine wissenschaftliche Definition des Selbst ist von der Funktion des Gehirns inspiriert, doch sie ist der buddhistischen Sicht sehr ähnlich. Das Selbst ist Teil der sozialen Realität. Es ist nicht im eigentlichen Sinne eine Fiktion, aber umgekehrt ist es auch nicht objektiv real, so wie dies bei einem Neutron der Fall ist. Ihr Selbst hängt von anderen Menschen ab.[587] Wissenschaftlich betrachtet, haben Ihre aktuellen Vorhersagen und Ihre daraus entstehenden Handlungen in gewisser Weise damit zu tun, wie andere Menschen Sie behandeln. Allein und für sich können Sie kein Selbst sein.[588] Insofern ist es verständlich, warum die Figur, die Tom Hanks in *Verschollen* spielt und die vier Jahre lang auf einer einsamen Insel lebt, sich aus einem Volleyball einen Freund namens Wilson schafft.[589]

Bestimmte Verhaltensweisen und Vorlieben passen zu Ihrem Selbst, andere nicht. Es gibt Nahrungsmittel, die Sie genießen, und andere, die Sie nicht mögen. Sie sind entweder eine «Hundefreundin» oder ein «Katzenliebhaber». Diese Verhaltensweisen und Vorlieben haben aber bestimmte Voraussetzungen. So essen Sie vielleicht am liebsten Pommes frites, aber nicht zu jeder Mahlzeit. Selbst der größte Hundefreund kennt ein paar Hunde, die er nicht mag, und ein paar Katzen, die auch sein Hundeherz mag. Im Großen und Ganzen ist Ihr Selbst eine Ansammlung von Ja und Nein, in denen sich Ihre aktuellen Vorlieben, Abneigungen und Gewohnheiten widerspiegeln.

Wir kennen das bereits. Diese Ja und Nein sind im Grunde die Merkmale eines Konzepts. Aus meiner Sicht ist das Selbst also ein ganz normales Konzept wie «Baum», «Dinge, die vor Insektenstichen schützen» oder «Angst».[590] Ich bin sicher, dass Sie sich nicht für ein Konzept halten, aber schenken Sie mir bitte noch einen Augenblick lang Aufmerksamkeit.

Wenn das Selbst ein Konzept ist, dann konstruieren Sie dessen Instanzen durch Simulation. Jede einzelne Instanz passt zu Ihren momentanen Zielen. Manchmal kategorisieren Sie sich selbst durch Ihren Beruf. Manchmal sind Sie Vater oder Mutter oder Kind oder Lebenspartner. Manchmal sind Sie einfach nur Körper. Sozialpsychologen vertreten ja die Meinung, dass wir mehrere Selbste haben[591], aber dieses ganze Repertoire können Sie als die verschiedenen Instanzen eines einzigen, zielorientierten Konzepts namens «das Selbst» betrachten. Die Ziele verändern sich natürlich, je nach Kontext.[592]

Wie wird Ihr Gehirn mit all den verschiedenen Instanzen Ihres «Selbst» als Baby, Kleinkind, Jugendliche, Erwachsene in mittleren Jahren und alter Mensch fertig? Ein Teil von Ihnen bleibt auf jeden Fall konstant: Sie hatten immer einen Körper.[593] Jedes Konzept, das Sie je gelernt haben, beinhaltet den Zustand Ihres Körpers (als interozeptive Vorhersage) zu der Zeit, als Sie es gelernt haben. Manche Konzepte beinhalten eine ganze Menge Interozeption wie beispielsweise «Trauer». Andere sind da eher mager ausgestattet, zum Beispiel das Konzept «Plastikfolie». Letztlich aber beziehen sie sich immer auf denselben Körper. Jede Kategorie, die Sie konstruieren – über die Objekte in der Welt, andere Menschen oder rein mentale Dinge wie «Gerechtigkeit» –, enthält ein bisschen von Ihnen. Das ist die rudimentäre mentale Grundlage Ihres Selbstgefühls.[594]

Die Fiktion des Selbst, um auf die buddhistische Idee zurückzugreifen, ist die Vorstellung, Ihr Selbst sei eine dauerhafte Essenz, die Sie zu dem macht, was Sie sind. Das ist nicht der Fall. Ich spekuliere mal, dass Ihr Selbst in jedem Augenblick neu entsteht, durch die gleichen vorhersagenden Core-Systeme, die Emotionen konstruieren (und zu denen auch bekannte Netzwerke wie das interozeptive und das Kontrollnetzwerk gehören) und den kontinuierlichen Strom von Empfindungen aus Körper und Welt kategorisieren. Tatsächlich nennt man einen Teil des interozeptiven Netzwerks, nämlich das Default-Mode-Netzwerk, auch das «Selbstsystem». Denn es wird immer dann aktiv, wenn wir über uns selbst nachdenken. Ist Ihr Default-Mode-Netzwerk atrophiert, wie das bei der Alzheimer-Erkrankung passiert, dann verlieren Sie schließlich Ihr Selbstgefühl.[595]

Das Selbst zu dekonstruieren, bahnt neue Wege für den Umgang mit unseren Emotionen. Wenn Sie Ihr konzeptuelles System verändern und damit Ihre Vorhersagen, dann ändern Sie nicht nur Ihre künftigen Erfahrungen. Sie ändern tatsächlich Ihr «Selbst».

Nehmen wir mal an, es geht Ihnen gerade nicht besonders – Sie machen sich Sorgen um Ihre Finanzen, sind wütend, weil Sie die verdiente Beförderung nicht erhalten haben, sind enttäuscht, weil Ihre Lehrerin Sie für weniger klug als Ihre Mitschüler hält, oder am Boden zerstört, weil Ihr Liebster Sie verlassen hat. Im buddhistischen Rahmen würde man sagen, dass Sie Leid erfahren, weil Sie an materiellem Reichtum anhaften, an Ihrem Ruf, an Ihrer Macht, an Ihrer Sicherheit, und dadurch Ihr Selbst verdinglichen. Vor dem theoretischen Hintergrund der konstruierten Emotion sind Reichtum, Ruf und der ganze Rest fest in Ihrer affektiven Nische verankert und beeinflussen Ihr Körperbudget, das Sie Instanzen eines unangenehmen Gefühls konstruieren lässt. Gelingt es Ihnen, Ihr Selbst einen Augenblick lang zu dekonstruieren, dann verkleinern Sie damit Ihre affektive Nische, sodass Konzepte wie «Ruf», «Macht» und «Reichtum» überflüssig werden.[596]

Die westliche Kultur hat daraus einige Volksweisheiten konstruiert: Jage nicht dem Geld nach. Was uns nicht umbringt, macht uns nur härter. Worte können mich niemals verletzen. Worum ich Sie bitte, geht einen Schritt weiter. Wenn Sie an einer Krankheit oder einer Kränkung laborieren, fragen Sie sich einmal: Besteht wirklich Gefahr für mich? Oder bedroht die angebliche Beleidigung nur die soziale Realität meines Selbst? Die Antwort darauf wird Ihnen helfen, das Herzklopfen, den Knoten im Magen und den Schweiß auf der Stirn als einfache körperliche Reaktionen zu rekategorisieren. Lassen Sie Sorge, Wut und Enttäuschung sich auflösen wie eine Tablette gegen zu viel Magensäure im Wasser.[597]

Ich behaupte nicht, diese Art der Rekategorisierung sei leicht, aber mit einiger Übung ist sie möglich und auch sehr gesund. Wenn Sie etwas als «nicht mich betreffend» kategorisieren, verlässt es Ihre affektive Nische und wirkt sich weniger auf Ihr Körperbudget aus. Und umgekehrt: Wenn Sie erfolgreich sind und sich stolz, geehrt oder zu Recht gewürdigt fühlen, sollten Sie sich daran erinnern, dass diese angenehmen Gefühle nur das Resultat Ihrer sozialen Realität sind und Ihr fiktionales Selbst stärken. Feiern Sie Ihre Leistung, aber lassen keine goldenen Handschellen daraus werden. Ein wenig Gelassenheit hilft viel.

Wenn Sie diese Methode noch weiter verfolgen wollen, sollten Sie sich mit Meditation beschäftigen. Die Achtsamkeitsmeditation (eine Technik unter vielen) lehrt Sie, im gegenwärtigen Augenblick präsent zu sein und das Kommen und Gehen Ihrer Gedanken und Gefühle zu beobachten, ohne sie zu bewerten.[598] Dieser Zustand (der enorm viel Übung erfordert) erinnert mich an die ruhige, aber gleichwohl wache Haltung von Babys, die die Welt auf sich wirken lassen. Ihr Gehirn fühlt sich wohl mit all den Vorhersageirrtümern, sodass sie keinerlei Angst zeigen. Sie erleben ihre Empfindungen und lassen sie wieder gehen. Die Meditation schafft etwas ganz Ähnliches. Da es aber Jahre der Übung erfordert, diesen Zustand zu erreichen, ist der erste und beste Schritt die Rekategorisierung Ihrer Gedanken, Gefühle und Wahrnehmungen als physische Wahrnehmungen. Diese können wir dann leichter loslassen. In der Meditation können Sie aber auch Kategorisierungen, die sich auf das Körperliche beziehen, den Vorrang geben vor solchen, die über der physischen Empfindung hinaus Bewertungen über Sie und Ihre Rolle in der Welt hinzufügen.

Meditation übt eine starke Wirkung auf Gehirnstruktur und -funktion aus, aber hier hat die Wissenschaft die exakten Details noch nicht ausreichend erforscht. Bei Meditierenden sind wichtige Bereiche im interozeptiven und im Kontrollnetzwerk größer, und die Verbindungen zwischen diesen Bereichen sind stärker.[599] Das passt zu unseren Erwartungen, da das interozeptive Netzwerk für die Konstruktion mentaler Konzepte und die Repräsentation physischer Empfindungen aus dem Körper verantwortlich ist. Das Kontrollnetzwerk hingegen ist wichtig für die Kategorisierung. Manche Studien zeigen stärkere Verbindungen bereits nach wenigen Stunden Meditation. Andere wissenschaftliche Untersuchungen belegen, dass Meditation Stress reduziert, das Erkennen und Verarbeiten von Vorhersagefehlern verbessert, die Rekategorisierung erleichtert (was man «Emotionsregulation» nennt) und unangenehme Affekte verringert. Allerdings sind die Resultate von Studie zu Studie widersprüchlich, weil nicht alle Experimente den wissenschaftlichen Standards genügen.[600]

Manchmal ist es auch einfach zu mühselig, das Selbst zu dekonstruieren. Aber Sie können eine ähnliche Wirkung erzielen, wenn Sie sich im Staunen üben, in der Ehrfurcht. Es geht dabei um das Gefühl, in der Gegenwart von etwas zu sein, was viel größer ist als Sie selbst. Auch das hilft, eine gewisse Distanz zum Selbst zu schaffen.[601]

Ich habe diese Erfahrung auch persönlich gemacht, als meine Familie im Sommer mehrere Wochen in einem Strandhaus auf Rhode Island verbrachte. Jeden Abend zirpten die Grillen mit einer Intensität, die ich bisher nicht gekannt hatte.[602] Ich hatte mich noch nie für Grillen interessiert, aber nun fanden sie Eingang in meine affektive Nische. Ich freute mich jeden Tag auf sie und fand ihren Gesang zutiefst beruhigend, wenn ich abends einnickte. Als wir aus den Ferien zurück waren, merkte ich, dass ich die Grillen um unser Haus selbst durch die geschlossenen Fenster hören konnte, wenn ich nur ganz ruhig dalag. Wenn ich mitten in einer Sommernacht, nachdem ich einen stressigen Tag im Labor hatte, aufwache, helfen mir die Grillen, zurück in den Schlaf zu finden. Ich habe ein von Ehrfurcht inspiriertes Konzept entwickelt: Teil der Natur zu sein und sich wie ein winziges Fünkchen im großen Ganzen zu fühlen. Dieses Konzept hilft mir, mein Körperbudget zu ändern, wann immer ich das möchte. Ich sehe einen Grashalm, der sich zwischen zwei Pflastersteinen hervorkämpft und mir zeigt, dass sich die Natur nicht von der Zivilisation zähmen lässt. Mit diesem Konzept tröste ich mich in meinem Gefühl der Bedeutungslosigkeit.

Ein ähnliches Gefühl der Ehrfurcht kann Sie überkommen, wenn Sie den Wellen des Ozeans zuhören, wie sie gegen die Felsen am Strand branden, wenn Sie nachts die Sterne betrachten oder mitten am Tag unter dunklen Wolken einem Sturm trotzen. Oder wenn Sie in unbekanntem Gelände zu Fuß unterwegs sind oder an spirituellen Zeremonien teilnehmen. Menschen, die öfter von Gefühlen des Staunens und der Ehrfurcht berichten, haben niedrige Spiegel der Zytokine, die Entzündungen hervorrufen. (Allerdings weiß man hierbei nicht, was Ursache und was Wirkung ist.)[603]

Ob Sie sich nun im Staunen üben, in der Meditation oder andere Wege finden, Ihre Erfahrung zu physischen Empfindungen zu dekonstruieren: Die Rekategorisierung ist ein wichtiges Instrument, um mit Ihren akuten Emotionen besser fertigzuwerden. Wenn es Ihnen nicht gut geht, dann behandeln Sie sich, als hätten Sie eine Viruserkrankung, statt anzunehmen, dass diese miesen Gefühle irgendetwas mit Ihnen persönlich zu tun haben. Ihre Gefühle sind vielleicht einfach nur bedeutungsloses Rauschen, und Sie brauchen möglicherweise nur ein wenig Schlaf.

***

Bislang haben wir uns damit beschäftigt, wie Sie in puncto eigener Erfahrung mehr emotionale Intelligenz entwickeln können. Sehen wir uns nun an, wie Sie Emotionen bei anderen Menschen auf intelligente Weise wahrnehmen und sich selbst dabei wohler fühlen können.

Mein Mann Dan hat vor vielen Jahren, noch bevor wir uns kennenlernten, eine schwere Zeit durchgemacht. Man schickte ihn zum Psychiater. In der ersten Sitzung runzelte Dan nach etwa 30 Sekunden die Stirn und zog die Brauen zusammen, wie er es immer macht, wenn er nachdenkt. Der Psychiater, der sich in seiner Einschätzung von Emotionen völlig sicher war, diagnostizierte: Er sei «voll unterdrückter Wut». Nun ist mein Mann aber einer der ruhigsten Menschen, die ich kenne. Als Dan dem Mann versicherte, dass er nicht wütend sei, meinte der Psychiater, voller Vertrauen in seine Fähigkeit, seine Patienten zu lesen: «Doch, das sind Sie.» Dan war binnen Sekunden wieder draußen. Vermutlich hält er den Rekord für die kürzeste Therapiesitzung aller Zeiten.

Ich will hier nicht die Kollegen aus der Therapiesparte verunglimpfen. Vielmehr möchte ich auf die irrige Überzeugung hinweisen, dass wir die mentalen Zustände anderer Menschen «richtig» sehen oder auch nur sehen könnten. Auch diese Annahme wurzelt in der klassischen Sicht der Emotionen, die davon ausgeht, dass Dan Ärger empfindet und diesen mit einem bestimmten Fingerabdruck signalisiert, den der Therapeut entdeckt, selbst wenn Dan sich dessen nicht bewusst ist. Wollen Sie tatsächlich die emotionalen Erfahrungen anderer wahrnehmen, müssen Sie sich von dieser essentialistischen Auffassung verabschieden.

Was ist nun passiert bei Dans Ein-Minuten-Therapie? Er konstruierte eine Erfahrung der Konzentration, der Therapeut eine Wahrnehmung von Wut. Beide Konstruktionen waren real, nicht im objektiven, sondern im sozialen Sinn. Die Wahrnehmung von Emotionen ist ein Ratespiel. «Richtig» ist sie nur, wenn sie zu der Erfahrung Ihres Gegenübers passt. Wenn also beide Beteiligten sich einig sind, welches Konzept hier anzuwenden ist. Wann immer Sie zu wissen glauben, was eine andere Person fühlt, ist das kein wirkliches Wissen. Sie erleben nur einen Augenblick von affektivem Realismus.[604]

Um unsere emotionale Wahrnehmung zu verbessern, müssen wir die Fiktion aufgeben, wir *wüssten*, wie andere Menschen sich fühlen. Wenn Sie und Ihre Freundin sich nicht einig sind, wer was fühlt, dann sollten Sie nicht sofort annehmen, dass sie falschliegt (so wie es Dans Therapeut tat). Gehen Sie einfach davon aus, dass hier eine Meinungsverschiedenheit vorliegt, und fragen Sie Ihre Freundin, was sie denkt. Auf die Erfahrung Ihres Gegenübers neugierig zu sein, ist wichtiger, als recht zu haben.

Wenn aber unsere Wahrnehmungen nur Rateakte sind, wie können wir dann je miteinander kommunizieren? Wenn Sie mir sagen, dass Sie stolz sind auf die schulischen Leistungen Ihres Kindes, und «Stolz» eine Population verschiedener Instanzen ist, die keinen festen Fingerabdruck haben, wie kann ich dann wissen, welche Art Stolz Sie meinen? (Diese Frage stellt sich in der klassischen Sicht nicht, weil sie «Stolz» eine bestimmte Essenz zuschreibt. Sie strahlen diese Essenz aus, und ich registriere sie.) Angesichts dieser unglaublichen Vielfalt kommunizieren Sie und ich emotional durch die Vorhersagemaschinerie des Gehirns. Ihre Emotionen werden von Ihren Vorhersagen gesteuert. Und während ich Sie beobachte, lenken meine Vorhersagen, welche Emotionen ich wahrnehme. Emotionale Kommunikation geschieht also, wenn Sie und ich Vorhersagen treffen und *synchron* kategorisieren.[605]

Forschende und Barkeeper wissen, dass die Menschen sich während der Kommunikation auf vielfache Art aufeinander einstellen, d.h. sich synchronisieren, vor allem, wenn sie sich mögen und einander vertrauen. Ich nicke, Sie nicken. Sie berühren meinen Arm, einen Augenblick später berühre ich den Ihren. Unser nonverbales Verhalten verläuft koordiniert. Diese Synchronisierung gibt es auch im Bereich der Biologie: So gleichen sich die Herzfrequenz von Mutter und Kind einander an, wenn die beiden eine sichere Bindung entwickeln. Das Gleiche kann während eines intensiven Gesprächs passieren. Dieser Mechanismus ist immer noch ein Rätsel. Ich vermute, die Atmung gleicht sich an, wenn die Beteiligten unbewusst sehen, wie die Brust der jeweils anderen Person sich hebt und senkt.[606] Während meiner Ausbildung zur Therapeutin lernte ich, meine Atmung bewusst auf die meiner Klienten einzustellen, um sie auf eine Hypnose vorzubereiten.[607]

Auf die gleiche Art synchronisieren wir unsere Emotionskonzepte. Meine Emotionen werden von meinen Vorhersagen gesteuert. Während Sie mich beobachten, werden Ihre

Wahrnehmungen meiner Emotionen von Ihren Vorhersagen gelenkt. Der Klang meiner Stimme, meine Körperbewegungen – wie Ihr Gehirn sie wahrnimmt – bestätigen Ihre Vorhersagen entweder oder werden für Sie zum Vorhersageirrtum.

Nehmen wir mal an, Sie erzählen mir: «Mein Sohn hat die Hauptrolle im Krippenspiel. Ich bin ja so stolz.» Ihre Worte und Ihr Tun verursachen eine Population von Vorhersagen in meinem Gehirn, die uns helfen, ad hoc ein gemeinsames Konzept von «Stolz» zu finden. Mein Gehirn berechnet aufgrund früherer Erfahrungen Wahrscheinlichkeiten und verengt seine Vorhersagen auf Gewinnsituationen, was mich möglicherweise dazu bringt, Ihnen zu gratulieren. Der Prozess setzt sich umgekehrt fort, wenn Sie mich wahrnehmen. Wir sind besser aufeinander eingestimmt, wenn wir den gleichen kulturellen Hintergrund haben oder bestimmte Erfahrungen teilen. Und wenn wir darin übereinstimmen, dass bestimmte Gesichtskonfigurationen, Körperbewegungen, Laute und andere Signale in einem gewissen Kontext eine ganz bestimmte Bedeutung haben. Schritt für Schritt konstruieren wir miteinander eine emotionale Erfahrung, die wir beide mit dem Wort «Stolz» benennen.

In diesem Szenario müssen unsere Konzepte nicht hundertprozentig übereinstimmen, damit ich verstehe, wie Sie sich fühlen. Es genügt, wenn unsere Konzepte Zielsetzungen haben, die einigermaßen zusammenpassen. Wenn ich hingegen eine Instanz einer unangenehmen Art von Stolz konstruiere, in der Sie arrogant und herablassend sind, dann verstehe ich vielleicht gar nicht, was Sie sagen, weil Sie ein Konzept verwenden, das in dieser Instanz nicht zu meinem passt. Unsere gemeinsame Konstruktion geschieht in einem kontinuierlichen Prozess, bei dem beide Gehirne ständig aktiv sind, auch wenn ich ihn hier der Einfachheit halber so dargestellt habe, als fänden diese Schritte hintereinander statt.

Die Co-Konstruktion von Erfahrung erlaubt uns zudem die gegenseitige Regulation unseres Körperbudgets. Das ist einer der großen Vorteile, die das Leben in der Gruppe für uns birgt. Alle Angehörigen einer sozialen Art regulieren gegenseitig ihr Körperbudget – auch Bienen, Ameisen und Kakerlaken.[608] Aber wir sind die einzige Art, die das zuwege bringt, indem wir einander rein mentale Konzepte lehren und diese dann synchron verwenden. Unsere Worte machen es möglich, dass wir in die affektive Nische des anderen eintauchen, und das selbst auf große Distanz. Sie können das Körperbudget Ihres Freundes regeln (und er das Ihre), auch wenn Sie Weltmeere trennen – per Telefon, E-Mail oder auch nur, wenn Sie aneinander denken.

Ihre Wortwahl entfaltet dabei eine enorme Auswirkung, da diese Begriffe die Vorhersagen Ihres Gegenübers prägen. Eltern, die ihr Kind gezielt fragen: «Bist du wütend?», statt einfach nur zu sagen: «Wie fühlst du dich?», beeinflussen die Antwort, weil sie die Co-Konstruktion einer Emotion schaffen und die Konzepte des Kindes in puncto Wut verfeinern. Auf die Frage ihres Arztes «Sind Sie depressiv?» antworten Patienten eher mit Ja, als wenn sie aufgefordert werden: «Erzählen Sie mir, wie Sie sich fühlen.» Das sind Fragen, die die Antwort vorgeben, wie die Suggestivfragen, die Anwälte gern vor Gericht einsetzen, auch wenn es dann gewöhnlich zum Einspruch kommt. Vor Gericht und im Alltag sollten wir daher darauf achten, wie wir die Vorhersagen anderer Personen mit unserer Wortwahl beeinflussen.

Möchten Sie also jemand anderem sagen, wie Sie sich fühlen, müssen Sie klare Signale für ihn setzen, damit er effektive Vorhersagen treffen und so die Synchronisierung herstellen kann. In der klassischen Sicht der Emotionen liegt die Verantwortung hierfür beim Wahrnehmenden, weil Emotionen ja angeblich universell verbreitet sind. Im konstruktivistischen Sinne aber sind Sie auch verantwortlich dafür, ein guter «Absender» zu sein.[609]

***

Wie wäre es wohl, wenn Sie dieses Buch nicht gelesen hätten, und jemand sagt zu Ihnen: «Wollen Sie Ihre eigenen Emotionen meistern? Dann müssen Sie sich gesund ernähren und ständig neue Wörter lernen.» Ich gebe ja zu, dass sich das nicht unbedingt einleuchtend anhört. Aber gesunde Ernährung sorgt für ein Körperbudget, das sich leicht ausbalancieren lässt, und für ausgewogene interozeptive Vorhersagen. Derweil sind neue Wörter der Same für neue Konzepte, die Ihnen erlauben, emotionale Erfahrungen und Wahrnehmungen zu konstruieren. Viele Dinge, die auf den ersten Blick mit Emotionen gar nichts zu tun haben, entfalten eine enorme Wirkung auf Ihre Gefühlslage, weil die Grenze zwischen sozialer und physischer Welt nun einmal sehr durchlässig ist.

Sie sind ein höchst bemerkenswertes Tier, das rein mentale Konzepte schaffen kann, die den Zustand Ihres Körpers beeinflussen. Die soziale und physische Ebene sind über Ihren Körper und Ihr Gehirn eng verbunden. Ihre Möglichkeit, sich geschickt in der sozialen wie der physischen Welt zu bewegen, beruht auf Fertigkeiten, die Sie erlernen können. Geben Sie Ihrem Gehirn Gelegenheit, sich auf die Realität in Ihrer sozialen Welt einzustellen. Wenn Sie sich im Augenblick nicht gut fühlen, dann dekonstruieren und rekategorisieren Sie Ihre Erfahrung. Machen Sie sich klar, dass Ihre Wahrnehmung anderer auf einem Ratespiel beruht, nicht auf Tatsachen.

Einige dieser neuen Fähigkeiten sind schwer zu erwerben. Es ist eine Sache, wenn Ihnen eine Wissenschaftlerin wie ich erzählt: «So funktioniert Ihr Gehirn.» Aber eine ganz andere,

Ihren gesamten Lebensstil so umzustellen, dass er den wissenschaftlichen Erkenntnissen gerecht wird. Wer hat schon die Zeit, seine Ernährung und seine Schlafgewohnheiten umzukrempeln, Sport zu treiben, neue Konzepte zu lernen, sich im Kategorisieren zu üben und sich hin und wieder von der Fiktion eines Selbst zu lösen? Wir alle haben unsere Arbeit, haben die Schule oder die Ausbildung und persönliche Verpflichtungen, die durchweg Zeit erfordern. Einige dieser Vorschläge erfordern ein Investment – Zeit oder Geld, über die diejenigen, die davon am meisten profitieren würden, häufig nicht verfügen. Aber ... jede und jeder kann zumindest *etwas* umsetzen, was ich in diesem Kapitel vorschlage – und sei es nur ein gelegentlicher Spaziergang oder das Kombinieren von Emotionskonzepten vor dem Schlafengehen. Oder der Verzicht auf Kartoffelchips. (Nun ja, vielleicht kein radikaler Verzicht.)

Emotionskonzepte und Körperbudget können Ihnen zu mehr Gesundheit und Wohlbefinden verhelfen, wie wir gerade gesehen haben, aber sie können auch Katalysator für Krankheiten sein. Emotionen beeinflussen angeblich eine ganze Reihe medizinischer Störungen wie Depressionen, Angststörungen, unerklärliche chronische Schmerzen oder Stoffwechselkrankheiten wie Typ-II-Diabetes, Herzerkrankungen, ja selbst Krebs. Neue Entdeckungen über das Nervensystem aber lösen die sakrosankte Grenze zwischen dem, was wir als körperliche bzw. geistige Krankheiten betrachten, schlichtweg auf. Genauso wie die Theorie der konstruierten Emotion die Grenze zwischen physischer und sozialer Welt aufgelöst hat. Genau darum geht es im nächsten Kapitel.

# 10

## Emotionen und Krankheiten

Wann waren Sie zuletzt erkältet? Da litten Sie vermutlich unter einer laufenden Nase, Husten, Fieber und noch ein paar anderen Symptomen. Die meisten Menschen schreiben Erkältungen einer einzigen Ursache zu: einem Erkältungsvirus. Aber wenn Forschende 100 Testpersonen einen solchen Erkältungsvirus in die Nase einführen, werden nur 25 bis 40 Prozent krank.[610] Also kann das Erkältungsvirus nicht die Essenz einer Erkältung sein – irgendetwas muss da vorgehen, das vielschichtiger ist. Das Virus ist notwendig, aber nicht hinreichend für die Erkrankung.

Die verschiedenen Symptome, die Sie summa summarum als «Erkältung» bezeichnen, betreffen nicht nur Ihren Körper, sondern auch Ihren Geist. Sind Sie ein introvertierter Typ oder denken Sie ausgesprochen negativ, dann entwickeln Sie mit höherer Wahrscheinlichkeit aus einer Nase voller Keime eine Erkrankung.[611]

Unser neues Menschenbild, das von der Theorie der konstruierten Emotion inspiriert ist, löst die Grenzen zwischen Mentalem und Körperlichem auf, auch in Bezug auf Krankheiten. Das alte essentialistische Denken hingegen hält an diesen Grenzen fest. Sie haben ein Problem, das in Ihrem Gehirn sitzt? Dann suchen Sie eine Neurologin auf. Sitzt das Problem jedoch im Geist, dann gehen Sie zum Psychologen. Die moderne Sicht betrachtet Geist und Gehirn dagegen gemeinsam und zeigt einen besseren Weg zum Verständnis von Krankheiten auf.

Betrachten Sie beispielsweise die verschiedenen Symptome, die sich bei Krankheiten wie Angststörungen, Depressionen, chronische Schmerzen und chronischem Stress einstellen, dann können Sie diese nicht fein säuberlich in Schubladen und Einzelfächer einsortieren, wie Sie es mit Ihrem Besteck machen. Jede dieser Krankheiten kennt vielfältige Symptome, die darüber hinaus bei den verschiedenen Störungen auch noch Überschneidungen aufweisen. Kommt Ihnen das nicht bekannt vor? Wie Sie mittlerweile wissen, ist Emotionskategorien wie Glück und Trauer keine Essenz zu eigen. Sie werden von den Core-Systemen Ihres Körpers bzw. Ihres Gehirns generiert, im Kontext mit anderen Körpern und Gehirnen. Ich werde hier die These aufstellen, dass einige Krankheiten, die perfekt unterscheidbar scheinen, gleichfalls Konstruktionen sind: menschengemachte Unterscheidungen, die künstliche Schnitte in eine enorm variable biologische Torte setzen.

Eine konstruktivistische Betrachtungsweise dieser Krankheiten kann manche Probleme lösen, für die es bislang keine Lösung gab. Warum zeigen so viele dieser Störungen die gleichen Symptome? Warum leiden so viele Menschen gleichzeitig unter Ängsten und Depressionen? Ist chronische Erschöpfung eine eigenständige Erkrankung oder eine verkappte Depression? Sind Menschen, die unter chronischen Schmerzen leiden, mental krank, obwohl sie keinerlei erkennbare Gewebeschäden aufweisen?

Wenn unterschiedlich benannte Krankheiten sich auf einen gemeinsamen Ursprung zurückführen lassen und so die Trennlinien zwischen den einzelnen Störungen verwischen, dann geben diese Fragen keine Rätsel mehr auf.

Dies ist das spekulativste Kapitel in diesem Buch, aber es stützt sich auf Datenmaterial, und ich hoffe, Sie finden meine Ideen spannend und anregend. Auf den folgenden Seiten werde ich zeigen, dass Phänomene wie Schmerz, Stress, Angst und Depression stärker miteinander verknüpft sind, als Sie vielleicht denken. Sie werden auf die gleiche Weise konstruiert wie Emotionen. Zentral für diese Auffassung ist ein besseres Verständnis des Gehirns, das zu Vorhersagen in der Lage ist, und Ihres Körperbudgets.

***

Ihr Körperbudget schwankt den lieben, langen Tag. Ihr Gehirn nimmt dabei die Bedürfnisse Ihres Körpers vorweg und dirigiert Budgetressourcen wie Sauerstoff, Glukose, Salz und Wasser. Beim Verdauen von Nahrung «borgen» Ihr Magen und Ihr Darm Ressourcen aus Ihren Muskeln. Wenn Sie laufen, leihen Ihre Muskeln von Leber und Nieren. Während dieser Transfers bleibt Ihr Körperkonto flüssig.

Es gerät erst aus dem Gleichgewicht, wenn Ihr Gehirn falsche Prognosen anstellt. Und das ist relativ normal. Wenn etwas psychisch Bedeutsames passiert – wenn Sie beispielsweise sehen, dass Ihr Chef, Ihre Trainerin oder Ihr Lehrer direkt auf Sie zusteuert –, dann sagt Ihr Gehirn vielleicht unnötigerweise voraus, dass Sie gleich mehr Brennstoff brauchen werden. Es aktiviert Überlebensschaltkreise, die Ihr Körperbudget beeinflussen. Im Allgemeinen muss man sich wegen solcher kurzfristigen Fehlzündungen keine Sorgen machen, solange Sie Ihr Konto durch Essen und genügend Schlaf wieder auffüllen.

Besteht dieses Ungleichgewicht aber über längere Zeit, verändert sich die innere Dynamik zum Schlechteren. Ihr Gehirn sagt immer wieder fälschlich voraus, dass Ihr Körper Energie braucht, was Ihr Konto in die roten Zahlen bringt. Die Auswirkung chronischer Fehlallokation von Ressourcen kann gesundheitsschädlich sein und das «Inkassounternehmen» Ihres Körpers herbeirufen, das Ihrem Immunsystem unterstellt ist.

Generell gehört das Immunsystem zu den Guten, da es Sie vor Eindringlingen und Verletzungen schützt. Es kommt Ihnen zu Hilfe, indem es Entzündungen auslöst: die Schwellungen, die entstehen, nachdem Sie sich mit dem Hammer auf den Finger geschlagen haben, von einer Biene gestochen wurden oder sich infiziert haben. Die Entzündung wird verursacht von kleinen Proteinen, den proinflammatorischen Zytokinen, die ich bereits im letzten Kapitel erwähnt habe. Wenn Sie sich verletzt haben oder sich eine Krankheit im Körper ausbreitet, dann stoßen Ihre Zellen Zytokine aus, die mehr Blut in den betroffenen Körperteil befördern, ihn anschwellen und seine Temperatur steigen lassen.[612] Diese Zytokine sind verantwortlich dafür, dass Sie müde sind und sich krank fühlen, während sie ihren Job erledigen und Ihnen zur Heilung verhelfen.

Doch sobald die Schuldeneintreiber unterwegs sind, mutieren die proinflammatorischen Zytokine zu Bösewichten. Vor allem dann, wenn Ihr Körperbudget dauerhaft aus dem Gleichgewicht ist, wie zum Beispiel dann, wenn Sie in einer gefährlichen Gegend leben und jede Nacht Schüsse hören. In einer solchen Umgebung wird Ihr Gehirn ständig einen höheren Bedarf an Energie prognostizieren, als Ihr Körper tatsächlich benötigt. Diese Vorhersagen führen dazu, dass Ihr Körper mehr und öfter Cortisol ausstößt als erforderlich. Cortisol reduziert normalerweise Entzündungen. (Daher lindert Hydrocortisonsalbe auch Juckreiz, und Cortisoninjektionen reduzieren Schwellungen.) Doch kursiert über längere Zeit zu viel Cortison im Körper, verstärkt es bestehende Entzündungen.[613] Sie fühlen sich kraftlos, vielleicht bekommen Sie sogar Fieber. Wenn Ihnen jetzt jemand noch ein Erkältungsvirus auf die Nasenschleimhaut pflanzt, gehören Sie zu denjenigen Testpersonen, die krank werden.

Daraus kann ein Teufelskreis entstehen. Wenn Sie aufgrund einer Entzündung müde sind, dann bewegen Sie sich weniger, um Ihre (vom Gehirn fälschlich als begrenzt erlebten) Energiereserven zu schonen. Sie essen mehr, schlafen schlecht und gehen nicht mehr zum Sport. Das bringt Ihr Körperkonto noch mehr in die roten Zahlen. Bald fühlen Sie sich wirklich miserabel.[614] Sie nehmen zu, was Ihren Problemen noch eins draufsetzt, denn bestimmte Fettzellen produzieren die besagten proinflammatorischen Zytokine, die Entzündungen weiter verschlimmern.[615] Vermutlich vermeiden Sie zunehmend Kontakt zu anderen Menschen, was Ihr Körperbudget noch mehr belastet, denn Menschen mit weniger sozialen Kontakten produzieren mehr proinflammatorischen Zytokine und werden öfter krank.[616]

Vor etwa zehn Jahren entdeckten Forschende zu ihrem Erstaunen, dass proinflammatorische Zytokine vom Körper ins Gehirn übergehen können.[617] Wir wissen heute, dass das Gehirn sein eigenes Entzündungssystem mit Zellen besitzt, die diese Zytokine ausstoßen.[618] Diese kleinen Proteine, die ein tiefes Gefühl des Elends bewirken können, bauen das Gehirn um. Entzündungen im Gehirn führen zu Veränderungen seiner Struktur, vor allem im interozeptiven Netzwerk.[619] Sie wirken sich auf neuronale Verbindungen aus, ja töten sogar manche Neuronen ab. Chronische Entzündungen beeinträchtigen die Konzentration[620] ebenso wie das Erinnerungsvermögen, was im IQ-Test deutlich sichtbar wird.[621]

Also sehen wir uns mal an, was passiert, wenn Sie in eine sozial stressige Situation geraten: wenn Ihre Kollegen Sie plötzlich nicht mehr fragen, ob Sie zum Mittagessen mitkommen; oder wenn Freunde Ihre SMS zwar lesen, aber nicht antworten. Normalerweise würde Ihr Gehirn in solchen Fällen einen höheren Energiebedarf vorhersagen als tatsächlich benötigt. Was aber, wenn diese soziale Situation sich nicht schnell lösen lässt? Dann befindet sich Ihr Körper dauerhaft im Alarmzustand, in ihm sind schädliche Mengen an Cortisol und Zytokinen[622] in Umlauf. Also fängt Ihr Gehirn an, Ihren Körper so zu behandeln, als wäre er krank oder beschädigt. Und schon breitet sich eine chronische Entzündung aus.[623]

Entzündungen im Gehirn sind wirklich sehr schlecht. Sie beeinträchtigen Ihre Vorhersagen, vor allem jene, die Ihr Körperbudget betreffen, das Sie jetzt mehr und mehr überziehen. Vergessen Sie nicht: Ihr Körperbudgetschaltkreis hört schlecht - er erweist sich für fällige Korrekturen als nahezu taub. Entzündungen aber machen aus dem «nahezu» ein «völlig». Ihre Körperbudgetareale zeigen sich nun unempfänglich für die aktuelle Situation, was die roten Zahlen in die Höhe treibt. Und schon kommen Sie aus Erschöpfung und unangenehmen Gefühlen nicht mehr heraus. Die chronisch falschen Vorhersagen verheizen Ihre Ressourcen, führen im Körper zu Abnutzungserscheinungen und zu noch mehr proinflammatorischen Zytokinen. Wenn das passiert, dann stecken Sie wirklich in Schwierigkeiten.[624]

Ein chronisch unausgeglichenes Körperbudget ist der ideale Nährboden für Krankheiten.[625] In den letzten 20 Jahren stellte sich heraus, dass das Immunsystem an sehr viel mehr Erkrankungen beteiligt ist, als man vermutet hatte. Zu diesen gehören Diabetes, Fettsucht, Herzkrankheiten, Depressionen, Schlaflosigkeit, Gedächtnislücken und andere Beeinträchtigungen der «kognitiven» Funktionen, die mit vorzeitigem Altern und Demenz zusammenhängen. Haben Sie beispielsweise Krebs, lassen Entzündungen den Tumor schneller wachsen. Krebszellen überstehen die gefährliche Reise durch den Körper zu anderen Körpersystemen auch besser und bilden dort Metastasen. Man stirbt in diesem Fall also früher an Krebs.[626]

Entzündungen haben den Schalter umgelegt[627], was unser Verständnis mentaler Krankheiten angeht. Viele Jahre lang glaubten Forschende und ärztliches Fachpersonal fest an ein klassisches Bild mentaler Erkrankungen wie chronischer Stress, chronische Schmerzen, Angststörungen und Depressionen. Jede dieser Störungen sollte einen biologischen Fingerabdruck haben, der sie vom Rest unterscheidet. Forscher stellten sich durch und durch essentialistische Fragen wie: «Wie wirken sich Depressionen auf den Körper aus? Wie beeinflussen unsere Emotionen das Schmerzempfinden? Warum treten Angst und Depressionen oft gemeinsam auf?»

Doch in jüngster Zeit haben sich die Trennlinien zwischen den Krankheiten zunehmend in Luft aufgelöst. Menschen, die eine bestimmte Diagnose haben, zeigen die unterschiedlichsten Symptome. Auch hier ist Vielfalt die Norm. Andererseits überlappen sich die verschiedenen Erkrankungen auch: Sie zeigen die gleichen Symptome oder eine Atrophie in der gleichen Gehirnregion. Die Betroffenen weisen eine niedrige emotionale Granularität auf, und manchmal erweisen sich Medikamente für die eine Krankheit auch bei der angeblich grundverschiedenen als effektiv.

Das Resultat ist, dass sich die Forschung von der klassischen Sicht abwendet, die verschiedenen Erkrankungen mit unterschiedlichen Essenzen zu verbinden. Stattdessen konzentriert man sich auf die gemeinsamen Merkmale, die Menschen anfällig für diese Störungen machen: genetische Faktoren, Schlaflosigkeit, Schäden im interozeptiven Netzwerk oder in anderen Knotenpunkten des Gehirns (siehe Kapitel 6). Treten in diesen Bereichen Schädigungen oder Beeinträchtigungen auf, dann gerät das Gehirn in Schwierigkeiten: Depressionen, Panikstörungen, Schizophrenie, Autismus, Dyslexie, chronische Schmerzen, Demenz, Parkinson und Aufmerksamkeits-Defizit-Hyperaktivitäts-Syndrom sind durchweg mit Fehlfunktionen in den Knotenpunkten verknüpft.[628]

Meiner Ansicht nach gehen einige der wichtigsten Störungen, die man als jeweils eigenständige «mentale» Krankheiten sieht, auf ein chronisch unausgeglichenes Körperbudget und ein sich daraus ergebendes ungebremstes Entzündungsgeschehen zurück. Wir kategorisieren und benennen diese Erkrankungen je nach Kontext so, als wären sie grundverschieden, so wie wir die unterschiedlichsten körperlichen Veränderungen als verschiedene Emotionen einstufen. Wenn ich hier richtigliege, dann verlieren Fragen wie «Warum tauchen Angststörungen und Depressionen so häufig gemeinsam auf?» ihren Sinn, denn wie unsere Emotionen so haben auch diese Krankheiten keine festen naturgegebenen Grenzen. Wir sehen uns in der Folge Stress, Schmerz, Depression und Angst genauer an, und ich werde Ihnen noch mehr Belege für diese Sichtweise präsentieren.

***

Fangen wir mit Stress an. Sie denken vielleicht, Stress sei etwas, das Sie erleben, wenn Sie zum Beispiel fünf Aufgaben zugleich erledigen möchten, oder wenn Ihr Chef Ihnen sagt, dass Ihr morgen fälliger Bericht eigentlich schon gestern auf seinem Schreibtisch hätte liegen sollen, oder wenn Sie einen geliebten Menschen verlieren. Aber Stress kommt nicht aus der Außenwelt. Er wird von Ihnen konstruiert.

Manche Stressformen sind positiv, zum Beispiel wenn Sie in der Schule etwas Neues lernen. Andere sind negativ, aber auszuhalten, beispielsweise wenn Sie mit Ihrem besten Freund streiten. Doch mancher Stress ist wirklich gefährlich, zum Beispiel die Belastungen durch fortgesetzte Armut, dauerhaften Missbrauch oder Einsamkeit.[629] Anders ausgedrückt, ist Stress eine Population verschiedener Instanzen. Er ist ein Konzept wie «Glück» oder «Angst», das Sie verwenden, um

Erfahrungen eines aus dem Gleichgewicht geratenen Körperbudgets zu konstruieren.

Sie konstruieren Instanzen von «Stress» über die gleichen Mechanismen im Gehirn, die Emotionen konstruieren. In jedem Fall erstellt Ihr Gehirn Vorhersagen über Ihr Körperbudget in Bezug auf die Außenwelt und weist Bedeutungen zu. Diese Vorhersagen kommen vom interozeptiven Netzwerk und nehmen dann den gleichen Weg vom Gehirn in den Körper. In der Gegenrichtung, also den aufsteigenden Pfaden, die Sinnesinput vom Körper zum Gehirn bringen, nehmen Stress und Emotionen ebenfalls den gleichen Weg. Außerdem spielt das gleiche Netzwerkpärchen – das interozeptive und das Kontrollnetzwerk – die exakt gleiche Rolle. (Emotions- und Stressforschende erkennen diese Ähnlichkeiten kaum. Sie fragen meist, wie Stress unsere Emotionen beeinflusst und umgekehrt, als wären Stress und Emotionen jeweils unabhängige Phänomene.[630]) Aus der konstruktivistischen Sicht ist der einzige Unterschied das Endresultat: ob das Gehirn nämlich die Empfindungen als Stress oder Emotion kategorisiert.

Warum konstruiert das vorhersagende Gehirn in einer bestimmten Situation Instanzen von Stress oder Emotion? Das weiß kein Mensch. Vielleicht kategorisieren Sie eher mit dem Konzept «Stress», wenn das Körperbudget länger in den roten Zahlen ist, aber das ist jetzt reine Spekulation.

Ist Ihr Körperbudget längere Zeit aus dem Gleichgewicht, verspüren Sie vielleicht chronischen Stress. (Chronische Vorhersageirrtümer werden häufig als Stress diagnostiziert. Deshalb denken die Leute auch, dass Stress für Krankheiten verantwortlich ist.) Chronischer Stress bedroht Ihre Gesundheit. Er frisst buchstäblich Ihr interozeptives und Ihr Kontrollnetzwerk auf, denn beides atrophiert, weil das chronisch unausgeglichene Körperbudget die Gehirnschaltkreise, die es regulieren, umbaut. So viel zu der klassischen Einteilung der Krankheiten in geistige und körperliche Störungen.[631]

Forschende arbeiten immer noch an der Frage, wie Immunsystem, Stress und Emotionen zusammenwirken, aber einiges haben wir mittlerweile doch herausgefunden. Ein dauerhaft fehlreguliertes Körperbudget - zum Beispiel, weil Sie in Armut aufwachsen, sich nicht sicher fühlen können oder weil Ihre Grundbedürfnisse wie nahrhaftes Essen, Ruhe zum Schlafen etc. nicht gedeckt werden - verändert die Struktur Ihres interozeptiven Netzwerks.[632] Es verschaltet Ihr Gehirn anders und schwächt dadurch Ihre Fähigkeit noch weiter, Ihr Körperbudget zu regulieren. Alles, was es dazu braucht, sind ein paar extrem negative Erlebnisse. Dann fühlen sich die Kinder wie in einem Kriegsgebiet, und wenn sie das Erwachsenenalter erreicht haben, sind ihre Körperbudgetareale geschrumpft. In einer ruppigen oder chaotischen Familie aufzuwachsen, in der viel gestritten oder kritisiert wird, vermehrt bei jungen Mädchen die Entzündungsmarker und zeichnet den Weg in die chronische Erkrankung vor.[633] Für die Entwicklung dieser Netzwerke ist das beinahe ebenso schlimm wie fortgesetzter Missbrauch oder Vernachlässigung.[634] Das Gleiche gilt für die Erfahrung, Zielscheibe eines Schulrowdys zu sein.[635] Menschen, die in der Kindheit von einem Mitschüler schikaniert werden, zeigen niedergradige Entzündungen, die sich bis ins Erwachsenenalter fortsetzen und sie für psychische wie körperliche Krankheiten prädisponieren.[636] Es gibt unzählige Wege, wie ein unausgeglichenes Körperbudget das Gehirn beeinflusst und den Betroffenen ein höheres Risiko für die Entwicklung von Herz-Kreislauf-Problemen, Arthritis, Diabetes, Krebs und anderen Erkrankungen einträgt.[637]

Andererseits können wir davon ausgehen, dass die Verbindung zwischen Stress und Emotionen den Umkehrschluss nahelegt, dass Sie diese Entzündungen auch wieder reduzieren können, indem Sie die Techniken aus dem vorhergehenden Kapitel anwenden. Krebskranke Menschen mit einer höheren emotionalen Intelligenz weisen auch einen niedrigeren Spiegel proinflammatorischer Zytokine auf. In Studien, in denen die Befragten angaben, ihre Emotionen häufig zu kategorisieren, zu benennen und zu verstehen, zeigten sich bei der Erholung von Prostatakrebs[638] oder nach einem belastenden Ereignis[639] niedrige Zytokinraten. Umgekehrt hatten Männer, die starke Affekte erlebten, ohne diese benennen zu können, höhere Zytokinspiegel im Blut.[640] Auch überlebende Brustkrebspatientinnen, die ihre Emotionen benennen und verstehen können, erfreuen sich besserer Gesundheit und müssen weniger häufig wegen krebsinduzierter Symptome zum Arzt.[641] Auf lange Sicht heißt das, dass Menschen, die ihre interozeptiven Empfindungen effektiv als Emotion kategorisieren können, besser gegen chronische, die Gesundheit belastende Entzündungsprozesse geschützt sind.[642]

***

«Schmerz» ist wie «Stress» und «Emotion» ein Wort, das eine Population verschiedener Erfahrungen beschreibt – das Ziehen in einem verstauchten Fuß, das ständige Pochen des Kopfschmerzes, das Jucken eines Mückenstiches und natürlich der Schmerz, wenn sich ein Kopf mit einem Durchmesser von 35 Zentimetern durch einen 10 Zentimeter großen Muttermund zwängt.

Vielleicht ist Ihre Vorstellung ja die: Der Körper wird irgendwo verletzt, diese Information wandert von der betroffenen Stelle ins Gehirn, das Gehirn macht, dass man laut flucht und nach Ibuprofen oder Mullbinden greift. So weit ist das schon richtig: Ihr Nervensystem schickt Sinnesinput ins

Gehirn, wenn Ihre Muskeln oder Gelenke verletzt werden, wenn Ihre Körpergewebe durch Hitze oder Kälte geschädigt sind oder wenn Sie wegen chemischer Stoffe leiden, zum Beispiel wegen einer Prise Pfeffer im Auge. Diesen Prozess nennt man *Nozizeption*, also die Wahrnehmung von etwas Schädlichem. In der Vergangenheit waren Forschende der Meinung, dass Ihr Gehirn einfach nozizeptive Empfindungen empfing und repräsentierte, *et voilà*, Sie spüren Schmerz.

Aber mit einem prädiktiven Gehirn ist die ganze Angelegenheit doch ein wenig komplizierter. Schmerz ist eine Erfahrung, die nicht nur von physischen Verletzungen ausgeht, sondern auch von einem Gehirn, das vorhersagt, dass eine Verletzung unmittelbar bevorsteht.[643] Wenn die Nozizeption mit Vorhersagen funktioniert, so wie alle anderen Sinnessysteme im Gehirn, dann konstruieren Sie Instanzen von Schmerz aus grundlegenden Bestandteilen, indem Sie Ihr Konzept «Schmerz» einsetzen.

So wie ich es sehe, wird Schmerz auf die gleiche Weise konstruiert wie Emotionen. Stellen Sie sich vor, Sie säßen im Sprechzimmer Ihres Arztes, um eine Tetanusimpfung zu bekommen. Ihr Gehirn konstruiert eine Instanz von «Schmerz», indem es Vorhersagen bildet – über die Nadel, die gleich Ihre Haut durchstoßen wird, weil Sie ja schon früher Spritzen bekommen haben. Sie fühlen den Schmerz vielleicht, noch bevor die Nadel den Arm berührt. Ihre Vorhersagen werden sodann vom aktuellen nozizeptiven Input aus dem Körper korrigiert – wenn die Impfung tatsächlich stattfindet. Sobald Sie die Vorhersageirrtümer ausgeräumt haben, haben Sie die nozizeptiven Empfindungen kategorisiert und ihnen dadurch Bedeutung zugewiesen.[644] Der Schmerz, den Sie so erleben, als ginge er von dem Stich aus, ist in Wirklichkeit in Ihrem Gehirn entstanden.

Meine Erklärung von Schmerz, nämlich, dass unser

Schmerzempfinden auf Vorhersagen beruht, wird von einigen Beobachtungen gestützt. Wenn Sie Schmerz erwarten, zum Beispiel in dem Augenblick unmittelbar vor der Injektion, dann verändern die Gehirnareale, in denen die Nozizeption abläuft, ihre Aktivität.[645] Sie simulieren also Schmerz und fühlen ihn deshalb. Dieses Phänomen kennt man als den Nocebo-Effekt. Sie kennen vermutlich eher sein Gegenteil, den Placebo-Effekt, der Schmerz beseitigen kann, auch wenn Sie keine medizinisch wirksame Behandlung, d.h. ein Zuckerkügelchen[646], erhalten. Wenn Sie glauben, weniger Schmerz zu empfinden, dann beeinflusst diese Überzeugung Ihre Vorhersagen und reduziert den nozizeptiven Input, sodass Sie tatsächlich weniger Schmerz fühlen. Sowohl Placebos als auch Nocebos haben mit chemischen Veränderungen in jenen Gehirnregionen zu tun, die die Nozizeption verarbeiten. Zu ihnen zählen Opioide, die Schmerzen lindern und ähnlich wie Morphin, Codein, Heroin und andere Opiate wirken. Opioide werden nach Placebogaben vermehrt gebildet und reduzieren die Nozizeption. Beim Nocebo-Effekt dagegen werden weniger ausgeschüttet.[647] Das hat diesen Stoffen die Bezeichnung «inneres Medizinschränkchen» eingetragen.[648]

Ich konnte beobachten, wie meine Tochter den Nocebo-Effekt erlebte, als sie noch ein Baby war und innerhalb von neun Monaten 13 Entzündungen im Ohr entwickelte. Beim ersten Besuch in der Kinderarztpraxis weinte sie, als der Arzt ihr ins Ohr schaute (obwohl er ein wirklich vorsichtiger und guter Arzt ist). Beim zweiten Mal weinte sie schon im Wartezimmer. Beim dritten Mal fing sie schon an der Eingangstür des Gebäudes an zu schluchzen und beim vierten Mal in der Parkgarage. Danach wimmerte sie immer, wenn wir an der Straße, in der die Praxis liegt, nur vorüberkamen. Das ist das vorhersagende Gehirn in Aktion: Die kleine Sophia simulierte Ohrenschmerzen. Noch Monate, nachdem sie die Entzündungen hinter sich hatte, fragte sie: «Doktor gehen? Sophies Ohren gucken?», wenn wir in der Nähe waren.

Schmerz scheint wie Emotionen und Stress eine Konstruktion des gesamten Gehirns zu sein. Beteiligt sind die beiden Netzwerke, die wir bereits kennen: das interozeptive und das Kontrollnetzwerk.[649] Aber es gibt noch mehr Ähnlichkeiten. Die Signalwege, die nozizeptive Vorhersagen dem Körper vermitteln und nozizeptiven Input ins Gehirn bringen, sind mit denen der Interozeption eng verknüpft. (Es ist möglich, dass Nozizeption eine Form der Interozeption *ist*.[650]) Die Körperempfindungen, die als «Schmerz», «Stress» und «Emotionen» kategorisiert werden, sind im Grunde dieselben, bis auf die Ebene der Neuronen im Gehirn und im Rückenmark. Zwischen «Schmerz», «Stress» und «Emotionen» unterscheiden zu können, ist eine Form emotionaler Granularität.

Dass Interozeption und Nozizeption zusammengehören, lässt sich leicht nachweisen. Wenn Sie in meinem Labor sitzen und ich unangenehme Affekte bei Ihnen auslöse und Ihnen dann am Arm einen schmerzhaften Hitzereiz zufüge, werden Sie angeben, dass Sie mehr Schmerz empfinden.[651] Das liegt daran, dass die Körperbudgetareale das Schmerzempfinden hinauf- und herunterregeln können, wie wir die Lautstärke am Fernseher.[652] Die entsprechenden Vorhersagen beeinflussen die Schmerzsimulation Ihres Gehirns und übertragen sich auch auf den Körper, der seinen Statusbericht ans Gehirn entsprechend ändert.[653] Ihre Körperbudgetareale können Ihr Gehirn also glauben machen, dass Gewebe verletzt wurde, ganz egal, was in Ihrem Körper wirklich passiert. Wenn Sie sich schlecht fühlen, dann tun Ihre Muskeln und Gelenke mehr weh, oder es zwickt Sie im Magen[654]. Ist dann zudem Ihr Körperbudget nicht ausgeglichen, was bedeutet, dass Ihre interozeptiven Vorhersagen in die Irre gehen, dann schmerzt Ihr Rücken stärker, oder der Kopfschmerz wird schlimmer - nicht weil Sie tatsächlich einen Gewebeschaden erlitten hätten, sondern weil Ihre Nerven sich miteinander unterhalten. Und das ist keineswegs ein eingebildeter Schmerz. Er ist höchst real.

Wenn Menschen ständig Schmerzen haben, ohne dass eine körperliche Schädigung oder Beeinträchtigung vorliegt, dann spricht man von *chronischem Schmerz*. Bekannte Beispiele hierfür sind Fibromyalgie, Migräne und chronische Rückenschmerzen[655]. Mehr als 1,5 Milliarden Menschen leiden unter chronischen Schmerzen. Etwa 100 Millionen davon leben in den Vereinigten Staaten und geben im Jahr insgesamt 500 Milliarden Dollar für Behandlungen aus. Rechnet man dazu noch den Verlust an Produktivität, kostet chronischer Schmerz die USA jährlich 635 Milliarden Dollar.[656] Darüber hinaus sind chronische Schmerzen schwer zu behandeln, denn die üblichen Medikamente - Schmerzmittel - sind in der Hälfte der Fälle wirkungslos.[657] Die weltweite Pandemie chronischer Schmerzen ist eines der großen medizinischen Rätsel unserer Zeit.[658]

Wie und warum erleben so viele Menschen dauerhaft Schmerzen, obwohl ihr Körper keinerlei Defekt aufweist? Um diese Frage zu beantworten, müssen Sie sich nur überlegen, was passieren würde, wenn Ihr Gehirn unnötige Schmerzvorhersagen aufstellte und jeden Vorhersagefehler ignorierte - Sie würden ohne jeden erkennbaren Grund Schmerz erfahren. Das ist genauso wie Ihre Erfahrung mit der Biene in Kapitel 2, als Sie Linien sahen, wo keine waren. Ihr Gehirn ignorierte den Sinnesinput und betrachtete weiterhin seine Vorhersage als Wirklichkeit. Übertragen Sie dieses Beispiel auf das Schmerzempfinden, und Sie haben ein plausibles Modell chronischer Schmerzen: falsche Vorhersagen ohne Korrektur.

Die Wissenschaft geht davon aus, dass chronische Schmerzen eine Krankheit sind, die im Gehirn entsteht und ihre Wurzeln in Entzündungen hat.[659] Es ist möglich, dass das Gehirn eines chronischen Schmerzpatienten irgendwann in der Vergangenheit einen intensiven nozizeptiven Input erhielt, doch als die Verletzung abheilte, wurde das Gehirn davon nicht benachrichtigt. Also macht es weiter seine Vorhersagen und kategorisiert und generiert so den chronischen Schmerz. Ebenso ist möglich, dass die Vorhersagen über Bewegungen im Körper die Lautstärke des nozizeptiven Inputs auf seinem Weg vom Körper ins Gehirn erhöhen.

Wenn Sie das Pech haben, unter chronischen Schmerzen zu leiden, sind Sie vermutlich auch schon Skeptikern begegnet, die absolut nicht verstehen, was Sie durchmachen. Sie versuchen, den Schmerz einfach wegzuerklären: «Das spielt sich doch nur in deinem Kopf ab.» Damit meinen sie: «Dir fehlt doch gar nichts. Geh zum Psychologen.» Ich hingegen sage, dass Sie keineswegs spinnen. Es *stimmt tatsächlich etwas nicht* mit Ihnen. Ihr prädiktives Gehirn, das sich nun unleugbar «in Ihrem Kopf» befindet, *generiert echte Schmerzen*, die über den Zeitpunkt hinaus andauern, zu dem Ihr Körper geheilt wurde. Das verhält sich wie mit dem Phantomschmerz, wenn der Betreffende Schmerzen im amputierten Arm oder Bein verspürt, weil sein Gehirn immer noch Vorhersagen mit diesen Körperteilen erstellt.[660]

Es liegen tatsächlich schon interessante Belege vor, die zeigen, dass einige Formen von chronischem Schmerz auf Vorhersagen basieren. Tiere, die früh im Leben Stress oder eine Verletzung erfahren haben, können dauerhafte Schmerzen entwickeln.[661] Kleinkinder, die operiert werden müssen, erleben mit höherer Wahrscheinlichkeit mehr Schmerz in der späteren Kindheit.[662] (Unfassbar: Bis in die 1970er-Jahre hinein wurden Kinder auch bei größeren Operationen *nicht in Narkose versetzt*, weil man glaubte, sie würden keinen Schmerz empfinden![663]) Es gibt auch ein Phänomen mit dem Namen «komplexes regionales Schmerzsyndrom». Bei diesem breitet sich der Schmerz aus einer Verletzung unerklärlicherweise auf andere Körperregionen aus. Das scheint mit schlechten nozizeptiven Vorhersagen einherzugehen.[664]

«Schmerz» ist also wie «Stress» ein weiteres Konzept, mit dem Sie sich einen Reim auf Ihre physischen Empfindungen machen. Sie können Schmerz und Stress als Emotionen einordnen oder Emotionen und Stress als Formen von Schmerz. Damit will ich nicht sagen, dass Instanzen von Emotion oder Schmerz im Gehirn nicht unterschieden werden können, aber weder das eine noch das andere hat einen konkreten Fingerabdruck. Wenn ich Ihr Gehirn scanne, während Sie Zahnschmerzen haben oder wütend sind, sehen die Scans ein bisschen anders aus.[665] Aber wenn ich Ihr Gehirn scanne, während Sie verschiedene Instanzen von Wut erfahren, unterscheiden sich die Scans ebenso.[666] Unterschiedliche Instanzen von Zahnschmerz unterscheiden sich auch. Das ist eben der Degenerationseffekt: Vielfalt ist die Norm.

Emotionen, akuter und chronischer Schmerz sowie Stress werden in den gleichen Netzwerken konstruiert, über die gleichen neuronalen Pfade Richtung Körper und vom ihm weg vermittelt und werden vermutlich auch in den gleichen primären Sinnesarealen des Cortex verarbeitet. Es ist also durch und durch plausibel, dass wir Emotionen und Schmerz mit Konzepten unterscheiden – also mit den Konzepten, die das Gehirn anwendet, um körperlichen Empfindungen mit Sinn zu versehen.[667] Chronischer Schmerz ist vermutlich eine Fehlanwendung des Konzepts «Schmerz» durch Ihr Gehirn. Es konstruiert die Erfahrung von Schmerz, ohne dass eine Verletzung besteht oder Ihre Körpergewebe[668] irgendwie gefährdet wären. Chronischer Schmerz ist anscheinend ein tragischer Fall schlechter Vorhersagen und fehlinterpretierter Daten aus dem Körper.[669]

***

Mit unserem frisch erworbenen Wissen über chronischen Stress und chronischen Schmerz im Hinterkopf wenden wir uns nun der Depression zu, einem weiteren lähmenden Zustand, der das Leben beeinträchtigen kann. Man spricht hier auch von «schwerer depressiver Störung», weil sie weit hinausgeht über kurze Phasen der Niedergeschlagenheit, die jeder von uns kennt. «Ich denke, du solltest wissen, dass ich mich sehr deprimiert fühle.» Marvin, der paranoide Android aus Douglas Adams' Roman *Per Anhalter durch die Galaxis* war wirklich depressiv. Manchmal war er so verzweifelt über sein Leben, dass er sich von allem abwandte. Eine schwere depressive Störung ist ähnlich lähmend. «Wer nicht selber drunter gelitten hat, vermag sich die Qualen einer schweren Depression kaum vorzustellen», schreibt der Schriftsteller William Styron in seiner autobiografischen Geschichte *Sturz in die Nacht*. «Und sie verläuft oft genug tödlich, weil die Angst unerträglich wird.»[670]

Für viele Forschende und ärztliches Fachpersonal sind Depressionen eine geistige Erkrankung.[671] Man hat sie als affektive Störung eingeordnet und schreibt sie dem negativen Denken zu: Sie sind zu streng mit sich selbst. Oder: Sie machen sich zu viele Sorgen, mit denen Sie sich selbst ein Bein stellen. Manchmal heißt es auch, traumatische Erfahrungen könnten Depressionen verursachen, vor allem, wenn Sie genetisch dafür anfällig[672] sind. Oder Sie regulieren Ihre Emotionen nicht richtig, sodass Sie auf negative Ereignisse heftiger reagieren, aber nicht stark genug auf positive. All diese Erklärungsversuche gehen davon aus, dass das Denken das Fühlen kontrolliert - eine Annahme, wie die Idee vom «dreieinigen Gehirn» sie nahelegt. Ändern Sie Ihr Denken und regulieren Sie Ihre Emotionen besser, so die Logik, dann verschwindet auch die Depression, gemäß dem Mantra: «Keine Sorge. Seien Sie glücklich. Und wenn das nicht hilft, versuchen Sie es mit Antidepressiva.»

27 Millionen US-Amerikanerinnen und Amerikaner nehmen täglich Antidepressiva, und doch haben mehr als 70 Prozent von ihnen weiterhin Symptome. Außerdem hilft Psychotherapie auch nicht jedem.[673] Häufig setzen die Symptome schon in der Jugend bzw. im frühen Erwachsenenalter ein und bleiben ein Leben lang bestehen.[674] Die Weltgesundheitsorganisation (WHO) sagt vorher, dass Depressionen bis zum Jahr 2030 mehr vorzeitige Todesfälle und Jahre der Arbeitsunfähigkeit verursachen werden als Krebs, Schlaganfall, Herzinfarkt, Krieg oder Unfälle[675]. Für eine bloß «mentale» Erkrankung eine ziemlich schlechte Bilanz.

Viele Forschungsarbeiten versuchen, die universelle genetische oder neuronale Essenz der Depression aufzuspüren. Aber vermutlich lässt sich diese Erkrankung nicht auf eine einzige Ursache zurückführen.[676] Depression nämlich ist - Sie haben es erraten - ein Konzept. Eine Population verschiedener Instanzen, was heißt, dass es zahlreiche Wege in die Depression gibt (Degenerationseffekt). Viele beginnen mit einem unausgeglichenen Körperbudget. Ist die Depression eine affektive Störung und der Affekt eine integrierte Zusammenfassung dessen, wie es um Ihr Körperbudget bestellt ist (Antwort: mies), dann könnten Depressionen auf Fehlregulierungen des Körperkontos bzw. der Vorhersagen zurückgehen.

Wir wissen, dass Ihr Gehirn auf Grundlage früherer Erfahrungen kontinuierlich den Energiebedarf Ihres Körpers vorhersagt. Unter normalen Umständen korrigiert Ihr Gehirn seine Vorhersagen anschließend auf Basis der tatsächlichen Sinnesdaten aus dem Körper.[677] Aber wenn diese Korrektur nun fehlschlägt? Dann würde Ihre aktuelle Erfahrung aus alten Daten konstruiert, aber *nicht von der Gegenwart korrigiert.* Im Großen und Ganzen ist es das, was meiner Ansicht nach bei Depressionen passiert. Ihr Gehirn prognostiziert den Bedarf Ihres Stoffwechsels falsch. Ihr Körper und Ihr Gehirn verhalten sich so, als müssten sie eine Infektion abwehren oder eine Wunde heilen, obwohl weder das eine noch das andere gegeben ist. Ähnlich also wie bei chronischem Stress bzw. Schmerz. Das Ergebnis: Ihre Affekte spielen verrückt, und Sie erleben eine lähmende Qual, Müdigkeit oder andere Symptome der Depression.[678] Gleichzeitig schüttet Ihr Körper schnell unnötige Glukose aus, um diesem nicht existierenden Bedarf gerecht zu werden. Das führt zu Gewichtsproblemen und erhöht Ihr Risiko für Stoffwechselerkrankungen, die häufig mit der Depression einhergehen, wie zum Beispiel Diabetes, Herz-Kreislauf-Erkrankungen oder Krebs.[679]

Der traditionellen Auffassung von Depressionen zufolge führen negative Gedanken zu negativen Gefühlen. Ich würde sagen, es ist genau andersherum. Ihre Gefühle beeinflussen, wie Ihre nächsten Gedanken und Ihre Wahrnehmung «gefärbt» sind – in Gestalt von Vorhersagen. Ein depressives Gehirn tätigt immer wieder Abhebungen vom Körperkonto. Es trifft seine Vorhersagen aufgrund ähnlicher Kontobewegungen aus der Vergangenheit. Die Folge ist, dass Sie ständig schwierige, unangenehme Erfahrungen erleben. Ihr Körperbudget wird so zyklisch in einen unausgeglichenen Zustand versetzt, in dem Vorhersagefehler nicht mehr korrigiert werden, weil sie entweder ignoriert werden bzw. leiser gestellt sind oder gar nicht erst im Gehirn ankommen. In diesem Teufelskreis unkorrigierter Vorhersagen sitzen Sie nun fest, gefangen in einer belastenden Vergangenheit, als der Bedarf Ihres Stoffwechsels hoch war.

Ein depressives Gehirn steckt im Elend wirklich fest. Es verhält sich wie das Gehirn, das chronischen Schmerz produziert, indem es Vorhersageirrtümer einfach ignoriert, nur tut es das jetzt in weit größerem Maßstab, der Sie daran hindert, aktiv zu werden.[680] Ihr Körperbudget ist weiterhin ständig in den roten Zahlen, weshalb das Gehirn versucht, energetische Ausgaben zu verhindern. Und wie geht das am besten? Indem Sie sich körperlich nicht mehr bewegen und der Welt (Vorhersageirrtümer) nicht länger Beachtung schenken. Das ist die unbarmherzige Erschöpfung der Depression.

Geht die Depression auf chronische Fehlberechnung des Körperbudgets zurück, dann ist sie auch streng genommen keine psychische Erkrankung, sondern eine neurologische, metabolische und immunologische Störung. Die Depression ist eine Störung vieler miteinander verknüpfter Teile des Nervensystems, die wir nur verstehen werden, wenn wir den ganzen Menschen behandeln und nicht nur ein isoliertes System, als handle es sich um die Einzelteile einer Maschine.[681] Der Kipppunkt, der eine schwere depressive Phase auslöst, kann aus den unterschiedlichsten Quellen stammen. Vielleicht waren Sie lange Zeit Stress oder Missbrauch ausgesetzt, vor allem in der Kindheit, denn dann schleppen Sie das Modell einer Welt mit sich herum, das auf schmerzlichen Erfahrungen beruht.[682] Oder Sie leiden an einer körperlichen Störung wie einer chronischen Herzkrankheit oder Schlaflosigkeit, was zu schlechten interozeptiven Vorhersagen führt. Oder Ihre Gene machen Sie sensibler für Ihre Umgebung, und schon kleine Probleme gehen Ihnen unter die Haut.[683] Sind Sie eine Frau im reproduktionsfähigen Alter, dann verändert sich die Konnektivität in Ihrem interozeptiven Netzwerk im Rahmen des Monatszyklus. Zu bestimmten Zeiten sind Sie anfälliger für unangenehme Affekte und Grübeleien, und Sie haben ein höheres Risiko für Gemütsstörungen wie Depression bzw. posttraumatische Belastungsstörung[684]. «Positiv Denken» oder Antidepressiva reichen vielleicht nicht aus, um Ihr Körperbudget wieder ins Gleichgewicht zu bringen: Möglicherweise müssen Sie Ihren Lebensstil noch mehr verändern.

Die Theorie der konstruierten Emotion geht davon aus, dass wir Depressionen behandeln können, indem wir den Zyklus fehlerhafter Vorhersagen durchbrechen, sodass Ihre interozeptiven Vorhersagen eher zu dem passen, was um Sie herum vorgeht. Forschende haben Beweise gefunden, dass dies tatsächlich funktioniert. Wenn Behandlungsmethoden wie Antidepressiva und kognitive Verhaltenstherapie anfangen zu wirken und die Betroffenen sich weniger depressiv fühlen, kehrt die Aktivität in einer Schlüsselregion des Körperbudgetareals auf ein normales Niveau zurück und die Konnektivität im interozeptiven Netzwerk wird wiederhergestellt.[685] Diese Veränderungen passen zu der Vorstellung, dass exzessive Vorhersagen reduziert werden. Wir können Depressionen auch behandeln, indem wir mehr Vorhersagefehler zulassen, zum Beispiel indem wir die Betroffenen bitten, ein Tagebuch ihrer positiven Erfahrungen zu führen. Das kann die Belastung des Körperbudgets reduzieren. Das Problem aber, dass nicht jede Behandlung für jeden bzw. jede Betroffene funktioniert, bleibt auch hier bestehen. Darüber hinaus gibt es Menschen, die auf keinerlei Behandlung ansprechen.[686]

Einer der vielversprechendsten Ansätze ist die bahnbrechende Arbeit der Neurologin Helen S. Mayberg (siehe Kapitel 4). Sie stimuliert das Gehirn von dauerhaft depressiven Patienten mit elektrischen Impulsen. Ihre Technik stellt das quälende Leid der Depression auf der Stelle ab, allerdings nur so lang, wie der Strom fließt. In der Zeit zieht das Gehirn seine Aufmerksamkeit von der alles verschlingenden Innenwelt ab und lenkt sie auf die Außenwelt – und schon kann es normale Vorhersagen erstellen und Vorhersagefehler normal verarbeiten. Wollen wir hoffen, dass diese vorläufigen, aber ermutigenden Resultate der Wissenschaft den Weg zu einer dauerhaften Verbesserung für die Betroffenen ebnen. Zumindest sollten sie dem Verständnis den Weg bereiten, dass Depression eine Erkrankung des Gehirns ist und nicht nur ein Mangel an glücklichen Gedanken.

***

Angst ist ein Zustand, der sich von chronischem Schmerz bzw. von Depressionen massiv zu unterscheiden scheint. Wenn Sie Angst haben, machen Sie sich Sorgen, sind aufgewühlt und wissen nicht, was Sie mit sich anfangen sollen. Sie fühlen sich hundeelend. Das scheint auf den ersten Blick ein großer Unterschied zur Depression zu sein, bei der Sie träge sind, sich zu nichts aufraffen können und sich auch elend fühlen, ebenso zum chronischen Schmerz, bei dem etwas einfach dauernd wehtut.

Wir wissen mittlerweile, dass Emotionen, chronischer Schmerz, dauerhafter Stress und Depressionen samt und sonders mit den beiden uns bekannten Netzwerken, dem interozeptiven und dem Kontrollnetzwerk, zu tun haben. Doch gilt dies auch für Angstzustände?[687] Angst ist ein Rätsel, das noch seiner Lösung harrt[688], eines aber scheint sicher: Es geht einmal mehr um eine Störung der Vorhersagemechanismen und -fehler, die in diesen beiden Netzwerken auftreten. Was Vorhersage und -irrtümer[689] betrifft, sind die neuronalen Pfade für Angst die gleichen wie für Emotionen, Schmerz, Stress und Depressionen.[690]

Die traditionelle Erforschung der Angststörungen gründet sich auf das überholte Modell vom «dreieinigen Gehirn», dem zufolge die Kognition die Emotionen kontrolliert. «Angst» heißt demnach, dass Ihre angeblich emotionale Amygdala überaktiv ist und Ihr sogenannter rationaler präfrontaler Cortex es nicht schafft, sie zu bändigen.[691] Dieser Ansatz hat immer noch eine Menge Anhänger, obwohl die Amygdala nicht der Sitz welcher Emotion auch immer ist, obwohl der präfrontale Cortex nicht die Heimat der Kognition ist und obwohl Emotionen und Kognition Konstruktionen des gesamten Gehirns sind und sich nicht gegenseitig regulieren. Wie also entsteht Angst dann? Ganz genau wissen wir das immer noch nicht, aber wir haben ein paar spannende Resultate.

Meine Überlegungen gehen dahin, dass das ängstliche Gehirn das Gegenstück zum depressiven Gehirn ist. In der Depression wird die Vorhersageaktivität immer weiter angeheizt, während bei den Vorhersagefehlern der Rücklauf nicht richtig funktioniert. Daher sitzt der depressive Mensch in der Vergangenheit fest. Bei der Angst hingegen hängt die Platte bei den Vorhersageirrtümern, von denen viel zu viele produziert werden. Was heißt, dass zu viele Vorhersagen nicht auf die Situation passen. Ohne hinreichend genaue Vorhersagen wissen Sie nicht, was Sie hinter der nächsten Ecke erwartet. Und das Leben kennt viele solcher Ecken. Das ist die klassische Angststörung.[692]

Menschen, die unter einer Angststörung leiden, verfügen über weniger Verbindungen zwischen entscheidenden Knotenpunkten im interozeptiven Netzwerk, zu denen auch die Amygdala gehört. Einige dieser Knotenpunkte sitzen im Kontrollnetzwerk.[693] Diese schwachen Verbindungen werden übersetzt in ein ängstliches Gehirn, das über die unmittelbaren Umstände falsche Vorhersagen trifft und auch kaum aus Erfahrung lernt.[694] Sie sagen vielleicht ohne Not eine Bedrohung voraus oder erzeugen Unsicherheit, weil ihre Vorhersage zu ungenau[695] ist oder gar nicht erst erfolgt. Ist dann noch Ihr Körperbudget in den roten Zahlen, meldet sich der interozeptive Input lauter als sonst mit dem Ergebnis, dass Ihr Gehirn ihn ausblendet.[696] Diese Situation schafft eine Menge Ungewissheit und viele Vorhersagefehler, mit denen Sie nicht fertigwerden.[697] Ungewissheit ist unangenehmer und bedeutet mehr Arousal als ein Nachteil, von dem man mit Sicherheit weiß, dass er eintreten wird, weil Ihre Zukunft dann offen ist und Sie sich folglich nicht darauf einstellen können. Ein Beispiel: Menschen, die ernsthaft erkrankt sind, aber gute Aussichten auf Genesung haben, sind mit dem Leben unzufriedener als Menschen, die wissen, dass sie ihre Krankheit nicht mehr loswerden.[698]

Auf der Grundlage dieser Belege scheint es zumindest so, dass «Angst» und «Depression» konstruierte Kategorien sind wie Emotionen, Schmerzen oder Stress. Die Qual, die Sie bei depressiven und Angststörungen spüren, sagt Ihnen, dass mit Ihrem Körperbudget etwas ganz und gar nicht in Ordnung ist. Entweder versucht das Gehirn, eine Einzahlung vorzunehmen, und heizt deshalb die unangenehmen Affekte an. Oder es versucht, das Bedürfnis nach mehr zu verringern, indem es Sie ruhigstellt und einen anhaltenden Erschöpfungszustand herstellt. Ihr Gehirn kann diese Empfindungen als «Angst», «Depression», aber auch als «Schmerz», «Stress» oder «Emotion» kategorisieren.

Eines möchte ich noch klarstellen: Ich behaupte nicht, dass schwere depressive Störungen und Angststörungen quasi austauschbar sind. Ich sage vielmehr, dass jede Kategorie einer geistigen Erkrankung eine Population verschiedener Instanzen ist und dass bestimmte Symptombilder ebenso als «Angst» wie als «Depression» kategorisiert werden können. Die Unterscheidung hat auch mit der Schwere der Erkrankung zu tun. Manche von Helen Maybergs schwer depressiven Patientinnen und Patienten sind beinahe katatonisch, sie bewegen sich überhaupt nicht mehr. Bei diesen Menschen würde man nie eine Angststörung diagnostizieren. Bei einigen anderen Betroffenen würde durchaus die Diagnose Angststörung, chronischer Stress oder chronische Schmerzen passen. Minder schwere Depressionen und Angststörungen können eine sich überschneidende Symptomatik haben, aber auch Anzeichen von Dauerstress, chronischen Schmerzen oder chronischer Erschöpfung aufweisen.[699]

Diese Beobachtungen liefern eine Lösung für das Rätsel, auf das wir in Kapitel 1 gestoßen sind: Warum schienen die Testpersonen bei den Experimenten zu meiner Doktorarbeit unfähig, zwischen ängstlichen und depressiven Gefühlen zu unterscheiden? Ein Grund, den wir bereits kennen, ist die emotionale Granularität: Einige meiner Probanden konnten vermutlich feinere Emotionskonstruktionen schaffen als andere. Nun aber entdecken wir einen zweiten Grund: «Angst» und «Depression» sind Konzepte, um ähnliche Empfindungen zu kategorisieren.

Wenn meine Testpersonen sich nicht gut fühlten, bat ich sie, ihre Gefühle auf einer Skala einzuordnen, aber diese Beschreibungen betrafen eben nur Angst und Depression. Menschen werden immer versuchen, ihre Gefühle mit dem Maßstab zu beschreiben, den Sie ihnen anbieten. Wenn eine Frau sich schlecht fühlt und Sie ihr die Angst-Skala in die Hand drücken, wird sie ihre negativen Gefühle als Ängste beschreiben. Danach empfindet sie vielleicht auch Angst, weil die Begriffe dieser Skala sie veranlassen, eine Instanz von «Angst» zu konstruieren. Legen Sie ihr aber eine Skala mit Beschreibungen für depressive Verstimmungen vor, dann wird sie diese Emotionsbezeichnungen verwenden und sich am Ende vielleicht wirklich deprimiert fühlen. Das würde meine rätselhaften Resultate erklären. Konzepte wie «Angst» und «Depression» sind sehr variabel und dehnbar.[700] Die Formulierungen auf einem Fragebogen beeinflussen die Kategorisierung derjenigen, die sie ausfüllen. Genauso wie die Basisemotionsmethode mit ihren Emotionsbezeichnungen die Wahrnehmung beeinflusst.

Vor Kurzem ist mir in einer Arztpraxis etwas ganz Ähnliches passiert. Ich war schon längere Zeit sehr müde und hatte auch zugenommen. Als der Arzt fragte: «Sind Sie depressiv?», antwortete ich: «Nun, ich habe keine traurigen Gefühle, aber ich bin einfach dauernd so kaputt.» Er meinte: «Vielleicht sind Sie ja depressiv, ohne es zu wissen.» Meinem Arzt war nicht klar, dass ein unangenehmer Affekt eine körperliche Ursache haben konnte, der in meinem Fall vielleicht damit zu tun hatte, dass ich ein Labor mit 100 Mitarbeitern leitete, abends an diesem Buch schrieb und mich um meine Teenie-Tochter kümmerte. Dazu kam noch die Menopause. (Ich habe ihm die Interozeption und das Körperbudget erklärt.) Der Knackpunkt aber ist: Hätte er mich als depressiv diagnostiziert, hätte er vielleicht ein Gefühl der Depression bei mir ausgelöst. Gut, ich war müde, und ich hatte vielleicht auch mit Entzündungen zu kämpfen, weil ich im Stress war. Hätte ich mich nicht gewehrt, hätte er mir vermutlich ein Rezept für Antidepressiva in die Hand gedrückt und mich mit dem Gefühl entlassen, dass mit meinem Leben oder mir selbst etwas nicht stimmte, weil ich diese Müdigkeit nicht mehr in den Griff bekam. Es hätte mein ohnehin unausgeglichenes Körperbudget weiter belastet, wenn ich dann auch noch angefangen hätte, in meinem Leben nach Problemen zu suchen ... denn irgendetwas findet man ja immer. Stattdessen haben mein Arzt und ich ein Problem mit meinem Körperbudget diagnostiziert und nach Wegen gesucht, wie ich dieses wieder auffüllen konnte. Mein Arzt wusste natürlich nicht, dass er in diesem Moment meine Erfahrung co-konstruierte. Er wollte eine soziale Realität konstruieren, ich aber hatte eine andere.

***

Gewinnen Vorhersagefehler über die Welt die Oberhand über Ihre Vorhersagen, können Sie Angst entwickeln. Stellen Sie sich vor, Sie wären nicht länger imstande, Vorhersagen zu treffen, *nie wieder*. Was würde dann passieren?

Zunächst einmal würde Ihr Körperbudget aus dem Gleichgewicht geraten, weil Sie den Bedarf Ihres Stoffwechsels nicht mehr vorhersagen könnten. Sie hätten Schwierigkeiten, den Input von visuellen, auditiven, olfaktorischen, interozeptiven und nozizeptiven Kanälen und andere Sinnesinformationen zu einem sinnvollen Ganzen zu integrieren. Ihr statistisches Lernen wäre erschwert, was heißt, dass Sie selbst grundlegende Konzepte nicht mehr bilden könnten, selbst so einfache Dinge, wie beispielsweise Bilder einer Person aus verschiedenen Blickwinkeln zu einem Ganzen zusammenzusetzen. Wären Sie dann noch ein Kind, würden Sie vermutlich keinerlei Interesse an anderen Menschen entwickeln. Sie würden Ihren Bezugspersonen nicht ins Gesicht schauen, was es diesen erschwert, Ihr ohnehin schon belastetes Körperbudget zu co-regulieren. Damit aber geht eine wichtige Bindung verloren. Sie hätten auch Probleme, rein mentale Konzepte der sozialen Realität zu erlernen, weil diese mit Worten erlernt werden, aber wenn Sie kein Interesse an anderen Menschen haben, dann haben Sie vermutlich auch Probleme beim Spracherwerb. Sie würden nie ein umfassendes und passendes konzeptuelles System bilden können.

Schließlich würden Sie in einem Strom uneindeutiger Sinneseindrücke treiben, ohne die nötigen Konzepte, um sich auf diese Impressionen einen Reim zu machen. Sie wären ständig von Angst erfüllt, weil Sinnesempfindungen nicht vorhersagbar sind. Tatsächlich würden Interozeption, Konzepte und soziale Realität zusammenbrechen. Um überhaupt zu lernen, müssten Sie Ihren Sinnesinput so konstant wie möglich halten, ja fast schon stereotyp, damit es, wenn überhaupt, nur zu minimalen Veränderungen kommt. Ich weiß nicht, wie es Ihnen damit geht, aber diese Beschreibung klingt für mich sehr nach Autismus.[701]

Natürlich handelt es sich beim Autismus um einen sehr komplexen Zustand, über den viel geforscht wird. Man kann all seine Facetten nicht in wenigen Absätzen zusammenfassen. Autismus ist in sich auch extrem variabel. Wir finden hier ein breites Spektrum von Symptomen vor, die vermutlich komplexe Ursachen haben.[702] Was ich damit sagen möchte: Die Möglichkeit, dass Autismus eine Störung der Vorhersagefunktion ist, ist zumindest interessant.

Menschen mit Autismus, die ihre Erfahrungen beschreiben können, berichten etwas sehr Ähnliches. Temple Grandin, eine der bekanntesten und freimütigsten Autistinnen, beschreibt ihre Unfähigkeit, Vorhersagen zu treffen, und darüber, dass diese immer wieder falsch sind. «Plötzliche laute Geräusche tun meinem Ohr weh, wie wenn der Zahnarzt mit dem Bohrer einen Nerv trifft», erzählt sie in *An Inside View of Autism*.[703] Sie beschreibt sehr anschaulich, welche Schwierigkeiten sie damit hat, Konzepte zu bilden: «Als ich noch klein war, leitete ich das Bild von Hunden von Katzen ab, indem ich die Tiere nach Größe ordnete. Alle Hunde in unserer Nachbarschaft waren groß, bis einer unserer Nachbarn einen Dackel bekam. Ich weiß noch, wie ich den kleinen Hund ansah und mich fragte, ob er nicht eine Katze sei.»[704] Naoki Higashida ist ein dreizehnjähriger Autist. In seinem Buch *The Rea-*

*son I Jump* berichtet auch er über seine Schwierigkeiten mit der Kategorienbildung: «Zuerst scanne ich mein Gedächtnis, um eine Erfahrung zu finden, die dem, was gerade passiert, am nächsten kommt. Wenn ich dabei einen Treffer habe, ist mein nächster Schritt, mir zu überlegen, was ich letztes Mal gesagt habe. Wenn ich Glück habe, finde ich eine brauchbare Erfahrung, und alles ist gut.»[705] In anderen Worten: Da es ihm an einem funktionalen Konzeptsystem fehlt, muss Higashida Schwerstarbeit leisten, um das zuwege zu bringen, was andere Gehirne automatisch erledigen.

Auch andere Forschende arbeiten an der Frage, ob Autismus nicht mit einer mangelhaften Vorhersagefunktion zusammenhängt. Manche gehen davon aus, der Autismus sei Ausdruck einer Fehlfunktion im Kontrollnetzwerk, das ein Modell der Welt schafft, das zu spezifisch ist, um auf eine Vielzahl von Situation zu passen. Andere sehen das Problem in einem Defizit des neuronalen Botenstoffes Oxytocin, was zu Problemen im interozeptiven Netzwerk führt. Ich vermute, dass es auch hier keine einzelne Ursache gibt, sondern verschiedene Möglichkeiten infrage kommen. Der Degenerationseffekt ist also wieder am Werk. Tatsächlich gilt der Autismus als Störung in der Entwicklung des Nervensystems mit einer unterschiedlichen Genetik bzw. Neurobiologie und ebenso vielen Symptombildern. Meine Vermutung hier ist, dass die Probleme im Körperbudgetschaltkreis beginnen, weil die Störung schon bei der Geburt auftritt und alles statistische Lernen seine Wurzeln in der Regulierung des Körperbudgets hat (siehe die Kapitel 4 und 5). Veränderungen in diesem Schaltkreis schlagen sich in der Entwicklung des Gehirns nieder. Ist Ihr Gehirn jedoch nicht durch und durch auf Vorhersagen eingestellt, so sind Sie Ihrer Umgebung auf Gedeih und Verderb ausgeliefert.[706] Dann wird Ihr Gehirn tatsächlich von dem Zusammenspiel von Reiz und Reaktion angetrieben, wohingegen das Nervensystem üblicherweise auf eine stoffwechseltechnisch effizientere Gehirnorganisation ausgelegt ist.[707] Das könnte die Erfahrungen von Menschen mit Autismus erklären.

***

Sie haben nun einige gravierende Störungen kennengelernt, die alle mit Ihrem Immunsystem zu tun haben können. Hier ist das Bindeglied, das Ihre geistige und körperliche Gesundheit mit der Vorhersagefunktion Ihres Gehirns verbindet. Werden schlechte Vorhersagen nicht korrigiert, ist die Folge ein chronisch unausgeglichenes Körperbudget, das wiederum Entzündungen im Gehirn verursacht, die Ihre interozeptiven Vorhersagen weiter verzerren. Ein waschechter Teufelskreis also. Auf diese Weise tragen die Systeme, die unsere Emotionen konstruieren, zu Krankheiten bei.

Womit ich nicht sagen will, dass ein Körperbudget in den roten Zahlen die einzige Ursache mentaler Krankheiten ist. Ich behaupte auch nicht, dass ein ausgeglichenes Körperbudget das Allheilmittel ist. Was ich betonen will, ist vielmehr die Tatsache, dass wir mittels unseres neuen Menschenbilds verstehen können, dass das Körperbudget ein verbindender Faktor bei Krankheiten ist, von denen man traditionell dachte, sie besäßen keine Gemeinsamkeiten.

Treffen Sie zu viele Vorhersagen und nehmen, falls nötig, keine Korrekturen vor, geht es Ihnen schlecht. Und der Geschmack dieses Schlechtfühlens hängt von den Konzepten ab, die Sie verwenden. In geringen Dosen werden Sie vielleicht wütend oder schämen sich. In hohen Dosen entwickeln Sie chronische Schmerzen oder Depressionen. Zu viel Sinnesinput und ineffektive Vorhersagen führen hingegen zu Angst. Geschieht dies oft, entsteht möglicherweise eine Angststörung. Ohne Vorhersagemöglichkeit aber könnten Sie einen Zustand entwickeln, der dem Autismus ähnlich ist.

Alle diese Störungen scheinen ihre Wurzeln in einer Fehlkalkulation Ihres Körperbudgets zu haben. Also sehen wir uns einmal gemeinsam an, wie es zugehen kann, dass ein junger Mensch mit einem chronisch unausgeglichenen Körperbudget leben muss. Dies trifft natürlich auf Fälle von Missbrauch und Vernachlässigung zu, aber es können auch kleinere Erlebnisse dafür verantwortlich sein. Zum Beispiel der stete Strom von Gewaltdarstellungen in Filmen, Videos und Computerspielen.[708] Die herabsetzende Sprache in der Musik, die viele junge Leute übernehmen: «Hey, Bitch!» (Ist das nun ein nettes Hallo, eine Beleidigung oder eine Bedrohung?) Dass Schikane mittlerweile als lustig gilt, zeigt sich schon daran, dass die Figuren zahlreicher Fernsehserien sich schlimme Dinge an den Kopf werfen, während im Hintergrund eine Lachspur abgespielt wird. Dazu kommen noch die nahezu grenzenlosen Möglichkeiten für soziale Zurückweisung in den sozialen Medien oder in SMS, die man sich schickt. Und natürlich der Mangel an Schlaf und körperlicher Bewegung, Pseudo-Nahrungsmittel mit zweifelhaftem Nährstoffgehalt, und – tadaaa! – schon ist das kulturelle Rezept für eine Generation Erwachsener mit chronisch fehlreguliertem Körperbudget fertig.

Könnte das der Grund sein, weshalb die Vereinigten Staaten eine Opiatkrise ungeahnten Ausmaßes erleben? Die natürlichen Opioide des Gehirns reduzieren Schmerzen, weil sie Affekte regulieren (nicht die Nozizeption). Opiate sind Medikamente, die diesen Effekt nachahmen – was vielleicht den ausgedehnten Missbrauch erklären kann. Von 1997 bis 2011 stieg die Anzahl der Personen in den USA mit einem Suchtproblem in Verbindung mit verschreibungspflichtigen Medikamenten um 900 Prozent an. Viele andere wurden durch diese Medikamente zum Konsum von Heroin, Methamphetaminen und anderen stressabbauenden Drogen verleitet. Wir wissen auch, dass ein Großteil der Bevölkerung nicht ausreichend schläft, sich nicht richtig ernährt und nur unregelmäßig Sport treibt. Mit den Opiaten versuchen die Menschen vielleicht nur, durch Selbstmedikation die Probleme zu beseitigen, die aus ihrem chronisch unausgeglichenen Körperbudget erwachsen. Sie fangen aus den verschiedensten Gründen an, Opiate zu nehmen, aber am Ende bleiben sie dabei und dosieren über, um ihre unkontrollierten Affekte zu beruhigen und sich besser zu fühlen. Ihr Körperbudget ist viel zu sehr aus dem Gleichgewicht, als dass die körpereigenen Opioide ihrer Aufgabe noch nachkommen könnten.[709]

Die Belastung eines unausgeglichenen Körperkontos lässt sich kurzfristig auch durch Essen reduzieren, denn bestimmte Nahrungsmittel stimulieren Rezeptoren im Gehirn, die auch von den Opiaten besetzt werden. In Experimenten an Ratten führte diese Stimulation dazu, dass sie eine Vorliebe für kohlehydratreiches Futter entwickelten und dieses auch verzehrten, wenn sie keinen Hunger hatten.[710] Bei Menschen ist es der Zucker, der die Produktion von Opioiden im Gehirn anregt. Junkfood oder auch Weißbrot *fühlt* sich also durchaus gut an. Kein Wunder, dass ich so auf französisches Baguette stehe. Und Zucker ist sogar ein leichtes Schmerzmittel.[711] Wenn man uns also erzählt, dass unsere Gesellschaft zuckersüchtig ist, dann stimmt das möglicherweise.[712] Ich wäre nicht weiter überrascht, wenn die Menschen Kohlehydrate wie Drogen nähmen, um ihre Affekte zu regulieren und sich besser zu fühlen. Hallo, Fettsucht-Epidemie!

Eine Bevölkerung mit einem unausgeglichenen Körperbudget kostet nicht nur das Gesundheitssystem Milliarden. Es kostet uns als Individuen auch unser Wohlbefinden, unsere Beziehungen und sogar unser Leben. Forschende, die sich mit diesen Krankheiten befassen, verabschieden sich mittlerweile von der essentialistischen Sicht auf «Angst», «Depression» und «chronische Schmerzen» und nehmen gemeinsame Faktoren unter die Lupe.[713] Fügten wir diesen Faktoren die Interozeption, das Körperbudget und Emotionskonzepte hinzu, würden wir vermutlich größere Fortschritte im Kampf gegen diese schweren Erkrankungen erzielen. Bis dahin kann Ihr mittlerweile erworbenes Wissen Ihnen helfen, diese Erkrankungen zu vermeiden und mit Ihren Ärzten besser zu kommunizieren.

Wir alle sind Seiltänzer zwischen der Welt und dem Geist, zwischen dem Natürlichen und dem Sozialen. Viele Erscheinungen, die man einst als rein geistig einstufte – wie Depressionen, Angststörungen, Stress und chronischer Schmerz –, haben tatsächlich eine biologische Erklärung. Andere wie Schmerz, die man für rein biologisch verursacht hielt, sind mentale Konzepte. Um sinnvoll als Architekten und Architektinnen Ihrer persönlichen Erfahrung wirken zu können, müssen Sie die physische Realität von der sozialen unterscheiden können. Das eine dürfen Sie nicht mit dem anderen verwechseln, aber vergessen Sie trotzdem nicht, dass beides eng miteinander verknüpft ist.

# 11

# Emotionen vor dem Gesetz

Jede Gesellschaft kennt Regeln, die bestimmen, welche Emotionen akzeptabel sind, wann sie es sind und wie sie ausgedrückt werden sollen. In meiner US-amerikanischen Kultur gilt es als angemessen zu trauern, wenn jemand stirbt, und als unangebracht zu kichern, wenn der Sarg in die Erde hinabgesenkt wird.[714] Eine Überraschungsparty ist Anlass, Freude und Überraschung zu fühlen, und wenn Sie von Ihrer Party schon vorher Wind bekommen, gilt es als angemessen, beim Eintreffen Überraschung zu heucheln. Die Angehörigen des Ilongot-Stammes auf den Philippinen fühlen die Emotion *liget*, wenn sie gemeinschaftlich einen Gegner enthaupten, um so eine wohlgetane Arbeit zu feiern.

Wenn Sie die Regeln der sozialen Wirklichkeit Ihrer Kultur verletzen, wird dies vermutlich geahndet. Bei einer Beerdigung zu lachen, hat zur Folge, dass man Sie künftig meidet. Zeigen Sie sich von Ihrer Überraschungsparty nicht überrascht, sind Ihre Gäste enttäuscht. Und in den meisten Kulturen applaudiert man Ihnen nicht mehr, wenn Sie jemandem den Kopf abschlagen.

Die ultimativen Regeln für Emotionen aber legt in jeder Gesellschaft das Rechtssystem fest.[715] Das mag Sie jetzt überraschen, aber überlegen Sie einmal: Wenn Ihr Buchhalter die Ersparnisse Ihres Lebens stiehlt oder ein Banker Ihnen eine schlechte Hypothek verkauft, gilt es in den Vereinigten Staaten als unzulässig, diese Person zu töten. Aber wenn Sie Ihr Ehegespons in einem Anfall von Zorn umbringen, weil sie Sie mit ihrem heimlichen Geliebten betrogen hat, dann gesteht

Ihnen das Gesetz einen gewissen Spielraum zu, vor allem wenn Sie ein Mann sind. Es ist nicht akzeptabel, wenn Sie Ihrem Nachbarn Prügel androhen – das wird in den USA bereits als tätlicher Angriff gesehen, aber in manchen US-Staaten gilt die «Stand your ground»-Regel (seinen Platz behaupten): Fühlen Sie sich akut von Gewalt bedroht und verletzen den Angreifer zuerst, dann wird dies akzeptiert, selbst wenn diese Person dabei stirbt. Sie dürfen sich verlieben, aber nicht (wie das zu verschiedenen Zeiten in der US-Geschichte galt) in Menschen des gleichen Geschlechts oder einer anderen Hautfarbe. Wenn Sie diese Normen verletzten, können Sie Ihr Geld, Ihre Freiheit oder Ihr Leben einbüßen.

Die Gesetze der Vereinigten Staaten wurden jahrhundertelang geprägt von der klassischen Auffassung der Emotionen, von der essentialistischen Sicht auf die menschliche Natur. So versuchen Richter zum Beispiel, ihre Gefühle außer Acht zu lassen, wenn sie ein Urteil sprechen, da ihr Urteilsspruch allein von purer Vernunft geleitet sein soll. Dahinter steht die Vorstellung, dass Vernunft und Emotionen zwei verschiedene Persönlichkeitsanteile sind. Gewalttäter plädieren vor Gericht darauf, dass sie unter dem Einfluss von extremer Wut handelten. Dahinter steht die Annahme, dass Zorn eine Art geschlossener Kessel ist, der, wenn die Vernunft ihn nicht kontrolliert, überkocht und unter Freisetzung von massiver Gewalt explodiert. Jede Jury in den Vereinigten Staaten sucht bei der Person auf der Anklagebank Zeichen der Reue, als gäbe es in Gesicht und Körper dafür zuverlässige Signaturen. Sachverständige bezeugen, dass am destruktiven Verhalten der fraglichen Person ein Gehirnklümpchen schuld war, das plötzlich verrücktspielte. Ein Beispiel für die völlig unbegründete klassische Klumpologie.

Das Gesetz ist eine soziale Übereinkunft in einer sozialen Welt. Sind Sie für Ihr Handeln verantwortlich?[716] Ja, sagt das essentialistische Menschenbild, abgesehen von einer Ausnahme: wenn Sie nämlich von Ihren Emotionen gesteuert werden. Sind andere Personen für Ihr Verhalten verantwortlich? Nein, denn Sie sind ein Individuum mit einem freien Willen. Wie aber stellen Sie fest, was ein Angeklagter fühlt? Indem Sie seine oder ihre Emotionen anhand der Körpersprache erkennen. Wie treffen Sie eine gerechte, moralische Entscheidung? Indem Sie Ihre Emotionen aus dem Spiel lassen. Worin besteht ein «Schaden»? Eine körperliche Schädigung (d.h. die Verletzung von Geweben) wiegt schwerer als ein emotionaler Schaden, der als getrennt vom Körper betrachtet wird und weniger greifbar ist. All diese – vom Essentialismus geprägten – Prinzipien haben Eingang in unser Rechtssystem gefunden. Sie geben den Rahmen vor für das Urteil über Schuld und Unschuld und beeinflussen die Strafzumessung massiv, obwohl die Neurowissenschaft sie schon längst als Mythen entlarvt hat.

Vereinfacht ausgedrückt, werden manche Menschen unverdient bestraft, während andere ihrer Strafe entgehen – nur weil die Rechtsprechung auf einer überholten Theorie des Geistes beruht, die mehr mit Glauben zu tun hat als mit Wissenschaft. In diesem Kapitel beschäftigen wir uns mit einigen der verbreiteten Emotionsmythen im US-Rechtssystem und stellen die Frage, ob eine biologisch besser begründete Theorie des Geistes, die auf realistischen neurowissenschaftlichen Erkenntnissen beruht, in der Gesellschaft zu mehr Gerechtigkeit führen kann.

***

Jeder Jugendliche entdeckt irgendwann, dass Freiheit eine prima Sache ist. Sie können mit Ihren Freunden und Freundinnen bis nach Mitternacht aufbleiben. Sie können beschließen, Ihre Hausaufgaben nicht zu machen. Sie können sogar Kuchen zu Mittag essen. Aber natürlich kommen wir alle bald dahinter, dass unsere Entscheidungen bestimmte Konsequenzen haben. Das Gesetz beruht auf der einfachen Idee, dass Sie die Wahl haben, ob Sie andere Menschen gut oder schlecht behandeln. Mit der Entscheidung geht Verantwortung einher. Behandeln Sie andere Menschen schlecht und schädigen sie dadurch, dann müssen Sie bestraft werden, vor allem, wenn Sie sie vorsätzlich geschädigt haben.[717] So zeigt die Gesellschaft ihre Achtung für Sie als Individuum. Ihr Wert als menschliches Wesen, so die Juristen, ist in der Tatsache begründet, dass Sie Ihr Handeln frei wählen können und damit dafür auch verantwortlich sind.

Werden Sie aber in Ihrer Wahlfreiheit durch bestimmte Umstände eingeschränkt, dann, so das Gesetz, sind Sie für den von Ihnen verursachten Schaden möglicherweise in geringerem Umfang verantwortlich. Nehmen wir den Fall von Gordon Patterson, der seine Frau Roberta «in halb bekleidetem Zustand» mit ihrem Freund John Northrup erwischte. Patterson schoss Northrup zwei Mal in den Kopf, der Mann starb. Patterson bekannte sich zu den Schüssen, führte jedoch an, er sei aufgrund seiner «extremen emotionalen Belastung» zur Zeit des Verbrechens nur eingeschränkt schuldfähig. Das US-Recht geht davon aus, dass Pattersons plötzlicher Wutausbruch ihn der Kontrolle über die Situation beraubte. Daher wurde er des Mordes zweiten Grades und nicht des Mordes ersten Grades für schuldig befunden, der eine vorsätzliche Tötungsabsicht voraussetzt und schwerer bestraft wird.[718] Anders gesagt: «Rationale» Tötung gilt als verwerflicher denn emotionale, wenn alle anderen Umstände gleich sind.[719]

Das Rechtssystem der USA betrachtet Emotionen als Teil unserer animalischen Natur, welche uns zu närrischen, ja gewaltsamen Akten verleiten, außer wir kontrollieren sie mithilfe unseres Verstandes. Vor einigen Jahrhunderten gingen die Rechtsgelehrten davon aus, dass Menschen, werden sie provoziert, manchmal töten, weil sie sich «noch nicht beruhigt» haben und die Wut sie überkam. Wut brodelt, kocht, explodiert und hinterlässt eine Welle der Zerstörung.[720] Wut macht es unmöglich, das eigene Handeln im Rahmen des Gesetzes zu halten, daher «entlässt» sie die Person teilweise aus der Verantwortung für ihre Taten.[721] Dieses Argument kennt man in den USA als «heat of passion»-Verteidigung.

Die Verteidigungsstrategie «Mord aus Leidenschaft» beruht auf bestimmten Grundsätzen der klassischen Emotionsauffassung. Erstens auf der Annahme, dass es eine universelle Art der Wut gibt, mit einem spezifischen Fingerabdruck, was es im Falle eines Mordes erlaubt, diese Verteidigungsstrategie zu verfolgen. Zu diesem Fingerabdruck gehören beispielsweise ein rotes Gesicht, aufeinandergepresste Kiefer, geweitete Nasenlöcher, erhöhte Herzfrequenz, erhöhter Blutdruck und schnelle Atmung. Wie Sie bereits wissen, ist dieser angebliche Fingerabdruck ein Klischee der westlichen Kultur, das von den Daten nicht gestützt wird. Die Herzfrequenz steigt zwar gewöhnlich an, wenn Menschen Wut empfinden, aber nie im selben Maß. Und sie steigt auch bei Glück, Trauer oder Angst[722]. Und doch tötet niemand in einem Zustand des Glücks oder der Trauer. Wenn es jemand dennoch täte, würde das Gesetz diese Emotionen nicht als mildernden Umstand gelten lassen.

Dazu kommt, dass die meisten Instanzen von Wut nicht mit Mord und Totschlag enden. Ich kann mit absoluter Bestimmtheit sagen, dass ich während der 20 Jahre, in denen ich in meinem Labor experimentell Wut ausgelöst habe, nicht einmal erlebt habe, dass eine Testperson jemanden umgebracht hat. Wir haben vielmehr ein breites Spektrum an Äußerungen erlebt: fluchen, drohen, auf den Tisch hauen, weinen, Versuche der Konfliktlösung oder sogar ein Lächeln, während der Proband seiner Peinigerin alles Schlechte wünschte.[723] Die Vorstellung, dass Wut ein Trigger für unkontrollierbaren Mord ist, ist also zumindest zweifelhaft.

Wenn ich Juristen erkläre, dass Wut keinen biologischen Fingerabdruck besitzt, dann verstehen sie dies häufig so, als würde ich behaupten, dass Emotionen nicht existierten. Aber das tue ich nicht. Natürlich gibt es Wut. Sie können nur nicht auf einen Punkt im Gesicht, Gehirn oder auf das EKG eines Menschen deuten und sagen: «Sieh mal, da sitzt deine Wut.» Oder daraus rechtliche Schlussfolgerungen ableiten.

Der zweite Grundsatz, den das Rechtssystem mit der Idee vom «Mord aus Leidenschaft» anwendet, ist, dass die «kognitive Kontrolle» im Gehirn gleichzusetzen ist mit rationalem Denken, vorsätzlichem Handeln und freiem Willen. Damit Sie für schuldfähig befunden werden, reicht es nicht, dass Sie eine schuldhafte Tat begangen haben (die man im Rechtssystem als *actus reus* bezeichnet). Sie müssen das auch tatsächlich gewollt haben. Sie haben den Schaden aus freiem Willen und mit einem schuldhaften Geist (*mens rea*) angerichtet. Emotionen hingegen gelten als impulsive, automatische Reaktionen, die Ihr uraltes inneres Tier ausspeit. Der menschliche Geist gilt als Schlachtfeld, auf dem Vernunft und Emotion sich erbittert bekämpfen. Mangelt es Ihnen an kognitiver Disziplin, dann brechen die Emotionen aus Ihnen heraus und diktieren von dem Moment an Ihr Verhalten. Sie beeinflussen Ihre Handlungsentscheidungen und machen Sie weniger schuldfähig. Das Narrativ von der Emotion als primitivem Teil der menschlichen Natur, der von dem fortgeschritteneren und einzigartig menschlichen rationalen Part kontrolliert werden muss, ist der Mythos vom «dreieinigen Gehirn» (Kapitel 4), den wir schon bei Platon finden.

Die Unterscheidung zwischen Emotion und Kognition beruht auf der Vorstellung, dass diese Vorgänge im Gehirn getrennt sind und der eine den anderen kontrolliert. Ihre emotionale Amygdala erspäht eine offene Supermarktkasse, aber dann – so wird behauptet – überlegen Sie rational, dass Sie ins Gefängnis müssten, wenn Sie sich bedienen würden. Daher tritt Ihr präfrontaler Cortex auf die Bremse und hindert Ihre Finger daran, in die Kasse zu greifen. Aber wie Sie ja mittlerweile wissen, sind Denken und Fühlen im Gehirn nicht getrennt. Ihr Wunsch nach schnellem Geld und Ihre Entscheidung, ihm nicht nachzugeben, sind Konstruktionen, an denen Ihr gesamtes Gehirn beteiligt ist, weil dessen Netzwerke miteinander agieren. Wann immer Sie eine Handlung ausführen – ob sich diese nun automatisch anfühlt (wie wenn Sie ein Objekt als Waffe wahrnehmen) oder eher bewusst (wenn Sie eine Waffe ausrichten) –, dann ist Ihr Gehirn ein Wirbelwind paralleler Vorhersagen, die miteinander um die Herrschaft über Ihr Handeln und Ihre Erfahrung konkurrieren.

Sie haben zu unterschiedlichen Zeiten in unterschiedlicher Form den Eindruck, dass Sie Ihr Handeln bestimmen. Emotionen können sich unkontrollierbar anfühlen, zum Beispiel, wenn die Wut Sie wie aus heiterem Himmel überfällt. Aber Sie können auch im Zustand der Wut vorsätzlich agieren und methodisch den Tod eines anderen Menschen planen. Außerdem können sich auch Nicht-Emotionen wie Erinnerungen und Ideen ungebeten in Ihrem Kopf einstellen. Und trotzdem hören wir von Angeklagten nie, sie hätten «in einem Anfall von Denken» einen Mord begangen.

Sie können sich auch selbst in flammende Wut versetzen. Der Dylann Roof, der 2015 in South Carolina neun Menschen, die an einer Bibelstunde teilnahmen, erschoss, wurde des Massenmordes angeklagt. Er hatte seinen Hass auf Afroamerikaner viele Monate lang kultiviert, bevor er in die Kirche eindrang und zu schießen begann. Roof gab an, beinahe hätte er seinen Plan nicht ausgeführt, weil in der Kirche alle so nett zu ihm waren. Er musste sich anscheinend selbst in Rage versetzen[724], um die schreckliche Tat zu begehen, und benutzte dazu Sätze wie: «Ich muss das tun.» Oder: «Ihr müsst weg.»[725] Alles in allem sind emotionale Augenblicke keineswegs solche, in denen Sie keine Kontrolle haben.

Wut ist eine Population unterschiedlicher Instanzen, nicht eine einzige automatische Reaktion im buchstäblichen Sinne. Das Gleiche gilt für alle anderen Kategorien von Emotionen, Kognitionen, Wahrnehmungen und sonstigen mentalen Ereignissen. Es mag Ihnen so vorkommen, als besitze Ihr Gehirn einen schnellen, intuitiven und einen langsamen, eher überlegten Verarbeitungsweg. Vielleicht fühlt es sich auch so an, als sei Ersterer eher emotional und Letzterer eher rational, aber diese Vorstellung lässt sich nicht mit neuro- oder verhaltenswissenschaftlichen Erkenntnissen vereinen. In manchen Fällen spielt Ihr Kontrollnetzwerk im Konstruktionsprozess eine stärkere Rolle, in anderen wieder nicht. Nichtsdestotrotz ist es immer daran beteiligt, und es muss keineswegs um Emotionen gehen, wenn es weniger eingreift.[726]

Warum aber hält sich die Fiktion des «Zwei-Systeme-Gehirns» so hartnäckig, vom üblichen essentialistischen Ansatz einmal abgesehen? Die meisten psychologischen Experimente schreiben diese Fiktion unbewusst fort. Im wirklichen Leben erstellt Ihr Gehirn ununterbrochen Vorhersagen, und jeder Hirnzustand hängt von den vorausgegangenen ab. Laborexperimente durchbrechen diese Abhängigkeit jedoch. Die Testpersonen sehen Bilder oder hören Geräusche in zufälliger Ordnung. Sie antworten auf jeden einzelnen Input, indem sie beispielsweise einen Knopf drücken. Diese Experimente unterbrechen den natürlichen Vorhersageprozess des

Gehirns. Ihre Resultate erwecken den Eindruck, als habe das Gehirn des Probanden eine schnelle, automatische Reaktion gezeigt, gefolgt von einer bewussten Entscheidung etwa 150 Millisekunden später, als entsprängen die beiden Reaktionen verschiedenen Teilen des Gehirns.[727] Die Illusion des Zwei-Systeme-Gehirns ist ein Nebenprodukt eines fehlerhaften Versuchsaufbaus, der schon seit einem Jahrhundert so gehandhabt wird. Und unsere Gesetze halten diese Illusion aufrecht.[728]

Das Rechtssystem mit seiner essentialistischen Auffassung von Geist und Gehirn verwechselt «Willen» – die Frage, ob Ihr Gehirn tatsächlich eine Rolle spielt bei der Kontrolle Ihres Verhaltens – mit «*Bewusstheit* des Willens» – die Frage, ob Sie das Gefühl haben, eine Wahl zu haben. Zu dieser Unterscheidung hat die Neurowissenschaft einiges zu sagen. Wenn Sie mit angewinkelten Beinen auf einem Stuhl sitzen und Ihre Füße nicht den Boden berühren, dann lässt ein leichter Schlag direkt unter Ihrer Kniescheibe Ihr Bein nach vorn schwingen. Halten Sie Ihre Hand über eine Kerzenflamme, und Ihr Arm zuckt automatisch zurück. Ein kurzer Luftstoß trifft Ihr Auge, und Sie blinzeln. Dies sind durchweg Beispiele für Reflexe: Eine Empfindung resultiert unmittelbar in einer Bewegung. Reflexe in Ihrem peripheren Nervensystem gehen auf sensorische Neuronen zurück, die direkt mit Motoneuronen verbunden sind. Die daraus resultierenden Handlungen bezeichnen wir als «unwillkürlich», weil es auf einen spezifischen sensorischen Reiz nur eine einzige Verhaltensreaktion gibt. Der Grund dafür ist die erwähnte direkte Verbindung.[729]

Nun ist Ihr Gehirn aber anders verschaltet als ein Reflex. Hätte es die gleiche Verkabelung, dann wären Sie der Welt hilflos ausgeliefert wie die Seeanemone, die reflexhaft jeden Fisch durchbohrt, der ihre Tentakel berührt. Die sensorischen Neuronen der Anemone erhalten Input von der Welt und sind direkt verschaltet mit ihren Neuronen für Bewegung. Sie hat keinen freien Willen.

Die sensorischen und die motorischen Neuronen beim Menschen kommunizieren durch Vermittler, die *Assoziationsneuronen.* Diese verleihen Ihrem Nervensystem eine bemerkenswerte Fähigkeit: Entscheidungsvermögen.[730] Erhält ein Assoziationsneuron einen Impuls von einem sensorischen Neuron, hat es nicht eine Reaktionsmöglichkeit zur Verfügung, sondern zwei. Es kann ein Motoneuron stimulieren oder *hemmen.* Der gleiche Sinnesinput kann bei unterschiedlichen Gelegenheiten zu unterschiedlichen Ergebnissen führen. Das ist die biologische Grundlage der freien Wahl, dieser hochgelobten menschlichen Eigenschaft. Dank der Assoziationsneuronen können Sie, wenn ein Fisch *Ihre* Haut berührt, mit Gleichgültigkeit, Lachen, Gewalt oder irgendwas dazwischen reagieren. Vielleicht fühlen Sie sich manchmal wie die Seeanemone, aber Sie haben weit mehr Kontrolle über Ihre Harpune, als Sie vielleicht glauben.

Das Kontrollnetzwerk Ihres Gehirns, das Ihnen hilft, sich für eine Handlung zu entscheiden, besteht aus Assoziationsneuronen. Dieses Netzwerk ist immer aktiv und selektiert aktiv Ihr Handeln, nur dass Sie nicht immer das Gefühl der Kontrolle haben. Anders ausgedrückt: Ihr Erleben, alles im Griff zu haben, ist eben nichts weiter als - eine Erfahrung.[731]

An diesem Punkt steht das Recht nicht im Einklang mit der Wissenschaft, und das verdanken wir der klassischen Auffassung von der menschlichen Natur. Das Recht definiert eine bewusste Entscheidung - den freien Willen - als Frage, ob Sie die *Empfindung haben*, Ihre Gedanken und Handlungen unter Kontrolle zu haben.[732] Es unterscheidet nicht zwischen der Fähigkeit zur Wahl - die Funktion Ihres Kontrollnetzwerks - und Ihrer subjektiven Erfahrung derselben. Aber im Gehirn unterscheiden sich diese beiden.

Bis heute versuchen Forschende herauszufinden, wie das Gehirn die Erfahrung der Selbstkontrolle generiert. Eines aber ist sicher: Es gibt keine wissenschaftliche Begründung, einen «Augenblick ohne das Bewusstsein der Selbstkontrolle» als Emotion zu bezeichnen.[733]

Was heißt das nun konkret für das Rechtssystem? Erinnern wir uns, dass es die Entscheidung über Schuld oder Unschuld am Vorsatz festmacht – also an der Frage, ob jemand anderen absichtlich Schaden zufügt. Unser Rechtssystem sollte das Strafmaß nach dem Grad des Vorsatzes bestimmen, ohne Berücksichtigung der Tatsache, ob Emotionen dabei eine Rolle spielten oder ob ein Mensch sich als willentlich Handelnder mit Selbstkontrolle erlebt.

Emotionen sind keine kurzzeitigen Abweichungen vom rationalen Weg oder Aliens, die uns ungefragt überfallen. Sie sind keine Tsunamis, die nur Zerstörung hinterlassen. Es sind noch nicht einmal unsere Reaktion auf die Welt. Sie sind unsere Konstruktionen ebendieser Welt. Instanzen von Emotionen sind keineswegs unkontrollierter als Gedanken, Wahrnehmungen, Überzeugungen oder Erinnerungen. Tatsache ist: Sie konstruieren viele Wahrnehmungen und Erfahrungen, und Sie führen viele Handlungen aus, bei denen Sie mitunter ein hohes Maß an Kontrolle haben und dann wieder gar keines.

***

Das Rechtssystem hat ein Standardmodell entwickelt, das man als «vernünftige Person» bezeichnet. Diese Person repräsentiert die Normen der Gesellschaft, d.h. die soziale Realität innerhalb ihrer Kultur. Jeder Mensch auf der Anklagebank wird an diesem Standard gemessen. Das gilt beispielsweise bei der Definition des «Mordes aus Leidenschaft»:

Würde eine vernünftige Person den gleichen Tötungsakt begangen haben, wenn sie auf ähnliche Weise provoziert worden wäre und keine Gelegenheit gehabt hätte, sich wieder zu beruhigen?

Das Standardmodell der vernünftigen Person und die dahinterstehenden sozialen Normen spiegeln sich im Rechtssystem nicht nur wider – das Rechtssystem schafft sie überhaupt erst. Damit sagt es: «Das ist es, was wir von einem Menschen in puncto Handeln erwarten, und wir werden dich bestrafen, wenn du dem nicht gehorchst.» Es ist eine soziale Übereinkunft, eine Verhaltensanleitung für den Durchschnittsmenschen in einer Population unterschiedlicher Individuen. Und wie alle Mittelwerte ist auch die vernünftige Person eine Fiktion, die sich nicht auf jedes Individuum anwenden lässt. Sie ist ein Klischee und umfasst klischeehafte Ideen über den emotionalen «Ausdruck», über Gefühle und Wahrnehmungen, die in der klassischen Sicht der Emotionen wurzeln und in dem dahinterstehenden Menschenbild.

Ein rechtliches Standardmodell, das sich auf emotionale Stereotype stützt, ist vor allem problematisch, wo es um die Gleichbehandlung von Männern und Frauen geht. In vielen Kulturen herrscht nämlich das Bild vor, dass Frauen emotionaler und empathischer seien, wohingegen Männer angeblich eher analytisch und stoisch sind.[734] Unzählige Bücher präsentieren diese Auffassung als Tatsache: *Das weibliche Gehirn. Das männliche Gehirn. Sein Gehirn, ihr Gehirn. Der entscheidende Unterschied. Brain Sex. Befreie die Macht des weiblichen Gehirns* etc. Das Stereotyp trifft selbst mächtige Frauen, die über ein hohes Ansehen verfügen. Madeleine Albright, die erste weibliche US-Außenministerin, schreibt in ihren Memoiren, dass «viele meiner Kollegen mir das Gefühl gaben, ich sei zu emotional. Ich musste hart arbeiten, um das hinzubekommen. Mit der Zeit lernte ich, so ausdruckslos und unemotional wie möglich zu reden, wenn ich über Dinge sprach, die ich für wichtig hielt.»[735]

Nehmen Sie sich einen Moment Zeit und denken Sie über Ihre eigenen Emotionen nach. Empfinden Sie alles eher intensiv oder eher abgeklärt? Wenn wir in meinem Labor diese Art Fragen männlichen und weiblichen Probanden stellen – wenn wir sie also bitten, Gefühle aus der Erinnerung zu schildern –, geben die Frauen an, mehr Emotionen zu empfinden, als die Männer dies durchschnittlich tun. Frauen glauben also, emotionaler zu sein, und Männer stimmen dem zu. Die einzige Ausnahme ist die Wut, denn die Testpersonen halten Männer durchschnittlich für wütender als Frauen. Wenn jedoch dieselben Personen im Tagesablauf ihre realen Gefühle festhalten sollen, gibt es keinen Unterschied zwischen den Geschlechtern.[736] Manche Männer und Frauen sind hochemotional, andere nicht. Desgleichen ist das weibliche Gehirn nicht stärker auf Emotionen oder Empathie ausgelegt und das männliche Gehirn weder auf Stoizismus noch Rationalität.[737]

Woher aber kommen diese Geschlechterstereotype? In den Vereinigten Staaten zumindest zeigen Frauen im Vergleich zu Männern einen emotionaleren «Ausdruck». So bewegen Frauen, wenn sie einen Film anschauen, ihre Gesichtsmuskeln mehr, als Männer dies tun.[738] Andererseits berichten sie dabei nicht von stärkeren emotionalen Erfahrungen. Dieses Resultat erklärt zumindest, warum das Stereotyp vom stoischen Mann und der emotionalen Frau es in den Gerichtssaal schaffte und einen anhaltenden Einfluss auf Richterinnen, Richter und Geschworene ausübt.

Aufgrund dieser Stereotype findet die Verteidigungsstrategie vom «Mord aus Leidenschaft» – und anderes rechtliches Prozedere – bei männlichen und weiblichen Angeklagten unterschiedliche Anwendung.[739] Werfen wir einen Blick auf zwei Mordfälle, die sich, bis auf das Geschlecht der Angeklagten, recht ähnlich sind. Im ersten Fall wurde ein Mann namens Robert Elliott dafür verurteilt, dass er seinen Bruder getötet hatte, angeblich wegen einer «extremen emotionalen Belastung», zu der eine «überwältigende Angst vor dem Bruder» gehörte. Die Jury befand ihn für schuldig, aber die Entscheidung wurde vom Supreme Court von Connecticut aufgehoben, der davon ausging, dass Elliotts «intensive Gefühle» gegenüber seinem Bruder seine «Selbstkontrolle» und seine «Vernunft» außer Kraft gesetzt hätten. Im zweiten Fall tötete eine Frau namens Judy Norman ihren Ehemann, der sie jahrelang systematisch geschlagen und misshandelt hatte. Der Supreme Court von North Carolina wies Normans Verteidigung zurück, sie hätte «aus der begründeten Angst vor dem Tod oder vor massiven körperlichen Verletzungen» in Notwehr gehandelt. Norman wurde in letzter Instanz wegen fahrlässiger Tötung verurteilt.

Diese beiden Fälle wurden von mehreren Klischeevorstellungen über Männer und Frauen geprägt. Wut wird stereotyp Männern zugeschrieben, weil sie ja die Täter sein sollen.[740] Frauen hingegen schreibt man eher die Opferrolle zu, und gute Opfer werden nicht wütend. Sie sollen Angst haben.[741] Frauen werden bestraft, wenn sie Wut zeigen - sie verlieren Achtung, Geld und vielleicht auch ihren Job[742]. Wann immer ich einen gerissenen Politiker höre, wie er eine Konkurrentin bezeichnet, sie habe «Haare auf den Zähnen», nehme ich das als Gütesiegel. Die Frau muss wirklich kompetent und auch mächtig sein. (Ich habe noch keine erfolgreiche Frau getroffen, die sich nicht als «Bitch» hätte verhalten müssen, bevor sie als Führungskraft akzeptiert wurde.)[743]

Vor Gericht verlieren zornige Frauen wie Ms Norman ihre Freiheit. In Fällen häuslicher Gewalt werden Männer weniger häufig schwerer Gewalttaten angeklagt und kommen mit geringeren Strafen davon als Frauen, die ihren Partner töten.[744] Ein mörderischer Ehemann tut ja nur, was das Klischee verlangt, aber Frauen, die töten, entsprechen eben nicht dem typischen Bild der Frau, und daher werden sie auch seltener entlastet.

Diese emotionalen Klischeevorstellungen wirken sich noch schlimmer aus, wenn das Opfer häuslicher Gewalt schwarz ist. Das archetypische Opfer in der amerikanischen Kultur ist ängstlich, passiv und hilflos.[745] Aber in schwarzen Communitys in den USA verstoßen die Frauen oft gegen das Stereotyp, indem sie sich vehement gegen die Schläger wehren. Dadurch aber bestärken sie ein anderes Stereotyp weiblicher Emotion, das der «zornigen schwarzen Frau», das im Übrigen auch in das US-amerikanische Rechtssystem Eingang gefunden hat. Diese Frauen werden häufig selbst der häuslichen Gewalt angeklagt, auch wenn sie sich nur gewehrt haben und ihre Taten weniger drastisch waren als der ursprüngliche Angriff. (Nichts ist es hier mit der «Stand your ground»-Regel!) Wenn sie dann ihren Angreifer verletzen oder töten, erhalten sie meist härtere Strafen als weiße Amerikanerinnen in der gleichen Situation.

Nehmen wir nur einmal den Fall von Jean Banks, einer Schwarzen, die ihren Lebenspartner James «Brother» McDonald erstach, nachdem er sie jahrelang geschlagen hatte, manchmal so schwer, dass sie medizinisch behandelt werden musste. An jenem Tag hatten beide getrunken und hatten Streit. McDonald drückte Banks zu Boden und versuchte, sie mit einem Glasschneider zu verletzen. Banks griff nach einem Messer, um sich zu verteidigen, und stach es ihm ins Herz. Sie plädierte auf Notwehr, wurde aber trotzdem wegen Mord zweiten Grades verurteilt.[746] (Dies im Vergleich zur weißen Judy Norman, die wegen fahrlässiger Tötung[747] verurteilt wurde, was ein weniger schweres Verbrechen darstellt.)

Zornige Frauen haben es auch jenseits von häuslicher Gewalt nicht leicht. So unterstellen die Richter wütenden weiblichen Vergewaltigungsopfern alle möglichen negativen Charakterzüge, die wütenden männlichen Verbrechensopfern gewöhnlich nicht zugeschrieben werden. Wurde eine Frau vergewaltigt, erwarten die Richterinnen und Richter (wie auch die Jury als auch die Polizei), dass sie sich im Zeugenstand zutiefst erschüttert zeigt. Das trägt dem Vergewaltiger eine deutlich schwerere Strafe ein.[748] Verleiht ein weibliches Vergewaltigungsopfer aber ihrer Wut Ausdruck, dann schätzen die rechtsprechende Personen *sie* negativ ein. Diese Richter fallen einer anderen Version des «Weibes mit Haaren auf den Zähnen»-Vorurteils zum Opfer. Nehmen Menschen bei einem Mann Emotionen wahr, schreiben sie das gewöhnlich seiner besonderen Situation zu. Geschieht dasselbe bei einer Frau, dann ist die Emotion Teil ihrer Persönlichkeit. Sie ist eben eine Schlampe, er aber hat nur mal einen schlechten Tag gehabt.[749]

Auch außerhalb des Strafgerichts stoßen wir auf Gesetze, bei denen Geschlechterstereotype vorschreiben, welche Emotionen akzeptabel und angemessen sind. Die Abtreibungsgesetze signalisieren klar, welche Gefühle für eine Frau in dieser Lage richtig sind, nämlich Reue und Schuld. Erleichterung und Glück werden gar nicht erst in Betracht gezogen.[750] Bei der Debatte über die gleichgeschlechtliche Ehe ging es in gewissem Sinne auch darum, ob das Gesetz die Liebe zwischen zwei Personen desselben Geschlechts nicht bestrafen sollte.[751] Ebenso wirft das Adoptionsrecht von homosexuellen Männern letztlich die Frage auf, ob die Liebe eines Vaters der Liebe einer Mutter gleichkommt.

Alles in allem betrachtet, gibt es keine wissenschaftliche Begründung dafür, dass die Emotionen von Männern und Frauen vor dem Gesetz als verschieden betrachtet werden.

Das sind Überzeugungen, die einem völlig überholten Menschenbild entsprungen sind. Die von mir ausgewählten Beispiele sind ja auch nur ein kleiner Ausschnitt der Thematik, sowohl in rechtlicher wie auch in wissenschaftlicher Hinsicht. Was Emotionsklischees bei ethnischen Gruppen angeht, so habe ich kaum an der Oberfläche gekratzt, denn diese stehen im wie außerhalb des Gerichtssaals vor ähnlichen Schwierigkeiten.[752] Aber solange das Recht emotionale Stereotype in Gesetzesform gießt, werden die Menschen immer Opfer in sich unschlüssiger Urteile werden.[753]

***

Als Stefania Albertani sich schuldig bekannte, ihre eigene Schwester unter Drogen gesetzt, sie getötet und dann die Leiche verbrannt zu haben, entschloss ihr Anwaltsteam sich zu einem ungewöhnlichen Schritt: Man gab ihrem Gehirn die Schuld.

Hirnbildgebende Verfahren zeigten, dass zwei Regionen in Albertanis Cortex wesentlich weniger Neuronen enthielten als die einer Kontrollgruppe von zehn anderen gesunden Frauen. Es handelte sich um die Insula, von der Albertanis Anwälte behaupteten, sie sei für Aggression verantwortlich, und um den anterioren cingulären Cortex, der die Hemmschwelle herabsetzen sollte. Zwei Sachverständige sagten aus, dass eine «kausale Beziehung»[754] zwischen ihrer Gehirnstruktur und ihrem Verbrechen möglich wäre. Nach diesen Zeugenaussagen wurde Albertanis Urteil von lebenslänglich auf 20 Jahre Haft reduziert.

Rechtliche Entscheidungen wie diese, die Italiens Medien als Sensation deklarierten, werden häufiger getroffen, weil die Anwälte immer öfter neurowissenschaftliche Erkenntnisse in ihre Verteidigungsstrategie einbauen.[755] Aber sind diese Entscheidungen auch gerechtfertigt? Kann die Gehirnstruktur wirklich erklären, warum jemand ein Verbrechen begeht? Kann ein Gehirnareal von einer bestimmten Größe oder Konnektivität tatsächlich mörderisches Verhalten verursachen? Und wäre der Betreffende dann tatsächlich weniger verantwortlich für sein Handeln?

Rechtliche Fragen wie diese haben dafür gesorgt, dass Albertanis Verteidiger die Erkenntnisse der Neurowissenschaft und die daraus möglichen Schlüsse grob falsch darstellten. Es ist einfach nicht möglich, eine komplexe psychologische Kategorie wie «Aggression» auf eine Gruppe von Neuronen zu begrenzen. Das liegt am Degenerationseffekt. «Aggression» kann wie alle anderen Konzepte im Gehirn bei jeder einzelnen Instanz verschieden konstruiert werden. Selbst so simple Aktionen wie Schlagen oder Beißen lassen sich im menschlichen Gehirn nicht auf eine einzige Gruppe von Neuronen zurückführen.[756]

Die von Albertanis Verteidigern angeführten Gehirnareale gehören zu den am stärksten vernetzten Knotenpunkten im gesamten Gehirn. Bei fast jedem mentalen Zustand zeigen sie Aktivität - von der Sprache bis zum Schmerz oder zu mathematischen Fähigkeiten.[757] Also können sie auch bei aggressivem und impulsivem Verhalten bei manchen Instanzen eine Rolle spielen.[758] Aber es ist schon recht gewagt, daraus abzuleiten, dass es eine kausale Beziehung zwischen diesen Regionen und der extremen Aggression gäbe, die bei einem Mord eine Rolle spielt ... wenn Albertanis Motiv überhaupt etwas mit Aggression zu tun hatte.

Ebenso gewagt ist die Behauptung, dass Variabilität in puncto Größe etwas mit der Variabilität unseres Verhaltens zu tun hat. Keine zwei Gehirne sind exakt gleich. Sie weisen im Allgemeinen die gleichen Teile auf, die Pi mal Daumen auch an der gleichen Stelle zu finden sind und auf weitgehend gleiche Weise verschaltet sind. Doch wenn es um die Feinstruktur geht, um die Mikroverkabelung, dann zeigen sich gewaltige Unterschiede. Einige davon machen sich vielleicht im Verhalten bemerkbar, aber viele tun das nicht. Ihre Insula mag vielleicht größer oder besser vernetzt sein als meine, ohne dass sich ein erkennbarer Unterschied in unser beider Verhalten zeigt. Selbst wenn wir sehr viele Gehirne untersuchen und eine statistisch signifikante Differenz in der Größe der Insula bei Menschen feststellen, die mehr oder weniger aggressiv sind, dann heißt das nicht, dass die größere Insula Aggressionen *verursacht*, oder gar mörderisches Verhalten.[759] (Und selbst wenn eine größere Insula aggressiv machen würde, wie groß muss sie dann sein, um einen Killer hervorzubringen?) In seltenen Fällen kann ein Tumor auf das Gehirn drücken und schwere Persönlichkeitsveränderungen bewirken[760], aber im Allgemeinen gibt es keine wissenschaftliche Begründung dafür, eine Gehirnregion wegen Mordes vor Gericht zu stellen.

Das Erstaunlichste am Fall Albertani ist vermutlich die Tatsache, dass die Sachverständigen und der Richter das Gehirn als «mildernden Umstand» für Albertanis mörderisches Verhalten betrachteten. *Alles* Verhalten geht vom Gehirn aus. Es gibt kein menschliches Handeln, Denken oder Fühlen ohne feuernde Neuronen. Neurowissenschaft wird falsch interpretiert, wenn man sie vor Gericht als Argument dafür benutzt, dass eine biologische Besonderheit jemanden seiner Verantwortung enthebt.[761] Sie sind Ihr Gehirn.

Das Gesetz sucht häufig nach simplen Einzelursachen. Es ist also verlockend, eine Anomalie im Gehirn für kriminelles Verhalten verantwortlich zu machen. Denn unser Verhalten im wirklichen Leben ist alles andere als simpel. Es ist das Endergebnis vielfältiger Faktoren, zu denen die Vorhersagen Ihres Gehirns ebenso gehören wie die Vorhersageirrtümer der fünf Sinne plus der interozeptiven Empfindungen und einer komplexen Kaskade von Milliarden Vorhersageschleifen. Und hier sprechen wir nur von den inneren Abläufen in einer einzigen Person. Aber Ihr Gehirn ist umgeben von anderen Gehirnen in anderen Körpern. Wann immer Sie das Wort ergreifen oder handeln, beeinflussen Sie die Vorhersagen der Menschen in Ihrem Umfeld, die wiederum Ihre Vorhersagen beeinflussen. Eine ganze Kultur wirkt sich kollektiv auf Ihre Konzepte aus, auf Ihre Vorhersagen und letztlich auch auf Ihr Verhalten. Man kann über die Bedeutung der Kultur streiten, doch dass sie eine Rolle spielt, ist unstrittig.

Fazit: Manchmal kann die Fähigkeit Ihres Gehirns, vorsätzlich zu handeln, durch ein biologisches Problem beeinträchtigt sein. Sie können einen Gehirntumor bekommen, oder Neuronen sterben an der falschen Stelle ab. Aber die bloße Variabilität des Gehirns - seiner Struktur, Funktion, Chemie oder Genetik - ist kein mildernder Umstand für ein Verbrechen. Vielfalt ist die Norm.

***

Dschochar Zarnajew, der Boston-Marathon-Bomber, wurde im Jahr 2015 zum Tode verurteilt. Zarnajew kam vor ein Geschworenengericht, ein Recht, dass die US-amerikanische Verfassung jeder Person in den USA garantiert. Die BBC, die über das Urteil berichtete, verkündete: «Nur zwei der Geschworenen glaubten, Zarnajew habe Reue empfunden. Die anderen zehn waren der Ansicht, wie viele Menschen in Massachusetts, er habe keinerlei Gewissensbisse.» Die Geschworenen bildeten sich dieses Urteil, indem sie Zarnajew während des Prozesses beobachteten. Er saß angeblich die ganze Zeit über mit «ausdrucksloser Miene» da. Slate.com berichtete, dass Zarnajews Verteidiger «keinen Beleg dafür erbrachten – oder erbringen konnten –, dass Dschochar Zarnajew jene Reue fühlte, die ihm die Ankläger absprachen».

Der Geschworenenprozess stellt im Strafrecht den Goldstandard für Gerechtigkeit dar. Man belehrt die Geschworenen, dass sie ihr Urteil nur aufgrund der vorgelegten Beweise fällen dürfen. Für ein vorhersagendes Gehirn aber ist dies eine unmögliche Aufgabe. Die Geschworenen nehmen jeden Angeklagten, jeden Kläger, jeden Zeugen, Richter, Anwalt, Gerichtssaal und jedes Detail der Beweislage durch die Brille ihres eigenen konzeptuellen Systems wahr, was die Idee des unvoreingenommenen Geschworenen von vornherein zur Fiktion macht. Tatsächlich besteht eine Jury aus einem Dutzend subjektiver Wahrnehmungen, die zusammengenommen ein faires und objektives Bild der Wahrheit ergeben sollen.

Die Vorstellung, dass die Geschworenen die Reue des Angeklagten irgendwie an Gesichtskonfigurationen oder Körperbewegungen oder Worten ablesen können, wurzelt in der klassischen Auffassung, dass Emotionen sich universell ausdrücken und erkennen lassen. Unser Rechtssystem geht davon aus, dass Reue ähnlich wie Wut oder andere Emotionen eine einzige, universelle Essenz mit einem unverwechselbaren Fingerabdruck besitzt. Doch auch «Reue» ist eine Emotionskategorie, die aus vielen verschiedenen Instanzen besteht, die jeweils für eine spezifische Situation konstruiert werden.

Wie ein Angeklagter Reue konstruiert, hängt von seinem Konzept «Reue» ab, das er aus früheren Erfahrungen, die er in seiner spezifischen Kultur gemacht hat, ableitet: Kaskaden von Vorhersagen auf allen Ebenen steuern Ausdruck und Erfahrung. Auf der anderen Seite des Gerichtssaals sitzt die Geschworene, deren Wahrnehmung von Reue eine mentale Schlussfolgerung darstellt – eine Vermutung, basierend auf den Vorhersagekaskaden in ihrem Gehirn, die Gesichtskonfiguration, Körperhaltung und Stimme des Angeklagten mit Bedeutung versehen. Damit die Wahrnehmung der Geschworenen exakt ist, müssten sie und der Angeklagte mit ähnlichen Konzepten kategorisieren. Diese Art der Synchronisierung - bei der eine Person Reue empfindet und die andere sie wahrnimmt, ohne dass auch nur ein Wort gesprochen wird - tritt mit größerer Wahrscheinlichkeit auf, wenn die beiden Beteiligten Ähnlichkeiten in puncto Hintergrund, Alter, Geschlecht oder ethnischer Zugehörigkeit aufweisen.[762]

Im Fall des Boston-Marathon-Bombers: Wie hätte es wohl ausgesehen, wenn Dschochar Zarnajew Reue empfunden hätte? Hätte er offen geweint? Hätte er seine Opfer um Vergebung angefleht? Hätte er eingestanden, dass er im Irrtum war? Vielleicht, wenn er den amerikanischen Klischeevorstellungen für Reue gefolgt oder wenn es ein Hollywoodfilm wäre. Aber Zarnajew ist ein junger Mann muslimischen Glaubens aus Tschetschenien. Er lebte in den Vereinigten Staaten und hatte enge amerikanische Freunde, aber er verbrachte (nach Aussagen seiner Verteidiger) auch viel Zeit mit seinem älteren tschetschenischen Bruder. Die tschetschenische Kultur erwartet von Männern, Schwierigkeiten mit stoischer Haltung zu begegnen. Verliert man eine Schlacht, sollte man diese Niederlage mutig annehmen. Ein sogenannter «tschetschenischer Wolf»[763] hat diese innere Einstellung. Wenn Zarnajew also Reue verspürte, würde er vermutlich mit unbewegtem Gesicht dasitzen.

Berichten zufolge traten ihm Tränen in die Augen, als seine Tante in den Zeugenstand trat und um sein Leben bat. In Tschetschenien herrscht eine Kultur der Ehre: Es ist schmerzlich, seine Familie zu beschämen.[764] Wenn Zarnajew ein Mitglied seiner Familie sah, das öffentlich bloßgestellt wurde, wie zum Beispiel eine Tante, die für ihn eintrat, dann würden die Tränen auch zur tschetschenischen kulturellen Norm für Ehre passen.

Wir – und die Geschworenen – können nur raten, wenn wir eine Wahrnehmung konstruieren, um uns Zarnajews ausdruckslose Miene zu erklären. An den kulturellen Konzepten des Westens gemessen, nehmen wir ihn als kühl und gleichgültig bzw. als tollkühn wahr und nicht als stoisch. Es ist also möglich, dass unsere Vermutungen in diesem Fall ein kulturelles Missverständnis geschaffen haben, das am Ende zu seinem Todesurteil führte.[765] Oder aber er bereut wirklich nichts.

Wie sich herausstellte, hatte Zarnajew tatsächlich Reue für seine Taten gezeigt. Er hatte 2013, wenige Monate nach dem Anschlag und zwei Jahre vor der Verhandlung, in einem Brief Abbitte geleistet. Doch die Geschworenen bekamen diesen Brief nie zu Gesicht. Er wurde nach Maßgabe der U.S. Government's Special Administrative Measures als vertraulich eingestuft, weil er angeblich die «internationale Sicherheit» betraf. Deshalb war er vom Prozess ausgeschlossen.[766]

Am 25. Juni 2015 ergriff Zarnajew bei der Strafanhörung das Wort. Er bekannte sich zu dem Anschlag und sagte aus, er habe die Folgen seiner Tat verstanden. «Es tut mir leid um die Leben, die ich genommen habe», entschuldigte er sich ruhig, «um das Leiden, das ich verursacht habe, für den Schaden, den ich angerichtet habe. Einen nicht wiedergutzumachenden Schaden.» Die Reaktionen der Opfer und der Presse fielen erwartungsgemäß sehr unterschiedlich aus. Einige waren verblüfft, andere wütend. Manche zutiefst erzürnt. Andere wiederum nahmen die Entschuldigung an. Und viele waren sich nicht sicher, ob sie ernst gemeint war.

Wir werden nie wissen, ob Zarnajew Reue für seine schrecklichen Taten empfand oder ob sein Brief das Urteil beeinflusst hätte. Eines aber ist sicher: Bei einer Verhandlung, die mit einem Todesurteil enden kann, ist die Reue des Angeklagten ein entscheidendes Moment, auf das die Geschworenen von Gesetzes wegen achten müssen, wenn sie zwischen Gefängnis und Tod entscheiden.[767] Und diese Wahrnehmung der Reue ist wie alle Wahrnehmung von Emotionen nicht «erkannt», sondern konstruiert.

Andererseits kann die Zurschaustellung von Reue auch absolut gar nichts bedeuten. Nehmen wir den Fall von Dominic Cinelli, eines mehrfach verurteilten Gewalttäters, dessen krimineller Lebenslauf auch bewaffneten Raubüberfall, Körperverletzung und Gefängnisausbrauch umfasst. Cinelli saß zu drei Mal lebenslänglich verurteilt im Gefängnis, als man ihn 2008 dem Bewährungsausschuss von Massachusetts vorführte. In einem solchen Ausschuss sitzen Psychologen, Vollzugsbeamte und andere Fachleute, die entscheiden, ob ein Häftling mehr als die Mindeststrafe verbüßen muss oder freigelassen wird. Diese Menschen sind stets mit der Zurschaustellung von Reue konfrontiert, die mitunter tatsächlich empfunden, mitunter allerdings nur vorgespielt wird. Ihre Verantwortung gegenüber der Öffentlichkeit wiegt schwer und hängt einzig von ihrer Fähigkeit ab, zwischen «echt» und «gespielt» zu unterscheiden.

Cinelli jedenfalls überzeugte im November 2008 die Sachverständigen, dass er nicht mehr länger ein Verbrecher mit finstersten Absichten war. Man erklärte ihn einstimmig zum freien Mann. Doch es dauerte nicht lange, und Cinelli beging wieder eine Reihe von Raubüberfällen, wobei er zuletzt sogar einen Polizeibeamten erschoss. Später wurde der Täter bei einer Schießerei mit der Polizei getötet. Deval Patrick, der damalige Gouverneur von Massachusetts, sorgte dafür, dass fünf der sieben Mitglieder des Bewährungsausschusses zurücktraten.[768] Offensichtlich war er überzeugt, dass sie nicht in der Lage waren, echte Reue zu erkennen.

Es ist möglich, dass Cinelli schauspielerte. Vielleicht empfand er bei der Anhörung wirklich Reue, doch sobald er aus dem Gefängnis entlassen war, wurde sein altes Modell der Welt mit seinen alten Vorhersagen reaktiviert und brachte so sein altes Selbst wieder zum Vorschein – die Reue löste sich in nichts auf. Da es keine objektiven Kriterien für das Gefühl der Reue gibt, werden wir nie Genaueres wissen. Ebenso wenig existiert ein objektives Kriterium für Wut, Trauer, Angst oder andere Emotionen, die bei einer Gerichtsverhandlung relevant sind.

Anthony Kennedy, Richter am U.S. Supreme Court sagte, dass Geschworene «Herz und Geist des Angeklagten kennen sollten», damit dieser ein faires Verfahren erhalte. Doch Emotionen zeigen nun einmal keinen verlässlichen Fingerabdruck in der Gesichtskonfiguration, der Körperhaltung, in Gesten oder Stimme. Geschworene stellen wie andere Menschen auch wohlbegründete Vermutungen an, was diese Bewegungen und Geräusche emotional bedeuten könnten. Aber objektive Genauigkeit gibt es hier nicht. Bestenfalls können wir messen, ob die Geschworenen in der Wahrnehmung der Emotionen übereinstimmen. Wenn sich allerdings Angeklagter und Geschworene in puncto Background, Überzeugungen oder Erwartungen unterscheiden, dann ist eine Übereinstimmung ein schlechter Ersatz für eine korrekte Einschätzung. Offenbart das Verhalten des Angeklagten keinerlei Emotionen, dann steht das Rechtssystem vor einer schwierigen Frage: Unter welchen Umständen ist ein Prozess wirklich fair?[769]

***

Sehen Geschworene und Richter im Lächeln des Angeklagten Selbstgefälligkeit, oder erkennen sie in der Stimme der Zeugin ein Zittern, das sie als Angst deuten, dann machen sie eine mentale Inferenz: Sie verwenden ihre Emotionskonzepte und vermuten, dass dieses Verhalten (Lächeln oder zitternde Stimme) von einem bestimmten Geisteszustand verursacht wurde. Mentale Inferenz, Sie erinnern sich, heißt, dass Ihr Gehirn mittels seiner Vorhersagekaskaden dem Tun anderer Menschen eine bestimmte Bedeutung zumisst (Kapitel 6).[770]

Die mentale Inferenz ist so allgegenwärtig und automatisch, zumindest in den westlichen Kulturen, dass wir uns ihrer nur selten bewusst werden. Wir glauben, dass unsere Sinne uns eine exakte und objektive Repräsentation der Welt liefern, als hätten wir Röntgenaugen und würden die Absicht des anderen hinter dessen Verhalten wahrnehmen. («Ich durchschaue dich.») In diesen Momenten erleben wir unsere Wahrnehmung des Gegenübers ganz klar als *seine* Eigenschaft - ein Phänomen, das wir als affektiven Realismus bezeichnet haben - und nicht als Kombination aus dem Verhalten des anderen und den Konzepten in unserem Gehirn.

Wenn jemand wegen eines Verbrechens vor Gericht steht und Freiheit und Leben auf dem Spiel stehen, klafft zwischen Anschein und Wirklichkeit häufig ein tiefer Abgrund. Tief drin wissen wir das auch. Doch sind wir immer noch überzeugt, dass wir Wahrheit und Fiktion besser auseinanderhalten können als die anderen Schnarchsäcke im Raum. Und darin liegt das Problem im Gerichtssaal.

Geschworene und Richter sehen sich vor eine Aufgabe gestellt, die fast unmöglich zu erfüllen ist: Sie sollen Gedanken lesen. Oder, wenn Sie so wollen, als Lügendetektor fungieren. Sie müssen herausfinden, ob jemand die *Absicht* hatte, Schaden anzurichten. Dem Rechtssystem zufolge ist Vorsatz angeblich so klar zu erkennen wie die Nase im Gesicht des Angeklagten. Doch mit einem Vorhersagegehirn ist Ihr Urteil, ob eine andere Person mit Vorsatz gehandelt hat, immer Ergebnis einer *Vermutung*, die Sie basierend auf den Handlungen des Angeklagten konstruieren. «Vorsatz» ist kein Faktum, das Sie bei Ihrem Gegenüber erkennen können. Wie bei allen Emotionen, so gibt es auch für Vorsatz kein objektives, vom Betrachter unabhängiges Kriterium. 70 Jahre psychologischer Forschung bestätigen, dass Urteile wie diese mentale Inferenzen sind, also Vermutungen.[771] Selbst wenn DNS-Spuren belegen, dass ein Angeklagter am Tatort war, so können sie doch nicht belegen, ob er einen kriminellen Vorsatz hatte oder nicht.

Richter und Geschworene leiten diesen Vorsatz aus ihren Überzeugungen, Klischeevorstellungen und ihrem aktuellen Körperzustand ab. Hier ein Beispiel: Die Testpersonen sahen ein Video, auf dem Demonstrierende von der Polizei auseinandergetrieben wurden. Man sagte ihnen, die Versammelten protestierten vor einer Abtreibungsklinik. Die Probanden, die sich zu den liberalen Demokraten zählten, gingen davon aus, dass die Demonstranten gewalttätig waren. Wer sich hingegen zu den gesellschaftlich Konservativen zählte, schrieb ihnen friedliche Absichten zu. Dann zeigten die Versuchsleiter das gleiche Video einer anderen Gruppe von Testpersonen. Dieser sagte man, es handle sich um Proteste für die Rechte Homosexueller gegen die «Don't ask, don't tell»-Regelung im amerikanischen Militär.[772] Dieses Mal gingen die Probanden, die sich den liberalen Demokraten zurechneten und die Rechte der Homosexuellen unterstützten, davon aus, dass die Protestierenden friedlich waren. Die politisch Konservativen hingegen unterstellten ihnen gewalttätige Absichten.[773]

Nun stellen Sie sich vor, dieses Video wäre Beweismaterial in einem Gerichtsverfahren. Alle Geschworenen würden die gleichen Szenen sehen, exakt die gleichen Verhaltensweisen, aber der affektive Realismus würde dafür sorgen, dass sie am Ende nur mit ihrer Wahrnehmung dastünden, keineswegs mit Fakten. Diese Wahrnehmung wäre im Zusammenhang mit ihren Überzeugungen konstruiert worden, ohne dass ihnen das auch nur bewusst würde. Was ich damit sagen will, ist: Voreingenommenheit zeigt sich nicht daran, dass der Geschworene ein Warnschild um den Hals trägt. Wir alle sind voreingenommen, weil unser Gehirn nun einmal so verschaltet ist, dass wir sehen, was wir glauben. Und das geschieht gewöhnlich unterhalb der Bewusstheitsschwelle.

Der affektive Realismus unterminiert die Vorstellung von der unparteiischen Geschworenen. Sie möchten, dass der Angeklagte verurteilt wird? Dann zeigen Sie den Geschworenen ein paar gruslige Beweisfotos. Bringen Sie ihr Körperbudget aus dem Gleichgewicht, dann werden sie diesen unangenehmen Effekt vermutlich dem Angeklagten zuschreiben: «Ich fühle mich mies, also haben Sie bestimmt etwas Böses getan. Sie sind ein böser Mensch.» Oder laden Sie die Familie des Opfers ein, den Geschworenen zu schildern, wie sehr sie unter dem Verbrechen gelitten hat. Man nennt dies auch «victim impact statement». Der Effekt ist, dass die Jury schärfere Urteile empfiehlt.[774] Verstärken Sie die emotionale Wirkung noch, indem Sie aus den Aussagen der Angehörigen ein Video mit Musikuntermalung und dramatischer Erzählung machen, dann haben Sie ein Meisterstück der Beeinflussung von Geschworenen.[775]

Der affektive Realismus spielt auch außerhalb des Gerichtssaals eine Rolle. Stellen Sie sich vor, Sie sitzen gemütlich zu Hause, und plötzlich hören Sie lautes Hämmern. Sie schauen aus dem Fenster: Ein Schwarzer versucht, die Tür eines nahe gelegenen Hauses aufzubekommen. Als rechtschaffene Bürgerin rufen Sie die Polizei, die kommt und den Mann festnimmt. Glückwunsch! Sie haben soeben die Verhaftung von Henry Louis Gates jr., Professor für Literaturwissenschaft an der Universität Harvard, veranlasst. So geschehen am 16. Juli 2009. Gates versuchte, die Vordertür seines Hauses aufzubekommen, die sich offensichtlich verzogen hatte, während er auf Reisen war.[776] Ein klassischer Fall von affektivem Realismus. Die Augenzeugin in diesem Fall hatte eine affektive Stimmung, die sich auf ihre Konzepte über Verbrechen und Hautfarbe stützte. Sie zog daraus die Schlussfolgerung, dass der Mann auf der anderen Straßenseite gerade ein Verbrechen beging.

Ein ähnlicher Fall von affektivem Realismus wurde zur Geburtsstunde der zweifelhaften «Stand your ground»-Gesetzgebung in Florida. Dieses Gesetz erlaubt Ihnen, zum Zweck der Selbstverteidigung tödliche Gewalt anzuwenden. Voraussetzung ist, dass Sie die begründete Annahme haben, Ihr Leben sei bedroht oder Sie riskierten schwere körperliche Verletzungen. Tatsächlich geht dieses Gesetz auf einen realen Fall zurück, der jedoch anders gelagert war, als man annehmen würde. Die Geschichte lautet so: 2004 schlief ein älteres Ehepaar in einer Wohnwagensiedlung in Florida. Jemand versuchte einzubrechen, also griff der Mann, James Workman, zu seinem Gewehr und schoss. Die tragische Wahrheit aber ist: Workmans Wohnwagen stand in einer Gegend, die von einem Hurrikan verwüstet worden war. Der Mann, der erschossen wurde, war Angestellter der Federal Emergency Management Agency, des Katastrophenschutzes. Rodney Cox, das Opfer, war schwarz, Workman hingegen ist weiß. Workman ging in einem Anfall von affektivem Realismus davon aus, dass Cox Böses im Schilde führte, und eröffnete so das Feuer auf den unschuldigen Mann. Doch diese *erste* Erzählung, die auf Verzerrungen der Wahrheit beruht, lieferte in Florida die Rechtfertigung für dieses Gesetz.[777]

So ist die Entstehungsgeschichte der «Stand your ground»-Gesetze eigentlich der beste Beweis für ihre Nutzlosigkeit. Es ist nämlich unmöglich, in einer Gesellschaft, in der rassistische Klischees weit verbreitet sind und die Wahrnehmung anderer Menschen vom affektiven Realismus beeinflusst ist, «Angst um das eigene Leben» objektiv zu begründen. All die Rechtfertigungen für diese Art Gesetz triefen nur so vor affektivem Realismus.

Wenn Ihnen diese Gesetze noch keine Angst einjagen, dann überlegen Sie einmal, wie sich der affektive Realismus bei den Personen auswirkt, denen das Gesetz erlaubt, nicht sichtbar Waffen zu tragen. Denn wie wir Bedrohung durch andere Menschen wahrnehmen, wird zweifelsfrei vom affektiven Realismus gesteuert. Er ist quasi eine Art Garantie, dass Unschuldige aus Versehen erschossen werden. Es ist ganz simpel: Sie sagen eine Bedrohung vorher. Der Sinnesinput von der Außenwelt widerspricht. Aber Ihr Kontrollnetzwerk spielt diese Meldung herunter und hält das Bedrohungsszenario aufrecht. Und, peng!, schon haben Sie einen harmlosen Mitbürger abgeknallt. Das menschliche Gehirn ist so ausgelegt, dass es solchen Täuschungen erliegt – verantwortlich dafür ist der gleiche Prozess, der unsere Tagträume und Fantasievorstellungen hervorbringt.

Ich will mich hier nicht weiter in die Diskussion über Schusswaffen einmischen, aber aus wissenschaftlicher Perspektive sollten Sie über eines nachdenken: Die Gründungsväter der Vereinigten Staaten hatten triftige Gründe, das «Recht der Menschen auf Waffenbesitz und Waffentragen» im Zweiten Zusatzartikel der Verfassung zu verankern.[778] Aber sie waren nun mal keine Neurowissenschaftler. 1789 wusste niemand, dass das menschliche Gehirn jede Wahrnehmung selbst konstruiert und von interozeptiven Vorhersagen gesteuert wird. Heute sind über 60 Prozent der US-Bevölkerung der Meinung, die Kriminalität sei auf dem Vormarsch (obwohl sie einen historischen Tiefstand erreicht hat). Sie glauben, der Besitz einer Waffe gebe ihnen mehr Sicherheit.[779] Diese Überzeugungen sind geeignet, Menschen – unter der Einwirkung von affektivem Realismus – dazu zu verleiten, tödliche Bedrohungen zu sehen, wo keine sind, und entsprechend zu handeln. Da wir mit Sicherheit wissen, dass unsere Sinne nicht die objektive Realität enthüllen, sollte dieses entscheidende Wissen nicht auch unsere Gesetzgebung beeinflussen?

Im Großen und Ganzen hat unser Rechtssystem enorme Probleme, mit der Tatsache zurechtzukommen, dass zahllose wissenschaftliche Beweise zeigen, inwiefern unsere Sinne kein exaktes Bild der Außenwelt liefern. Seit Jahrhunderten gilt die Aussage von Augenzeugen als verlässlichster Beweis überhaupt. Wenn ein Zeuge sagt: «Ich habe gesehen, wie er es getan hat» oder: «Ich habe sie genau das sagen hören», dann gelten diese Aussagen als Tatsachen. Das Gehirn behandelt Erinnerungen auch so, als seien sie rein und unverfälscht ins Gehirn gelangt und dort so gespeichert worden, sodass man sie später einfach abrufen oder wie einen Film abspielen kann.[780]

So wie Geschworene ihre Überzeugungen nicht überwinden können, um die unverfälschte Version der Wirklichkeit zu erkennen, so liefern auch Zeugen und Angeklagte keine Ansammlung von Fakten, sondern eine Beschreibung ihrer persönlichen Wahrnehmungen. Dann sieht man das Bild von Serena Williams aus Kapitel 3 und schwört später im Zeugenstand auf die Bibel, dass sie vor Entsetzen schrie. Alles, was Augenzeugen aussagen, fußt auf Erinnerungen, die im Augenblick konstruiert werden und von früheren Erfahrungen geprägt sind, die ihrerseits ebenso konstruiert waren.

Der Psychologe Daniel L. Schacter ist einer der weltweit renommiertesten Experten für Erinnerungen. Er berichtet von einem Fall brutaler Vergewaltigung, die 1975 in Australien stattfand.[781] Das Opfer erzählte der Polizei, sie hätte das Gesicht ihres Angreifers klar erkannt. Sie identifizierte ihn als Donald Thomson, einen Wissenschaftler. Aufgrund dieses Augenzeugenberichts verhaftete die Polizei Thomson am nächsten Tag. Nur hatte Thomson ein wasserdichtes Alibi: Zur Zeit der Vergewaltigung war er im Fernsehen interviewt worden. Es stellte sich heraus, dass auf dem Fernseher des Opfers gerade Thomsons Interview lief, als ein Mann in ihr Haus eindrang. In diesem Interview ging es ausgerechnet um Erinnerungsverzerrungen. Die arme Frau hatte in ihrer traumatischen Erfahrung Thomsons Gesicht und Identität irgendwie auf ihren Angreifer projiziert.

Viele fälschlich angeklagte Männer haben nicht so viel Glück wie Thomson. Die Geschworenen nehmen die Aussagen von Augenzeugen sehr ernst. Und doch akzeptieren sie falsche Identifikationen ebenso wie richtige, wenn das Opfer nur so klingt, als sei es sich ganz sicher. Eine Studie untersuchte Gerichtsurteile, die später durch einen DNS-Nachweis aufgehoben wurden. 70 Prozent davon beruhten auf den Aussagen von Augenzeugen.[782]

Augenzeugenberichte sind vermutlich der am wenigsten belastbare Beweis. Erinnerungen sind eben nicht wie Fotos – sie sind Simulationen, die von den gleichen Core-Netzwerken generiert werden, die Erfahrungen und Wahrnehmungen von Emotionen konstruieren. Eine Erinnerung wird in Ihrem Gehirn bruchstückhaft repräsentiert durch Muster feuernder Neuronen. Die «Erinnerung» ist eine Kaskade von Vorhersagen, die das Ereignis rekonstruieren. Ihre Erinnerungen sind also anfällig für Umformungen durch aktuelle Umstände, beispielsweise, weil Ihr Körper im Zeugenstand alle Anzeichen der Erregung zeigt oder weil Sie vom hartnäckigen Anwalt der Verteidigung bedrängt werden.

Das Gesetz hat sich lange Zeit gelassen mit der Einsicht, dass Erinnerungen konstruiert sind, aber das ändert sich gerade. Die Supreme Courts von New Jersey, Oregon und Massachusetts gehen hier mutig voran. Dort erhalten die Geschworenen mittlerweile Instruktionen, die ihnen - basierend auf wissenschaftlichen Erkenntnissen - Schritt für Schritt aufzeigen, was bei einem Augenzeugenbericht alles schiefgehen kann.[783] Sie erfahren, dass Erinnerungen konstruiert sind und mitunter beeinflusst von Überzeugungen, die zu Verzerrungen und Illusionen führen. Sie lernen, dass die Instruktionen der Anwälte bzw. der Polizeibeamten mitunter zu Voreingenommenheit führen und dass die Gewissheit einer Zeugin nicht heißt, dass ihre Aussagen zutreffend sind. Man erklärt ihnen, wie Stress das Gedächtnis beeinflussen kann und dass Augenzeugenberichte ein Hauptgrund waren, warum drei Viertel aller Angeklagten, die später aufgrund eines DNS-Beweises entlastet wurden, für ein Verbrechen verurteilt wurden, das sie nicht begangen hatten.[784]

Bedauerlicherweise werden solche Anleitungen noch nicht verwendet, um den Geschworenen zu erklären, was ein emotionaler Ausdruck oder eine mentale Inferenz ist und wie diese konstruiert werden.

***

Die Gestalt des sachlichen Richters, der im Einklang mit dem Gesetz objektive Entscheidungen trifft, ist in vielen Gesellschaften archetypisch. Das Gesetz erwartet von Richterinnen und Richtern, dass sie unvoreingenommen sind, denn wären sie gefühlsmäßig involviert, würden sie vermutlich keine fairen Urteile sprechen. «Gute Richter sind stolz auf ihre rationalen Urteile und die Unterdrückung ihrer persönlichen Neigungen», schrieb Antonin Scalia, mittlerweile verstorbener Richter am U.S. Supreme Court, «vor allem, was ihre Emotionen angeht.»[785]

In gewisser Weise wirkt eine rein rationale Herangehensweise bei juristischen Entscheidungen faszinierend, ja edel. Aber wie wir mittlerweile wissen, unterscheidet das Gehirn nicht zwischen Leidenschaft und Vernunft. Wir mussten uns noch nicht mal anstrengen, um zu zeigen, dass diese Unterscheidung auf tönernen Füßen steht. Sie geriet mehr oder weniger von selbst ins Wackeln.

Nehmen wir als Erstes die Vorstellung, eine Person, die das Richteramt ausführt, könne leidenschaftslos sein, was man gleichsetzen kann mit «keine Affekte haben» (nicht: «keine Emotionen»). Das ist biologisch unmöglich, es sei denn, sie hätte einen Hirnschaden. Wie wir in Kapitel 4 gesehen haben, kann keine Entscheidung frei von Affekten getroffen werden, solange der lautstarke Körperbudgetschaltkreis die Vorhersagen im ganzen Gehirn antreibt.

Affektfreie Entscheidungen auf dem Richterstuhl sind ein Märchen. Robert Jackson, seines Zeichens ebenfalls Richter am U.S. Supreme Court, meint, «leidenschaftslose Richter» seien «mythische Geschöpfe» wie «Weihnachtsmann, Uncle Sam oder der Osterhase».[786] Wissenschaftliche Erkenntnisse belegen, dass er damit ins Schwarze trifft. Erinnern Sie sich noch an die Untersuchung, die zeigte, dass Bewährungsanhörungen vor der Mittagspause dazu führten, dass die Richter den Häftling für ihre unangenehmen Affekte verantwortlich machten und nicht ihren Hunger (Kapitel 4)?[787] In einer weiteren Reihe von Experimenten legte man mehr als 1800 Staats- und Bundesrichtern und -richterinnen aus den Vereinigten Staaten und Kanada Szenarien aus zivil- und strafrechtlichen Verfahren vor und bat sie um ihr Urteil. Einige der Szenarien waren vollkommen identisch bis auf ... die Tatsache, dass in manchen Fällen die Angeklagten sympathischer bzw. unsympathischer gezeichnet wurden. Die Versuchsleiter fanden heraus, dass die Richter im Allgemeinen zugunsten einnehmender, sympathischer Menschen entschieden.[788]

Selbst der U.S. Supreme Court ist nicht immun gegen Leidenschaften. Ein Team von Politikwissenschaftlern untersuchte 8 Millionen Worte, die über einen Zeitraum von 30 Jahren während der mündlichen Ausführungen bzw. Befragungen von den Richtern geäußert worden waren. Sie fanden heraus, dass das Urteil negativ ausfiel, wenn die Richter in ihren Äußerungen gegenüber den Anwälten «mehr unangenehme Worte» gebrauchten.[789] Sie können also von vornherein feststellen, wer unterliegen wird, wenn Sie die richterliche Befragung auf negative Wortwahl untersuchen. Und nicht nur das: Wenn Sie die affektiven Konnotationen[790] während der mündlichen Ausführungen der Richter unter die Lupe nehmen, können Sie deren Urteil prognostizieren.

Allein der gesunde Menschenverstand sagt uns schon, dass Richterinnen und Richter im Gerichtssaal starken Affekten ausgesetzt sind. Wie auch nicht? In ihren Händen liegt die Zukunft der Angeklagten. In ihrem Alltag haben sie mit ruchlosen Verbrechern zu tun und mit schwer verletzten Opfern. Ich weiß, wie anstrengend das ist, weil ich selbst als Therapeutin für Opfer von Vergewaltigungen und Kindesmissbrauch tätig war. Manchmal habe ich auch mit den Tätern gearbeitet. Richter begegnen auch Angeklagten, die sympathischer sind als ihre Opfer, eine Situation, die herausfordernd ist, vor allem in einem Gerichtssaal mit streitenden Anwälten und zischelnden Zuschauern. Mitunter lasten die Affekte eines ganzen Landes auf den Schultern eines Richters. David Souter[791], früherer Richter am U.S. Supreme Court, musste in der Causa Bush versus Gore entscheiden. Er hatte Tränen in den Augen, als er sein Urteil verkündete (und mit ihm das halbe Land). Diese enorme geistige Anstrengung belastet das Körperkonto jedes rechtsprechenden Menschen. Ein solches

Leben ist geprägt von einer intensiven emotionalen Dauerbelastung, zu der noch der permanente Druck kommt, stets unvoreingenommen sein zu müssen.[792]

Doch das Gesetz hält die Fiktion vom unparteiischen Richter selbst auf höchster Ebene aufrecht. Als man die spätere Richterin am Supreme Court Elena Kagan bei ihrer Anhörung 2010 fragte, ob Gefühle bei der Entscheidung über einen Fall eine Rolle spielen sollten, antwortete sie: «Es zählt einzig das Gesetz.» Richterin Sonia Sotomayor stieß bei den Anhörungen, die ihre Nominierung für den U.S. Supreme Court bestätigen sollten, auf Gegenwind, weil Senatoren fürchteten, dass ihre Fähigkeit, ein faires Urteil zu sprechen, durch ihre Emotionen und Empathie beeinträchtigt sein könnte. Dabei vertrat sie im Wesentlichen nur die Meinung, dass Richter zwar Gefühle haben, aber ihre Entscheidungen nicht auf dieser Grundlage treffen sollten.

Nichtsdestotrotz steht eindeutig fest, dass Personen, die Recht sprechen, in ihren Entscheidungen nicht frei von Affekten sind. Die nächste Frage ist also: *Sollten* sie das denn? Ist die reine Vernunft tatsächlich der Königsweg zu einem weisen Urteil? Stellen Sie sich einen Menschen vor, der sachlich-nüchtern das Pro und Contra abwägt, ob ein Mensch sterben soll oder nicht. Ohne den Hauch einer Emotion. Wie Hannibal Lecter in *Das Schweigen der Lämmer*. Oder Anton Chigurh in *No Country for Old Men*. Natürlich geht es hier um Fiktion, aber es ist ebendiese Art leidenschaftslosen Urteilens, die das Gesetz in Strafsachen von einem Richter fordert.[793] Dabei ist es besser, von Affekten klug Gebrauch zu machen, statt so zu tun, als gäbe es sie nicht. William Brennan, ebenfalls Richter am U.S. Supreme Court, schreibt: «Sensibel zu sein für die eigenen intuitiven und emotionalen Reaktionen, ja das Gespür für die menschliche Erfahrung, ist daher nicht nur ein unvermeidlicher, sondern ein wünschenswerter Part des Rechtsprechungsprozesses, ein Aspekt, den man eher fördern statt fürchten sollte.»[794] Der entscheidende Punkt ist die emotionale Granularität: ein ebenso breites wie tiefes Spektrum an (emotionalen, physischen und anderen) Konzepten, um mit dem Ansturm körperlicher Empfindungen umgehen zu können, die Teil dieser Aufgabe sind.

Nehmen wir zum Beispiel einen Richter, der über einen Angeklagten wie James Holmes entscheiden muss. Der Angeklagte ermordete 2012 in Aurora, Colorado, zwölf Kinobesucher und verletzte 70 weitere während einer Mitternachtsvorstellung eines Batman-Films.[795] Dieser Richter könnte vielleicht eine Instanz von Wut konstruieren, aber dieses Gefühl allein wäre vermutlich problematisch.[796] Wut könnte ihn dazu bringen, über Holmes ein schweres Urteil zu verhängen, um Vergeltung zu üben. Damit aber würde er die moralische Ordnung gefährden, auf der das Verfahren beruht. Als Gegengewicht gegen diese einseitige Sicht würde ein Rechtsgelehrter dem Richter vielleicht empfehlen, mehr Mitgefühl für den Angeklagten zu entwickeln, der möglicherweise geistig gestört ist oder selbst ein Opfer.[797] Wut ist eine Form der Unwissenheit[798], in diesem Fall der Unwissenheit in Bezug auf die Perspektive des Angeklagten. Holmes hatte offensichtlich schon seit Jahren mit mentalen Problemen gekämpft. Seinen ersten Selbstmordversuch unternahm er mit elf Jahren. Auch im Gefängnis versuchte er mehrfach, sich das Leben zu nehmen. Allerdings ist es schwer, Mitgefühl aufzubringen, wenn ein Angeklagter in einem Kino einfach so das Feuer auf Unschuldige eröffnet. Über all dem nicht zu vergessen, dass er dennoch ein menschliches Wesen ist, ganz egal, wie schlimm oder grausam seine Tat war, fällt ebenfalls nicht immer leicht. Aber gerade dann ist Mitgefühl am allernötigsten. Es hindert den Richter vielleicht daran, den Angeklagten mit einer schweren Strafe zu belegen, und trägt dazu bei, dass die strafrechtliche Entscheidung weiterhin moralisch auf festem Boden steht, statt sich vom Vergeltungsgedanken motivieren zu lassen.[799] Ebendiese Art emotionaler Granularität ermöglicht den weisen Gebrauch von Emotionen im Gerichtssaal.[800]

Vor diesem Hintergrund entscheidet letztlich die Absicht des Richters bzw. der Richterin, welche Emotionen für ihn oder sie in einem Verfahren am zweckdienlichsten sind. Was soll mit der Strafe erreicht werden? Vergeltung? Verhinderung künftiger Verbrechen? Rehabilitation des oder der Angeklagten? All das hängt letztlich davon ab, welche Theorie des menschlichen Geistes das Gesetz vertritt. Wie immer die Zielsetzung aussieht: Die Strafe muss so beschaffen sein, dass die Menschlichkeit der Angeklagten gewahrt bleibt und die Menschlichkeit der Opfer gewürdigt wird, auch wenn die Angeklagten ein entsetzliches Verbrechen verübt haben. Andernfalls wird das Rechtssystem selbst infrage gestellt.

***

Wieso aber können wir jemand vor den Kadi schleifen, wenn er uns ein Bein, nicht aber, wenn er uns das Herz gebrochen hat? Aus gesetzlicher Sicht sind emotionale Schäden weniger gravierend als physische und verdienen daher eine geringere Strafe. Es liegt schon eine gewisse Ironie darin, dass das Gesetz zwar die Unversehrtheit unseres physischen Körpers schützt, nicht aber die des Geistes, obwohl der Körper nur der Behälter für das Organ ist, das Sie zu dem macht, was Sie sind - Ihr Gehirn. Geist und Körper sind hier getrennt. (Lassen Sie uns an dieser Stelle das Glas auf René Descartes erheben.)

Wenn es etwas gibt, was Sie aus diesem Buch mitnehmen können, dann die Erkenntnis, dass die Grenzen zwischen dem Geistigen und dem Körperlichen durchlässig sind. Kapitel 10 hat zumindest ansatzweise gezeigt, in welcher Weise chronischer Stress, elterliche Gewalt und Vernachlässigung und andere psychische Belastungen schließlich zu körperlichen Erkrankungen bzw. Schädigungen führen. Außerdem haben wir gesehen, dass Stress und proinflammatorische Zytokine für zahlreiche gesundheitliche Probleme verantwortlich sind: Atrophie von Gehirnarealen und eine größere Wahrscheinlichkeit, an Krebs, Herz-Kreislauf-Krankheiten, Diabetes, Schlaganfällen, Depressionen und zahlreichen weiteren Leiden[801] zu erkranken.

Doch damit nicht genug: Emotionale Schäden können Ihr Leben verkürzen. In Ihrem Körper befinden sich kleine Pakete genetischen Materials, die an den Enden Ihrer Chromosomen sitzen wie schützende Kappen – Telomere. Alle lebenden Wesen haben diese Telomere – Menschen, Fruchtfliegen, Amöben, ja selbst die Pflanzen in Ihrem Garten. Wann immer sich Ihre Zellen teilen, werden die Telomere ein bisschen kürzer (obwohl sie von einem Enzym namens Telomerase repariert werden können). Ihre Länge nimmt also langsam ab, und wenn sie zu kurz geworden sind, sterben Sie. Das ist der ganz normale Alterungsprozess. Aber was verkürzt die Telomere noch zusätzlich? Stress. Kinder, die schon in jungen Jahren Notzeiten durchmachen, haben kürzere Telomere.[802] Anders ausgedrückt: Emotionale Verletzungen können schlimmere Schäden anrichten, länger bestehen bleiben und später mehr Probleme anrichten als ein gebrochenes Bein. Was wiederum heißt, dass das Rechtssystem mit seiner milderen Bewertung bleibender Schäden infolge von emotionalen Verletzungen falschliegt.

Ein weiteres Beispiel wäre chronischer Schmerz. Das Gesetz betrachtet chronischen Schmerz mehr oder weniger als «emotional», weil er nicht mit einem sichtbaren Gewebeschaden verbunden ist. In diesen Fällen urteilt das Gericht meist, dass das Leiden nicht real genug ist, um einen Anspruch auf Schadenersatz zu begründen. Menschen, die unter chronischen Schmerzen leiden, gelten häufig als geistig gestört, und dies umso mehr, wenn sie sich für eine Operation entscheiden, um ihr «illusorisches» Leid zu lindern. Häufig lehnen Versicherungsgesellschaften eine Kostenübernahme bei chronischem Schmerz ab, weil er als psychisch, nicht als körperlich verursacht gilt. Die betroffene Person kann nicht arbeiten, trotzdem erhält sie kein Krankengeld. Aber wie wir im vorangegangenen Kapitel gesehen haben, ist chronischer Schmerz vermutlich eine Krankheit, die das Gehirn falsche Vorhersagen anstellen lässt.[803] Das Leiden ist real. Das Gesetz übersieht hier, dass Vorhersagen und Simulationen die normale Funktionsweise des Gehirns sind. Im Falle von chronischem Schmerz geht es nur um das Ausmaß, nicht um den Vorgang selbst.

Interessanterweise akzeptiert das Gesetz in anderen Fällen durchaus, dass es Schädigungen gibt, die sich erst in der Zukunft auswirken. Ein bekanntes Beispiel ist das Golfkriegssyndrom, eine chronische Krankheit mit vielfältiger Symptomatik, die durch unbekannte Faktoren während des Golfkriegs verursacht wurde. Die Folgen aber zeigten sich erst deutlich später. Das Golfkriegssyndrom wird kontrovers diskutiert. Man ist sich noch nicht mal einig, ob es eine Erkrankung im medizinischen Sinne ist. Trotzdem sind viele Veteranen mit diesem Syndrom vor Gericht gezogen. Bei keinem anderen Phänomen hat das Gesetz Stress oder andere, nicht gewebebedingte, Schäden als Grundlage für Entschädigungen akzeptiert. (Es werden auch kaum Auszeichnungen für erlittenen Schmerz oder Stress vergeben.)

Trotzdem möchte ich hier anmerken, dass die Gesetzgebung zutiefst widersprüchlich ist, was den Umgang mit emotionalen Verletzungen angeht, wie sich zum Beispiel an den internationalen Regelungen zur Folter zeigt. Die Genfer Konvention untersagt, Kriegsgefangenen psychische Schäden zuzufügen. Auch die Verfassung der Vereinigten Staaten verbietet «grausame und unübliche Strafen».[804] Es ist also ungesetzlich, wenn eine Regierung Gefangene psychisch foltert. Aber es ist absolut legal, einen Gefangenen für lange Zeit in Einzelhaft zu stecken, obwohl der Stress dieser Maßnahme die Telomere des Betreffenden und damit sein Leben sicherlich verkürzt.[805]

Es ist auch legal, dass mobbende Schülerinnen in der Highschool Ihr Kind beleidigen, quälen und demütigen, auch wenn dadurch seine Telomere und damit seine Lebensspanne verkürzt wird. Wenn eine Gruppe von Mädchen in der Mittelstufe ein anderes Mädchen bewusst ausschließt, dann geschieht das mit Vorsatz und der Absicht, Leid zu verursachen. Trotzdem lässt sich gesetzlich nicht dagegen vorgehen. Ein bekannter Fall ist der der 15-jährigen Phoebe Prince, die sich 2010 erhängte, nachdem sie monatelang Opfer verbaler Aggression und körperlicher Bedrohung gewesen war.[806] Sechs Teenager wurden wegen Mobbing, Stalking und körperlicher Angriffe angeklagt. Eine zivile Nebenklage wurde zugelassen. Die sechs hatten Phoebe schikaniert und dann auch noch auf der Facebookseite, die zu ihrem Gedenken eingerichtet worden war, verächtliche Kommentare hinterlassen. Dieser Fall sorgte dafür, dass in Massachusetts Gesetze gegen Mobbing erlassen wurden. Das ist ein Anfang, aber diese Gesetze greifen nur in wirklich drastischen Fällen. Wie aber regelt man das Verhalten auf dem Spielplatz rechtlich?[807]

Mobber schikanieren andere bewusst, aber ist es ihre Absicht, sie zu schädigen? Das können wir nicht mit Sicherheit sagen, aber ich bezweifle es. Vielen Kindern ist nicht klar, dass das seelische Leid, das sie anderen verursachen, zu physischen

Krankheiten, atrophierten Gehirnarealen, einem niedrigeren IQ und verkürzten Telomeren führen kann. Das sind nun mal Kinder, sagen wir entschuldigend. Aber Mobbing hat sich ja zu einer nationalen Epidemie ausgewachsen. In einer Studie gaben US-weit mehr als 50 Prozent der befragten Kinder an, dass sie in der Schule innerhalb von zwei Monaten mindestens einmal entweder selbst verbal oder sozial geärgert worden seien oder ihrerseits ein anderes Kind gemobbt hätten. Über 20 Prozent beschrieben, schon einmal Opfer körperlicher Schikanen geworden zu sein oder andere schikaniert zu haben. Mehr als 13 Prozent berichteten, dass sie mit virtuellem Mobbing konfrontiert waren.[808] Mittlerweile gelten Mobbing und körperliche Gewalt in Schulen als ernsthaftes Risiko für die kindliche Gesundheit, das lebenslange Folgen nach sich ziehen kann. Zum Zeitpunkt der Drucklegung dieses Buches stellen das U.S. Institute of Medicine sowie das National Research Council's Committee on Law and Justice einen umfassenden Bericht über die biologischen und psychischen Konsequenzen des Mobbings zusammen.

Wenn Sie seelischen Belastungen ausgesetzt sind, ob nun durch Mobbing oder durch andere Faktoren verursacht, sollte Ihr Leid dann als Schädigung gelten und sollten die Verursacher dafür bestraft werden? Ein Fall, der sich erst jüngst zugetragen hat, legt als Antwort ein Ja nahe. Ein Unternehmen in Atlanta verlangte von seinen Mitarbeitern DNS-Proben, weil jemand die Lagerhäuser der Firma mit Fäkalien verschmutzte.[809] Es ist illegal, genetische Proben ohne Zustimmung des Betroffenen zu nehmen. (Dies stellt eine Verletzung des Genetic Information Nondiscrimination Acts dar.) Zwei der Angestellten reichten Klage ein und bekamen etwa 250 000 Dollar Schadenersatz zugesprochen, weil man sie gemobbt und gedemütigt hatte.[810] Dazu kamen bemerkenswerte 1,75 Millionen Dollar als Strafschadenersatz für «emotionale

Nötigung und mentale Belastung». Der höhere Betrag wurde nicht für einen tatsächlich erlittenen Schaden zugesprochen, sondern für den *potenziellen* Schaden in der Zukunft. Schließlich konnte man die persönlichen Gesundheitsdaten für den Rest ihres Lebens gegen die Kläger verwenden. Diese Angst im Hinblick auf die Zukunft ließ sich von den Geschworenen leicht simulieren, was zu einer mitfühlenden Betrachtung führte. Bei chronischen Schmerzen ist das schwieriger: Wie können Sie das Unsichtbare sehen? Es gibt keine Verletzungen, die man begutachten könnte, und überhaupt nichts, was Ihrem Gehirn bei der Simulation hilft. Darunter leidet das Mitgefühl und damit auch der Ausgleich für den Schaden.[811]

Das Rechtssystem hat schon aus rein praktischen Gründen Probleme im Umgang mit mentalem Leid. Wie wollen Sie dieses objektiv messen, wenn es keine Essenz bzw. keinen Fingerabdruck gibt? Außerdem sind physische Schäden wirtschaftlich leichter abschätzbar als emotionale, denn Letztere sind unglaublich vielfältig.[812] Wie sollen wir emotionalen Alltagsschmerz von bleibenden Schäden unterscheiden?

Vielleicht ist die wichtigste Frage hier: Wessen Leid zählt als Schaden? Wer verdient unser Mitgefühl und damit den Schutz des Gesetzes? Wenn Sie mir aus Fahrlässigkeit oder böser Absicht den Arm brechen, sind Sie mir etwas schuldig. Nicht aber, wenn Sie mir aus Fahrlässigkeit oder böser Absicht das Herz brechen. Selbst wenn wir uns jahrelang nahe waren, wechselseitig unser Körperbudget reguliert haben und die Trennung mich körperlich so erschüttert, dass ich Qualen leide, als wäre ich auf Drogenentzug.[813] Sie können einen anderen Menschen nicht wegen Liebeskummer verklagen, und wenn Sie sich das noch so sehr wünschen (oder der andere das wirklich verdient hat). Aufgabe des Gesetzes ist es, soziale Realität zu schaffen und durchzusetzen. Bei emotionalen Schadenersatzforderungen geht es letztlich darum, wessen Rechte wichtiger sind ... und wer als Mensch am meisten zählt.

***

Wie Sie gesehen haben, steht das Gesetz für die klassische Auffassung von Emotionen und das Menschenbild, das sich daraus ableitet. Diese essentialistische Story ist ein Märchen, das vom Gehirn und seinen Verbindungen zum Körper nicht gestützt wird. Ich werde mich deswegen im Folgenden weit aus dem Fenster lehnen und Geschworenen, Richtern und dem Rechtssystem im Allgemeinen einige Dinge ans Herz legen. Ich bin keine Juristin, und mir ist klar, dass das Anliegen der Wissenschaft ein anderes ist als das des Gesetzes. Mir ist auch klar, dass es eine Sache ist, über die grundlegenden Fragen der Menschheit in einem Buch zu spekulieren, und eine andere, auf dieser Grundlage gesetzliche Präzedenzfälle zu schaffen. Aber es ist wichtig, dass wir zumindest versuchen, Brücken zwischen den einzelnen Disziplinen zu schlagen. Denn die Neurowissenschaften und das Rechtssystem stehen, was wichtige Fragen der menschlichen Natur angeht, nicht mehr im Einklang. Diese Diskrepanzen müssen beigelegt werden, wenn das Rechtssystem weiterhin eine der beeindruckendsten Leistungen der Gesellschaft bleiben soll, um auch weiterhin die unveräußerlichen Rechte des Menschen auf Leben, Freiheit und das Streben nach Glück sicherzustellen.

Lassen Sie mich bei den Richtern und Geschworenen (und anderen Agierenden des Rechtssystems wie Anwältinnen, Polizeibeamten und Bewährungshelferinnen) beginnen, ihnen die wissenschaftlichen Grundlagen der Emotion und des vorhersagenden Gehirns zu erläutern. Die obersten Gerichtshöfe von New Jersey, Oregon und Massachusetts haben Schritte in die richtige Richtung unternommen. Sie instruieren ihre Geschworenen, dass die menschliche Erinnerung konstruiert und damit fehleranfällig ist. Einen ähnlichen Ansatz brauchen wir auch für die Emotionen. Zu diesem Zweck möchte ich fünf Punkte herausarbeiten – eine Art wissenschaftliches Manifest der Affekte für das Rechtssystem.

Der erste Punkt betrifft den sogenannten «Ausdruck» von Emotionen. Emotionen werden nicht ausgedrückt, gezeigt oder anderweitig in Gesicht, Körper und Stimme objektiv offenbart. Jede Person, die über Unschuld, Schuld und Strafe entscheidet, muss das wissen. Sie können bei einem anderen Menschen Wut, Trauer, Reue oder andere Emotionen nicht erkennen oder ablesen – Sie können nur raten. Manche dieser Entscheidungen aufs Geratewohl sind begründeter als andere. Ein faires Verfahren hängt davon ab, ob zwischen den Erlebenden (Angeklagte und Zeugen) und den Wahrnehmenden (Geschworenen und Richtern) eine Synchronisierung besteht. Und diese kann aus vielen Gründen schwer herzustellen sein. Manche Angeklagten sind geschickter darin, mit nonverbalen Gesten Informationen über ihre Gefühle wie zum Beispiel Reue zu vermitteln. Einige Geschworene können ihre Konzepte besser mit denen des Angeklagten synchronisieren als andere.[814] Was bedeutet, dass manche Geschworene sich mehr anstrengen müssen, um in schwierigen Situationen Emotionen einzuschätzen (z. B., wenn sie mit der Angeklagten oder Zeugin in politischen Dingen nicht einer Meinung sind oder die Angeklagte eine andere ethnische Zugehörigkeit aufweist). Geschworene sollten versuchen, sich in den anderen hineinzuversetzen, damit sie diese Synchronisierung leichter herstellen und Mitgefühl entwickeln können.[815]

Beim zweiten Punkt geht es um die Wirklichkeit. Was Sie

sehen, hören und über andere Sinneskanäle aufnehmen, ist immer von Ihren Gefühlen geprägt. Selbst eine äußerst objektiv klingende Zeugenaussage ist vom affektiven Realismus gefärbt. Geschworene und die rechtsprechenden Personen müssen über das vorhersagende Gehirn und den affektiven Realismus Bescheid wissen, um zu begreifen, dass ihre Gefühle buchstäblich ändern, was sie im Gerichtssaal sehen und hören. Ein gutes Beispiel dafür wäre das Video mit den Demonstranten, das ich schon erwähnt habe: Es zeigt klar, dass die politische Einstellung bestimmt, was wir als gewalttätig wahrnehmen und was nicht. Geschworene sollten auch verstehen, wie der affektive Realismus sich auf Zeugenaussagen auswirkt. Selbst eine simple Aussage wie «Ich sah, wie er ein Messer hielt», ist eine Wahrnehmung, die vom affektiven Realismus gefärbt ist. Die Aussagen von Augenzeugen sind keineswegs als unumstößliche Fakten zu betrachten.

Beim dritten Punkt geht es um Selbstkontrolle. Vorgänge, die sich reflexhaft anfühlen, müssen deswegen nicht außerhalb Ihrer Kontrolle liegen oder emotional sein. Ihr prädiktives Gehirn ermöglicht jeweils denselben Grad an Kontrolle, ob Sie nun eine Emotion konstruieren oder einen Gedanken bzw. eine Erinnerung. Der Angeklagte in einem Mordfall ist keine Seeanemone, hilflos der Umwelt ausgeliefert und von der Wut zu einem unvermeidlichen Akt der Aggression getrieben. Die meisten Instanzen von Wut führen, auch wenn sie sich noch so automatisch anfühlen, nicht zu einem Mord. Wut kann auch ganz bewusst über einen langen Zeitraum aufgebaut werden, ist also nicht an sich automatisch. Einen höheren Grad an Kontrolle zu haben, bedeutet auch, mehr Verantwortung für das eigene Handeln zu haben, ob es nun um eine Emotion oder Kognition geht.

Viertens: Vorsicht angesichts der Verteidigungsstrategie «Mein Gehirn hat mich das tun lassen». Geschworene und

Richter sollten skeptisch sein, wenn behauptet wird, bestimmte Gehirnareale würden direkt negatives Verhalten verursachen. Das ist einfach nur schlechte Wissenschaft. Jedes Gehirn ist einzigartig. Vielfalt ist die Norm (denken wir nur an den Degenerationseffekt), Abweichungen haben daher keine besondere Bedeutung. Gesetzeswidriges Verhalten hat sich noch nie einer bestimmten Gehirnregion zuordnen lassen. Daran ändert auch die Tatsache nichts, dass Wucherungen wie Tumoren oder offensichtliche Anzeichen neurodegenerativer Erkrankungen (wie manche Arten der frontotemporalen Demenz) es den Betroffenen erschweren, sich gesetzeskonform zu verhalten. Nichtsdestotrotz ist nicht jede dieser Erkrankungen gleichbedeutend mit einem Verstoß gegen das Rechtssystem.

Der fünfte und letzte Punkt betrifft den Essentialismus und seine Auswirkungen. Geschworene und Richter müssen wissen, dass es in jeder Kultur soziale Kategorien wie «Geschlecht», «Rasse», «Ethnie» oder «Religion» gibt.[816] Diese dürfen nicht als physikalische oder biologische Kategorien betrachtet werden, die durch natürliche Trennlinien voneinander abgegrenzt werden. Außerdem gehören emotionale Klischees nicht in den Gerichtssaal. Frauen sollten nicht dafür bestraft werden, wenn sie ihren Angreifern eher mit Wut als mit Angst entgegentreten. Männer hingegen sollten nicht bestraft werden, wenn sie sich hilflos und verwundbar fühlen statt mutig und aggressiv. Das Gesetz geht von der «vernünftigen Person» aus, aber das ist eine klischeehafte Fiktion, die im Übrigen auch nicht konsequent angewandt wird. Vielleicht ist es ja an der Zeit, die vernünftige Person zu Grabe zu tragen und ein anderes Referenzmodell zu entwickeln.

Doch nicht nur das «Fünf-Punkte-Programm» der Affekte hat uns zu beschäftigen, sondern auch der ewige Mythos vom leidenschaftslosen Richter, der von Mitgliedern des U.S. Supreme Court und anderen Rechtsgelehrten propagiert, aber auch infrage gestellt wird. Juristen mögen in ihren Fachzeitschriften die Rolle von Emotionen in der Rechtsprechung diskutieren, doch die Anatomie des menschlichen Gehirns lässt es unglaubhaft erscheinen, dass auch nur ein Mensch, und sei es ein Richter oder eine Richterin, der Wirkung der Interozeption und der Affekte bei seinen Entscheidungen entgehen kann. Emotionen sind nicht der Feind. Sie sind auch kein Luxus, sondern eine Quelle der Weisheit. Richter müssen ihre Emotionen nicht bekunden (was Therapeuten ja auch nicht tun). Aber sie müssen sich ihrer bewusst sein und sie nach bestem Wissen und Gewissen nutzen.

Um ihre Emotionen weise einzusetzen, sollten rechtsprechende Personen eine hohe emotionale Granularität entwickeln. Wenn sie ein unangenehmes Gefühl verspüren, dann hilft es, wenn sie feinkategorisieren können und (sagen wir mal) Wut von Gereiztheit oder Hunger unterscheiden. Wut kann daran erinnern, einem gleichgültigen Angeklagten, einem leichtgläubigen Ankläger, einem streitbaren Zeugen oder einem besonders aufdringlichen Verteidiger mit Mitgefühl zu begegnen. Ohne Mitgefühl kann Wut zu jenem Typus rachsüchtiger Bestrafung führen, der die Gerechtigkeit untergräbt, die doch das Fundament unseres Rechtssystems sein soll. Richter können ihre emotionale Granularität erhöhen, indem sie die Übungen aus Kapitel 9 anwenden: Erfahrungen sammeln, mehr Emotionsbezeichnungen lernen, mittels konzeptueller Kombination neue Emotionskonzepte erstellen und ergründen, ihre augenblicklichen emotionalen Erfahrungen dekonstruieren und rekategorisieren. Das hört sich nach viel Arbeit an, aber wie alle Fertigkeiten wird es mit zunehmender Übung leichter. Für Richter, die häufig mit Menschen aus einem anderen Kulturkreis befasst sind, würde es nicht schaden, wenn sie sich mit den unterschiedlichen kulturellen Normen bezüglich emotionaler Erfahrung und Kommunikation beschäftigten.

Des Weiteren sollten sie sich darüber informieren, wie der affektive Realismus die Wahl der Geschworenen beeinflusst. (Man nennt diesen Auswahlprozess *Voir dire*.) Häufig werden den potenziellen Geschworenen von Richtern oder Anwälten direkte, leicht durchschaubare Fragen gestellt wie: «Können Sie in diesem Verfahren objektiv, fair und unparteiisch urteilen?» Oder: «Kennen Sie den Angeklagten?» Oder die an diesem Prozess Beteiligten versuchen, etwaige Gemeinsamkeiten zwischen Geschworenen und Angeklagten aufzudecken. Steht beispielsweise ein Finanzberater vor Gericht, der Millionenbeträge aus den zur Altersvorsorge bestimmten Ersparnissen seiner Kunden veruntreut hat, dann fragt der Richter die potenziellen Geschworenen, ob sie selbst schon einmal Opfer eines Betruges geworden sind oder ob ein Verwandter als Finanzberater tätig ist. Doch solche oberflächlichen Parallelen markieren nur die Spitze des Eisbergs. Es ist vielleicht klüger, die affektive Nische der Jury-Kandidaten zu erkunden, um zu verstehen, wie sie in einem Verfahren urteilen würden. Auf diese Weise werden individuelle Vorurteile erkennbar, die die Wahrnehmung prägen. So könnte eine Richterin beispielsweise fragen, welche Zeitschriften die Kandidatin liest, welche Filme sie gerne sieht oder ob sie Video-Ballerspiele bevorzugt. Das sind durchweg Standardtechniken, die in der Psychologie Anwendung finden. Mithilfe dieser Informationen kann die Richterin auf der Grundlage dessen, womit die Befragte ihre Zeit verbringt, die mögliche Voreingenommenheit einschätzen, statt die Kandidaten direkt nach möglichen Vorurteilen zu fragen. (Diese Selbsteinschätzungen[817] sind tatsächlich nur selten begründet.)

Die Vorschläge, die ich bisher gemacht habe, sind alle leicht nachvollziehbar. Nun aber kommen wir zum schwierigen Teil – den wissenschaftlichen Erkenntnissen, die die Grundprinzipien des Rechts verändern könnten.

Wir wissen bereits, dass unsere Sinne uns kein unverzerrtes Bild der Wirklichkeit liefern und dass Richter und Geschworene zwangsläufig dem affektiven Realismus aufsitzen. Diese Faktoren sowie alles, was wir sonst noch über Geist und Gehirn wissen, führen zu einer einigermaßen radikalen Idee (ich habe beinahe Bedenken, sie zu äußern): Vielleicht ist es an der Zeit, die Institution des Geschworenengerichts als Fundament der Entscheidung über Schuld und Unschuld aufzugeben. Ja, diese Einrichtung ist Teil der amerikanischen Verfassung, aber die Menschen, die dieses Wahrzeichen unseres Rechtssystems geschaffen haben, hatten noch keine Ahnung, wie das menschliche Gehirn arbeitet. Sie wussten auch nicht, dass wir heute die Schuld eines Angeklagten durch die DNS unter den Fingernägeln des Opfers bestimmen können. Vor dem DNS-Beweis konnte das Gesetz nicht mit Sicherheit sagen, ob ein Urteil richtig oder falsch war.[818] Das Rechtssystem konnte nur entscheiden, ob das Urteil gerecht erging, d.h. ob die Regeln und Abläufe des Verfahrens dem Gesetz entsprachen. Gesetzmäßigkeit hieß also nicht «Wahrheit», sondern «Folgerichtigkeit».[819] Ein ordnungsgemäßes Verfahren hieß, dass bei der Entscheidung zwischen Schuld und Unschuld keine Verfahrensfehler begangen wurden, und nicht, dass das Urteil selbst richtig war. Das heutige Rechtssystem funktioniert nur, wenn wir annehmen, dass ein ordnungsgemäßes Verfahren immer ein gerechtes Resultat garantiert. Der DNS-Beweis hat all das verändert. Er mag nicht vollkommen sein, aber er ist unendlich objektiver als die affektgesteuerten Wahrnehmungen menschlicher Geschworener.

Existiert kein DNS-Beweis oder kann dieser nicht verwendet werden, dann kann man im Verfahren immer noch auf Geschworene verzichten und das Urteil der kollektiven Weisheit von mehreren Richtern überantworten, die nach dem Zufallsprinzip aus einer größeren Gruppe von Richterinnen und Richtern ausgewählt werden. Wie gesagt: Ich bin keine Rechtsgelehrte, nur Wissenschaftlerin, also können vermutlich kluge Juristenköpfe ein ausgewogenes juristisches System ersinnen. Ein Gremium erfahrener Fachleute, die sich ihrer selbst bewusst sind und eine hohe emotionale Granularität aufweisen, entgehen dem affektiven Realismus vielleicht eher als eine Jury. Auch diese Lösung ist nicht perfekt: Zumindest in den Vereinigten Staaten sind Richter meist älter, hauptsächlich europäisch-amerikanischen Ursprungs und stehen damit für bestimmte Überzeugungen, von denen sie sich trotzdem frei wähnen. Richter verhängen auch eher die Höchststrafe als Geschworene.[820] Eines allerdings ist sicher: Tag für Tag stehen in den USA Tausende Menschen vor einem Geschworenengericht und hoffen auf einen fairen Prozess. In Wirklichkeit aber werden sie von menschlichen Gehirnen verurteilt, die die Welt immer aus dem Blickwinkel ihrer Eigeninteressen sehen. Etwas anderes zu glauben, ist blanke Illusion, die vom Aufbau des Gehirns nicht gestützt wird.

Nun aber kommen wir zu der kniffligsten Frage von allen: Was bedeutet es, das eigene Verhalten zu kontrollieren und für die eigenen Taten verantwortlich zu sein? Das Gesetz (und meist auch die Psychologie) unterscheiden bei der Frage der «Verantwortung» zwei Fälle: Handlungen, die Sie verursacht haben, was einen hohen Grad an Verantwortung nach sich zieht, und Handlungen, die von der Situation verursacht sind, in der Sie sich befinden. Dies bedeutet einen geringen Grad an Verantwortung. Doch diese einfache Zweiteilung in innere versus äußere Verursachung passt nicht zur Wirklichkeit des prädiktiven Gehirns.

Eine konstruktivistische Sicht der menschlichen Natur geht nämlich von drei Formen von Verantwortung aus, nicht von zwei. Erstens «Verantwortung» im traditionellen Sinn: Ihr Verhalten in dem entscheidenden Augenblick. Sie betätigen den Abzug. Sie schnappen sich das Geld und flüchten. (Das Rechtssystem bezeichnet dies als *actus reus*, als schuldhafte Handlung.)

Die zweite Form der Verantwortung hat mit den spezifischen *Vorhersagen* zu tun, die zu der ungesetzlichen Handlung führten. (Das ist die *mens rea*, der schuldhafte Geist.) Ihr Verhalten entspringt nicht der «Laune» eines einzigen Augenblicks. Es ist von Vorhersagen gesteuert. Wenn Sie Geld aus der offenen Registrierkasse nehmen, sind Sie in diesem Moment die oder der Handelnde, aber die letztendliche Ursache für Ihr Handeln umfasst Konzepte wie «Registrierkasse», «Geld», «Eigentum» und «Stehlen». Jedes dieser Konzepte geht mit einer großen und vielfältigen Population von Instanzen in Ihrem Gehirn einher. Gründend auf diesen Instanzen, haben Sie Vorhersagen erstellt, die zu Ihrer Handlung führten. Wenn andere Menschen mit ähnlichen Konzepten (d.h. die «vernünftige Person») in die gleiche Situation gerieten und ebenfalls stehlen würden, dann sind Sie vielleicht weniger verantwortlich für Ihr Handeln. Hätten die anderen aber das Geld unangetastet gelassen, dann wöge Ihre Verantwortung schwerer.

Die dritte Form der Verantwortung hat mit den *Inhalten* Ihres konzeptuellen Systems zu tun, unabhängig davon, welche Vorhersagen Ihr Gehirn mithilfe dieses Systems trifft, wenn Sie das Gesetz brechen. Gehirn und Geist operieren ja nicht im luftleeren Raum. Jeder Mensch ist die Summe seiner oder ihrer Konzepte, die zu den Vorhersagen werden, die sein Verhalten steuern. Die Konzepte in Ihrem Kopf sind nicht nur das Produkt persönlicher Entscheidungen. Ihre Vorhersagen beruhen auf den kulturellen Einflüssen, in denen Sie mariniert werden.[821] Wenn ein amerikanischer Polizeibeamter europäischen Ursprungs einen unbewaffneten Schwarzen[822] erschießt, weil er aufgrund seines affektiven Realismus eine Waffe in der Hand der Zivilperson gesehen hat, dann gibt es in diesem Ereignis Faktoren, die über den gegenwärtigen Moment hinausreichen. Selbst wenn der Beamte offen rassistisch wäre, wurden seine Taten teils durch seine Konzepte verursacht, die auf seiner lebenslangen Erfahrung gründen. Letztere wiederum hat mit den US-amerikanischen Klischeevorstellungen über Rasse zu tun. Die Konzepte und Taten des Beamten sind ebenso geprägt von der lebenslangen Erfahrung mit den US-amerikanischen Stereotypen von Polizisten. All Ihre Vorhersagen werden nicht nur von Ihrer direkten Erfahrung gebildet, sondern ebenso indirekt von Film und Fernsehen, Ihrem Freundeskreis und den Symbolen Ihrer Kultur.[823] Es mag ja aufregend sein, dem Alltagsstress ein wenig zu entfliehen, indem man cineastisch in eine Welt urbaner Gewalt eintaucht oder ein bis zwei Stunden eine TV-Krimiserie genießt, aber der regelmäßige mediale Konsum des Kampfes von «Cop» versus «bad guy» hat seinen Preis. Diese Darstellungen verfeinern unsere Vorhersagen über die Gefahr, die Menschen eines bestimmten ethnischen oder sozioökonomischen Backgrounds für uns bedeuten. Ihr Geist ist nicht nur eine Funktion Ihres Gehirns, sondern auch der anderen Gehirne in Ihrer Kultur.

Diese dritte Form der Verantwortung wirkt in zwei Richtungen. Manchmal wird sie banalisiert zu: «Die Gesellschaft ist an allem schuld.» Diese Behauptung gilt als Kernstück liberaler Sentimentalität. Der Standpunkt, den ich vertrete, ist hier doch ein wenig nuancierter. Wenn Sie ein Verbrechen begehen, tragen auch definitiv Sie die Schuld daran. Aber Ihr Handeln wurzelt in Ihrem konzeptuellen System, und diese

Konzepte entstehen nicht durch Zauberei. Sie formen sich in der sozialen Realität, in der Sie leben, die Ihnen unter die Haut geht und Gene an- oder abschaltet bzw. Ihre Neuronen verschaltet. Sie lernen aus Ihrer Umwelt wie jedes andere Tier. Andererseits aber prägt jedes Tier seine Umwelt. Als menschliches Wesen haben Sie die Fähigkeit, Ihre Umwelt zu gestalten, um Ihr konzeptuelles System anzupassen. Das heißt, dass Sie letztlich auch für die Konzepte verantwortlich sind, die Sie übernehmen oder ablehnen.

Wie wir bereits in Kapitel 8 gesehen haben, erweitert Ihr vorhersagendes Gehirn den Horizont der Selbstkontrolle über den Moment des akuten Handelns hinaus und verstärkt so Ihre Verantwortung auf eine recht komplexe Weise. Ihre Kultur mag Ihnen vermitteln, dass Menschen einer bestimmten Hautfarbe mit höherer Wahrscheinlichkeit kriminell werden, aber Sie haben die Fähigkeit, den schädlichen Effekt zu reduzieren, den solche Überzeugungen anrichten können, und Ihre Vorhersagen in eine andere Richtung zu lenken. Sie können sich mit Menschen unterschiedlicher Hautfarbe anfreunden und mit eigenen Augen sehen, dass sie gesetzestreue Bürger sind. Oder Sie beschließen, keine Fernsehsendungen mehr anzusehen, die rassistische Stereotype verstärken. Oder Sie folgen blind den Normen Ihrer Kultur, akzeptieren die Klischeevorstellungen, die man Ihnen vermittelt, und sorgen dafür, dass Sie bestimmte Menschen mit größerer Wahrscheinlichkeit schlecht behandeln.

Dylann Roof, der Schwarze bei einem Bibelkreis erschoss, beschloss, sich mit Symbolen der weißen Vorherrschaft zu umgeben. Gut, er wuchs in einer Gesellschaft auf, die ein Rassismusproblem hat, aber das trifft auf die meisten Erwachsenen in den USA zu. Die Mehrheit von uns geht nicht hinaus und knallt Leute ab. Auf der Ebene der Neuronen gilt: Sie und Ihre Gesellschaft schaffen gemeinsam die Voraussetzungen, dass bestimmte Vorhersagen in Ihrem Gehirn wahrscheinlicher werden als andere. Doch die Verantwortung, sich den Einflüssen einer unheilstiftenden Ideologie zu widersetzen, liegt bei Ihnen. Die schwierige Wahrheit ist, dass jeder von uns am Ende Verantwortung für seine Konzepte trägt.

Das Gesetz kennt bereits Präzedenzfälle, was diese vorhersagebasierte Sicht der Verantwortung angeht. Fahren Sie beispielsweise unter Alkoholeinfluss Auto und verletzen jemanden, dann sind Sie für den verursachten Schaden verantwortlich, auch wenn Sie in Ihrem betrunkenen Zustand Ihre Gliedmaßen nicht mehr unter Kontrolle hatten. Sie hätten es besser wissen sollen, denn jeder Erwachsene in unserer Gesellschaft weiß, dass zum Rausch das Risiko gehört, falsche Entscheidungen zu treffen. Sie sind also schuldfähig in Bezug auf alles, was in der Folge passiert.

Das Gesetz nennt dies den Sachverhalt der Vorhersehbarkeit. Es geht nicht darum, ob Sie vorsätzlich gehandelt haben oder nicht: Sie sind haftbar, so oder so. Mittlerweile kennen wir genug wissenschaftliche Fakten, um diese Vorhersehbarkeit von der Makroebene des gesunden Menschenverstandes auf die Mikroebene der Millisekunden-Vorhersagen des Gehirns auszudehnen. Sie wissen, dass einige Ihrer Konzepte wie beispielsweise rassistische Klischeevorstellungen Ihnen Schwierigkeiten machen können. Wenn Ihr Gehirn vorhersagt, dass der schwarze Jugendliche vor Ihnen eine Waffe in der Hand hält, und Sie eine Waffe sehen, wo keine ist, so sind Sie, auch wenn der affektive Realismus Sie getäuscht hat, dennoch nicht frei von jeder Schuld, denn Sie stehen in der Verantwortung für Ihre Konzepte. Werden Sie sich aber solcher Stereotype bewusst und arbeiten daran, indem Sie Ihr Konzeptsystem erweitern, um Ihre Vorhersagen zu ändern, dann sehen Sie vielleicht immer noch eine Waffe, wo keine ist, und es kann immer noch zur Tragödie kommen. Aber Ihre

Schuld ist geringer, denn Sie haben Verantwortung übernommen, so gut Sie konnten.

Letztlich muss das Rechtssystem sich mit dem massiven Einfluss der Kultur auf die Konzepte und Vorhersagen des Individuums auseinandersetzen, da diese seine Erfahrungen und Handlungen steuern. Schließlich stellt das Gehirn seine Verkabelung auf die Realität ab, in der es lebt. Diese Fähigkeit ist eine der wichtigsten evolutionären Vorteile, die wir als Spezies haben. Wir tragen also auch eine gewisse Verantwortung für die Konzepte, die wir künftigen Generationen junger Hirne vermitteln. Doch das hat nichts mit dem Strafrecht zu tun. Es ist vielmehr eine politische Frage, die uns auf den ersten Zusatzartikel der Verfassung verweist, der uns die Redefreiheit garantiert. Der erste Zusatzartikel wurde beschlossen, weil Redefreiheit ermöglicht, dass Ideen gegeneinander antreten. So kommt schließlich die Wahrheit ans Licht. Doch die Urheber unserer Verfassung wussten ja nicht, dass die Kultur die Verkabelung des Gehirns beeinflusst. Ideen gehen uns unter die Haut, wenn sie nur lange genug hoch im Kurs stehen. Sobald eine Idee uns in Fleisch und Blut übergegangen ist, sind wir vielleicht nicht mehr in der Lage, sie zurückzuweisen.

***

Die Wissenschaft der Emotionen dient uns sozusagen als Scheinwerfer, um einige der fest im Gesetz verankerten Ideen über die menschliche Natur zu beleuchten - Ideen, die, wie wir heute wissen, von der Architektur des menschlichen Gehirns nicht gestützt werden. Der Mensch hat nicht eine rationale und eine emotionale Seite, wobei erstere die letztere reguliert. Richter können nicht von ihren Affekten abstrahieren, um ein ausschließlich vernunftbasiertes Urteil zu fällen. Geschworene können bei Angeklagten keine Emotionen erkennen. Scheinbar objektive Beweise sind vom affektiven Realismus gefärbt. Kriminelles Verhalten kann nicht auf einen einzigen Klumpen Gehirn zurückgeführt werden. Emotionale Schädigungen sind nicht nur leidvoll, sie können auch das Leben verkürzen. Kurz gesagt: Jede Wahrnehmung und Erfahrung in einem Gerichtssaal – oder anderswo – ist eine durch und durch persönliche, von der Kultur geprägte Sichtweise, die vom Sinnesinput aus der Welt korrigiert wird. Sie ist nicht das Resultat eines objektiven Prozesses.

Heute stehen wir an einem Wendepunkt. Die neue Wissenschaft von Geist und Gehirn beginnt allmählich, das Gesetz zu prägen. Indem wir unsere Erkenntnisse den Richtern, Geschworenen, Anwälten, Zeugen, Polizeibeamten und anderen Angehörigen des Rechtssystems vermitteln, können wir vielleicht ein System schaffen, das gerechter ist. Vielleicht werden wir die Institution des Geschworenenprozesses nicht so schnell los, aber in der gegenwärtigen Situation sind selbst einfache Maßnahmen wie die Aufklärung der Jurymitglieder über konstruierte Emotionen von Nutzen.

Im Moment hält das Rechtssystem Sie immer noch für ein emotionales Tier, über das der Zuckerguss des rationalen Denkens gezogen wurde. Wir haben diesen Mythos mit Beweisen und Beobachtungen widerlegt, aber eine Frage haben wir uns noch nicht gestellt: Sind denn Tiere überhaupt emotional? Sind die Gehirne der Primaten, unserer Verwandten, der Schimpansen zum Beispiel, in der Lage, Emotionen zu konstruieren? Und was ist mit Hunden? Haben sie Konzepte oder eine soziale Realität wie wir? Wie einzigartig sind unsere emotionalen Fähigkeiten im Tierreich denn wirklich? Damit werden wir uns im nächsten Kapitel beschäftigen.

# 12

# Ist ein knurrender Hund wütend?

Ich selbst habe zwar keinen Hund, doch mehrere meiner Freunde haben welche, und diese Vierbeiner gehören zu meiner erweiterten Familie. Einer meiner Lieblinge ist Rowdy, teils Golden Retriever, teils Berner Sennenhund. Ein energiegeladener, verspielter Schlingel, der stets in Bewegung ist. Seinem Namen entsprechend, bellt Rowdy und springt einen an. Und er knurrt, wenn andere Hunde oder Fremde sich nähern. Mit anderen Worten: Er ist ein Hund.

Manchmal ist Rowdy kaum zu bändigen, und das hätte ihn fast einmal das Leben gekostet. Rowdy ging mit seinem Frauchen, meiner Freundin Angie, spazieren, als ein Teenager auf ihn zutrat und ihn streicheln wollte. Rowdy kannte den Jungen nicht, also bellte er ihn an und sprang an ihm hoch. Der Junge trug keine sichtbaren Verletzungen davon, es war also eine echte Überraschung, als seine Mutter (die bei dem Vorfall nicht dabei war) Rowdy als «potenziell gefährlichen Hund» von der Polizei einsammeln ließ. Danach musste der arme Rowdy jahrelang mit einem Maulkorb durch die Gegend laufen. Und sollte Rowdy jemals wieder einen Menschen anspringen, wird er als «gefährlicher Hund» registriert und möglicherweise sogar eingeschläfert.

Der Junge hatte offensichtlich Angst vor Rowdy und nahm ihn als gefährlichen Hund wahr. Aber wenn Sie sich plötzlich einem knurrenden, bellenden Hund gegenübersehen, ist der Hund dann wütend? Oder handelt es sich einfach nur um Territorialverhalten oder den ungestümen Versuch, lieb zu sein? Kurz: Können Hunde Emotionen haben?

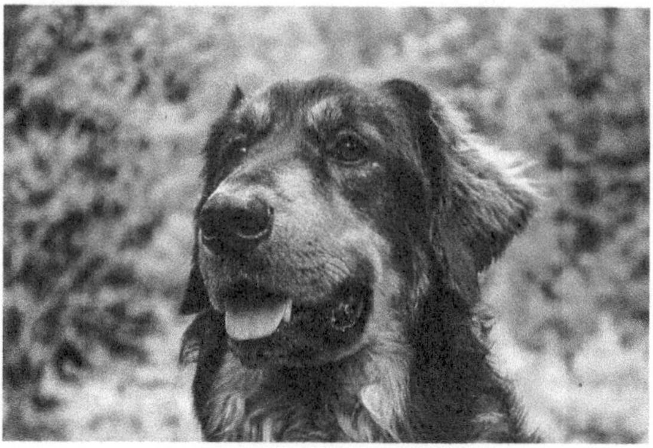

*Abb. 12.1: Rowdy*

Der gesunde Menschenverstand sagt hier: Ja, natürlich. Rowdy empfindet Emotionen, wenn er knurrt. Zahlreiche bekannte Bücher drehen sich um dieses Thema: Marc Bekoff, *Das Gefühlsleben der Tiere*. Virginia Morell, *Animal Wise*. Gregory Berns, *How Dogs Love Us*. Um nur ein paar zu nennen. Viele neue Studien informieren uns über wissenschaftliche Entdeckungen[824] bezüglich der Gefühle von Tieren: Hunde werden eifersüchtig[825], Ratten empfinden Reue[826], Krebstiere kennen Angst[827], und sogar Fliegen fürchten die Fliegenklatsche, die auf sie zukommt[828]. Wenn Sie mit Tieren leben, haben Sie sicher schon Verhalten beobachtet, das emotional zu sein schien: vor Angst im Kreis rennen, vor Freude springen, traurig winseln, liebevoll schnurren. Es scheint einfach *offensichtlich*, dass Tiere Emotionen genauso erleben wie wir.[829] Carl Safina, Autor von *Die Intelligenz der Tiere*, schreibt: «Haben andere Tiere nun menschliche Emotionen? Meine Antwort lautet, ja. Empfinden Menschen im Gegenzug auf animalische Art und Weise? Ja, es handelt sich um die gleichen Seelenregungen.»[830]

Manche Forschende sind sich da nicht so sicher. Sie nehmen an, dass Emotionen bei Tieren Illusion sind, dass

Rowdy Schaltkreise im Gehirn hat, die zwar für das Überleben sorgen, aber keine Emotionen erzeugen.[831] Aus deren Perspektive kann Rowdy sich dominant oder unterwürfig verhalten, kann sein Revier verteidigen oder einer Bedrohung aus dem Weg gehen. In all diesen Instanzen, so heißt es, könne Rowdy Vergnügen, Schmerz, Arousal und andere Affekte erleben, aber ihm stehe keine mentale Maschinerie zur Verfügung, die darüber hinausgeht. Diese Erklärung ist zutiefst unbefriedigend, weil sie unseren Erfahrungen widerspricht. Millionen Haustierbesitzer würden ihr letztes Geld darauf verwetten, dass ihre Hunde vor Wut knurren, traurig den Kopf hängen lassen und sich beschämt verstecken. Es ist schwer zu begreifen, dass diese Wahrnehmungen Illusionen sind, die auf allgemein affektiven Reaktionen beruhen.

Ich erlag selbst dem Zauber tierischer Emotionen. Meine Tochter hielt in ihrem Kinderzimmer jahrelang eine kleine Schar Meerschweinchen. Eines Tages erwarben wir ein Meerschweinchenbaby und tauften es Cupcake. In der ersten Woche, als Cupcake ganz allein in einem neuen Stall saß, schien sie tatsächlich zu weinen. Wenn ich sie in der Bauchtasche meines Pullovers herumtrug, wo es warm und mollig war, schien sie vor Glück zu glucksen. Wann immer ich auf den Käfig zuging, fingen die anderen Meerschweinchen an zu quieken und rannten weg. Nicht so Cupcake. Sie saß still, als würde sie warten, dass ich sie aufnehme. Dann krabbelte sie eiligst in meine Halsbeuge und stupste mich an. Es war schwer, dem Glauben zu widerstehen, dass sie mich liebte. Monatelang war Cupcake die Gefährtin langer Nächte. Sie kuschelte sich in meinem Schoß zusammen und schlief schnurrend, während ich an meinem Schreibtisch saß. Jeder in unserem Haus nahm an, Cupcake sei ein Welpe im Körper eines Meerschweinchens. Und doch: Als Wissenschaftlerin wusste ich, dass meine Wahrnehmung nicht verriet, was die kleine Cupcake tatsächlich empfand.

In diesem Kapitel werden wir uns systematisch damit auseinandersetzen, was Tiere tatsächlich fühlen können, beruhend auf ihren Gehirnschaltkreisen und wissenschaftlicher Forschung. Wir müssen unsere zärtlichen Gefühle gegenüber unseren Haustieren aufgeben und auf das essentialistische Menschenbild verzichten, um die Belege sorgsam zu analysieren. Die Wissenschaft ist sich ziemlich einig, dass beim Großteil der auf der Erde lebenden Tiere, vom Insekt über den Wurm bis hin zum Menschen, der Aufbau des Nervensystem weitgehend gleich ist. Forschende sind sich auch mehr oder weniger einig, dass dem tierischen Gehirn der gleiche Bauplan zugrunde liegt.[832] Doch wie jeder Mensch, der schon einmal ein Haus renoviert hat, weiß, steckt die Tücke im Detail, wenn es um die Umsetzung von Plänen in die Wirklichkeit geht. Vergleichen wir die Gehirne verschiedener Arten, dann sind mikroskopische Unterschiede in der Verkabelung mitunter genauso wichtig wie die Ähnlichkeiten auf der Makroebene.

Die Theorie der konstruierten Emotion lässt uns fragen, ob Tiere über die drei nötigen Zutaten verfügen, um Emotionen zu generieren. Nummer eins ist die Interozeption: Besitzen Tiere die neuronale Ausstattung, um interozeptive Empfindungen zu haben und diese als Affekt zu erleben? Die zweite notwendige Zutat sind Emotionskonzepte: Können Tiere rein mentale Konzepte wie «Angst» und «Glück» lernen? Und, wenn ja, können sie mit diesen Konzepten Vorhersagen treffen, um ihre Empfindungen zu kategorisieren und ebensolche Emotionen zu konstruieren wie wir? Und drittens ist da noch die soziale Realität: Können Tiere Emotionskonzepte miteinander teilen, um sie an die nächste Generation weitergeben zu können?

Um zu erforschen, was Tiere fühlen können, werden wir uns zunächst mit Affen und Menschenaffen beschäftigen, denn diese sind entwicklungsgeschichtlich unsere nächsten Verwandten. Dabei werden wir feststellen, ob Tiere die gleichen Emotionen teilen wie wir ... und die Antwort darauf wird uns überraschen.

***

Alle Tiere regulieren ihr Körperbudget, um am Leben zu bleiben. Sie müssen also durchweg ein irgendwie geartetes interozeptives Netzwerk besitzen. Mein Forschungslabor hat in Zusammenarbeit mit den Neurowissenschaftlern Wim Vanduffel und Dante Mantini versucht, ein solches Netzwerk bei Makaken zu finden, und war dabei erfolgreich. (Makaken und Menschen hatten den letzten gemeinsamen Vorfahren vor etwa 25 Millionen Jahren.[833]) Die interozeptiven Netzwerke von Makaken und Menschen haben einige gemeinsame Komponenten, aber es gibt auch einige Unterschiede. Das Makakennetzwerk ist so strukturiert, dass es mit Vorhersagen arbeitet, auf die gleiche Weise wie wir Menschen.[834]

Makaken empfinden vermutlich auch Affekte. Natürlich können sie uns nicht sagen, wie sie sich fühlen, aber Eliza Bliss-Moreau, eine meiner ehemaligen Doktorandinnen, hat Belege dafür, dass die Tiere die gleichen körperlichen Veränderungen erleben wie wir, wenn wir Affekte empfinden. Eliza arbeitete mit Makaken am California National Primate Research Center der University of California in Davis. Ihre Affen haben 300 Videos von anderen Affen angeschaut, die spielten, kämpften, schliefen und so weiter. Währenddessen zeichnete Eliza ihre Augenbewegungen und ihre kardiovaskulären Reaktionen auf. Sie entdeckte, dass die Aktivität im autonomen Nervensystem der Tiere widerspiegelte, was auch bei einem Menschen abliefe, wenn er diese Videos sähe. Bei Menschen ist diese Aktivität abhängig von dem Affekt, den sie gerade fühlen. Das legt nahe, dass Makaken angenehme Affekte empfinden, wenn sie positives Verhalten sehen, wie nach Futter suchen oder Fellpflege, und unangenehme, wenn sie negative Verhaltensweisen beobachten, wie den Kopf einzuziehen.[835]

Diese und andere biologische Hinweise zeigen, dass Makaken mit einiger Sicherheit interozeptive Signale verarbeiten und Affekte fühlen. Wenn dies der Fall ist, dann kann man davon ausgehen, dass auch Menschenaffen wie Schimpansen, Bonobos, Gorillas und Orang-Utans Affekte fühlen. Was Säugetiere im Allgemeinen angeht, ist das schon schwieriger festzustellen. Ganz sicher empfinden sie Lust und Vergnügen, kennen Wachheit und Müdigkeit. Viele Säugetiere besitzen Schaltkreise, die aussehen wie die unseren, aber andere Funktionen haben. Wir können diese Frage also nicht beantworten, indem wir schlicht die Verschaltung des Gehirns beobachten. Meines Wissens hat bisher niemand den interozeptiven Schaltkreis von Hunden erforscht, aber aus deren Verhalten geht recht klar hervor, dass sie ein affektives Leben haben. Und wie ist es mit Vögeln, Fischen oder Reptilien? Auch das wissen wir nicht sicher. Ich muss gestehen, dass diese Fragen mich als Zivilperson (wie mein Mann mich in meinen nicht wissenschaftlichen Momenten zu nennen pflegt) beschäftigen. Ich kann mich nicht einfach im Supermarkt mit Fleisch und Eiern eindecken oder versuchen, diese verdammten Fruchtfliegen aus meiner Küche zu vertreiben, ohne mich zu fragen ... was diese Geschöpfe fühlen.

Am besten ist es wohl anzunehmen, dass Tiere Affekte erleben können. Mir ist sehr wohl bewusst, dass diese Diskussion uns möglicherweise aus der Welt der Wissenschaft heraus und hinein in den Bereich der Ethik katapultiert. Wir sehen uns hier schnell konfrontiert mit moralischen Fragen wie der nach dem Schmerz und Leid von Labortieren, von Tieren in Massenhaltung oder dem Schmerz des Fisches, wenn sich ein Haken in sein Maul bohrt. Die natürlichen Stoffe, die in unserem eigenen Nervensystem Schmerz lindern, nämlich Opioide, sind jedenfalls auch bei Fischen, Nematoden, Schnecken, Garnelen und Krebsen und bei manchen Insekten zu finden. Selbst winzige Fliegen können vielleicht Schmerz empfinden. Wir wissen, dass sie lernen, Gerüchen auszuweichen, wenn diese mit einem Elektroschock kombiniert werden.[836]

Jeremy Bentham, ein Philosoph des 18. Jahrhunderts, ging davon aus, dass ein Tier nur dann zur moralischen Gemeinschaft gezählt werden kann, wenn es fähig ist, Lust oder Schmerz zu empfinden.[837] Hier möchte ich widersprechen. Ein Tier ist dann der Zugehörigkeit zu unserer moralischen Gemeinschaft würdig, sobald es *auch nur den kleinsten Hinweis* darauf gibt, dass es Schmerz fühlen kann. Hält mich das davon ab, eine Fliege zu töten? Nein, aber ich mache es schnell.

Bei Makaken lässt sich in Bezug auf Affekte ein wichtiger Unterschied zum Menschen feststellen. In unserer Welt bewirken unzählige Objekte, vom kleinsten Insekt bis zum höchsten Berg, Veränderungen in unserem Körperbudget und damit bei unseren Affekten. Wir haben also eine große affektive Nische. Makaken dagegen sind längst nicht so viele Dinge wichtig. Ihre affektive Nische ist viel kleiner als unsere. Der Anblick eines majestätischen Berges in der Ferne beeinflusst ihr Körperbudget kein bisschen. Vereinfacht ausgedrückt: Bei uns sind viele Dinge von Bedeutung.[838]

Die affektive Nische ist ein Lebensbereich, in dem die Größe tatsächlich zählt. Wenn wir im Labor einem Kleinkind eine Ansammlung von Spielsachen zeigen, sind diese gewöhnlich Teil seiner affektiven Nische. Meine Tochter Sophia sortierte immer wieder ihre Spielsachen, nach Größe, nach Farbe, nach Form, einfach nur zum Spaß. Dabei verfeinerte sie die damit verbundenen Konzepte. Nicht so die Makaken. Spielsachen an sich sind ihnen unwichtig. Sie beeinflussen das Körperbudget der Tiere nicht und regen sie auch nicht zur Bildung von Konzepten an. Wir müssen den Makaken schon eine Belohnung anbieten, eine Leckerei zum Beispiel, um Spielsachen in ihrer affektiven Nische zu verankern, sodass ein statistischer Lernvorgang stattfinden kann. (Eliza hat mir erzählt, dass die Affen gewisse Vorlieben entwickeln, und zwar für weißen Traubensaft, Trockenfrüchte, Honey Nut Cheerios, Trauben, Gurken, Clementinen und Popcorn.) Belohnen Sie ihn immer wieder, und der Makake lernt, Ähnlichkeiten zwischen den Spielsachen zu entdecken.

Auch ein Menschenkind bekommt von seinen Bezugspersonen Belohnungen: nicht nur solche, welche den Geschmackssinn ansprechen wie Muttermilch bzw. Babynahrung, sondern auch in Form von Zuwendung, zum Beispiel, weil täglich für sein Körperbudget gesorgt wird. Die Bezugspersonen werden Teil der affektiven Nische des Kindes, weil sie es füttern oder warm halten. Es kommt mit rudimentären Konzepten für den Geruch und die Stimme seiner Mutter zur Welt, weil es diese in der Gebärmutter kennengelernt hat. In den ersten Lebenswochen lernt es darüber hinaus andere Regelmäßigkeiten in der Wahrnehmung seiner Mutter: wie sich ihre Berührung anfühlt, irgendwann auch, wie ihr Gesicht aussieht etc. All das passiert, weil sie sein Körperbudget regelt. Sie und andere Bezugspersonen lenken die Aufmerksamkeit des Kindes außerdem auf interessante Objekte in der Welt. Es folgt dem Blick der anderen auf (zum Beispiel) eine Lampe. Dann sehen sie das Kind an und wieder die Lampe und sagen ihm vor, was es ansieht. Sie formulieren ganz bewusst das Wort «Lampe» und lenken die Aufmerksamkeit des Kindes durch den Tonfall ihres «Babytalk».[839]

Andere Primaten setzen Aufmerksamkeit nicht so ein wie wir. Daher können sie sie auch nicht, wie wir, zur wechselseitigen Regulierung des Körperbudgets nutzen. Eine Makakenmutter folgt vielleicht dem Blick ihres Nachwuchses, aber sie richtet ihren Blick nicht zuerst auf ein Objekt, dann zurück zu ihrem Jungen etc., als möchte sie erreichen, dass es sich fragt, was in der Mutter vorgeht.[840] Primatenjunge lernen Konzepte ohne die Belohnung durch die Präsenz ihrer Mutter, allerdings nicht in dem Ausmaß und der Vielfalt, wie Menschenbabys das tun.

Warum aber haben Menschen und Makaken so unterschiedlich große affektive Nischen? Zum einen ist das interozeptive Netzwerk eines Makaken weniger entwickelt als das eines Menschen, vor allem, was den Schaltkreis betrifft, der Vorhersagefehler kontrolliert. Ein Makake ist also nicht so geschickt darin, seine Aufmerksamkeit auf die Welt zu richten und sich dabei auf frühere Erfahrungen zu stützen. Außerdem ist ein menschliches Gehirn fast fünf Mal so groß wie das eines Makaken.[841] In unserem Kontrollnetzwerk sowie in Teilen des interozeptiven Netzwerks findet sich eine deutlich höhere Konnektivität. Das Gehirn nutzt diese Schwerlastmaschinerie dazu, Vorhersagefehler zu komprimieren und zusammenzufassen, wie wir in Kapitel 6 gesehen haben. Auf diese Weise können wir mehr sensorische Information aus mehr Quellen effizienter verarbeiten als ein Makake, sodass wir in der Lage sind, rein mentale Konzepte zu lernen.[842] Aus diesem Grund können Sie majestätische Berge in Ihre affektive Nische aufnehmen und der Makake nicht.

***

Ein interozeptives Netzwerk plus zugehörige affektive Nische reichen aber noch nicht aus, um Emotionen zu fühlen und wahrzunehmen. Zu diesem Zweck benötigt ein Gehirn auch noch das Equipment, um ein konzeptuelles System aufzubauen, Emotionskonzepte zu bilden und bei sich selbst und anderen Empfindungen als Emotionen zu deuten. Ein hypothetischer Makake mit der Fähigkeit zur Emotion muss in der Lage sein, einem anderen Makaken beim Schaukeln im Baum zuzusehen und nicht nur die körperliche Bewegung zu sehen, sondern auch die Instanz «Freude».

Tiere können definitiv Konzepte erlernen. Affen, Schafe, Ziegen, Kühe, Waschbären, Hamster, Pandabären, Seehunde, Große Tümmler und viele andere Tiere lernen Konzepte durch Geruch.[843] Vielleicht betrachten Sie Geruch nicht als Konzeptwissen, doch jedes Mal, wenn Ihnen derselbe Duft in die Nase steigt wie zum Beispiel der von Popcorn im Kino, dann kategorisieren Sie. Die Mischung der chemischen Stoffe in der Luft ist jedes Mal eine andere, aber Sie kategorisieren sie trotzdem als den Geruch nach Butter-Popcorn. Viele Säugetiere erkennen Freunde, Feinde und Nachkommen mittels olfaktorischer Konzepte. Andere Tiere lernen Konzepte durch visuelle[844] oder auditive Informationen. Schafe erkennen einander offensichtlich am Gesicht (!), Ziegen am Gemecker[845].

Im Labor können Tiere zusätzliche Konzepte bilden, wenn Sie sie mit Essen oder Trinken belohnen, wodurch sie ihre affektive Nische erweitern.[846] Paviane können lernen, unabhängig von der Schrifttype ein «B» von einer «3» zu unterscheiden[847], Makaken können Bilder von Tieren von Abbildungen von Nahrungsmitteln trennen[848]. Rhesusaffen lernen, das Konzept «Rhesusaffe» von «Japanmakake» zu trennen, obwohl es sich um die gleiche Art handelt und die Tiere sich nur in der Fellfarbe unterscheiden.[849] (Erinnert

Sie das an eine gewisse menschliche Verhaltensweise?) Makaken können sogar Konzepte bilden, um Malstile wie den von Claude Monet, Vincent van Gogh oder Salvador Dalí zu unterscheiden.[850]

Die Konzepte, die Tiere erlernen, sind nicht die gleichen wie beim Menschen. Menschen konstruieren zielorientierte Konzepte, und ein Makakengehirn hat dafür nicht die nötige Verkabelung. Diese geringere Verschaltung ist auch der Grund für die kleinere affektive Nische.

Wie verhält es sich nun mit Menschenaffen? Können sie zielorientierte Konzepte bilden? Schimpansen, genetisch unsere nächsten Verwandten, haben ein größeres Gehirn als Makaken. Sie verfügen also eher über die nötige Verschaltung, um sensorische Informationen zu integrieren.[851] Ein menschliches Gehirn aber ist immer noch drei Mal so groß wie das eines Schimpansen und hat mehr von den nötigen Verbindungen zur Verfügung. Was aber nicht heißt, dass zielorientierte Konzepte für Schimpansen außerhalb des Möglichen liegen. Es ist nur einfach wahrscheinlich, dass Ihr Gehirn die bessere Ausstattung für die Bildung mentaler Konzepte wie «Reichtum» hat. Ein Schimpansengehirn ist umgekehrt vielleicht besser ausgestattet, um Aktionskonzepte («Essen» und «Versammeln») bzw. Konzepte für konkrete Objekte («Banane») hervorzubringen.

Mit einiger Sicherheit verfügen Affen über Konzepte für körperliches Verhalten wie das Schwingen von Baum zu Baum. Die Frage ist: Kann ein Schimpanse einem anderen dabei zusehen und eine Instanz von «Freude» wahrnehmen? Dazu müsste der beobachtende Schimpanse ein rein mentales Konzept haben und Schlussfolgerungen über die Absicht des anderen Tieres ziehen können, d.h. eine mentale Inferenz bilden.[852] Die meisten Forschenden gehen davon aus, dass die mentale Inferenz eine Kernfähigkeit des menschlichen

Geistes ist. An der Frage, ob Menschenaffen dazu auch in der Lage sind, hängt also einiges. Wir wissen, dass andere Affen das nicht können. Sie können verstehen, was ein Mensch tut, aber nicht, was er denkt, wünscht oder fühlt.[853]

Beim Menschenaffen aber ist es vorstellbar, dass er mentale Inferenzen anstellt und zielorientierte Konzepte bildet, doch ein wissenschaftliches Urteil dazu fehlt bislang. Schimpansen mögen dazu die Voraussetzungen mitbringen, denn sie können mentale Ähnlichkeiten in unterschiedlichen Wahrnehmungen feststellen.[854] So wissen sie beispielsweise, dass Leoparden, Schlangen und Affen auf Bäume klettern. Es ist vorstellbar, dass Schimpansen dieses Konzept auf ein neues Tier übertragen können, das Ähnliches kann, eine Hauskatze zum Beispiel. Dann würden sie vorhersagen, dass die Katze auf den Baum klettern kann. Aber das menschliche Konzept «Klettern» umfasst mehr als nur die bloße Handlung.[855] Es hat einen Zweck. Der eigentliche Test bestünde also in der Frage, ob Schimpansen begreifen würden, dass jemand, der eine Treppe, eine Leiter und einen Felsen nach oben steigt, durchweg das Ziel «Klettern» verfolgt. Diese mentale Leistung würde uns zeigen, dass Schimpansen über äußerliche Ähnlichkeiten hinausgehen und verschiedene Instanzen von «Klettern», auch wenn sie sich dem Auge unterschiedlich darbieten, zusammenfassen können, weil sie eben ein gemeinsames mentales Ziel haben.[856] Würden Schimpansen dann noch verstehen, dass «Klettern» auch «in der sozialen Hierarchie eine Stufe höher steigen» bedeuten kann, dann wären ihre Konzepte den unseren ähnlich. Menschenkinder vollbringen diese Leistung, wie wir in Kapitel 5 erfahren haben, wenn sie ein Wort haben, das dieses Konzept repräsentiert. Die nächste Frage ist, ob Menschenaffen die Fähigkeit besitzen, Wörter zu erlernen und sie einzusetzen, um Konzepte zu bilden, so wie Menschenkinder das tun.

Forschende versuchen schon seit den 1960er-Jahren, Menschenaffen Sprache beizubringen, üblicherweise mit einem System visueller Symbole wie der amerikanischen Gebärdensprache, weil ihr Stimmapparat sich nicht für die menschliche Sprache eignet. Wenn man sie dafür belohnt, können Menschenaffen Hunderte von Worten oder anderen Symbolen lernen, um sich auf bestimmte Merkmale der Welt zu beziehen. Sie können sogar Symbole kombinieren, um komplexe Bitten um Nahrung zu äußern wie «Käse essen – wollen» oder «Kaugummi schnell – haben wollen».[857] Doch die Wissenschaft diskutiert immer noch, ob die Menschenaffen die Bedeutung der Symbole verstehen oder einfach nur ihre Trainer nachahmen, um Belohnungen einzufordern.[858] Für unsere Zwecke aber ist es wichtiger herauszufinden, ob Menschenaffen Worte oder Symbole aus eigenem Antrieb lernen würden, ohne explizite Belohnung. Und ob sie rein mentale Konzepte wie «Reichtum» oder «Trauer» aufbauen können.

Bislang haben wir kaum einen Beleg dafür, dass Menschenaffen aus eigenem Antrieb Symbole lernen und sie verwenden wollen.[859] Bislang scheinen sie nur ein Konzept zu haben, das sie mit einem Symbol in Verbindung bringen, ohne dass man ihnen extra eine Belohnung bieten muss: «Essen». Aber selbst wenn sie ein Wort zu benutzen lernen, gehen sie dann auch einen Schritt weiter? Gebrauchen sie das Wort als Anreiz, über das, was sie sehen, hören, berühren und schmecken können, hinauszugehen, um eine mentale Schlussfolgerung zu ziehen? Das wissen wir noch nicht. Worte motivieren Menschenaffen nicht dazu, im Geist anderer Geschöpfe nach Konzepten zu suchen, wie Menschenkinder das tun. Aber es gibt einige interessante Hinweise auf andere Phänomene: Offensichtlich können Schimpansen verschieden aussehende Objekte ihrer Funktion nach kategorisieren – Werkzeuge,

Behälter, Essen –, wenn man sie dafür belohnt und wenn sie mit dieser Funktion bereits Erfahrung haben. Bringt man ihnen bei, ein Symbol mit einer Kategorie wie «Werkzeug» in Verbindung zu bringen und belohnt sie dafür, dann wenden sie dieses Symbol auch auf ihnen nicht vertraute Werkzeuge an.[860]

Aber verwenden Menschenaffen Worte auf diese Weise *nur*, um sich eine Belohnung zu verschaffen? Skeptiker weisen darauf hin, dass Menschenaffen Symbole oder Worte nicht dazu benutzen, um sich zum Beispiel über das Wetter oder ihre Kinder zu unterhalten. Sie können zwar auf etwas anderes als die Belohnung *verweisen*, aber auch nur, wenn sie dann dafür belohnt werden.[861] (Es wäre interessant zu beobachten, was auf Symbole trainierte Menschenaffen tun, wenn ihre Trainer sie plötzlich nicht mehr belohnen. Würden sie die Symbole weiterverwenden?) Der entscheidende Punkt ist meiner Ansicht nach, dass Worte nicht intrinsisch zur affektiven Nische der meisten Menschenaffen gehören, wie das bei Menschenkindern der Fall ist. Daher sind Worte für sie auch nicht die Mühe wert, sie zu lernen.[862]

Eine wichtige Ausnahme stellen möglicherweise Bonobos dar. Sie sind ausgesprochen soziale Geschöpfe, weit egalitärer und kooperativer als andere Schimpansen.[863] Sie bilden ein größeres soziales Netzwerk und spielen länger, bevor sie Erwachsenenrollen übernehmen. Manche Bonobos sind fähig, Aufgaben zu Ende zu bringen, ohne dafür belohnt zu werden, was für andere Schimpansen nicht gilt. Nehmen wir nur Kanzi, den kleinen Bonobo, der zusah, wie seine Stiefmutter und andere erwachsene Bonobos Belohnungen erhielten, weil sie eine Symbolsprache erlernten. Als er sechs Monate alt war, schien Kanzi diese Sprache ebenfalls zu lernen, ganz von selbst, während er zusah, wie andere Bonobos belohnt wurden. An einem bestimmten Punkt jedenfalls merkten die

Forschenden, dass Kanzi gesprochenes Englisch zum Teil zu verstehen schien. Es ist also möglich, dass ein Bonobogehirn die Bedeutung konkreter Worte erlernt[864], wenn das Tier in einer Umgebung aufwächst, in der es viel mit Sprache konfrontiert ist.

Schimpansen hat man, im Gegensatz zu Bonobos, als charmante, kluge Geschöpfe dargestellt, die jedoch eine dunkle Seite haben. Sie jagen und töten ihre Artgenossen, um deren Revier zu übernehmen oder Nahrung zu erbeuten. Sie greifen auch ohne jeden Grund Fremde an, haben eine ausgeprägte Hierarchie und schlagen Weibchen, um ihre sexuellen Wünsche zu erfüllen. Bonobos lösen ihre Konflikte mit Sex. Das ist eine deutlich bessere Option als der Genozid.

Wie dem auch sei, der Ruf von Schimpansen als schlechte Konzeptlerner könnte auch den Laborbedingungen geschuldet sein. Schimpansen, die Sprache erlernen sollen, werden schon früh von ihren Müttern getrennt und in einer von Menschen geprägten Umgebung aufgezogen, die sich von ihrem natürlichen Habitat unterscheidet. Im Normalfall würden diese Jungen gut zehn Jahre mit ihren Müttern leben, die sie fünf Jahre lang säugen. Diese frühere Trennung wirkt sich möglicherweise auf die Verschaltung des interozeptiven Netzwerks der Tiere aus und beeinflusst dadurch auch die Experimente massiv.[865] (Stellen Sie sich vor, ein Menschenkind würde derart früh von der Mutter getrennt!)

Unter natürlichen Umständen zeigt sich, dass die affektive Nische von Schimpansen deutlich größer ist, als die Experimente vermuten lassen. Diese Einsicht verdanken wir dem Primatologen Tetsuro Matsuzawa vom Primate Research Institute der Universität Kyoto. Matsuzawa hat wirklich Beeindruckendes geleistet. Er hat drei Generationen von Schimpansen großgezogen, die in einem Freigehege leben, das einem Urwald gleicht. Die Schimpansen kommen jeden

Tag *freiwillig* ins Labor, um die Tests zu machen. Natürlich werden sie dafür manchmal belohnt, aber das ist nicht der Punkt. Die Tiere haben eine langfristige, vertrauensvolle Beziehung zu Matsuzawa und den anderen Versuchsleitern am Institut aufgebaut. Eine Mutterschimpansin hält ihr Junges auf dem Schoß und erlaubt dem Wissenschaftler, mit ihm Tests anzustellen. So untersuchte man in einer Studie, wie Menschen- und Schimpansenkinder Konzepte für Säugetiere, Möbel und Fahrzeuge lernten (mithilfe von realistisch nachgebildeten Miniaturen). Dieser Lernprozess wurde *ohne Belohnung* durchgeführt, während die Jungen jeweils auf dem Schoß ihrer Mutter saßen. Die Nähe zur Mutter und die vertrauensvolle Beziehung zu den Versuchsleitern reichten vielleicht aus, um diese Situation in der affektiven Nische der Schimpansenkinder zu verankern. Unter diesen Bedingungen machte man die erstaunliche Feststellung, dass Schimpansen- und Menschenkinder gleich gut Konzepte bildeten.[866] Die Menschenkinder allerdings stellten spontan verschiedene Dinge mit diesen Miniaturen an. Sie ließen beispielsweise die Lastwägen fahren, was die Schimpansenkinder nicht taten. Daher kann man vermuten, dass bei Menschenkindern die Konzeptbildung wahrscheinlicher ist.

Matsuzawas Truppe wäre ideal, um die Grenzen der Konzeptbildung bei Schimpansen auszuloten. Wir könnten Schimpansenkinder, deren konzeptuelle Systeme noch flexibel sind, in einem natürlichen Umfeld, ja auf dem Schoß ihrer Mütter, testen und Experimente durchführen wie die in Kapitel 5 geschilderten. Würden Schimpansenkinder ein bedeutungsloses Wort wie «toma» verwenden können, um Objekte oder Bilder zu kategorisieren, die äußerlich wenig Ähnlichkeit haben? Menschenkinder können das.

Gegenwärtig haben wir keine eindeutigen Belege dafür, dass Schimpansen zielorientierte Konzepte bilden können.

Sie können sich keine vollkommen neuen Dinge vorstellen wie fliegende Leoparden[867], obwohl sie und die Makaken über ein Netzwerk verfügen, das dem menschlichen Default-Mode-Netzwerk (Teil des interozeptiven Netzwerks) ähnelt. Sie können die gleiche Situation nicht von verschiedenen Standpunkten aus beurteilen.[868] Ebenso wenig können sie sich eine Zukunft vorstellen, die anders ist als die Gegenwart. Auch ist ihnen nicht klar, dass zielorientierte Informationen im Kopf anderer Geschöpfe gespeichert sind.[869] Daher können Schimpansen und andere Menschenaffen vermutlich keine zielbasierten Konzepte bilden. Wenn man sie belohnt, dann können sie ein Wort lernen, aber sie können es nicht spontan verwenden, um ein mentales Konzept mit einer Zielvorstellung zu bilden, zum Beispiel «Dinge, die gut zu Termiten schmecken».

Jedes Konzept kann zielorientiert sein - so kann «Fisch» das Haustier im Aquarium oder das Abendessen auf dem Teller bezeichnen -, aber Emotionskonzepte sind *nur* zielorientiert. Es ist also sehr wahrscheinlich, dass Schimpansen Emotionskonzepte wie «Glück» oder «Wut» nicht erlernen können. Selbst wenn sie eine Emotionsbezeichnung wie «wütend» lernen, ist nicht klar, ob sie diese verstehen oder auf zielorientierte Weise anwenden, wenn sie zum Beispiel die Handlungen anderer Geschöpfe als «Wut» kategorisieren.

Manchmal wirkt es so, als würden Menschenaffen ein rein mentales Konzept verstehen, obwohl dem nicht so ist. Bei einem Experiment konnten sich Schimpansen Wertmarken verdienen, wenn sie eine Aufgabe erledigten. Diese konnten sie «sparen», um sie später gegen Leckereien einzutauschen.[870] Beobachtet man die Schimpansen dabei, stellt sich leicht das Gefühl ein, sie würden das Konzept «Geld» verstehen. Aber die Wertmarke war nur ein Werkzeug, mit dem man sich Nahrung beschaffen konnte, kein Zahlungsmittel, für das man alle möglichen Güter erwerben kann. Die Schimpansen verstanden nicht, wie die meisten Menschen es tun, dass das Geld an sich einen Wert hat.

Wenn Schimpansen keine zielorientierten Konzepte bilden können, dann sind sie auch nicht so veranlagt, dass sie sich diese Konzepte gegenseitig vermitteln könnten. Sie haben also keine soziale Realität. Selbst wenn sie von ihrem Trainer ein Konzept wie «Wut» lernen, dann schafft diese Generation von Tieren doch nicht die nötigen Bedingungen, um dieses Konzept an die Tiere der nächsten Generation weiterzugeben. Schimpansen und andere Primaten teilen gewisse Methodiken. Sie knacken zum Beispiel Nüsse mit einem Stein. Doch die Schimpansenmütter bringen ihren Kindern diese Dinge nicht bei. Die Kleinen lernen vielmehr durch Beobachtung. So fing zum Beispiel ein Makakenweibchen in Japan an, ihr Essen vor dem Verzehr zu waschen. Innerhalb von zehn Jahren hatten drei Viertel der Makakenschar diese Praxis übernommen.[871] Doch diese Art der kollektiven Intentionalität ist sehr begrenzt, verglichen mit dem, was wir Menschen mit unseren Worten und mentalen Konzepten anfangen können.

Die menschliche Fähigkeit, untereinander Übereinkünfte zu erreichen, scheint im Tierreich einzigartig.[872] Nur wir können mit Worten rein mentale Konzepte bilden und teilen. Nur wir können diese Konzepte dazu nutzen, unsere Körperbudgets und die anderer Menschen effektiver zu regulieren, während wir gleichzeitig mit anderen zusammenarbeiten und konkurrieren. Nur wir haben Konzepte für geistige Zustände wie Emotionskonzepte, mit denen wir Vorhersagen treffen und unsere Empfindungen mit Bedeutung versehen können. Die soziale Realität ist eine menschliche Superkraft.

Was uns zu Matsuzawa und seinen Schimpansen zurückbringt. Es ist absolut bemerkenswert, wie er seine Schimpansentruppe eng an die menschliche Kultur band und dabei doch deren familiäre Beziehungen bewahrte. Ich frage mich, ob Matsuzawas sehr menschlicher Kontext am Ende nicht die Gehirnentwicklung der jungen Schimpansen prägt, da sie ja von Müttern erzogen werden, die an eine Gruppe vertrauenswürdiger und liebevoller Menschen gewöhnt sind.

Ein besonders beachtliches Beispiel liefert uns Virginia Morell in ihrem Buch *Animal Wise*. Es handelt von zwei Versuchsleitern, die einer säugenden Schimpansenmutter soziale Unterstützung boten. Die Mutter wollte ihr Kleines nicht säugen, doch die Versuchsleiter ermutigen sie sanft dazu. Morell erzählt: «Ein Forscher nimmt das Affenbaby auf und legt es der Mutter in den Arm. Die Hand des Kleinen hält sich an ihrem Fell fest. Die Mutter versucht es mit Säugen, schreit aber laut auf, als das Kleine die Zitze nimmt. Sie scheint das Baby fallen lassen zu wollen. In dem Moment sagt der Wissenschaftler mit sanfter Stimme: ‹Ja, anfangs kann das wehtun, aber das ist bald vorbei.› Und so lässt sich die Schimpansenmutter langsam nieder, hält ihr Baby an die Brust gedrückt und lässt es trinken.»[873] Tausende von Menschenmüttern erleben es täglich, wie es ist, wenn das Kind zum ersten Mal gestillt wird. Ich kann Ihnen aus Erfahrung sagen, dass es wehtut wie die Hölle. Aber eine andere Person (eine Krankenschwester, eine ältere weibliche Verwandte oder eine Freundin) ermutigt einen und zeigt Ihnen, was Sie tun können. Und am Ende wird alles gut.

Für die Schimpansenmutter waren die hilfsbereiten Menschen nicht einfach nur Bezugspersonen: Sie stehen affektiv für sie im Vordergrund, weil sie ihr helfen, ihr Körperbudget zu regeln. Sie, ihr Junges und ihre wechselseitige Beziehung entwickeln sich innerhalb der menschlichen Kultur. Wird dieser soziale Kontakt auf lange Sicht für die sprachlichen und konzeptuellen Fähigkeiten dieser Schimpansen einen

Unterschied bewirken? Wenn ihre Jungen tatsächlich die Fähigkeit erlangen würden, zielorientierte Konzepte zu bilden, dann würde das neue Maßstäbe setzen.

***

Okay, Schimpansen und andere Primaten scheinen also keine Emotionskonzepte oder sozialen Realitäten zu haben. Wie aber steht es um Hunde wie Rowdy? Schließlich haben wir Hunde zu Gefährten des Menschen herangezüchtet. Sie sind also wie wir wahrhaft soziale Geschöpfe. Wenn überhaupt nicht menschliche Tiere zu Emotionen fähig wären, dann stünden Hunde auf der Kandidatenliste wohl an erster Stelle.

Vor wenigen Jahrzehnten brauchte der Zoologe Dimitri Beljajew nur 40 Generationen, um aus wilden Füchsen etwas zu machen, was unserem Haushund ähnelt.[874] Jedes Mal, wenn die Fähen einen neuen Wurf zur Welt brachten, wählte Beljajew die Welpen aus, die sich am stärksten an Menschen interessiert und am wenigsten aggressiv zeigten. Mit ihnen züchtete er selektiv weiter. Die experimentell gezüchteten Füchse sahen aus wie Hunde. Gegenüber der Wildform war ihr Schädel verkürzt, und sie hatten eine breitere Schnauze, einen buschigeren Schwanz und Schlappohren, obwohl Beljajew nicht auf diese Merkmale hin selektierte. Auch ihre Körperchemie ähnelte mehr der von Hunden als von Füchsen. Und sie hatten ganz offensichtlich Lust, mit Menschen zu interagieren.[875] Moderne Hunde wurden über lange Zeit gezielt auf bestimmte Merkmale hin gezüchtet, vor allem auf eine enge Bindung an ihre menschliche Bezugsperson. Dabei kamen auch andere Charakteristika zum Vorschein. Vielleicht sogar etwas wie menschliche Emotionskonzepte.

Eines der unbeabsichtigten Resultate dieser Zuchtwahl ist, hier spekuliere ich, ein bestimmtes Hunde-Nervensystem.

Wir können das Körperbudget eines Hundes regulieren und unser haariger Begleiter wiederum das unsere.[876] (Ich wäre noch nicht mal erstaunt, wenn sich die Herzfrequenz von Hunden und ihren Besitzern angleichen würde, so wie das bei Menschen geschieht, die sich nahestehen.) Wir haben Hunde vielleicht auch darauf hin selektiert, ob ihre Augen ausdrucksvoller erscheinen und ob sie eine bewegliche Gesichtsmuskulatur haben, sodass wir komplexe mentale Zustände darin sehen können. Wir lieben Hunde so sehr, dass wir sie so gezüchtet haben, dass auch sie uns lieben. Oder zumindest so, dass wir dies von ihnen glauben können. Wir behandeln sie wie kleine Beinahe-Menschen mit vier Beinen und einem Fell. Aber erleben Hunde menschliche Emotionen bzw. nehmen diese wahr?

Hunde fühlen Affekte wie andere Tiere auch. Soweit ist keine Überraschung in Sicht. Sie scheinen Affekte durch Schwanzwedeln auszudrücken. Bei angenehmen Ereignissen (das Herrchen sehen) wedelt der Schwanz stärker nach rechts, bei unangenehmen (einen unbekannten Hund wahrnehmen) stärker nach links. Diese «Lateralität» könnte mit Hirnaktivität zu tun haben: Das rechtslastige Wedeln soll mehr Aktivität in der linken Gehirnhälfte voraussetzen und umgekehrt.[877]

Hunde beobachten auch den Schwanz ihrer Artgenossen, um deren Affekte festzustellen. Sie sind entspannter, wenn das hündische Gegenüber mehr nach rechts wedelt, und gestresster, wenn die Wedelbewegungen linkslastig sind. Gemessen wurde dies an der Herzfrequenz und anderen biologischen Faktoren.[878] Hunde scheinen auch Affekte im Gesicht und in der Stimme von Menschen zu erkennen.[879] Ich bin bislang noch auf keine relevanten Experimente gestoßen, bei denen Hunde mit hirnbildgebenden Verfahren untersucht wurden, doch wenn Hunde Affekte haben, dann müssen sie auch ein interozeptives Netzwerk besitzen. Nur wie groß ihre affektive Nische ist, weiß bislang noch niemand. Angesichts ihres sozialen Naturells würde ich wetten, dass diese irgendwie mit ihren Besitzern zusammenhängt.

Darüber hinaus können Hunde Konzepte lernen. Auch dies ist keine große Überraschung. Auf Fotos können sie beispielsweise Hunde von anderen Tieren unterscheiden, wenn man ihnen dies vorher beibringt.[880] Sie brauchen tausend Versuche oder mehr, bis sie es heraushaben, während Menschenkinder dafür nur ein paar Dutzend Versuche brauchen. Aber danach erzielen die Hunde eine Trefferrate von über 80 Prozent, selbst wenn der Hund auf dem Foto ihnen vollkommen neu ist oder nur Teil einer komplexen Szenerie - nicht schlecht für ein Hundegehirn.

Hunde bilden auch olfaktorische Konzepte. Sie können den Geruch eines bestimmten Menschen von dem anderer unterscheiden[881], verschiedene Gerüche von verschiedenen Körperteilen als zu einem Menschen gehörig erkennen und diese wiederum einer Person zuordnen. Und natürlich wissen wir, dass Hunde trainiert werden können, um bestimmte Kategorien von Objekten am Geruch zu erkennen. Jeder, der schon mal am Flughafen mit Essen oder Drogen im Koffer von einem Hund aufgehalten wurde, weiß das.

Ich gestehe sogar in gewissem Maße zu, dass Hunde anscheinend Absichten erkennen können. Hunde sind jedenfalls besser als Schimpansen, wenn es darum geht, menschliche Gesten zu lesen[882] und dem menschlichen Blick zu folgen. Als Sophia noch klein war und mit ihrem liebsten Strandhund namens Harold im Sand spielte, sahen beide immer wieder zu einem Erwachsenen hin, um sich die Erlaubnis zu holen, sich weiter entfernen zu dürfen: Sophia zu mir und Harold zu seinem Besitzer. Hunde achten auf unseren Blick, weil dieser ihnen sagt, was sie erwarten können.[883] Darin sind sie so geschickt, dass sie *scheinbar* unsere Gedanken lesen. Noch erstaunlicher ist, dass Hunde *dem Blick ihrer Artgenossen folgen*, um Informationen über die Welt zu erhalten.[884] Wenn Rowdy wissen will, was los ist, dann schaut er spontan zu seiner «Schwester» Biscuit, einer Golden-Retriever-Dame, und folgt ihrem Blick. Dabei erstarren beide förmlich und ... gehen dann gemeinsam zur Tat über. Das ist, als würde man einen Stummfilm ansehen.

Aber als die Skeptikerin, die ich nun mal bin, habe ich meine Zweifel daran, dass Hunde zielorientierte mentale Schlussfolgerungen ziehen. Sie sind vielleicht einfach nur gut darin, menschliches Handeln zu deuten, denn - seien wir doch mal ehrlich - wir haben sie so gezüchtet, dass sie auf jede unserer Launen reagieren.

Hunde scheinen zu verstehen, dass Menschen ihre Absichten mit Symbolen ausdrücken. In einer Studie versteckte die Versuchsleiterin Hundespielzeug in verschiedenen Räumen und verwendete Miniaturrepliken von diesem Spielzeug als Symbole. Ihre Versuchstiere (Border Collies) verstanden, was sie von ihnen wollte: dass sie das fehlende Spielzeug aus dem anderen Raum holten. Das ist schon anspruchsvoller als apportieren.[885] Studien belegen auch, dass Hunde verschiedene Modulationen von Knurren und Bellen gebrauchen, um miteinander zu kommunizieren, obwohl sie möglicherweise nur Arousal (Affekt) in ihr akustisches Signal legen[886]. Eine Studie zeigte sogar, dass ein Hund namens Sofia wie unsere Schimpansenfreunde darauf trainiert werden konnte, bestimmte Symbole auf einer Tastatur zu drücken, um grundlegende Konzepte auszudrücken: Gassigehen, Spielzeug, Wasser, Spielen, Futter und ihr Bett.[887]

Offensichtlich geht im Kopf des Hundes etwas vor, was alles andere als alltäglich ist. Trotzdem hat die Wissenschaft keinerlei Hinweise, dass Hunde Emotionskonzepte haben. Es gibt eher Beweise dafür, dass dem nicht so ist, obwohl viele ihrer Verhaltensweisen emotional wirken. Viele Hundebesitzer glauben, Schuldgefühle zu erkennen, wenn ihr Hund etwas vor ihnen verbirgt (indem er beispielsweise Augenkontakt vermeidet) oder sich unterwürfig verhält (Ohren hängen lassen, hinlegen, Bauch zeigen oder Schwanz einziehen). Aber haben Hunde wirklich Schuldgefühle?

Eine klug aufgebaute Studie beschäftigte sich mit ebendieser Frage.[888] Bei jedem Versuch zeigten die Hundehalter ihrem Tier einen leckeren Keks. Dann sollten die Besitzer ihrem Hund verbieten, diesen Keks zu fressen, und anschließend den Raum verlassen. Ohne dass die Besitzer davon wussten, betrat daraufhin der Versuchsleiter den Raum und versuchte, den Hund zu beeinflussen. Entweder hielt er dem Tier den Keks vor die Nase (der prompt gefressen wurde), oder er nahm ihm den Keks weg. Danach sagte der Versuchsleiter den Haltern entweder die Wahrheit, oder er log. Die Hälfte der Testpersonen sollte den Hund loben, weil er angeblich gehorcht hatte. Die andere Hälfte sollte mit ihm schimpfen, weil er den Keks angeblich gefressen hatte. Es gab also vier unterschiedliche Szenarien: gehorsamer Hund mit lobender Besitzerin, gehorsamer Hund mit schimpfender Besitzerin, ungehorsamer Hund mit lobendem Besitzer, ungehorsamer Hund mit schimpfendem Besitzer. Was passierte? Die gescholtenen Tiere zeigten eher ein Verhalten, das man als unterwürfig einstufen könnte, ganz egal ob sie gehorcht hatten oder nicht. Das zeigt, dass die Hunde kein Schuldgefühl entwickelten, weil sie etwas Verbotenes getan hatten. Die Besitzer nahmen nur Schuld wahr, wenn sie glaubten, ihr Hund habe den Keks gefressen.

Eine andere Studie untersuchte Eifersucht bei Hunden. Ihre Besitzer sollten zu diesem Zweck mit einem Spielzeughund spielen, während der echte dabei zusehen musste.

Der Spielzeughund bellte, winselte und wedelte mit dem Schwanz. Es stellte sich heraus, dass die Hunde in dieser Situation schnappten, winselten, die Besitzer und das Spielzeug anstupsten und sich zwischen sie drängten. Dieses Verhalten zeigte sich weniger häufig, wenn die Besitzer ein anderes Spielzeug (eine geschnitzte Kürbislaterne) hatten oder ein Buch lasen. Die Autoren interpretierten das so, dass die Tiere eifersüchtig waren, vor allem, weil viele der Hunde am Anus des Spielzeughundes schnupperten.[889] Bedauerlicherweise testeten die Autoren nicht, ob die Versuchspersonen sich unter den drei Bedingungen (Spielzeughund, Kürbis, Buch) auf eine Weise unterschiedlich verhielten, die das Verhalten der Hunde hätte erklären können. Man nahm einfach an, dass die Besitzer sich gleich verhalten und die Hunde verstanden hätten, dass nur eine dieser drei Situationen wirklich Eifersucht erregen konnte.[890] Obwohl viele Hundebesitzer überzeugt sind, dass ihre Tiere eifersüchtig sind, gibt es dafür keinen belastbaren wissenschaftlichen Beweis.

Darüber hinaus versucht die Wissenschaft immer noch herauszufinden, was Hunde in emotionaler Hinsicht leisten können. Ihre affektive Nische ist in vielerlei Hinsicht größer als unsere, weil ihr Geruchssinn und ihr Gehör stärker ausgeprägt sind. In anderer Hinsicht ist ihre affektive Nische kleiner, weil sie nicht in die Zukunft denken und sich eine Welt ausmalen können, die anders ist als die unsere. Ich habe die bisher vorliegenden Studien ausgewertet und bin zu der Auffassung gelangt, dass Hunde keine Emotionskonzepte für menschliche Gefühle wie Wut, Schuld und Eifersucht haben. Es ist vorstellbar, dass ein einzelner Hund in der Beziehung zu seinem Menschen emotionsähnliche Konzepte entwickeln kann. Ohne die Macht der Sprache aber ist dieses Emotionskonzept in jedem Fall enger gefasst als beim Halter, und es ließe sich auch nicht auf andere Hunde übertragen. Die Idee eines gemeinsamen «Wut»-Konzeptes (oder etwas Ähnlichem) bei Hunden ist schon sehr weit hergeholt.

Selbst wenn Hunde menschliche Emotionen nicht teilen, so ist es doch bemerkenswert, wie viel Hunde und andere Tiere allein mit Affekten zuwege bringen. Viele Tiere erleben unangenehme Affekte, wenn ein anderes Tier in ihrer Nähe leidet. Das Körperbudget des beobachtenden Tieres ist belastet durch das Leid des zweiten, daher versucht das erste, die leidhafte Situation zu beenden[891] Selbst eine Ratte hilft einer anderen Ratte in einer Notlage.[892] Für diese Fähigkeit bedarf es kein Emotionskonzept, nur ein Nervensystem mit einem Interozeptionsnetzwerk, das diesen Affekt hervorruft.[893]

Trotz der immer deutlicheren Beweislage, die zeigt, welch außergewöhnliche Fähigkeiten Hunde besitzen, verstehen wir sie doch immer noch falsch. Wir sehen sie immer in Bezug auf uns und unsere hoffnungslos veraltete essentialistische Theorie der menschlichen Natur, statt sie als eigene Geschöpfe zu betrachten. John Bradshaw, der Autor von *Dog Sense*, erklärt, dass wir Hunde falsch sehen. Wir glauben, in ihnen stecke ein nach Dominanz strebender «innerer Wolf», der von zivilisierenden Kräften gezähmt werden muss, nämlich von den Haltern (eine faszinierende Parallele zum Bild vom mythischen inneren Wildtier in uns, das von der Ratio gezähmt werden soll). Hunde, so Bradshaw, sind extrem soziale Geschöpfe, was im Übrigen auch für Wölfe gilt, wenn Sie sie nicht mit einem Haufen Fremder in Zoos sperren.[894] Lassen Sie im Park ein paar Hunde von der Leine, und in kürzester Zeit werden sie miteinander spielen. Was bei Hunden wie Dominanzverhalten aussieht, ist vielmehr das, was Bradshaw als «Angst» bezeichnet. Wir sagen dazu: ein unausgewogenes Körperbudget. Überlegen Sie nur mal: Wir nehmen ein auf Zuwendung angewiesenes Tier, dessen Körperbudget wir regulieren, und lassen es dann den größten Teil des Tages allein.

(Können Sie sich vorstellen, das mit einem Kind zu machen?) Natürlich gerät dessen Körperbudget aus dem Gleichgewicht, natürlich wird es unangenehme Affekte mit hohem Arousal erleben. Wir haben Hunde so gezüchtet, dass sie affektiv auf uns angewiesen sind. Daher müssen sich Hundebesitzer um die Körperbudgetierung ihrer Tiere kümmern. Hunde mögen vielleicht keine Angst, Wut oder sonstigen menschlichen Emotionen fühlen, aber sie kennen Lust, Stress, Anhänglichkeit und andere affektive Zustände. Damit Hunde als Spezies erfolgreich sind und mit ihren menschlichen Gefährten zusammenleben können, dürften Affekte ausreichen.

***

Fassen wir also kurz zusammen, wo wir momentan stehen. Regulieren Tiere ihr Körperbudget durch Interozeption? Ich kann nicht für das gesamte Tierreich sprechen, aber was die Säugetiere angeht – Ratten, Affen, Menschenaffen, Hunde – können wir diese Frage mit einiger Sicherheit mit Ja beantworten. Empfinden Tiere Affekte? Auch hier, denke ich, geben uns biologische und verhaltensbezogene Hinweise die Grundlage für ein Ja. Können Tiere Konzepte erlernen und damit Vorhersagen anstellen und kategorisieren? Mit Sicherheit. Können Sie handlungsorientierte Konzepte bilden? Ohne Frage, ja. Können sie die Bedeutung von Worten erlernen? Unter bestimmten Umständen können manche Tiere Wörter oder andere Symbolsysteme lernen, sodass diese Symbole Teil des statistischen Musters werden, das das Gehirn aufnimmt und zum späteren Gebrauch speichert.

Aber können Tiere Worte auch benutzen, um – über die statistischen Regelmäßigkeiten in der Welt hinaus – zielorientierte Ähnlichkeiten zwischen verschiedenen Handlungen oder Objekten festzustellen? Sind sie in der Lage, Worte als

Anregung zu verstehen, mentale Konzepte zu bilden? Ist ihnen klar, dass ein Teil der benötigten Information über die Welt im Kopf anderer Geschöpfe in ihrem Umfeld existiert? Können sie Handlungen kategorisieren und ihnen eine Bedeutung als mentales Ereignis zuweisen?

Vermutlich nicht. Zumindest nicht auf die Art, wie wir Menschen dies tun. Menschenaffen können Kategorisierungen konstruieren, die den unseren ähnlicher sind, als wir dachten. Aber zurzeit jedenfalls gibt es keinerlei Beleg dafür, dass ein nicht menschliches Tier auf diesem Planeten ähnliche Emotionskonzepte hat wie der Mensch. Wir allein haben die nötigen Zutaten – wie Emotionskonzepte –, um daraus eine soziale Wirklichkeit zu schaffen und diese an andere weiterzugeben. Und das gilt auch für den besten Freund des Menschen.

Kehren wir also zu Rowdy zurück: War er wütend, als er knurrte und den Jungen ansprang? Wir haben bisher gehört, dass Rowdy keine Emotionskonzepte kennt, also glauben Sie jetzt vermutlich, dass meine Antwort darauf ein Nein ist.

Nun, nicht ganz. (Jetzt kommt das Detail, von dem zu Beginn des Kapitels die Rede war.)

Denn aus der Sicht der Theorie der konstruierten Emotion ist die Frage, ob ein knurrender Hund wütend ist, einfach *die falsche Frage*. Zumindest ist sie unvollständig. Sie setzt voraus, dass ein Hund im objektiven Sinne messbar wütend oder nicht wütend ist. Aber wie Sie wissen, haben Emotionskategorien keinen schlüssigen, biologischen Fingerabdruck. Sie werden immer aus der Perspektive des Erlebenden konstruiert. Die Frage «War Rowdy wütend?» besteht wissenschaftlich betrachtet eigentlich aus zwei Fragen:

- «War Rowdy wütend aus der Sicht des Jungen?»
- «War Rowdy wütend aus seiner eigenen Perspektive?»

Die Antworten auf diese beiden Fragen unterscheiden sich massiv.

Die erste Frage lautet eigentlich: «Konnte der Junge aus Rowdys Verhalten eine Wahrnehmung von Wut konstruieren?» Und ob. Wenn wir das Verhalten eines Hundes beobachten, dann wenden wir unsere eigenen Emotionskonzepte für unsere Vorhersage an und konstruieren Wahrnehmung. Aus der menschlichen Perspektive betrachtet, war Rowdy wütend, wenn der Junge eine Wahrnehmung von Wut konstruierte.

Lag der Junge mit seiner Einschätzung richtig? Wie Sie sich erinnern werden, geht es bei der Übereinstimmung von Kategorien in der sozialen Realität um den Konsens. Nehmen wir an, Sie und ich gehen an Rowdys Haus vorbei und hören ihn laut knurren. Sie erleben ihn als wütend, ich nicht. Die Frage nach der «richtigen» Wahrnehmung lautet dann: Sind wir uns einig? Decken sich unsere Erfahrungen von Rowdy mit der Erfahrung seiner Besitzerin Angie, die ihn am besten kennt? Passt unser Erleben von Rowdy zu den sozialen Normen der Situation, denn schließlich geht es um die soziale Wirklichkeit? Wenn wir uns einig werden, stehen unsere Konstruktionen im Einklang miteinander.

Nun wenden wir uns der zweiten Frage zu, der nach Rowdys Erfahrung. Fühlte er Wut, als er knurrte? War er in der Lage, aus seinen sensorischen Vorhersagen eine Erfahrung der Wut zu konstruieren? Die Antwort darauf ist fast sicher ein Nein. Hunde haben keine menschlichen Emotionskonzepte, die nötig wären, um eine Instanz der Wut zu bilden. Da sie das westliche Konzept «Wut» nicht kennen, können Hunde ihre interozeptiven und sensorischen Informationen nicht so kategorisieren, dass sie eine Instanz der Wut erzeugen könnten. Sie können auch keine Emotionen in anderen Hunden bzw. in Menschen wahrnehmen. Hunde nehmen Affekte wahr, angenehme, unangenehme und einige andere Zustände.

Hunde können auch emotionsähnliche Konzepte haben. Mittlerweile gehen einige Forschende davon aus, dass sehr soziale Tiere wie Hunde oder Elefanten ein Konzept «Tod» besitzen und daher Trauer empfinden können.[895] Diese muss der menschlichen Trauer nicht ähneln, aber beide Formen könnten ähnliche Wurzeln haben: die neurochemische Basis der Bindung, des Körperbudgets und der Affekte. Beim Menschen kann der Verlust von Eltern, Partnern oder engen Freunden viel Leid verursachen und das Körperbudget so massiv aus dem Gleichgewicht bringen wie ein Drogenentzug.[896] Verliert ein Geschöpf ein anderes, das ihm zu einem ausgeglichenen Körperbudget verhalf, dann wird sich das hinterbliebene schon aufgrund des nun eingetretenen Ungleichgewichts schrecklich fühlen. Brian Ferry von der Rockband *Roxy Music* hatte also recht: Liebe *ist* eine Droge.[897]

Rowdys Missgeschick an jenem schicksalhaften Tag hat nämlich eine Vorgeschichte. In der Woche vor seiner Beschlagnahmung hatte Rowdy seine «Schwester» Sadie verloren. Die Golden-Retriever-Hündin verstarb an Altersschwäche. Rowdys Mensch Angie glaubt, dass Rowdy den Jungen deshalb ansprang. Sie meint, der Hund hätte getrauert, was heißt, dass er ein Geschöpf verloren hat, das ihm beim Ausgleich seines Körperbudgets half. Und so vergaß er kurzfristig seine anerzogene Zurückhaltung. Rowdy weiß, dass er niemanden anspringen soll, aber er war an jenem Tag einfach nicht er selbst – was auch immer ein Hundeselbst sein mag.

Es gibt Geschichten von Hunden, die nach dem Tod eines anderen Hundes in der Familie aufhören zu fressen oder apathisch werden. Manche Menschen betrachten dies als Anzeichen von Trauer. Aber man kann das auch als Auswirkung des Ungleichgewichts bei der Körperbudgetierung sehen, die einen unangenehmen Affekt zur Folge hat. Denn schließlich trauerte auch Angie um Sadie, und Rowdy, der sich stets auf ihr Verhalten einstellt, registrierte vielleicht eine affektive Veränderung bei ihr, was sein Körperbudget noch mehr durcheinanderbrachte.

Die Frage nach dem Hintergrund des Verhaltens von Rowdy in zwei unterschiedliche Perspektiven aufzuteilen, ist im Übrigen kein billiger Trick. Natürlich ist diese Unterscheidung höchst subtil. Der konstruktivistische Standpunkt zu Emotionen wird häufig falsch interpretiert, und zwar dahin gehend, dass Hunde (oder Menschen) keine Emotionen hätten. Doch das ist eine stark vereinfachte Sicht und daher sinnlos, denn sie geht davon aus, dass Emotionen eine Essenz haben, die unabhängig vom Erlebenden existiert. Aber Emotionen sind Wahrnehmungen, und jede Wahrnehmung braucht eine wahrnehmende Person. Daher muss jede Frage im Hinblick auf die Instanz einer Emotion aus einem ganz speziellen Blickwinkel gestellt werden.

***

Wenn Menschenaffen, Hunde und andere Tiere keine Fähigkeit besitzen, menschliche Emotionen zu verspüren, warum gibt es dann in den Medien immer wieder Geschichten darüber, dass bei Tieren, selbst bei Insekten, Gefühle festgestellt worden seien? Das hat letztlich alles mit einem subtilen Fehler zu tun, der in der Wissenschaft häufig wiederkehrt und schwer abzulegen oder auch nur zu bemerken ist.

Stellen Sie sich vor: Eine Ratte wird in einen kleinen Kasten gesetzt, dessen Boden elektrisch verkabelt ist. Man spielt einen lauten Ton ab, kurz darauf erhält das Tier einen Stromstoß. Der Schock lässt die Ratte erstarren und Herzfrequenz und Blutdruck ansteigen, weil er einen Schaltkreis aktiviert, zu dem Kernsysteme in der Amygdala gehören. Die Forschenden wiederholen diesen Prozess mehrere Male. Ton und Stromstoß erfolgen fast zur selben Zeit, mit dem gleichen Ergebnis. Schließlich spielen die Versuchsleiter nur den Ton ab, und die Ratte, die gelernt hat, dass nach dem Ton der Stromstoß folgt, erstarrt gleichfalls, und Herzfrequenz und Blutdruck erhöhen sich. Das Gehirn und der Körper der Ratte reagieren, als folge der Stromstoß auf den Fuß.

Forschenden zufolge, die der klassischen Auffassung anhängen, hat die Ratte gelernt, den Ton zu fürchten. Sie nennen dieses Phänomen «Angstlernen». (Diese Art von Experiment wurde auch mit SM durchgeführt, der Frau aus Kapitel 1, die keine Amygdala hatte und angeblich keine Angst lernen konnte.) Jahrzehntelang haben Wissenschaftlerinnen und Wissenschaftler in aller Welt Ratten, Fliegen und anderen Tieren Stromstöße versetzt, um herauszufinden, wie Neuronen in der Amygdala zu einem Starrezustand beitragen. Nachdem sie den Starre-Schaltkreis entdeckt hatten, zogen sie daraus die Schlussfolgerung, dass die Amygdala einen Angst-Schaltkreis besitze – die Essenz der Angst. Das Erstarren sowie der Anstieg von Herzfrequenz und Blutdruck sollen ein einheitlicher biologischer Fingerabdruck der Angst sein. (Ich habe nie recht verstanden, warum man hier auf Angst schließt. Könnte die Ratte nicht auch Überraschung, Wachsamkeit oder einfach nur Schmerz lernen? Wenn ich die Ratte wäre, wäre ich über diese Stromstöße ganz schön sauer. Warum also ist es kein «Wutlernen»?[898])

Wie auch immer, die Wissenschaft hat die Idee vom Angstlernen beibehalten und weitet sie von der Ratte auf den Menschen aus, denn angeblich haben wir den entscheidenden Angstschaltkreis in der Amygdala im Zuge der Evolution vererbt bekommen (wie das «dreieinige Gehirn»). Die Studien zum Angstlernen haben dazu geführt, dass man die Amygdala zum Sitz der Angst im Gehirn erhob.

Das Angstlernen ist in Psychologie und Neurowissenschaften mittlerweile regelrecht zu einem florierenden Geschäftszweig geworden. Die Forschenden erklären damit Angststörungen wie die Posttraumatische Belastungsstörung (PTBS). Man verwendet dieses Modell, um in der Pharmaindustrie Medikamente zu entwickeln und Schlafstörungen zu verstehen. Geben Sie «fear learning» bei Google ein, und Sie erhalten mehr als 100 000 Resultate. «Angstlernen» gehört mittlerweile zu den meistverwendeten Schlagwörtern in Psychologie und Neurowissenschaft.[899] Doch hinter den Kulissen ist das Angstlernen nur ein schicker Name für ein längst bekanntes Phänomen: für die klassische oder Pawlow'sche Konditionierung: Der Physiologie Iwan Pawlow führte seine berühmten Speichelexperimente mit Hunden durch.[900] Das klassische Angstlernen-Experiment zeigt, dass ein an sich harmloser Reiz wie ein Geräusch die Fähigkeit annehmen kann, einen bestimmten Amygdalaschaltkreis zu aktivieren, weil das Tier die ungewisse Gefahr vorwegnimmt. Wissenschaftler haben Jahre damit zugebracht, diesen Schaltkreis elegant bis ins Detail nachzuzeichnen.[901]

Nun aber kommt der subtile Fehler, den ich angesprochen habe. Erstarren ist ein Verhalten, während Angst ein sehr viel komplexerer mentaler Zustand ist. Jene Forschende, die glauben, das Angstlernen zu studieren, kategorisieren das Erstarren als «Angst» und den zugrunde liegenden Erstarrungsschaltkreis als Angstschaltkreis. So wie ich Cupcake, unser Meerschweinchen, als glücklich kategorisierte, obwohl es selbst keine Glückserfahrung konstruieren kann, so übertragen diese Wissenschaftler unbewusst ihre eigenen Emotionskonzepte. Sie konstruieren eine Wahrnehmung der Angst und schreiben diese der erstarrenden Ratte zu. Ich nenne diesen wissenschaftlichen Fehler den *Mentale-Inferenz-Fehlschluss*.

Mentale Inferenz, das Ziehen von Schlussfolgerungen, ist ein normaler Vorgang. Wir tun es jeden Tag, ganz automatisch und mühelos.[902] Wenn Sie Ihre Freundin lächeln sehen, nehmen Sie an, dass sie glücklich ist. Sehen Sie einen Mann, der ein Glas Wasser leert, folgern Sie, dass er durstig ist. Alternativ können Sie davon ausgehen, dass er Angst hat und sein Mund trocken ist oder dass er einen wichtigen Beitrag zu einer Diskussion leistet und eine dramatische Pause einlegt. Wenn Sie ein Date zum Mittagessen haben und Ihnen dabei heiß und kalt wird, dann können Sie folgern, dass das mit romantischen Gefühlen zu tun hat oder mit Grippe.

Kinder zum Beispiel nehmen bei ihrem Spielzeug oder ihrer Schmusedecke Emotionen wahr und führen faszinierende Gespräche, bei denen sie beide Rollen übernehmen. Aber auch Erwachsene sind hierin recht geschickt. In einem berühmten Experiment aus den 1940er-Jahren drehten Fritz Heider und Mary-Ann Simmel eine Zeichentrickfilm mit einfachen geometrischen Figuren, um zu testen, ob die Betrachter diesen mentale Zustände zuschreiben würden. In der Animation sind zwei Dreiecke und ein Punkt zu sehen, die um ein großes Rechteck kreisen. Das Video hat keinen Ton und liefert keine Erklärung. Doch die Betrachter ordneten den Figuren Emotionen und andere mentale Zustände zu. So hieß es beispielsweise, dass das große Dreieck das kleine, unschuldige schikaniert, bis der mutige Punkt zu seiner Rettung herbeieilt.

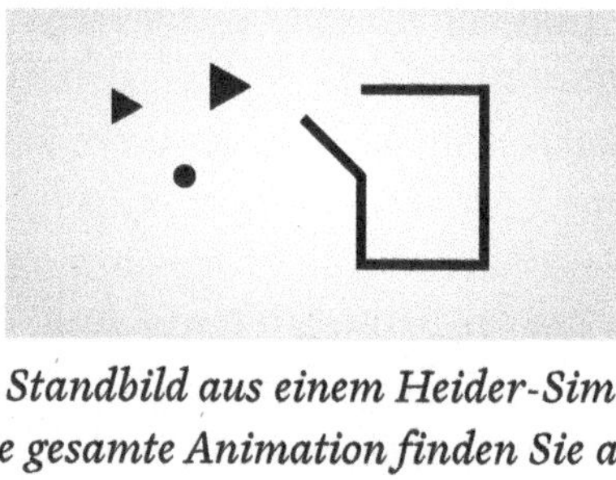

*Abb. 12.2: Standbild aus einem Heider-Simmel-Video. Die gesamte Animation finden Sie auf: http://heam.info/heider-simmel*

Wissenschaftler gehören der menschlichen Spezies an, sie stellen also mentale Inferenzen an, wenn sie die Resultate ihrer Experimente interpretieren. Wann immer sie eine physikalische Messung durchführen und diesem Messwert eine mentale Ursache zuschreiben, begehen sie den Mentale-Inferenz-Fehlschluss. «Die Veränderung der Herzfrequenz geht auf Freude zurück.» «Dieses Knurren drückt Wut aus.» «Die Aktivität in der anterioren Insula wurde von Abscheu verursacht.» «Die Testperson hat die Taste schneller gedrückt, weil sie Angst hatte.» Aber diese Aktivitäten werden nicht auf objektive, von der beobachtenden Person unabhängige Weise durch Emotionen verursacht. Die Aktivitäten sind für sich genommen ein Beleg, dass sich auf der psychologischen Ebene etwas abspielt. Was das aber ist, das wird geraten. Genau das tun wir Wissenschaftler nämlich: Wir messen etwas, und dann übersetzen wir das sich ergebende Zahlenmuster in etwas Sinnvolles, indem wir Inferenzen anstellen.[903] Aber wenn es um wissenschaftliche Erklärungen geht, sind manche Inferenzen besser als andere.

Das Phänomen «Angstlernen» ist das drastischste Beispiel für den Mentale-Inferenz-Fehlschluss in der Wissenschaft der Emotionen.[904] Die Vertreter der Angstlern-Theorie verwischen die Grenzen zwischen Bewegung, Verhalten und Erfahrung. Einen Muskel anzuspannen, ist eine Bewegung. Erstarren ist ein Verhalten, weil es viele koordinierte Muskelbewegungen erfordert. Das Gefühl der Angst ist eine Erfahrung, die mit Verhaltensweisen wie Erstarren einhergehen kann oder auch nicht. Der Schaltkreis für die Schockstarre ist nicht der Schaltkreis der Angst. Dieses kolossale wissenschaftliche Missverständnis hat, zusammen mit der Phrase «Angstlernen», jahrzehntelang Verwirrung gestiftet und ein Experiment, das eigentlich zur klassischen Konditionierung gehört, in eine Industrie der Angst verwandelt.[905]

Die Vorstellung vom Angstlernen ist von A bis Z problematisch. Ratten erstarren nämlich nicht immer, wenn sie sich in einer bedrohlichen Situation befinden. Stecken Sie eine Ratte in einen engen Kasten und traktieren Sie zu unvorhersehbaren Zeiten mit Elektroschocks und lauten Geräuschen, dann erstarren die Tiere. In einem größeren Gehege allerdings laufen sie weg.[906] Wenn man sie daran hindert, greifen sie an.[907] Schränken Sie die Bewegungsfreiheit der Ratte ein, wenn sie das Geräusch hört (was ja nicht von Bedeutung sein sollte, weil die Ratte ohnehin in Schockstarre verfallen wird), dann *sinkt* ihre Herzfrequenz, statt sich zu erhöhen.[908] Und nicht alle dieser sehr verschiedenen Verhaltensweisen laufen über die Amygdala.[909] Bislang haben Wissenschaftler mindestens drei angebliche Angstpfade im Rattengehirn entdeckt. Jeder wurde mit einem spezifischen Verhalten assoziiert und ist somit Produkt des Mentalen-Inferenz-Fehlschlusses.[910] Darüber hinaus wird ein einfaches Verhalten wie das Erstarren von mehreren Schaltkreisen innerhalb eines weit verteilten Netzwerks unterstützt, das nicht nur für Erstarren und Angst zuständig ist.[911]

Kurz gesagt: Sie können Angst nicht studieren, indem Sie Ratten Stromstöße verpassen, wenn Sie «Angst» nicht definieren als «Erstarrungsreaktion eines elektrogeschockten Tieres». Es ist ein Zirkelschluss.

Menschen wie auch Ratten handeln unterschiedlich, wenn sie sich bedroht fühlen. Wir erstarren vielleicht, oder wir laufen weg oder gehen zum Angriff über. Oder wir reißen Witze, fallen in Ohnmacht oder stecken den Kopf in den Sand. Diese Verhaltensweisen können von bestimmten Schaltkreisen im Gehirn ausgelöst werden, über die alle Säugetiere verfügen, doch diese sind nicht an sich emotional und sind kein Beleg dafür, dass Emotionen eine biologische Essenz haben.

Trotzdem schreiben Forschende immer noch, sie hätten

hochkomplexe mentale Zustände bei Tieren entdeckt. So stoßen beispielsweise neugeborene Ratten, wenn man sie der Mutter wegnimmt, einen hohen Laut aus, der sich anhört, als würden sie weinen. Manche gehen nun davon aus, dass der Schaltkreis, der für das «Weinen» verantwortlich ist, der Schmerz-Schaltkreis sei.[912] Aber die Babyratten haben keine Schmerzen. Sie sind vielmehr völlig *gelassen*. Dieses Geräusch ist einfach nur ein Nebenprodukt, wenn die Babyratten ihre Körpertemperatur regeln - die zu ihrem Körperbudget gehört. Diese Aufgabe wird normalerweise von ihrer Mutter übernommen.[913] Der Ton hat also mit Emotionen gar nichts zu tun. Hier schlägt erneut der Mentale-Inferenz-Fehlschluss zu.

Wenn Sie also künftig einen Artikel über Emotionen bei Tieren lesen, achten Sie auf dieses Muster. Wenn ein Wissenschaftler ein Verhalten wie Erstarren mit einem Wort zur Bezeichnung mentaler Zustände wie «Angst» erklärt, dann sollten Sie denken: «Ha! Der Mentale-Inferenz-Fehlschluss!»

Aber seien wir fair: Es ist unglaublich schwierig, diesen Fehlschluss zu vermeiden. Denn die Gremien, die über wissenschaftliche Förderung entscheiden, drehen den Geldhahn vorzugsweise dann auf, wenn die Forschungsarbeiten für den Menschen relevant sind. Und überhaupt müssen die Betroffenen in den Labors ja zunächst einmal erkennen, dass sie eine mentale Inferenz anstellen, was in puncto Introspektion eine echte Leistung ist. Und dann müssen sie genug Mut aufbringen, sich der Kritik und Verachtung des Kollegiums zu stellen, weil sie gegen den Strom schwimmen. Trotzdem ist das zu schaffen.

Der Neurowissenschaftler Joseph E. LeDoux, der die Vorstellung vom Angstlernen in seinem viel gelobten Buch *Das Netz der Gefühle* vorstellte, tritt nun dafür ein, dass wir den Begriff «Angst» überhaupt vermeiden sollten, wenn wir von einer Ratte sprechen.[914] Damit erweist er sich als Wissenschaftler mit intellektuellem Mut, was selten ist. Er hat Hunderte von Aufsätzen über das Angstlernen veröffentlicht und ein viel gelesenes Buch über den Sitz der Angst in der Amygdala. Und trotzdem überprüfte er gegenteilige Beweise sorgsam und änderte seine Meinung. Seine geänderte Ansicht lautet nun: Das Erstarren gibt Sicherheit, wenn das Tier mit einer Bedrohung konfrontiert ist. Es gehört also zum Überlebensverhalten. Seine klassischen Experimente zeigen das, was er mittlerweile den Überlebensschaltkreis nennt: Dieser reguliert den Totstellreflex, signalisiert nicht aber einen mentalen Zustand wie Angst. LeDoux' theoretische Korrektur ist nur ein weiteres Beispiel dafür, dass wir in puncto Geist und Gehirn eine wissenschaftliche Revolution erleben, zu der auch eine wissenschaftlich eher vertretbare Theorie der Emotionen gehört.

Obwohl LeDoux und andere Forschende diesen Wandel längst vollzogen haben, gibt es immer noch reihenweise Beispiele für den Mentale-Inferenz-Fehlschluss auf YouTube-Videos und TED-Talks von Wissenschaftlern, die sich mit Emotionen bei Tieren beschäftigen. Der Vortragende zeigt Ihnen ein Video oder Bild von einem Tier, das ein bestimmtes Verhalten zeigt. Sehen Sie, wie glücklich die Ratte ist, wenn sie gekitzelt wird? Oder wie traurig der Hund ist, wenn er winselt? Und wie sich die Ratte fürchtet, wenn sie erstarrt? Aber wie Sie wissen, werden Emotionen nicht registriert, sondern konstruiert. Wenn Sie das Video oder Bild ansehen, ist Ihnen nicht bewusst, dass Sie konzeptuelles Wissen anwenden, um eine Schlussfolgerung zu ziehen. Ebenso wenig wie Sie sich der Prozesse bewusst waren, die in Kapitel 2 ein paar zufällige schwarze Flecken zu einer Biene machten. Ihnen kommt es vielmehr nur so vor, dass das Tier emotional sei.

Wie in Kapitel 4 erklärt, bildet jede sogenannte emotional

reaktive Gehirnregion Vorhersagen, um das Körperbudget zu regulieren. Fügen Sie den Mentale-Inferenz-Fehlschluss hinzu, mixen das Ganze gut durch, und Sie haben ein großartiges Rezept für den beeindruckenden Mythos vom Wirken der Emotionen im Gehirn. Es ist eine Sache, wenn Sie im Gehirn eines Nagetiers Aktivität im anterioren cingulären Cortex feststellen, wenn ein Tier aus seinem Umfeld Schmerz erfährt. Eine ganz andere aber ist es, daraus abzuleiten, dass der Nager Mitgefühl hat.[915] Eine viel einfachere Erklärung wäre, dass die beiden Tiere ihr Körperbudget wechselseitig beeinflussen, wie das für viele Geschöpfe gilt.

Sie sitzen dem Mentale-Inferenz-Fehlschluss noch leichter auf, wenn das fragliche Tier Ihnen ähnlich ist.[916] Wir nehmen Freude eher in einem herumtollenden Hund wahr als in einer herumwieselnden Kakerlake. Mutterliebe schreiben wir eher einem Häschen zu, das seine Jungen säugt, als einer Schleichenlurchmama, die ihre Kleinen mit der eigenen Haut füttert.[917] Ein sehr gutes Beispiel für dieses Phänomen liefert der oscarprämierte Science-Fiction-Film *District 9*. Wenn die Aliens landen, sehen wir nur abstoßende Insekten in Menschengröße. Doch sobald wir mitbekommen, dass sie Familien und Partner haben, empfinden wir Mitgefühl mit ihnen. Selbst die geometrischen Formen von Heider und Simmel scheinen uns menschlich, weil ihre schnellen Bewegungen uns an Leute erinnern, die sich gegenseitig verfolgen.[918] Bald ordnen wir diesem Verhalten mentale Ursachen zu, womit sie zu unserer moralischen Gemeinschaft gehören.

Dabei sind mentale Inferenzen nicht an sich schlecht, wenn es um Tiere geht – sie sind ganz normal.[919] Ich fahre jeden Tag an einer Reklametafel vorbei, auf der ein süßes Orang-Utan-Baby prangt. Und ich strahle jedes Mal, wenn ich es sehe, ganz egal, worüber ich sonst brüten mag. Und das, obwohl ich weiß, dass der Orang-Utan mich nicht anlächelt und nicht mit mir eines Geistes ist. Ganz ehrlich: Wenn alle Menschen in puncto Tiere dem Mentalen-Inferenz-Fehlschluss erliegen würden und wir diese Tiere in unsere moralische Gemeinschaft aufnähmen, dann gäbe es vermutlich weniger Wilderer, die Elefanten und Nashörner wegen ihrer Hörner töten und Gorillas und Bonobos wegen ihres Fleisches. Würde der Mensch den Mentalen-Inferenz-Fehlschluss auf seine Mitmenschen anwenden, gäbe es möglicherweise weniger Grausamkeit und weniger Kriege. Doch wenn wir unseren Laborkittel tragen, müssen wir seiner Sogwirkung widerstehen.

Wir sind daran gewöhnt, Tiere stets in Bezug auf uns zu sehen: wie sehr sie uns ähneln, was sie uns über uns selbst lehren, wie sie uns nutzen könnten und wie überlegen wir ihnen doch sind. Wenn wir diese Tiere deshalb schützen, dann ist es ganz in Ordnung, sie zu vermenschlichen. Doch wenn wir die Tiere durch die Brille unserer eigenen Identität betrachten, schaden wir ihnen vielleicht auf eine Weise, die uns entgeht. Hunde mit ängstlichem Bindungsstil sehen wir als «zu dominant» und strafen sie, wo wir ihnen doch eigentlich vorhersagbare Fürsorge und Zuneigung zukommen lassen sollten. Wir entreißen Schimpansenjungen den Armen ihrer Mütter, wo sie doch in der Wildnis bis zum fünften Lebensjahr gesäugt werden, während sie im warmen und angenehm riechenden Fell ihrer Mutter hängen.

Daher besteht unsere Herausforderung darin, den Geist der Tiere um ihrer selbst willen zu verstehen, und nicht als einen minderen Menschengeist. Letztere Vorstellung hat ihre Wurzeln im klassischen Menschenbild, für das Schimpansen und andere Primaten bloß weniger entwickelte, minderwertige Formen unser selbst sind.[920] Das sind sie nicht. Sie sind an die ökologische Nische angepasst, in der sie leben. Schimpansen müssen sich ihr Futter suchen, der moderne Mensch tut das meist nicht. Das Gehirn eines Schimpansen ist also darauf ausgelegt, Details zu identifizieren und sich an diese zu erinnern, nicht darauf, mentale Ähnlichkeiten zu finden.[921]

Wenn wir endlich lernen, Tiere um ihrer selbst willen zu erforschen, werden auch wir davon profitieren, weil sich unsere Beziehung zu ihnen verbessert. Wir Menschen werden ihnen und der Welt, in der wir alle leben, weniger Schaden zufügen.

***

Tiere sind emotionale Geschöpfe, wenigstens für ihre menschlichen Beobachter. Das ist Teil der sozialen Realität, die wir uns schaffen. Wir schreiben allem Möglichen Emotionen zu: unseren Autos, unseren Zimmerpflanzen, ja sogar kleinen Dreiecken und Punkten in einem Video. Und wir schreiben Tieren Emotionen zu. Das heißt aber nicht, dass Tiere Emotionen tatsächlich auch *erfahren*. Tiere mit einer kleinen affektiven Nische können keine Emotionskonzepte bilden. Eine Löwin kann das Zebra, das sie als Beutetier jagt und tötet, nicht hassen. Daher finden wir die Handlung der Löwin auch nicht amoralisch. Wann immer Sie eine Geschichte oder ein Buch lesen, in der Tiere menschliche Emotionen haben (Newsflash: Katzen empfinden Schadenfreude gegenüber Mäusen!), denken Sie daran, und Sie werden den dahinterstehenden Mentale-Inferenz-Fehlschluss schnell erkennen.

Manche Forschende gehen immer noch davon aus, dass alle Wirbeltiere ererbte Kern-Emotionssysteme teilen, um die Behauptung aufrechterhalten zu können, dass Tiere wie Menschen fühlen. Ein prominenter Neurowissenschaftler wie Jaak Panksepp zeigte seinen Zuhörern immer wieder Fotos von knurrenden Hunden und zischenden Katzen als angebliche Belege hierfür, ebenso Videos von Vogelkindern, «die nach ihrer Mama schreien».[922] Dass die von ihm postulierten Emotionsschaltkreise im Gehirn von Tieren tatsächlich existieren, ist jedoch mehr als fraglich.[923] Sie verfügen über Überlebensschaltkreise für die klassischen Verhaltensweisen wie Kampf, Flucht, Essen und Paarung. Sie werden von Körperbudgetarealen in ihrem interozeptiven Netzwerk gesteuert, und sie verursachen körperliche Veränderungen, die sie als Affekt erleben. Aber sie haben nichts mit Emotionen zu tun.[924] Für Emotionen brauchen Sie Emotionskonzepte, mit denen Sie kategorisieren können.

Die Suche nach der Fähigkeit bei Tieren, im Geist Emotionen zu entwickeln, geht indessen weiter. Bonobos und andere Schimpansen, unsere nächsten Verwandten, haben vielleicht die nötige Verkabelung im Gehirn, um eigene Emotionskonzepte zu bilden. Elefanten kommen diesbezüglich auch infrage. Sie leben lange und sind soziale Tiere, die Herden mit engen Bindungen bilden. Das Gleiche gilt für Delfine. Selbst Hunde wie Rowdy sind gute Kandidaten, da sie seit Jahrtausenden an der Seite des Menschen leben. In diesen Tieren kann durchaus mehr vorgehen, aber es sind dann trotzdem keine *menschlichen* Emotionen. Was die Laborratten angeht oder Cupcake, das Meerschweinchen, und viele andere Tiere, denen wir Emotionen zuschreiben: Sie können keine Emotionen konstruieren, weil es ihnen an den dafür nötigen Konzepten fehlt. Nicht menschliche Tiere empfinden Affekte, aber ihre emotionale Wirklichkeit existiert, wenigstens für den Moment, nur in unserer Sicht.

# 13

# Vom Gehirn zum Geist: neue Grenzgebiete

Das menschliche Gehirn ist ein Meister der Täuschung. Es erzeugt Erfahrungen und steuert Handlungen mit der Geschicklichkeit eines Magiers. Es lässt uns nie zusehen, wie es das anstellt, flößt uns aber das sichere Gefühl ein, dass seine Hervorbringungen - unsere Alltagserfahrungen - sein inneres Wirken offenbaren. Freude, Trauer, Überraschung, Furcht und andere Emotionen fühlen sich so «eingebaut» an und scheinen so klar differenziert, dass wir annehmen, sie hätten in uns unterschiedliche Ursachen. Mit einem Gehirn, das selbst essentialisiert, ist es nur zu leicht, zu einer falschen Theorie des Geistes zu kommen. Schließlich sind wir alle nur ein Haufen Gehirne, die versuchen, sich auf das Gehirn einen Reim zu machen.

Jedenfalls war die Täuschung jahrtausendelang erfolgreich. Gut, die Essenzen des Geistes wurden alle ein bis zwei Jahrhunderte überarbeitet, aber die Vorstellung von geistigen Organen hat sich eigentlich recht gut gehalten.[925] Selbst heute ist es noch schwierig, sich von diesen Ideen abzugrenzen, weil das Gehirn nun einmal aufs Kategorisieren ausgelegt ist, und Kategorien verleiten zum Essentialismus. Jedes Nomen, das wir gebrauchen, ist eine Einladung zur unbewussten Erfindung einer Essenz.

Aber die Wissenschaft vom Geist legt langsam ihre Stützräder ab. Der menschliche Schädel ist nicht mehr die Blackbox von einst, da uns hirnbildgebende Techniken ohne jede Verletzung den Blick in den menschlichen Kopf erlauben. Die neuen Wearables, die Minicomputer, mit denen wir unsere

Körperdaten messen, tragen diese Informationen vom Forschungslabor hinaus in die Welt. Wir sammeln mit unseren Tools des 21. Jahrhunderts also ganze Petabytes an Gehirndaten. Doch Medien, Risikokapitalgeber, viele Lehrbücher und einige Forschende interpretieren diese Daten immer noch mit einer Theorie des Geistes, die ihre Wurzeln im 17. Jahrhundert hat (die hippe Version einer Plato-1.0-Phrenologie). Die Neurowissenschaft hat uns ein besseres Verständnis des Gehirns geliefert, als unsere eigene Erfahrung dies je könnte, und das nicht nur in Bezug auf Emotionen, sondern auf sämtliche mentalen Ereignisse.

Wenn ich meine Aufgabe gut erledigt habe, dann wissen Sie jetzt, dass viele scheinbare Fakten über Emotionen, die Sie in Lehrbüchern und in den Medien finden, höchst zweifelhaft sind und noch einmal überdacht werden müssen. Sie haben in diesem Buch erfahren, dass Emotionen Teil der biologischen Konstitution von Gehirn und Geist des Menschen sind, aber nicht, weil Sie für jede einzelne Emotion einen eigenen Schaltkreis haben. Emotionen sind ein Ergebnis der Evolution, aber nicht in Form von Essenzen, die wir etwa von unseren tierischen Vorfahren ererbt hätten. Sie erleben Emotionen ohne bewusste Anstrengung, aber das heißt nicht, dass Sie diese Erfahrungen passiv empfangen. Sie nehmen Emotionen wahr, ohne dass Sie darin extra unterwiesen werden müssten, was aber nicht bedeutet, dass sie angeboren sind oder nicht erlernt werden müssten. Angeboren ist die Fähigkeit des Menschen, Konzepte einzusetzen, um daraus eine soziale Realität zu erschaffen. Und die soziale Realität wiederum verschaltet das Gehirn. Emotionen sind sehr reale Kreationen der sozialen Realität, die von menschlichen Gehirnen zusammen mit anderen menschlichen Gehirnen hervorgebracht werden.

In diesem letzten Kapitel verwenden wir die Theorie der

konstruierten Emotion sozusagen als Taschenlampe, um uns ein Stück weiter vorzutasten zu umfassenderen Fragen nach Gehirn und Geist. Wir sehen uns das vorhersagende Gehirn und alles, was wir darüber mittlerweile wissen (Degenerationseffekt, Core-Systeme und die für die Konzeptbildung nötige Verschaltung), noch einmal genau an und fragen uns, *welche Art von Geist* aus dieser Art Gehirn höchstwahrscheinlich hervorgeht. Wir werden sehen, welche Aspekte des Geistes universell bzw. unvermeidlich sind, auf welche dies nicht zutrifft und was all das bedeutet für unser Selbstverständnis und unser Bild von anderen Menschen.

***

Solange Menschen über das Menschsein schreiben, lag diesem Schreiben die allgemeine Annahme zugrunde, dass der menschliche Geist von einer allmächtigen Kraft geschaffen wurde. Für die alten Griechen war diese Kraft die Natur, wie sie sich im Bild ihrer Götter niederschlug. Das Christentum entwand der Natur diese Fähigkeit und legte sie in die Hände eines einzigen, allmächtigen Gottes. Darwin dann eroberte sie zurück und schrieb sie einem besonderen Merkmal der Natur zu, nämlich der Evolution. Plötzlich waren Sie keine unsterbliche Seele mehr und Ihr Geist nicht mehr länger das Schlachtfeld, auf dem sich Gut und Böse bekriegten, Rechtschaffenheit und Sünde. Stattdessen handelte es sich nun um eine Ansammlung spezialisierter innerer Kräfte, hervorgebracht von der Evolution und ständig im Kampf um die Kontrolle über Ihre Handlungen. Angeblich bekämpft das Gehirn den Körper, die Ratio die Emotionen, der Cortex den Subcortex und die Kräfte der Außenwelt die der Innenwelt. Ihr animalisches Gehirn ist vom rationalen Cortex umgeben, der Sie von allen anderen Tieren unterscheidet. Nicht weil

Sie etwa eine Seele haben und jene nicht, sondern weil Sie der Kulminationspunkt der Entwicklungsgeschichte sind, ausgestattet mit Einsicht und Vernunft. Sie sind also vorgeformt auf die Welt gekommen, doch nicht nach dem Bild Gottes, sondern nach dem Ihrer Gene, um auf das, was die Welt zu bieten hat, auf Ihre individuelle Weise zu reagieren. Erfahrungen wie die der Emotionen sind angeblich Beleg dafür, dass Sie durch und durch Tier sind. Aber trotzdem gelten Sie im Tierreich als etwas Besonderes, weil Sie nämlich Ihr inneres Tier überwinden können.

Aber wie Sie hier in diesem Buch erfahren haben, revolutionieren neue Erkenntnisse über das Gehirn unser Menschenbild.

Ihr Geist ist definitiv ein Produkt der Evolution, aber er wird nicht von den Genen allein bestimmt. Gut, das Gehirn besteht aus netzwerkenden Neuronen, aber das ist nur *ein* Faktor bei der Ausbildung eines menschlichen Geistes. Ihr Gehirn hat sich nämlich in einem Körper entwickelt im Zusammenspiel mit anderen Gehirnen in anderen Körpern, die auf Ihr Körperbudget einwirken und mit Worten und Taten Ihre affektive Nische vergrößern.

Ihr Geist ist kein Schlachtfeld, auf dem sich feindliche Kräfte - Leidenschaft und Vernunft - bekriegen oder bestimmen, wie viel Verantwortung Sie für Ihr Handeln tragen. Ihr Geist ist vielmehr ein rechnerisches Moment im Rahmen Ihres permanent vorhersagenden Gehirns.

Ihr Gehirn sagt mithilfe Ihrer Konzepte vorher. Und während manche Wissenschaftlerinnen und Wissenschaftler darüber diskutieren, ob bestimmte Konzepte angeboren oder erlernt sind, steht es außer Frage, dass Sie eine ganze Menge davon erlernt haben, als Ihr Gehirn sich auf seine physikalische und soziale Umwelt einstellte. Diese Konzepte stammen aus Ihrer Kultur. Sie helfen Ihnen beim Umgang mit dem zentralen Problem des Zusammenlebens in Gruppen – miteinander auszukommen, statt nur voranzukommen. Bei diesem Tauziehen gibt es mehr als nur ein Ergebnis. Alles in allem fördern manche Kulturen das Miteinander-Auskommen, während in anderen das Vorankommen mehr zählt.

All diese Entdeckungen ermöglichen uns eine ganz entscheidende Erkenntnis: Das menschliche Gehirn hat sich im Kontext der menschlichen Kultur entwickelt und dabei *mehr als eine Form des Geistes* hervorgebracht. So erleben Menschen aus westlichen Kulturen Gedanken und Emotionen als etwas grundlegend Verschiedenes, das miteinander in Konflikt stehen kann. Während Kulturen wie die der Ilongot oder der Menschen auf Bali und in gewisser Weise auch all jene, die sich der buddhistischen Kultur zugehörig fühlen, zwischen Denken und Fühlen keinen grundsätzlichen Unterschied sehen.[926]

Wie aber kann es sein, dass aus einer Art Gehirn mit weitgehend gleichen Netzwerken völlig unterschiedliche Formen des Geistes hervorgehen? Wie kann ein Gehirntyp *Ihren* Geist mit seinen Emotionskonzepten und Erfahrungen hervorbringen und gleichzeitig den meinen, der verschiedene Instanzen der gleichen Konzepte kennt? Was ist mit einem balinesischen Geist, der keine eigenen Konzepte für Gedanken und Gefühle und deren Erfahrung hat? Und jeder dieser Typen ist an seine physische und soziale Umgebung angepasst?

Oberflächlich betrachtet, sehen alle normal entwickelten menschlichen Gehirne weitgehend gleich aus, vor allem, wenn Sie Ihre Brille abnehmen und die Augen zusammenkneifen. Alle Gehirne haben zwei Hälften. Jeder Cortex hat fünf Lappen und bis zu sechs Schichten. Die Neuronen in jedem Cortex sind darauf ausgelegt, Information zu effizienten Zusammenfassungen zu komprimieren. Dadurch entsteht ein konzeptuelles System, das Handeln und Erfahrung prägt.

Viele dieser Merkmale sind auch anderen Säugetieren eigen. Manche sehr alten Aspekte Ihres Nervensystems teilen Sie sogar mit Insekten. (Ein Beispiel sind die Hox-Gene, die das Nervensystem der Wirbeltiere vom Kopf bis zum Schwanz organisieren.)

Und doch unterscheiden sich die Gehirne von Mensch zu Mensch ganz enorm: in der Lage aller Falten und Furchen im Cortex, in der Anzahl der Neuronen, die bestimmte Schichten des Cortex verbinden oder die Verbindung zu den subkortikalen Regionen herstellen, in den Mikroverbindungen zwischen den Neuronen und in der Stärke der Konnektivität innerhalb der Gehirnnetzwerke. Wenn Sie all diese Einzelheiten zusammennehmen, lässt sich sagen, dass keine zwei Gehirne einer Art identisch strukturiert sind.[927]

Außerdem ist die Verschaltung innerhalb eines Gehirns keineswegs statisch. Wie das Laub eines Baumes im Frühling wächst und im Herbst abfällt, so wachsen und vergehen die Verbindungen zwischen Axonen und Dendriten ständig. In bestimmten Gehirnarealen entstehen sogar neue Neuronen.[928] Diese Art anatomischer Veränderung nennt man Plastizität, und sie hat mit unseren Erfahrungen zu tun. Ihre Erfahrungen gehen also in die Verkabelung des Gehirns ein und verändern diese.[929] Das erhöht wiederum die Chance, dass Sie die gleiche Erfahrung wieder machen oder auf eine frühere Erfahrung zurückgreifen, um eine neue zu schaffen.

Von einem Augenblick zum anderen konfigurieren sich Ihre Milliarden von Neuronen neu und bilden neue Muster. Die dafür verantwortlichen chemischen Stoffe sind Neurotransmitter.[930] Sie sorgen dafür, dass Signale zwischen den Neuronen hin- und herlaufen, und beschleunigen oder verlangsamen diesen Fluss in Sekundenbruchteilen. Die Information nimmt also unterschiedliche Wege.[931] Neurotransmitter versetzen ein einziges Gehirn in die Lage, mit einer

Gruppe von Netzwerken verschiedene mentale Ereignisse zu konstruieren. So schaffen sie etwas, das größer ist als die Summe seiner Teile.[932]

Und dann gibt es da natürlich noch den Degenerationseffekt: Verschiedene Gruppen von Neuronen bringen dasselbe Ergebnis hervor. Wie fein oder grob die Gehirnstruktur auch aussehen mag, die Sie untersuchen (Netzwerke, Areale, einzelne Neuronen): Diese Strukturen tragen stets zu mehr als nur einer Kategorie eines mentalen Ereignisses bei: Wut, Aufmerksamkeit oder Sehen bzw. Hören.[933]

Mikroverkabelung. Neurotransmitter. Plastizität. Degenerationseffekt. Mehrzweckschaltkreise. Neurowissenschaftler tragen dieser unglaublichen Vielfalt Rechnung, indem sie das Gehirn als «komplexes System» bezeichnen. Damit meine ich nicht etwa das alltagssprachliche «kompliziert». *Komplexität* ist ein Maß zur Beschreibung jeglicher Struktur, die Informationen effizient schafft und übermittelt. Ein System mit hoher Komplexität kann viele neue Muster erzeugen, indem es Bruchstücke alter Muster benutzt. Komplexe Systeme gibt es in der Neurowissenschaft, der Physik, der Mathematik, der Wirtschaftswissenschaft und in anderen akademischen Disziplinen.[934]

Das menschliche Gehirn ist ein hochkomplexes System, weil es im Rahmen einer einzigen physikalischen Struktur Milliarden von Neuronen rekonfigurieren kann, um ein gewaltiges Repertoire an Erfahrungen, Wahrnehmungen und Verhaltensweisen zu generieren. Diese Komplexität erreicht es, weil es eine unglaublich effiziente Ordnung der Kommunikation besitzt, die auf den in Kapitel 6 erwähnten «Knotenpunkten» beruht. Dieses Gefüge erlaubt dem Gehirn, so viel Informationen aus den unterschiedlichsten Quellen zu verarbeiten, und das so effizient, dass daraus Bewusstsein entsteht.[935] Im Vergleich dazu wäre das Modell der klassischen Auffassung – unabhängige Klumpen mit genau abgegrenzten Funktionen – ein System niedriger Komplexität, weil jeder Klumpen nur für seine eigene Funktion zuständig wäre.[936]

Ein Gehirn von hoher Komplexität und mit Degenerationseffekt bringt klare Vorteile. Es kann mehr Information kreieren und weiterleiten. Es ist stabiler und verlässlicher, weil verschiedene Wege zu einem Ziel führen.[937] Es ist widerstandsfähiger gegenüber Verletzungen und Krankheiten. Sie haben dies an Beispielen gesehen: die Zwillinge mit dem Amygdalaschaden (Kapitel 1) und Roger mit seinem zerstörten Vorhersageschaltkreis (Kapitel 4). Ein so beschaffenes Gehirn erhöht die Wahrscheinlichkeit enorm, dass Sie überleben und Ihre Gene an die nächste Generation weitergeben können.[938]

Die natürliche Selektion begünstigt ein komplexes Gehirn.[939] Komplexität, nicht Rationalität, macht es möglich, dass Sie Architektin bzw. Architekt Ihrer eigenen Erfahrung sind. Ihre Gene erlauben Ihnen und anderen Menschen, Ihr Gehirn und damit Ihren Geist umzukonfigurieren.

Komplexität heißt auch, dass der Schaltplan Ihres Gehirns nicht nur ein Satz Instruktionen für einen bestimmten Geist mit universellen geistigen Organen ist. Doch das menschliche Gehirn hat nur wenige «eingebaute» mentale Konzepte, zum Beispiel angenehm vs. unangenehm (Valenz) und Erregung vs. Ruhe (Arousal), laut vs. leise, hell vs. dunkel und andere Merkmale des Bewusstseins.[940] Stattdessen ist Vielfalt die Norm. Das menschliche Gehirn ist so strukturiert, dass es viele verschiedene Konzepte lernen und unterschiedliche soziale Realitäten erschaffen kann, je nachdem, welchen zufälligen Umständen es begegnet. Diese Variabilität ist nicht grenzenlos oder willkürlich. Sie wird eingeschränkt von der für das Gehirn notwendigen Effizienz und Geschwindigkeit, von der Außenwelt und vom menschlichen Dilemma des

Zusammenlebens. Ihre Kultur hat Ihnen sozusagen ein bestimmtes System von Konzepten, Werten und Praktiken an die Hand gegeben, um dieses Dilemma lösen zu können.

Wir brauchen keinen universellen Geist mit universellen Konzepten, um zu beweisen, dass wir eine Art sind. Alles, was wir brauchen, ist ein außergewöhnlich komplexes Gehirn, das sich auf seine soziale und physikalische Umgebung hin verschaltet und so unterschiedliche Formen des Geistes hervorbringt.

***

Ein menschliches Gehirn kann also viele Formen des Geistes hervorbringen, die dennoch Merkmale aufweisen, die allen gemeinsam sind. Jahrtausendelang glaubten die Gelehrten, dass die naturgegebenen Ingredienzen des Geistes Essenzen sind, aber das sind sie nicht. Diese Komponenten sind die drei Aspekte des Geistes, die wir in diesem Buch kennengelernt haben: affektiver Realismus, Konzepte und soziale Realität. Diese (und vielleicht noch einige weitere) sind unvermeidlich und daher universell mit der Anatomie und Funktion des Gehirns verknüpft (lässt man Krankheiten außer Acht).

Der affektive Realismus – die Tatsache, dass Sie erleben, was Sie für wahr halten – ist zwangsläufig aufgrund Ihrer Verkabelung gegeben. Die Körperbudgetareale in Ihrem interozeptiven Netzwerk – Ihr innerer, lautstarker und beinahe tauber Wissenschaftler mit dem Megafon – sind die stärksten Vorhersagekräfte in Ihrem Gehirn, und Ihre primären sensorischen Regionen hören ihnen eifrig zu. Die mit Affekt aufgeladenen Vorhersagen der Körperbudgetareale sind die Haupttriebkräfte Ihrer Erfahrung und Ihres Verhaltens, nicht Logik und Vernunft. Wir alle halten Essen für «wohlschmeckend», als würde der Geschmack essenziell zu dem Nahrungsmittel gehören. Dabei ist er eine Konstruktion, und der Wohlgeschmack ist unser eigener Affekt. Wenn ein Soldat im Kriegsgebiet in der Hand eines anderen Menschen eine Waffe sieht, die nicht da ist, dann *sieht* er sie tatsächlich. Das ist kein Fall von optischer Täuschung, sondern eine ganz klare Wahrnehmung. Richter, die bei Bewährungsanhörungen hungrig sind, fällen schärfere Urteile.

Niemand kann sich dem affektiven Realismus hundertprozentig entziehen. Ihre Wahrnehmungen sind kein fotografisches Abbild der Welt. Sie sind noch nicht mal ein sehr realistisches Gemälde (wie ein Vermeer). Sie sind eher wie ein Van Gogh oder ein Monet. (Oder, an einem miesen Tag, ein Jackson Pollock.)[941]

Aber Sie *können* den affektiven Realismus an seiner Wirkung erkennen. Wann immer Ihr Bauchgefühl Ihnen sagt, dass etwas wahr ist, dann haben Sie es mit affektivem Realismus zu tun. Wenn Sie Nachrichten hören oder eine Geschichte, die Sie sofort glauben, dann ist auch das affektiver Realismus. Lehnen Sie umgekehrt eine Information als falsch ab und mögen den Überbringer nicht, dann spricht ebenfalls der affektive Realismus aus Ihnen. Wir alle mögen Nachrichten, die unsere Überzeugung bestätigen, und lehnen ab, was ihnen widerspricht.

Der affektive Realismus lässt uns Dinge glauben, selbst wenn es Belege gibt, die sie zweifelhaft erscheinen lassen. Dies geschieht nicht aus Unwissenheit oder Böswilligkeit – Grund dafür ist, dass unser Hirn so arbeitet und verschaltet ist. Alles, was Sie glauben, und alles, was Sie sehen, ist von der Körperbudgetierung in Ihrem Gehirn beeinflusst.

Setzt man dem affektiven Realismus nichts entgegen, dann lässt er uns unsere Ideen stur und unflexibel verfechten. Sind zwei gegnerische Gruppen zutiefst davon überzeugt, dass sie recht haben, führt das zu politischen Scharmützeln, ideologischen Grabenkämpfen und schließlich vielleicht sogar zu Krieg. Was man bereits an den beiden hier vorgestellten Menschenbildern beobachten kann – dem der klassischen Sicht und dem der konstruktivistischen – und das seit vielen Tausend Jahren.[942]

In dieser Dauerschlacht verführt der affektive Realismus jede Seite dazu, der anderen Schablonendenken vorzuwerfen. Die klassische Auffassung wird karikiert als biologischer Determinismus, der Kultur als irrelevant und Gene für Schicksal hält und damit die bestehende Sozialordnung mit ihrer Aufteilung in Arm und Reich weiter zementiert. Diese Karikatur zeichnet ein recht extremes Menschenbild, in dem das Vorankommen wichtiger ist als das Miteinander-Auskommen. Die konstruktivistische Sicht hingegen wird als Kollektivismus kritisiert, in der das Individuum entwertet wird. Oder man wirft ihr vor, dass sie die Menschen als riesigen Superorganismus sieht wie die Borg aus *Star Trek*. Darüber hinaus entstellt man das Bild vom Gehirn zum «Hackbratenhirn», in dem jedes Neuron exakt dieselbe Funktion hat.[943] Das ist ein extremes Zerrbild einer Theorie, welche das Miteinander-Auskommen stets höher schätzt als das Vorankommen. Jede Seite ignoriert die feinen Zwischentöne der anderen, die in der wissenschaftlichen Gemeinschaft vonnöten sind. Wenn Sie bis hierher gelesen haben, dann wissen Sie, dass die wissenschaftlichen Beweise eine nuanciertere Lösung unterstützen: dass nämlich die Trennlinie zwischen Biologie und Kultur durchlässig ist. Die Kultur entsteht aus der natürlichen Selektion, und wenn sie unter die Haut gelangt und ins Gehirn, trägt sie dazu bei, die nächste Generation von Menschen zu formen.[944]

Der affektive Realismus ist also unvermeidlich, und doch sind Sie ihm nicht hilflos ausgeliefert. Das beste Vorgehen, um dagegen vorzubeugen, ist schlicht Neugierde. Ich sage meinen Studierenden immer, sie sollten bei ihrer Lektüre besonders darauf achten, wenn sie etwas besonders toll finden oder im Gegensatz total ablehnen. Diese Gefühle können ein Indiz sein, dass die Ideen, mit denen Sie sich beschäftigen, fest in Ihrer affektiven Nische verankert sind. Also bewahren Sie sich diesbezüglich am besten einen offenen Geist. Ihre Affekte sind kein Beleg dafür, dass die dargestellten wissenschaftlichen Ergebnisse richtig oder falsch sind. Der Biologe Stuart Firestein empfiehlt in seinem wunderbaren Buch *Ignoranz. Die Triebfeder der Wissenschaft*, die Tugend der Neugier zu pflegen, weil sie uns dazu antreibt, mehr über die Welt herauszufinden. Er rät uns, uns mit der Ungewissheit anzufreunden, Spaß an Rätseln zu haben und dem Zweifel stets genug Raum zu lassen.[945] Diese Haltung ermögliche, einen ruhigen Blick auf wissenschaftliche Resultate zu werfen, die Ihren tief verankerten Überzeugungen widersprechen. Und sie machen die Jagd nach Wissen wieder zum lustvollen Erlebnis.

Das zweite unentrinnbare Merkmal Ihres Geistes ist, dass Sie Konzepte haben, weil das menschliche Gehirn so verkabelt ist, dass es ein konzeptuelles System hervorbringt. Sie bilden Konzepte für die kleinsten physikalischen Einzelheiten wie winzige Licht- und Schallwellen, ebenso für extrem komplexe Ideen wie «Impressionismus» oder «Dinge, die man nicht ins Flugzeug mitnimmt». (Dazu gehören geladene Waffen, Elefantenherden und Ihre unglaublich langweilige Tante Edna.) Die Konzepte Ihres Gehirns sind ein Modell der Welt, das Sie am Leben erhält, weil Sie dank ihm die energetischen Bedürfnisse Ihres Körpers decken können, und das am Ende entscheidet, wie effektiv Sie Ihre Gene weitergeben können.

Nicht unvermeidlich aber sind ganz *bestimmte* Konzepte. Sicher, jeder hat einige Basiskonzepte, die unmittelbar auf die Verschaltung des Gehirns zurückgehen, zum Beispiel für «angenehm» vs. «unangenehm». Aber nicht jeder Geist hat unterschiedliche Konzepte für «Gefühl» und «Gedanke».

Jede Sammlung von Konzepten, die dazu beiträgt, Ihr Körperbudget zu regulieren und Sie am Leben zu halten, ist dem Gehirn recht. Die Emotionskonzepte, die Sie in der Kindheit gelernt haben, sind dafür ein schlagendes Beispiel.

Konzepte sind nicht nur «in Ihrem Kopf». Nehmen wir mal an, Sie und ich plaudern bei einer Tasse Kaffee. Ich mache eine witzige Bemerkung, und Sie nicken lächelnd. Wenn mein Gehirn Ihr Lächeln und Nicken vorhergesagt hat und der visuelle Input meinem Gehirn diese Bewegungen bestätigt, dann werden meine Vorhersagen zu meinem Verhalten: Ich nicke zurück. Sie hingegen haben vielleicht das Zurücknicken vorhergesagt, neben einer Reihe anderer Möglichkeiten, und Ihr Sinnesinput verändert sich, was sich wiederum auf Ihre nächsten Vorhersagen auswirkt. Anders ausgedrückt: Ihre Neuronen beeinflussen sich nicht nur durch direkte Verschaltung, sondern auch in der Interaktion mit mir in der Außenwelt. Wir führen einen synchronen Tanz von Vorhersagen und Handlungen aus und regulieren damit wechselseitig unser Körperbudget. Diese Synchronisierung ist die Grundlage aller sozialen Bindungen und des Mitgefühls. Sie schafft die Basis, dass Menschen einander vertrauen und sich mögen. Darüber hinaus ist sie ganz entscheidend für die Bindung zwischen Eltern und Kindern.[946]

Ihre persönliche Erfahrung wird also von Ihrem Handeln aktiv konstruiert. Sie stellen sich auf die Welt ein, und die Welt wirkt auf Sie zurück. Daher sind Sie in einem sehr realen Sinne Architekt und Architektin Ihrer Umwelt und Ihrer persönlichen Erfahrung. Ihre Bewegungen und die Bewegungen anderer Menschen beeinflussen Ihren eintreffenden Sinnesinput. Diese Empfindungen können – wie alle anderen Erfahrungen – die Verkabelung Ihres Gehirns prägen. Sie sind also nicht nur Architektin Ihrer Erfahrung, sondern auch noch Elektrikerin.

Konzepte sind für das Überleben der Menschen zentral, aber wir müssen im Umgang mit ihnen auch vorsichtig sein, denn sie stoßen gewöhnlich die Tür zum Essentialismus weit auf. Sie lassen uns Dinge sehen, auch wenn diese gar nicht da sind. Firestein bringt zu Beginn seines Buches ein schönes Beispiel: Es ist schwierig, eine schwarze Katze in einem völlig dunklen Raum zu sehen, vor allem, wenn keine Katze da ist. Dies illustriert anschaulich, wie die Suche nach Essenzen verläuft. In der Geschichte der Wissenschaft gibt es viele Beispiele von Forschenden, die vergeblich nach einer Essenz suchten, weil sie ihre Hypothesen auf die falschen Konzepte gründeten. Firestein nennt hier den «Lichtäther», eine geheimnisvolle Substanz, die angeblich das Universum erfüllte und als Trägermedium des Lichts galt. Der Äther war die schwarze Katze, schreibt Firestein, und die Physiker formulierten ihre Theorien in einem dunklen Raum, experimentierten darin und suchten nach Belegen für eine Katze, die nicht existierte. Das Gleiche gilt für die klassische Auffassung der Emotionen, deren mentale Organe eine menschliche Erfindung sind, die die Frage mit der Antwort verwechselt.

Konzepte ermutigen uns umgekehrt auch, Dinge *nicht* zu sehen, die *da* sind. Die illusorischen Streifen in einem Regenbogen umfassen eine nahezu unbegrenzte Anzahl an Wellenlängen, aber Ihre Konzepte von «Rot», «Blau» und anderen Farben bringen Ihr Gehirn dazu, diese Vielfalt zu ignorieren. So wie das klischeehafte Gesicht mit den hängenden Mundwinkeln, das angeblich «Trauer» zeigt, ein Konzept ist, das die unglaubliche Vielfalt in jener Emotionskategorie übersieht.

Das dritte zwangsläufig gegebene Merkmal des Geistes, über das wir gesprochen haben, ist die soziale Realität. Wenn Sie zur Welt kommen, können Sie Ihr Körperbudget nicht alleine regulieren – jemand anderer muss das für Sie tun. Dabei lernt Ihr Gehirn, in Wahrscheinlichkeiten zu denken und Konzepte zu bilden. Auf diese Weise stellt es sich auf Ihre Umgebung ein, in der andere Menschen leben, die ihre soziale Welt auf eine bestimmte Weise organisierten. Diese Welt wird so auch für Sie zur Wirklichkeit. Die soziale Realität ist die menschliche Superkraft. Wir sind die einzige Art, die rein mentale Konzepte an andere Artgenossen übermitteln kann. Es ist keine *bestimmte* soziale Realität, die unvermeidlich ist, sondern nur eine, die für die jeweilige Gruppe funktioniert (und den Beschränkungen der physikalischen Realität unterliegt).

Die soziale Realität ist in gewisser Weise ein faustischer Pakt. Für grundlegende menschliche Aktivitäten wie den Aufbau einer Zivilisation bringt sie klare Vorteile. Eine Kultur funktioniert am besten, wenn wir an unsere mentalen Schöpfungen wie Geld oder Gesetze glauben, ohne dies zu merken. Wir argwöhnen keineswegs, dass wir bei diesen Konstruktionen selbst (oder unsere Neuronen) die Hand im Spiel haben. Wir halten sie einfach für die Wirklichkeit.

Doch ist es die nämliche Superkraft, die uns zu Erbauern ganzer Zivilisationen macht, welche unser Verständnis vernebelt, wie wir das eigentlich anstellen. Wir verwechseln nämlich Betrachter-abhängige Konzepte - wie Blumen, Unkraut, Farben, Geld, Rasse, Gesichtsausdrücke und so weiter - mit der Wirklichkeit, die unabhängig von den Beobachtenden existiert. Viele Konzepte, die Menschen für rein physikalisch halten, sind in Wirklichkeit Glaubenssätze über die physische Wirklichkeit, ähnlich wie Emotionen. Und viele, die wir für biologisch halten, sind tatsächlich sozial bedingt. Selbst etwas, das offensichtlich biologisch wirkt wie Blindheit, hat in der Biologie keine objektive Grundlage. Viele Menschen, die nicht sehen können, halten sich nicht für blind, weil sie sich trotzdem gut in der Welt bewegen können.[947]

Wenn Sie aber eine soziale Realität schaffen, ohne sich

dessen bewusst zu sein, kann das nur ins Chaos führen. Vielen Psychologen ist beispielsweise nicht klar, dass jedes psychologische Konzept in Wirklichkeit sozial bedingt ist. Wir diskutieren über die Unterschiede zwischen «Willensstärke» und «Beharrlichkeit» und «Mumm», als wären sie ihrer Natur nach verschieden und nicht Konstruktionen, die auf kollektiver Intentionalität beruhen. Wir unterscheiden zwischen «Emotion», «Emotionsregulierung», «Selbstkontrolle», «Erinnerung», «Vorstellungskraft», «Wahrnehmung» und Termini aus anderen mentalen Kategorien. All diese Begriffe können als Phänomene erklärt werden, die dem interozeptiven und sensorischen Input aus der Welt entspringen und durch Kategorisierung - und mit Unterstützung durch das Kontrollnetzwerk - mit Bedeutung versehen werden. Diese Konzepte sind eindeutig ein Bestandteil unserer sozialen Realität, weil nicht alle Kulturen sie kennen. Wohingegen das Gehirn das Gehirn das Gehirn ist. Das Fachgebiet der Psychologie entdeckt also immer wieder die gleichen Phänomene, gibt ihnen neue Namen und sucht sie im Gehirn an anderen Orten. Daher haben wir gut hundert Konzepte für das «Selbst». Sogar die Hirnnetzwerke selbst haben die verschiedensten Namen. Das Default-Mode-Netzwerk, das zum interozeptiven Netzwerk gehört, hat mehr Pseudonyme als ein Schurke in einem Krimi.[948]

Betrachten wir das Soziale als physische Wirklichkeit, missverstehen wir unsere Welt und uns selbst. So gesehen, ist die soziale Realität nur dann eine Superkraft, wenn wir wissen, dass wir sie besitzen.

***

Diese drei unvermeidlichen Merkmale des Geistes zeigen uns eins: Aus konstruktivistischer Sicht ist eine gewisse Skepsis geboten. Unsere Erfahrungen sind keineswegs ein Fenster zur Wirklichkeit. Ihr Gehirn ist vielmehr so verkabelt, dass es Ihre Welt modelliert, je nachdem, was für Ihr Körperbudget wichtig ist – dieses Modell erleben Sie dann als Realität. Ihre momentane Erfahrung mag sich so anfühlen, als würde ein Geisteszustand auf den anderen folgen wie Perlen auf einer Schnur. Dabei ist, wie Sie in diesem Buch erfahren haben, Ihr Gehirn mit seinen intrinsischen Core-Netzwerken ununterbrochen aktiv. Ihre Erfahrung mag so wirken, als sei sie von etwas in der Welt außerhalb Ihres Kopfes ausgelöst worden, doch letztlich wird sie in einer Welle von Vorhersagen und Korrekturen von Ihnen geschaffen. Ironischerweise hat jeder von uns ein Gehirn, das einen Geist hervorbringt, der sich selbst missversteht.

Wo der Konstruktivismus zur Skepsis mahnt, neigt der Essentialismus zu Gewissheiten. Er erklärt uns: «Ihr Gehirn ist so, wie Ihr Geist Ihnen erscheint.» Sie haben Gedanken, also muss es einen Klumpen geben, der für das Denken zuständig ist. Sie erleben Emotionen, also müssen bestimmte Klümpchen im Gehirn für die Gefühle da sein. Sie sehen, dass andere Menschen überall auf der Welt ebenfalls Gedanken, Gefühle und Wahrnehmungen haben, also müssen diese Klumpen universell sein und muss jeder Mensch die gleichen mentalen Essenzen besitzen. Die Gene haben angeblich einen Geist produziert, der bei allen Menschen gleich ist. Sie sehen Emotionen in Tieren – Darwin meinte sie sogar in Fliegen zu erkennen. Folglich müssen diese Kreaturen notgedrungen die gleichen universellen Emotionsklumpen in sich tragen wie Sie. Neuronale Aktivität geht von einem Klumpen auf den nächsten über wie der Stab beim Staffellauf.

Der Essentialismus trifft Aussagen nicht nur über die menschliche Natur, sondern über die ganze Welt. Er geht davon aus, dass Ihr Platz in der Gesellschaft von Ihren Genen bestimmt wird. Wenn Sie also klüger, schneller oder mächtiger sind als andere, haben Sie berechtigterweise da Erfolg, wo andere scheitern. Die Menschen bekommen, was sie verdienen, und sie verdienen, was sie bekommen. Das ist der Glaube an eine genetisch gerechte Welt, der von einer wissenschaftlich klingenden Ideologie getragen wird.

Was wir als «Gewissheit» erleben - das Gefühl zu wissen, was an uns, an anderen Menschen und der Welt um uns herum wahr ist -, ist eine Illusion, die das Gehirn erzeugt, um Sie gut durch den Tag zu bringen. Sich von Zeit zu Zeit von dieser Gewissheit zu verabschieden, ist keine schlechte Idee. So denken wir uns selbst und andere Menschen als Träger von Eigenschaften. Er ist «großzügig», sie ist «loyal». Ihr Chef ist ein «Arschloch». Unser Sinn für Gewissheiten verleitet uns, Großzügigkeit, Loyalität und Arschlochnatur als Essenzen zu betrachten, die einer Person zugehören, so als wären sie objektiv mess- und erkennbare Eigenschaften. Das bestimmt nicht nur unser Verhalten gegenüber diesen Personen. Wir fühlen uns in diesem Verhalten auch noch vollständig gerechtfertigt, selbst wenn der «großzügige» Typ Sie gerade ausnimmt, die «loyale» Mitarbeiterin in die eigene Tasche wirtschaftet und das «Arschloch» nur an sein krankes Kind zu Hause denken kann. Diese Gewissheit verstellt uns den Weg zu anderen Erklärungen. Ich behaupte nicht, dass wir halt doof sind oder nicht genug in der Birne haben, um die Wirklichkeit zu erfassen. Was ich sagen will, ist vielmehr: Es gibt nicht nur eine Wirklichkeit. Ihr Gehirn kann mehr als eine Erklärung für den Sinnesinput aus Ihrer Umgebung liefern - nicht für eine grenzenlose Menge an Wirklichkeiten, aber mit Sicherheit für mehr als eine.

Eine gesunde Portion Skepsis führt zu einem Weltbild, das sich von dem der genetisch gerechten Welt der klassischen Sicht unterscheidet. Ihr Platz in der Gesellschaft ist nicht dem

Zufall geschuldet, aber er ist eben auch nicht selbstverständlich. Denken Sie nur mal an ein Mädchen in Afrika, das in eine Welt des Hungers hineingeboren wird. Sie wird während der ersten Jahre, in denen sich ihr Gehirn entwickelt, nicht genug zu essen haben - diese Umstände werden insbesondere die Entwicklung ihres präfrontalen Cortex (PFC)[949] negativ beeinflussen. Diese Neuronen sind wichtig fürs Lernen (d.h. Vorhersagefehler zu verarbeiten[950]) und für Kontrolle. Es ist wenig überraschend, dass Größe und Leistungsfähigkeit des PFC mit vielen Kompetenzen verbunden sind, die man braucht, um in der Schule gut zu sein. Schlechte Ernährung führt zu einem dünneren PFC, der mit schlechter Leistung in der Schule einhergeht und einer allgemein geringeren Bildung, weil man beispielsweise die höhere Schule nicht abschließen kann. Und das wiederum führt zu neuer Armut. Dieser zyklische Vorgang - gesellschaftliche Rassestereotype, die in Wirklichkeit Teil der sozialen Realität sind - kann ganz konkret die *physische Wirklichkeit der Gehirnverschaltung* beeinflussen. Und schon sieht es so aus, als wäre Armut in Wirklichkeit genetisch bedingt.[951]

Manche Forschung scheint zu bestätigen, dass diese Klischeevorstellungen stimmiger sind, als wir denken.[952] Steven Pinker schreibt in *Das unbeschriebene Blatt*: «Menschen, die denken, dass Afroamerikaner häufiger von der Sozialhilfe leben als Weiße [...] sind weder irrational noch verbohrt. Diese Annahmen sind richtig»[953] - zumindest, wenn man die statistischen Daten nimmt. Pinker und andere Forschende argumentieren, dass viele Wissenschaftler Stereotype als falsch ablehnen, weil man sie zu politischer Korrektheit drängt, weil sie auf Normalbürger und deren Ansichten herabsehen oder weil sie von ihren verworrenen Annahmen über die menschliche Natur beeinflusst sind.[954] Aber wie Sie gerade gesehen haben, gibt es durchaus noch eine andere Möglichkeit: dass die offiziellen Sozialhilfestatistiken richtig sind, weil wir als Gesellschaft für ihre Korrektheit gesorgt haben.

Aufgrund unserer Werte und Methoden beschneiden wir manche Menschen in ihren Möglichkeiten, während wir anderen mehr Chancen eröffnen. Und dann behaupten wir, dass unsere Klischeevorstellungen stimmen. Sie stimmen aber nur vor dem Hintergrund einer gemeinsamen sozialen Realität, die unsere kollektiven Konzepte überhaupt erst geschaffen haben. Menschen sind keine Ansammlung von Billardkugeln, die aneinanderstoßen. Wir sind vielmehr eine Ansammlung von Gehirnen, die wechselseitig ihr Körperbudget regulieren und gemeinsam Konzepte und eine soziale Wirklichkeit erschaffen. Auf diese Weise tragen wir dazu bei, wie sich das Gehirn anderer Menschen ausformt und damit auch zu deren Lebenserfolg.

Manche Leserinnen und Leser lehnen diese konstruktivistische Weltsicht vielleicht ab als das altbekannte, liberal-süßliche Weltbild aus dem Elfenbeinturm der Universitäten in einem Land, in dem alles relativ ist. Tatsächlich greift dieses Weltbild über die üblichen Parteigrenzen hinaus. Die Vorstellung, dass wir von unserer Kultur geprägt werden, ist klassisch liberal. Andererseits sind wir, wie Kapitel 6 zeigt, für unsere Konzepte, die unser Verhalten steuern, weitgehend selbst verantwortlich – und die Selbstverantwortung des Individuums ist eine zutiefst konservative Idee. Sie sind auch verantwortlich für andere Menschen, nicht nur für die, die es weniger gut haben, sondern auch für künftige Generationen. Sie beeinflussen deren Verkabelung. Es ist von Bedeutung, wie Sie mit anderen Menschen umgehen. Das wiederum ist eine grundlegend religiöse Vorstellung. Der traditionelle amerikanische Traum besagt: «Wenn du hart arbeitest, ist alles möglich.» Der Konstruktivismus ist ebenfalls der Ansicht, dass Sie Ihr eigenes Schicksal in der Hand haben, auch wenn Sie von Ihrer Umgebung beeinflusst werden. Die Verschaltung Ihres Gehirns, die zum Teil von Ihrer Kultur geprägt wird, beeinflusst, welche Möglichkeiten sich Ihnen später bieten.

Ich weiß nicht, wie es Ihnen geht, aber so ein bisschen Ungewissheit finde ich eigentlich ganz schön. Es ist erfrischend, Konzepte infrage zu stellen, die man uns vermittelt hat, und herauszufinden, welche davon physisch bedingt sind und welche sozial. Es ist eine Form der Freiheit zu merken, dass wir kategorisieren, um Bedeutungen zu schaffen, denn das heißt, dass wir die Bedeutung verändern können, indem wir neu kategorisieren. Ungewissheit heißt schließlich auch, dass die Dinge anders sein können, als sie erscheinen. Diese Erkenntnis schenkt uns Hoffnung in schwierigen Zeiten und Dankbarkeit in den guten.

***

Nun wird es Zeit, dass ich meine Erkenntnisse auf mich selbst anwende. Vorhersagen, Interozeption, Kategorisierung und die Rollen, die ich hier verschiedenen Gehirnnetzwerken zugeschrieben habe, sind ebenfalls keine objektiven Fakten. Sie sind Konzepte, die Forschende ersonnen haben, um die physische Aktivität in einem Gehirn zu beschreiben. Ich behaupte, dass diese Konzepte der beste Weg sind, um bestimmte Schätzungen zu beschreiben, die von Neuronen angestellt werden. Aber es gibt viele andere Möglichkeiten, den Schaltplan des Gehirns zu erklären (und manche Forschende würden erst gar nicht von einem Schaltplan sprechen). Die Theorie der konstruierten Emotion bildet das Gehirn besser ab als die sogenannten psychologischen Essenzen oder mentalen Organe. Aber ich wäre nicht überrascht, wenn es in Zukunft mehr und andere nützliche und funktionelle Konzepte für die Gehirnstruktur gäbe. Wie sagt Firestein doch so schön in *Ignoranz*: Keine Tatsache ist sicher vor der nächsten Generation der Wissenschaftler mit der nächsten Generation von Werkzeugen.[955]

Die Wissenschaftsgeschichte ist allerdings ein steter, wenn auch langsamer Weg hin zu mehr Konstruktivismus. Physik, Chemie und Biologie begannen mit intuitiven, essentialistischen Theorien, die in Gewissheit und naivem Realismus ihre Wurzeln hatten. Wir haben uns über diese Ideen hinausentwickelt, weil wir feststellen mussten, dass die alten Beobachtungen eben nur unter bestimmten Bedingungen zutreffen. Also mussten wir unsere Konzepte ändern. Eine wissenschaftliche Revolution ersetzt eine soziale Wirklichkeit durch eine andere, so wie politische Revolutionen dies mit Regierungen und der sozialen Ordnung tun.[956] Aber wissenschaftlich haben diese neuen Konzepte immer vom Essentialismus weggeführt hin zur Vielfalt und vom naiven Realismus hin zur konstruktivistischen Sicht der Dinge.

Die Theorie der konstruierten Emotion sagt die neuesten Erkenntnisse über Emotionen, den Geist und das Gehirn vorher und passt dazu. Und doch ist noch so vieles am Gehirn ein absolutes Rätsel. Wir haben entdeckt, dass Neuronen nicht die einzigen wichtigen Zellen im Gehirn sind: Die lange übersehenen Gliazellen scheinen eine ganze Menge Arbeit zu verrichten. Vielleicht kommunizieren sie sogar ohne Synapsen miteinander. Das enterische Nervensystem, das über Ihren Magen und Ihren Darm herrscht, wird immer wichtiger, um den Geist zu verstehen. Leider ist es sehr schwer zu untersuchen und daher weitgehend unerforscht. Wir wissen mittlerweile, dass Mikroben in Ihrem Magen einen massiven Einfluss auf geistige Zustände ausüben, aber niemand weiß, wie das passiert oder warum. Es gibt mittlerweile so viele innovative Forschungsansätze, dass sich die Experten und Expertinnen von heute in zehn Jahren vielleicht so vorkommen, wie

Platon sich neben einem Magnetresonanztomografen fühlen würde.

Unsere Instrumente verbessern sich, unser Wissen wächst. Ich bin sicher, dass wir entdecken werden, dass das Gehirn noch viel tiefer gehend konstruiert, als wir im Moment wissen. Vielleicht gelten auch unsere Hauptzutaten wie Interozeption und Konzepte eines Tages als zu essentialistisch, wenn wir hinter den Kulissen noch viel subtilere Konstruktionsprozesse aufdecken. Die Wissenschaftsgeschichte schreitet ständig voran, was kein Wunder ist. Beim wissenschaftlichen Fortschritt aber geht es nicht immer um Antworten, sondern vielmehr um bessere Fragen. Heute haben diese Fragen einen Paradigmenwandel in der Wissenschaft der Emotionen ausgelöst und damit auch in der Erforschung von Gehirn und Geist.

In den kommenden Jahren, so hoffe ich, werden wir weniger und weniger Storys über emotionale Gehirnareale bei Menschen, Ratten oder Fruchtfliegen lesen, und dafür mehr darüber erfahren, wie Gehirn und Körper Emotionen konstruieren. Wenn Sie in der Zwischenzeit über essentialistische Geschichten von Emotionen stolpern und leise Zweifel verspüren, dann spielen Sie bei dieser Revolution eine wichtige Rolle.

Wie viele bedeutsame Paradigmenwechsel in der Wissenschaft, hat auch dieser das Potenzial, unsere Gesundheit, unsere Gesetze und unser Selbstbild zu verändern, eine neue Wirklichkeit zu begründen. Wenn Sie auf diesen Seiten gelernt haben, dass Sie tatsächlich Architektin bzw. Architekt Ihrer Erfahrungen sind – und der Erfahrungen Ihrer Mitmenschen –, dann arbeiten wir schon Hand in Hand an dieser neuen Wirklichkeit.

## Anhang A: Grundlegendes über das Gehirn

Immer an Halloween bastle ich ein lebensgroßes Modell eines Gehirns aus Gelatine. Ich füge warmes Wasser zu Gelatine mit Pfirsichgeschmack und dann Kondensmilch hinzu, damit die Mischung milchig wird. Dann gibt's noch ein bisschen grüne Lebensmittelfarbe, um so ein Rosagrau zu erzeugen. Das Gehirn ist eine Requisite für ein Spukhaus, das meine Familie und mein Labor zusammen jedes Jahr ausstatten, um dort Wohltätigkeitsveranstaltungen[957] durchzuführen. Besucher, die den Parcours schaffen, rufen (sobald sie wieder normal reden können) immer erstaunt aus, wie lebensecht das Gehirn aussieht. Was interessant ist, denn ein echtes Gehirn ist keineswegs ein uniformer Gelatineklumpen. Es ist ein gigantisches Netzwerk mit Milliarden Gehirnzellen, die alle miteinander verschaltet sind, um Informationen hin und her zu schieben.

Damit Sie aus diesem Buch den größten Gewinn ziehen können, müssen Sie ein paar grundlegende Dinge über das Gehirn wissen. Der wichtigste Typ Gehirnzelle, um den es hier geht, ist das *Neuron*. Es gibt viele verschiedene Neuronen, aber im Allgemeinen bestehen diese aus einem Zellkörper, einigen stark verzweigten Fortsätzen namens Dendriten und einer Art «Wurzel», die man Axon nennt. So wie Sie es in Abbildung AA.1 sehen.

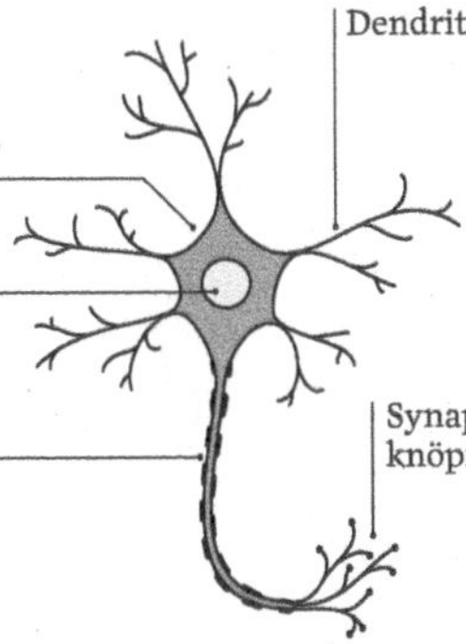


*Abb. AA.1: Neuronen können verschiedene Formen haben, aber alle haben einen Zellkörper, ein langes Axon und Dendriten.*

Das Axon eines Neurons endet in der Nähe der Dendriten anderer (Tausender) Neuronen und bildet Verbindungsstellen, die «Synapsen». Ein Neuron «feuert», indem es ein elektrisches Signal durch das Axon schickt. An den Axonenden werden dann chemische Stoffe in den Synapsenspalt freigesetzt, die Neurotransmitter. Dort nehmen sie dann die Dendriten anderer Neuronen auf. Diese Neurotransmitter können ein Neuron auf der anderen Seite des Synapsenspalts entweder erregen oder hemmen und damit dessen Feuermuster verändern[958]. Durch diesen Prozess kann ein einziges Neuron Tausende andere beeinflussen, und Tausende Neuronen können gleichzeitig auf ein Neuron einwirken. So sieht das Gehirn in Aktion aus.

Auf der Makroebene kann man das Gehirn mehr oder weniger in drei Teile aufteilen, je nachdem, wie die Neuronen arrangiert sind.[959] Der Cortex ist eine Lage von Neuronen, die in verschiedene Schichten aufgeteilt sind: zwischen vier und sechs (siehe Abbildung AA.2). Diese werden zu Schaltkreisen und Netzwerken organisiert.[960] Ein Querschnitt durch diese Lage zeigt, dass die Neuronen zu Säulen angeordnet sind.

Neuronen, die in der gleichen Säule liegen, bilden miteinander und mit Neuronen in anderen Säulen Synapsen.

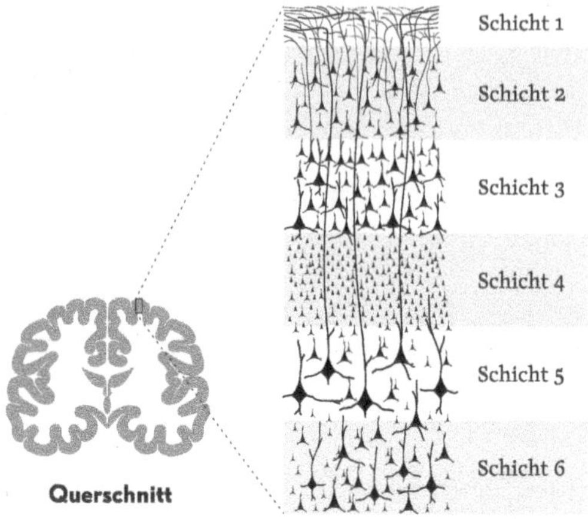


*Abb. AA.2: Querschnitt des sechsschichtigen Cortex*

Der Cortex ist um die *subkortikalen Regionen* herum gefaltet. Im Gegensatz zum Cortex selbst, der in Schichten aufgeteilt ist, bilden diese Neuronengruppen, wie in Abbildung AA.3 gezeigt.[961] Die so populäre Amygdala ist eine der subkortikalen Regionen.

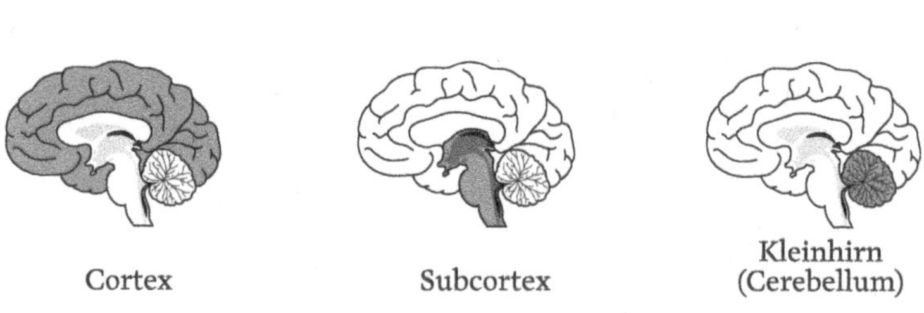


*Abb. AA.3: Drei Hauptteile des Gehirns*

Der dritte Teil des Gehirns ist das Kleinhirn (Cerebellum), das sich unten hinten an das Gehirn anschließt. Das Kleinhirn ist wichtig für die Bewegungskoordination und die Weiterleitung der diesbezüglichen Informationen an das restliche Gehirn.[962]

Da Forschende immer wieder auf verschiedene Neuronengruppen verweisen müssen, auf «Gehirnareale», hat man dafür eine hilfreiche Terminologie entwickelt.[963] Der Cortex, von dem in diesem Buch oft die Rede ist, ist in verschiedene Bereiche aufgeteilt, die man als Lappen bezeichnet. Das sind sozusagen die «Kontinente» des Gehirns (Abb. AA.4).

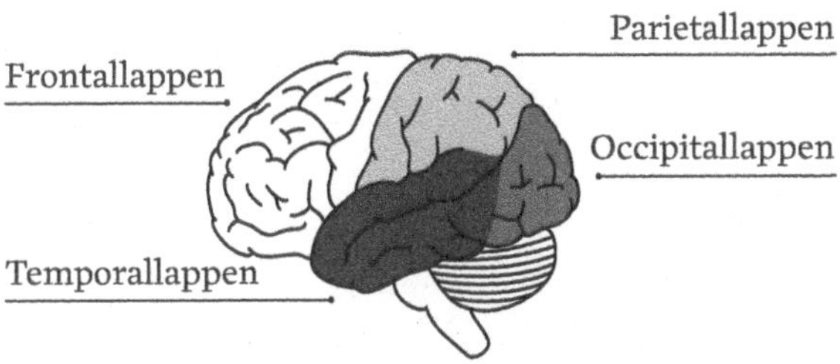


*Abb. AA.4: Die Lappen des Cortex*

Um sich zwischen diesen zurechtzufinden und nicht auf Begriffe wie Osten oder Nordwesten zurückgreifen zu müssen, verwenden Wissenschaftler Begriffe wie «dorsal anterior», was so viel heißt wie «oben vorne» oder «medial» (mittig). In Abbildung AA.5 finden Sie die gebräuchlichen Richtungsangaben.

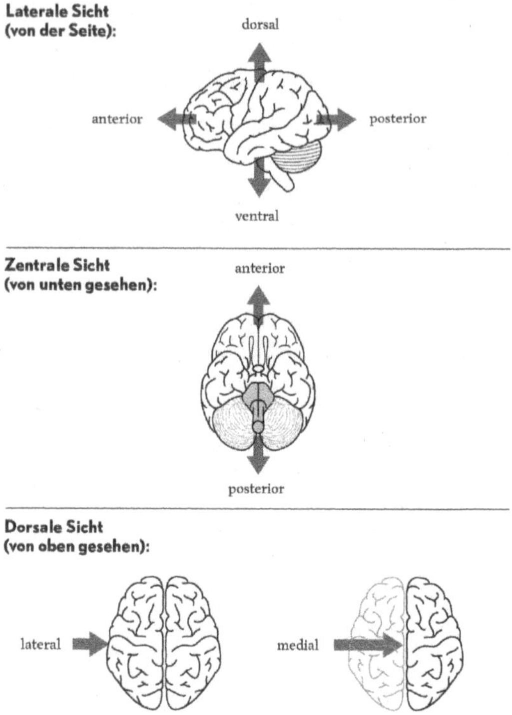


*Abb. AA.5: Richtungsangaben für das Gehirn: anterior = vorne liegend, posterior = hinten liegend, dorsal = oben liegend, ventral = unten liegend, medial = mittig oder zur Mitte hin liegend, lateral = von der Mittellinie weg nach außen liegend.*

Ihr Gehirn ist Teil Ihres *zentralen Nervensystems*, das sich von den Neuronen, die Ihren Körper durchziehen und als *peripheres Nervensystem* gelten, unterscheidet. Aus historischen Gründen, die nicht immer sinnvoll sind, werden diese beiden Systeme meist getrennt betrachtet. Ihr Rückenmark (Teil des zentralen Nervensystems) vermittelt Informationen zwischen Körper und Gehirn und umgekehrt.

Über Ihr autonomes Nervensystem reguliert Ihr Gehirn Ihr Körperinneres. Es schickt die Befehle des Gehirns zu den inneren Organen und sendet Sinnesinformationen von diesen zum Gehirn. Dieser Prozess regelt die Herz- und Atemfrequenz, das Schwitzen, die Verdauung, den Hunger, die Dilatation Ihrer Pupillen, die sexuelle Erregung und eine Reihe anderer Körperfunktionen. Es ist verantwortlich für «Kampf-Flucht»-Reaktionen, die Ihren Körper in die Lage versetzen, Energie einzusetzen, und für die «Ruhe-und-Verdauungs»-Reaktion, mithilfe derer Ihre Energiespeicher wieder aufgefüllt werden[964]. Das autonome Nervensystem kontrolliert auch Ihren Stoffwechsel, Ihren Wasser- und Salzhaushalt, Körpertemperatur, Herz- und Lungenfunktion, Entzündungen und andere Prozesse, die den gesamten Körper betreffen. Es führt also eine Art Budgetierung durch. Das somatische Nervensystem ermöglicht dem Gehirn die Verbindung zu Muskeln, Gelenken, Sehnen und Bändern.

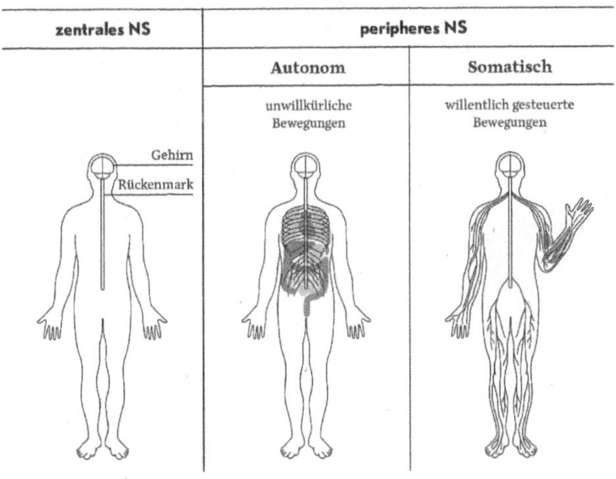


*Abb. AA.6: Teile des menschlichen Nervensystems (NS)*

## Anhang B: Ergänzung zu Kapitel 2

Stopp! Lesen Sie zuerst den Anfang von Kapitel 2, bevor Sie umblättern.

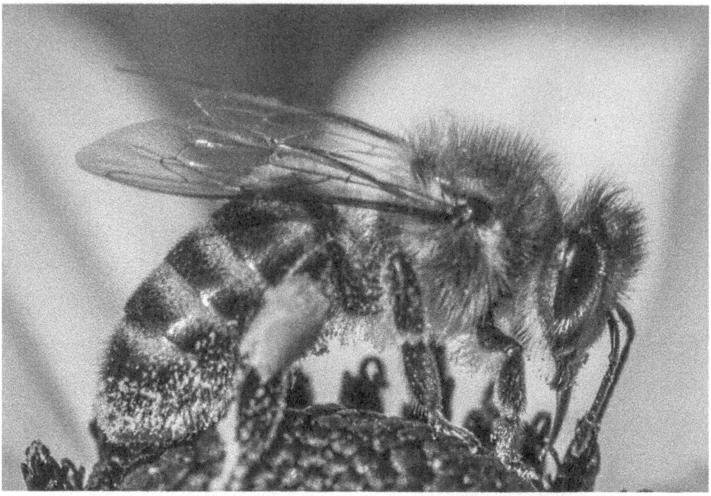

*Abb. AB.1: Das geheimnisvolle Bild*

## Anhang C: Ergänzung zu Kapitel 3

Stopp! Lesen Sie zuerst den Anfang von Kapitel 3, bevor Sie umblättern.

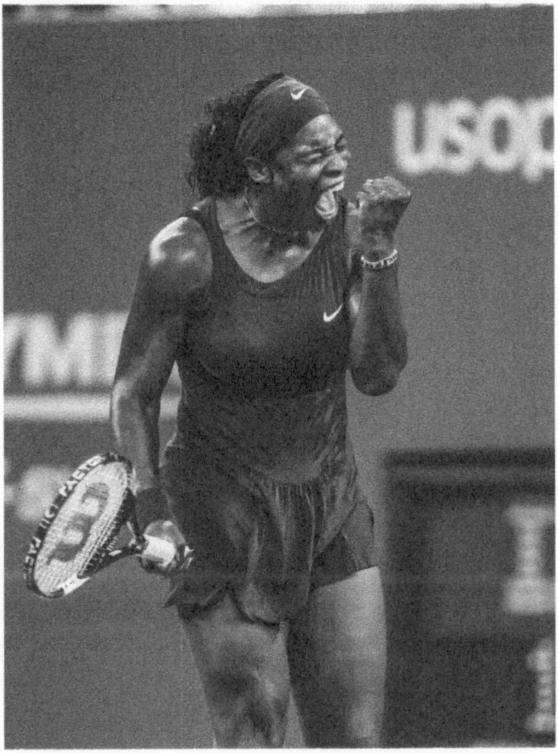

*Abb. AC.1: Eine ekstatische Serena Williams, die gerade im Finale der U. S. Open von 2008 ihre Schwester Venus geschlagen hat.*

## Anhang D: Belege für die Konzeptkaskade

Ich habe das Gehirn jetzt mithilfe zweier Modelle beschrieben, die beide hierarchisch wirken. (Aber das sind nur Metaphern, die helfen sollen, die Gehirnaktivität besser zu verstehen. Neuronen sind nicht streng hierarchisch gegliedert.) Das erste Bild aus Kapitel 6 veranschaulicht, wie das Gehirn Sinnesinput für Konzepte nutzt und dabei eine Hierarchie von Ähnlichkeiten und Unterschieden erstellt. Diese funktioniert nach dem Bottom-up-System, also von unten nach oben. Ihre primären Sinnesregionen stehen ganz unten. Deren Neuronen feuern, um eine Repräsentation unterschiedlicher sensorischer Details zu erstellen: Körperempfindungen, Veränderungen der Wellenlängen von Licht, eine Änderung des Luftdrucks und so weiter. Diese bilden eine Instanz. Die Neuronen, die in dieser Hierarchie ganz oben stehen, repräsentieren die Zusammenfassung dieser Instanz: effizient, multisensorisch und auf der höchsten Ebene.

Beim zweiten hierarchischen Bild aus Kapitel 6 geht es darum, wie Konzepte zu Vorhersagen «entpackt» werden, und das hängt von der Struktur des Cortex ab. Diese Hierarchie funktioniert nach dem Top-down-Prinzip, also von oben nach unten, und hier sind einige meiner Entdeckungen angesiedelt. Der Körperbudgetschaltkreis (auch bekannt als viszeromotorischer-limbischer Schaltkreis), das Großmaul des Gehirns, steht ganz oben. Es erstellt Vorhersagen, aber es empfängt keine. Die primären sensorischen Regionen stehen ganz unten. Sie empfangen die Vorhersagen, reichen sie aber nicht an andere Regionen des Cortex weiter. Die Körperbudgetregionen verteilen Vorhersagen über das ganze Gehirn, bis hinab zu den sensorischen Regionen, dabei werden sie immer feiner.

Diese beiden Hierarchien stehen für denselben Schaltkreis, aber ihre Funktion ist gegenläufig. Die erste Hierarchie ist dazu da, Konzepte zu lernen, die letztere - die ich als *Konzeptkaskade* bezeichne - dient dazu, diese Konzepte anzuwenden, um Ihre Wahrnehmungen und Handlungen zu konstruieren. Daher ist die Kategorisierung ein Vorgang, der das ganze Gehirn beschäftigt. Die Vorhersagen beginnen mit simulierten Ähnlichkeiten und simulierten Unterschieden, während die Vorhersagefehler in die Gegenrichtung unterwegs sind.

Die Konzeptkaskade beruht teils auf begründeten Spekulationen, passt aber zu Resultaten der Neurowissenschaft. Gegenwärtig haben wir wissenschaftliche Belege, die dafür sprechen, dass die externen sensorischen Systeme (visuell, auditiv etc.[965]) mit Vorhersagen funktionieren. Zusammen mit meinem Kollegen W. Kyle Simmons habe ich entdeckt, dass auch das interozeptive Netzwerk so funktioniert.[966]

Bisher haben Forschende einige Details der Konzeptkaskade im visuellen System entdecken können.[967] Die allgemeine Konzeptkaskade, wie ich sie in diesem Buch vorgestellt habe, beruht auf drei sehr robusten Beweisen: 1) die anatomischen Belege in Kapitel 4, die zeigen, wie Vorhersagen und Vorhersagefehler über die ganze Struktur des Cortex verteilt werden[968]; 2) die anatomischen Beweise zu Kapitel 6, die belegen, dass der Cortex so strukturiert ist, dass er sensorische Unterschiede zu multisensorischen Zusammenfassungen komprimiert[969]; 3) wissenschaftliche Belege für die Funktionen verschiedener Gehirnnetzwerke, die wir uns hier ansehen werden.

Eine Vorhersage entsteht als multisensorische Zusammenfassung, die auch das Ziel des Konzepts beinhaltet, und zwar in einem Teil des interozeptiven Netzwerks, den man *Default-Mode-Netzwerk* (DMN) nennt. Bitte beachten Sie: Ich habe nicht gesagt, dass die Konzepte im DMN oder sonst wo «gespeichert» werden, als wären sie fixe Einheiten. Das DMN simuliert nur einen Teil des Konzepts, nämlich die effiziente, multisensorische Zusammenfassung der Konzeptinstanzen ohne deren sensorische Einzelheiten. Wenn Ihr Gehirn für eine bestimmte Situation spontan ein Konzept von «Glück» konstruiert, ist der Degenerationseffekt am Werk. Jede Instanz wird mit einem eigenen neuronalen Muster generiert. Je ähnlicher die Instanzen konzeptuell sind, desto mehr werden sich auch die neuronalen Muster im DMN ähneln. Manche überschneiden sich vielleicht sogar und aktivieren dabei dieselben Neuronen.[970] Unterschiedliche Repräsentationen müssen im Gehirn nicht getrennt sein, nur grundsätzlich trennbar.

Das DMN ist ein intrinsisches Netzwerk. Tatsächlich ist es das erste intrinsische Netzwerk, das je entdeckt wurde. Forschende bemerkten, dass immer dann, wenn die Testpersonen sich ausruhten, die Aktivität in bestimmten Gehirnregionen zunahm.[971] Sie bezeichneten diese Regionen als «Default Mode» (Grundeinstellung) oder «Ruhenetzwerk», weil es eben dann aktiv ist, wenn das Gehirn nicht durch Experimente stimuliert wird.[972] Als ich zum ersten Mal davon hörte, hielt ich den Namen für ungünstig gewählt, weil seitdem viele andere intrinsische Netzwerke entdeckt wurden[973]. Denn das Ganze ist durchaus paradox: Während die Wissenschaftler ursprünglich glaubten, dass die «Ruheaktivität» des Gehirns im ziellosen Schweifen der Gedanken bestehe, hat sich mittlerweile herausgestellt, dass das DMN an jeder Vorhersage des Gehirns beteiligt ist. Daher passt die Bezeichnung «Default Mode» (Grundeinstellung) letztlich doch.[974]

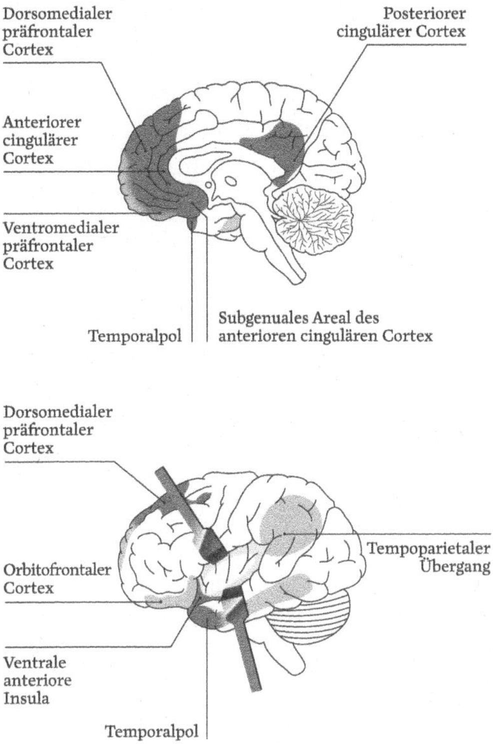


*Abb. AD.1: Das Default-Mode-Netzwerk liegt im interozeptiven Netzwerk. Körperbudgetregionen, die Vorhersagen treffen, sind dunkelgrau eingefärbt. Sie schicken Befehle zu den subkortikalen Kernen, die die Gewebe und Organe des Körpers kontrollieren und mit ihnen den Stoffwechsel und die Immunfunktion. Oben die Sicht von medial, unten die von lateral.*

Neurowissenschaftler haben recht schlüssig bewiesen, dass das DMN wichtige Teile der Konzepte repräsentiert. Diese Entdeckung setzte kluge Experimente voraus. Sie können nämlich nicht einfach eine Testperson bitten, ein Konzept zu simulieren und dann nachsehen, ob die Aktivität im DMN ansteigt. Ein einzelnes Konzept würde den Mahlstrom intrinsischer Hirnaktivität nämlich kaum beeinflussen. Das wäre so, als würden Sie in eine Ozeanwelle spucken. Glücklicherweise haben der Kognitions- und Neurowissenschaftler Jeffrey R. Binder und seine Kollegen ein cleveres Experiment mit hirnbildgebenden Verfahren entwickelt, um diesem Problem aus dem Weg zu gehen. Sie entwarfen zwei experimentelle Aufgaben, von denen die eine deutlich mehr Konzeptwissen erforderte als die andere. Dann «subtrahierte» man die Ergebnisse, um den Unterschied zu ermitteln.

Bei der ersten experimentellen Aufgabe legten die Wissenschaftler die Testpersonen in einen Hirnscanner und spielten ihnen Namen von Tieren vor wie «Fuchs», «Elefant» und «Kuh». Dabei stellte man ihnen Fragen, die ein reiches Konzeptwissen über rein mentale Ähnlichkeiten voraussetzten wie: «Ist dieses Tier in den Vereinigten Staaten zu finden, und wird es von Menschen genutzt?» Bei der zweiten Aufgabe lagen die Befragten wieder im Hirnscanner, und man ließ sie eine Entscheidung treffen, die ein begrenzteres Konzeptwissen über wahrnehmbare Ähnlichkeiten voraussetzte. Man spielte ihnen beispielsweise Silben vor wie «pa-da-su» und bat sie zu reagieren, wenn die Konsonanten «b» oder «p» hörbar waren. Beide Aufgaben würden Aktivität in sensorischen und motorischen Netzwerken hervorrufen, aber nur im ersten Fall würde es zu einem Aktivitätsanstieg im DMN kommen. Indem sie dann einen Scan vom anderen «subtrahierten», konnten Binder und seine Kollegen jene Gehirnaktivität ausblenden, die mit den sensorischen und motorischen Informationen zu tun hatte. Wie vorhergesagt, blieb der Aktivitätsanstieg im Default-Mode-Netzwerk feststellbar.[975] Binders Resultate wurden in mehr als 120 ähnlichen Experimenten mit hirnbildgebenden Verfahren «nachgebaut».[976]

Das DMN unterstützt die mentale Inferenz, also die Einschätzung von Gedanken und Gefühlen anderer Menschen, mithilfe von mentalen Konzepten. Bei einem Versuch erhielten die Testpersonen schriftliche Schilderungen von Handlungen wie Kaffeetrinken, Zähneputzen und Eisessen. Bei einigen Experimenten fragte man sie, *wie* diese Handlungen ausgeführt werden: Kaffeetrinken aus einer Tasse, Zähneputzen mit der Zahnbürste, Eiscreme mit einem Löffel verspeisen. Die Testpersonen schienen diese Handlungen in den motorischen Regionen des Gehirns zu simulieren. Bei anderen Experimenten fragte man die Versuchsteilnehmer, *warum* die entsprechende Handlung ausgeführt wurde: Kaffee trinken, um wach zu bleiben; Zähne putzen, um Karies zu vermeiden; Eiscreme essen, weil sie gut schmeckt. Diese Bewertungen setzen rein mentale Konzepte voraus, und tatsächlich ging damit eine vermehrte Aktivität im DMN einher.[977]

Immer mehr Forschende in den Bereichen kognitive Neurowissenschaften, Sozialpsychologie und Neurologie nehmen mittlerweile an, dass das DMN eine allgemeine Funktion hat: Es erlaubt uns zu simulieren, wie die Welt anders sein könnte, als sie es im Moment ist.[978] Dazu gehört, dass wir uns an die Vergangenheit erinnern und uns die Zukunft vorstellen, und zwar aus verschiedenen Blickwinkeln heraus. Diese bemerkenswerte Fähigkeit hilft Ihnen, mit den beiden großen Herausforderungen des menschlichen Lebens fertigzuwerden: mit anderen Menschen auszukommen und voranzukommen, um sich selbst etwas Gutes zu tun. Der Sozialpsychologe Daniel T. Gilbert, Autor von *Ins Glück stolpern*, nennt das DMN einen «Erfahrungssimulator», so ähnlich wie die Flugsimulatoren in der Pilotenausbildung. Wenn Sie eine künftige Welt simulieren können, sind Sie besser ausgerüstet, um Ihre künftigen Ziele zu erreichen.

Das DMN vereint Vergangenheit, Gegenwart und Zukunft. Informationen aus der Vergangenheit, die als Konzepte konstruiert werden, bilden Vorhersagen über die Gegenwart, die Ihnen wiederum bei künftigen Zielen helfen.

Ich finde es ganz nützlich, das DMN in das Nachdenken über die Kategorisierung einzubeziehen.[979] Das Netzwerk erstellt Vorhersagen, die Simulationen generieren. So kann das Gehirn seinen Zauber entfalten und die Welt modellieren. Die «Welt» ist in diesem Fall: die Außenwelt, der Geist anderer Menschen und der Körper, der das Gehirn beherbergt. Manchmal werden diese Simulationen von der Außenwelt korrigiert, wie bei den Emotionen. Und manchmal auch nicht, zum Beispiel, wenn Sie sich etwas vorstellen oder träumen.

Natürlich arbeitet das Default-Mode-Netzwerk nicht alleine. Es enthält nur einen Teil des Musters, das für ein Konzept nötig ist, nämlich das mentale, zielorientierte und multisensorische Wissen, das eine Konzeptkaskade in Gang setzt. Wann immer Sie sich etwas vorstellen, wenn Ihr Geist umherschweift oder Ihr Gehirn andere intrinsische Aktivitäten ausführt, dann simulieren Sie Anblicke, Geräusche, Veränderungen im Körperbudget und andere Empfindungen, die zu den sensorischen und motorischen Netzwerken gehören. Die Annahme liegt nahe, dass das DMN mit diesen anderen Netzwerken interagiert, um Instanzen von Konzepten zu konstruieren. (Was es auch tut, wie wir gleich sehen werden.)[980]

Bei Neugeborenen ist das DMN noch nicht voll ausgeprägt, daher ihre Schwierigkeiten mit dem Vorhersagen und ihre diffuse Aufmerksamkeits-«Laterne»[981]. Ihr Gehirn verbringt einen großen Teil seiner Zeit damit, aus Vorhersagefehlern zu lernen. Es kann gut sein, dass die Erfahrung der multisensorischen Welt, fest verwurzelt in der Körperbudgetierung, den nötigen Input liefert, um das DMN bei Babys auszubilden. Das geschieht in den ersten Lebensjahren, während das Gehirn Konzepte in seine Verschaltung hochlädt. Was als «außen» beginnt, wird zum «innen», wenn Ihre Umwelt Ihre Verkabelung bestimmt.

Mein Forschungslabor untersucht die Biologie von Konzepten und Kategorisierungen schon seit einiger Zeit, und wir haben Sachverhalte entdeckt, die zeigen, welche Rolle das DMN, der Rest des interozeptiven Netzwerks und das Kontrollnetzwerk spielen. Wenn wir ins Gehirn von Menschen gucken, die Emotionen erleben oder Emotionen wahrnehmen in Blinzeln, gerunzelter Stirn, Muskelzuckungen und in Modulationen der Stimme, dann sehen wir, dass entscheidende Teile dieser Netzwerke schwer arbeiten. Vielleicht erinnern Sie sich ja an die von meinem Labor durchgeführte Metastudie, in die jede mit hirnbildgebenden Verfahren angefertigte Studie über Emotionen einbezogen wurde (Kap. 1). Wir haben das gesamte Gehirn in winzige Würfel namens «Voxel» (wie 3-D-Pixel) aufgeteilt. Dann haben wir Voxels identifiziert, die für jede Emotionskategorie, die wir untersuchten, verstärkte Aktivität aufwiesen. Wir konnten keine einzige Emotionskategorie nur einer bestimmten Gehirnregion zuordnen.[982] Die gleiche Metastudie lieferte im Übrigen Belege für die Theorie der konstruierten Emotion. Wir haben eine Gruppe von Voxels identifiziert, die mit hoher Wahrscheinlichkeit aktiv wurden, wie bei einem Netzwerk. Diese Voxelgruppen befanden sich mit einiger Regelmäßigkeit im interozeptiven bzw. im Kontrollnetzwerk.[983]

Diese Metastudie umfasste zum Zeitpunkt, als sie durchgeführt wurde, mehr als 150 verschiedene, von verschiedenen Forschenden durchgeführte Studien, bei denen die Probanden Gesichter betrachteten, Gerüche wahrnahmen, Musik hörten, Filme ansahen, sich an vergangene Ereignisse erinnerten und viele andere emotionsevozierende Aufgaben ausführten. Wenn wir uns dies klarmachen, dann ist das Hervortreten dieser speziellen Netzwerke besonders bemerkenswert. Noch bemerkenswerter ist das Ergebnis, weil diese Studien ja nicht mit dem Ziel durchgeführt wurden, die Theorie der konstruierten Emotion zu überprüfen. Die meisten waren inspiriert von der klassischen Auffassung und sollten Emotionen einem bestimmten Hirnareal zuordnen. Und der Großteil untersuchte ohnehin nur die bekanntesten Stereotype von Emotionskategorien und nicht jede Emotion in ihren vielfältigen Erscheinungsformen.

Unsere Metastudie jedenfalls ist ein laufendes Projekt. Mittlerweile haben wir fast 400 Untersuchungen mit hirnbildgebenden Verfahren gesammelt. Aus diesen Daten haben mein Kollegium und ich mithilfe der Musterklassifikation (Kap. 1) fünf Zusammenfassungen von Emotionskategorien erstellt, die in Abbildung AD.2 dargestellt sind. Bei allen fünf spielt das interozeptive Netzwerk eine entscheidende Rolle. Das Kontrollnetzwerk war ebenfalls an allen fünf Kategorien beteiligt, weniger deutlich allerdings bei «Glück» und «Trauer».[984] Bitte vergessen Sie nicht: Sie haben hier keine emotionalen Fingerabdrücke vor Augen, sondern abstrakte Zusammenfassungen. Keine Instanz von Wut, Abscheu, Furcht, Glück oder Trauer sieht genauso aus wie das damit verbundene zusammenfassende Gesamtbild.[985] Jede Instanz kann sich unterschiedlicher Neuronengruppen bedienen. Wir kennen ja das Prinzip des Degenerationseffektes. Bei jeder Studie von (zum Beispiel) Wut war die aufgezeichnete Gehirnaktivität der Zusammenfassung ähnlicher als den anderen Zusammenfassungen. Daher wurde sie als «Wut» identifiziert. Wir können also eine Instanz der Wut *diagnostizieren*, aber wir können nicht genau angeben, welche Neuronen dabei aktiv sein werden. In anderen Worten, wir haben Darwins Prinzip des Populationsdenkens auf die Konstruktion von Wut angewandt. Das gleiche Resultat gilt für die anderen vier Emotionskategorien, die wir untersucht haben.

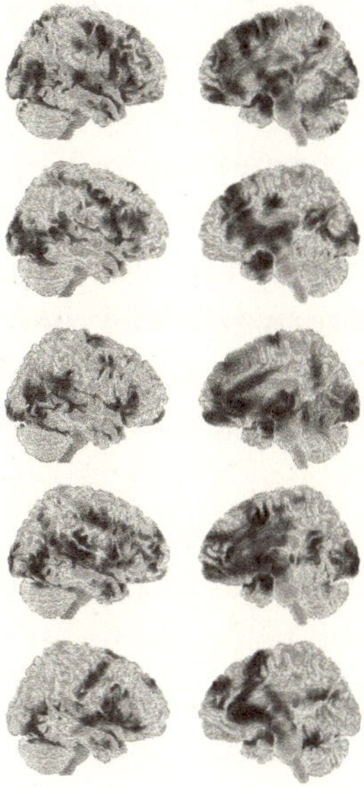

*Abb. AD.2: Statistische Zusammenfassungen der Konzepte (von oben nach unten) «Wut», «Abscheu», «Angst», «Glück» und «Trauer». Diese Bilder stellen keinen neuronalen Fingerabdruck der damit verbundenen Emotionen dar (siehe Kap. 1). Links ist jeweils die laterale Sicht, rechts die mediale aufgeführt.*

Kreieren wir Experimente speziell dahin gehend, die Theorie der konstruierten Emotion zu testen, finden wir ähnliche Resultate. In einer Studie haben meine Mitarbeiter Christine D. Wilson-Mendenhall und Lawrence W. Barsalou und ich die Probanden gebeten, sich in bestimmte imaginäre Szenarien hineinzuversetzen, während wir die Aktivität in ihrem Gehirn aufzeichneten. Wir sahen die daraus resultierenden Simulationen als erhöhte Aktivität in den sensorischen und motorischen Arealen. Wir sahen auch Beweise dafür, dass das Körperbudget belastet wurde, verbunden mit Veränderungen im interozeptiven Netzwerk.[986] In der zweiten Phase nach der Imagination zeigte man den Befragten ein Wort und bat sie, ihre interozeptiven Empfindungen als «Wut» oder «Angst» zu kategorisieren. Während unsere Versuchspersonen diese Konzepte simulierten, stellten wir noch mehr Aktivität im interozeptiven Netzwerk fest. Des Weiteren sah man Aktivität, die für die sensorischen und motorischen Details der unteren Verarbeitungsebene standen, sowie erhöhte Aktivität in einem entscheidenden Knotenpunkt des Kontrollnetzwerks.

In einer weiteren Studie baten wir unsere Testpersonen, sich ungewöhnliche und wenig häufige Empfindungen vorzustellen wie die angenehme Furcht in der Achterbahn oder das unangenehme Glücksgefühl, einen Wettbewerb zu gewinnen, bei dem man sich verletzt. Wir gingen von der Hypothese aus, dass bei weniger alltäglichen Simulationen das interozeptive Netzwerk mehr arbeiten muss, um seine Vorhersagen zu erstellen, im Vergleich zu eher üblichen Instanzen wie einer angenehmen Glückserfahrung bzw. unangenehmer Angst, die beide mentale Gewohnheiten sind. Und genau das konnten wir dann auch beobachten.[987]

In einer jüngeren Reihe von Experimenten sahen unsere Testpersonen emotionale Filmszenen, während wir beobachteten, wie das interozeptive Netzwerk ununterbrochen emotionale Erfahrungen konstruierte. Talma Hendlers Forschungslabor in Tel Aviv wählte Filmszenen aus, die verschiedene Erfahrungen von Trauer, Angst und Wut auslösen sollten. So sahen manche Testpersonen einen Ausschnitt aus *Sophie's Entscheidung*. In diesem Film muss sich die Hauptfigur, gespielt von Meryl Streep, entscheiden, welches ihrer Kinder in Auschwitz umkommen soll. Andere sahen Ausschnitte aus dem Film *Stepmom*, wo Susan Sarandon ihren Kindern mitteilt, dass sie an Krebs stirbt. In allen Fällen konnten wir beobachten, dass das DMN und der Rest des interozeptiven Netzwerks stärker synchron feuerten, wenn die Probanden von starken Emotionen berichteten.[988] Die Aktivität in diesen Netzwerken ließ nach, wenn die Emotionen abklangen.

Andere Studien zeigen Ähnliches, wenn es um die Emotionswahrnehmung geht.[989] Bei einer Untersuchung sahen Versuchspersonen Filme an und kategorisierten die körperlichen Bewegungen der Figuren explizit als emotionalen Ausdruck. Anders ausgedrückt, stellten sie mentale Inferenzen an in Bezug auf die Bedeutung dieser Bewegungen, eine Aufgabe, die den Einsatz von Konzepten erfordert. Ihr Gehirn zeigte erhöhte Aktivität im interozeptiven Netzwerk, in Knotenpunkten des Kontrollnetzwerks und im visuellen Cortex, wo die Objekte repräsentiert werden.

***

Wenn es um Konzepte geht, müssen wir ganz besonders darauf achten, dass wir nicht anfangen, ihnen eine wie auch immer geartete Essenz zuzuschreiben. Es ist nur zu simpel, sie als im Gehirn «gespeichert» zu betrachten. So könnte man vielleicht annehmen, dass Konzepte nur im DMN vorkommen (so als würden die Zusammenfassungen getrennt von ihren sensorischen und motorischen Details existieren). Doch es gibt vielfältige Belege dafür (und kaum einen Zweifel daran), dass jede Instanz jedes Konzepts vom gesamten Gehirn repräsentiert wird.[990] Wenn Sie sich den Hammer in Abbildung AD.3 ansehen, verstärken die Neuronen in Ihrem motorischen Cortex ihr Feuern.[991] (Und wenn Sie auch nur ein bisschen so sind wie ich, dann fangen auch die Neuronen, die Schmerzen im Daumen simulieren, wie verrückt an zu feuern.) Diese erhöhte Aktivität zeigt sich selbst dann, wenn

Sie nur den Namen des Objekts («Hammer») lesen.[992] Den Hammer zu sehen, erleichtert Ihnen auch, mit der Hand eine Greifbewegung zu machen.[993]

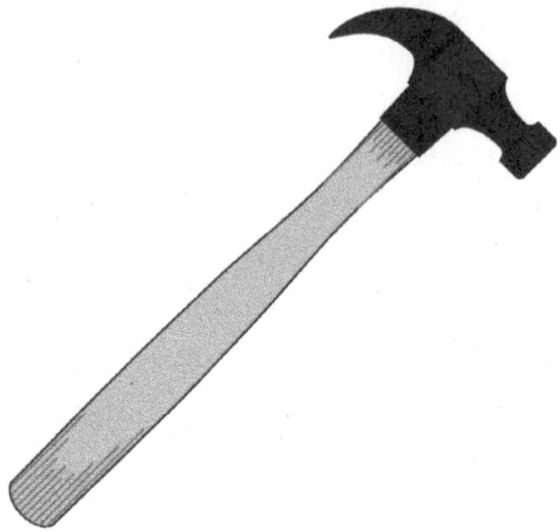

*Abb. AD.3: Damit heizen Sie Ihren motorischen Cortex an.*

Das Gleiche passiert, wenn Sie diese Worte lesen:

Apfel, Tomate, Erdbeere, Herz, Hummer

Neuronen, die Farbempfindungen im primären visuellen Cortex verarbeiten, feuern verstärkt, weil all diese Objekte üblicherweise rot sind. Konzepte haben also keinen mentalen Kern im DMN. Sie werden im gesamten Gehirn repräsentiert.[994]

Eine zweite essentialistische Fehlinterpretation ist, dass das DMN für jedes Ziel[995] eine eigene Neuronengruppe hat, sozusagen kleine Essenzen, selbst wenn der Rest des Konzepts, wie sensorische und motorische Merkmale, sich über das gesamte Gehirn verteilt. Aber das kann nicht sein. Wenn dem so wäre, dann würden wir mit hirnbildgebenden Verfahren diese «Essenz» als Erstes aktiv sehen, und zwar unter allen Umständen, weil sie an der Spitze der Konzeptkaskade steht, und die vielfältigen sensorischen und motorischen Differenzen, je nach Situation, erst danach kämen. Doch wir sehen nichts dergleichen.

Auch hier unterliegt der Essentialismus dem Degenerationseffekt. Wann immer Sie eine Instanz beispielsweise des Emotionskonzepts «Glück» mit einer bestimmten Zielsetzung (z.B. mit einem engen Freund Zeit zu verbringen) konstruieren, kann das Feuermuster der Neuronen ganz unterschiedlich ausfallen. Selbst die multisensorische Zusammenfassung der höchsten Ebene, die von Neuronengruppen im DMN generiert wird, kann jedes Mal ein anderes Muster zeigen.[996] Keine dieser Instanzen muss sich auf körperlicher Ebene ähneln, und doch handelt es sich immer um Instanzen von «Glück». Was aber bindet diese Gruppen aneinander? Nichts. Sie sind nicht auf irgendeine dauerhafte Weise «verbunden». Aber sie werden sehr wahrscheinlich gleichzeitig, als Vorhersagen, ausgelöst. Wenn Sie das Wort «glücklich» lesen oder hören, wenn Sie von Ihren Lieblingsmenschen umgeben sind, dann lässt Ihr Gehirn eine ganze Phalanx von Vorhersagen los. Jede davon weist für die jeweilige Situation einen gewissen Grad von Wahrscheinlichkeit auf. Das aber ist im Moment nur begründete Spekulation meinerseits, wobei ich mich auf folgende Erkenntnisse stütze: Das Gehirn funktioniert degenerativ. Wörter sind der Schlüssel für das Konzeptlernen. Und das DMN sowie das Sprachnetzwerk teilen sich viele Gehirnareale.

Ein dritter essentialistischer Fehlschluss ist es, Konzepte als «Objekte» zu betrachten. Als ich noch im Grundstudium war, belegte ich ein Seminar über Astronomie. Dort lernte ich, dass das Universum sich ausdehnt. Anfangs verblüffte mich das: Ausdehnen *wohin*? Verwirrt war ich, weil ich intuitiv und fälschlicherweise annahm, dass das Universum sich in den Raum hinein ausdehnt. Nach einigem Nachdenken kam ich dahinter, dass ich «Raum» als etwas sehr Wörtliches, Konkretes sah, eine Art großer, dunkler, leerer Eimer. Aber «Raum» ist eine theoretische Idee - ein Konzept. Keine konkrete, feststehende Einheit. Raum wird immer in Bezug auf etwas anderes betrachtet. («Raum und Zeit liegen im Auge des Betrachters.»)[997]

Etwas Vergleichbares geschieht, wenn Menschen über Konzepte nachdenken. Ein Konzept ist kein «Ding», das im Gehirn existiert, so wenig wie «Raum» ein physikalisches Objekt ist, in das sich das Universum ausdehnt. «Konzept» und «Raum» sind Ideen. Es ist sprachlich einfach bequem, über «ein» Konzept zu reden. In Wirklichkeit aber haben Sie ein konzeptuelles System. Wenn ich schreibe: «Sie haben ein Konzept für Staunen», dann heißt das: «Sie haben viele Instanzen, die Sie als ‹Staunen› kategorisiert haben oder die für Sie kategorisiert wurden. Jede davon kann als Muster in Ihrem Gehirn rekonstituiert werden.» Das «Konzept» bezieht sich auf all das Wissen, das Sie in Ihrem konzeptuellen System in einem bestimmten Augenblick über das Staunen konstruieren können. Ihr Gehirn ist kein Gefäß, das Konzepte «enthält». Es setzt sie vielmehr über eine gewisse Zeit als Verarbeitungsgröße ein. Wenn Sie «ein Konzept benutzen», dann konstruieren Sie ad hoc eine Instanz dieses Konzepts. Sie haben keine kleinen Wissenspakete namens «Konzepte» in Ihrem Gehirn gespeichert, ebenso wenig wie Sie kleine Pakete namens «Erinnerungen» in Ihrem Gehirn herumliegen haben.[998] Konzepte haben keine Existenz außerhalb des Konstruktionsprozesses, der sie hervorbringt.

## Danksagung

Es heißt ja immer, man bräuchte ein ganzes Dorf, um ein Kind großzuziehen. Dieses Buch, das meine Tochter ihren «kleinen Bruder» nennt, war da nicht anders. Die schiere Anzahl der Menschen, die in den letzten dreieinhalb Jahren mit Kommentaren, Kritik, wissenschaftlichen Hinweisen und Unterstützung dazu beigetragen haben, zeigt zum einen, wie wichtig der Themenbereich ist, zum anderen, was ich für einen wunderbaren Freundeskreis, Familie und Kollegium habe.

Die Familie dieses Buches ist wenig traditionell. Es hatte viele Eltern. Es trat ins Leben unter Mitwirkung der Lektoren Courtney Young und Andrea Schulz beim Verlagshaus Houghton Mifflin Harcourt. 18 Monate später waren die beiden fort, weil sie anderswo spannende Jobangebote bekamen. Einige Monate war ich alleinerziehend, mit der Unterstützung von Bruce Nichols, der im selben Verlagshaus als Herausgeber tätig ist und sozusagen der Urgroßvater des Buches wurde. Dann stellte man dort Alex Littlefield als Lektor ein, der eine Erziehungsphilosophie hatte, die sich von der meinen massiv unterschied (was zu einer stürmischen Buch-Adoleszenz führte). Aber wie das so häufig der Fall ist, entstehen die besten Ideen aus leidenschaftlichen Diskussionen, und so danke ich Alex für die Art, wie wir am Ende ein schlankeres und stärkeres Buch bis zum Abi begleiteten und es so in die Welt entließen.

Jamie Ryerson von der *New York Times* hat sich als Adoptivonkel betätigt. Er trug in der letzten Minute dazu bei, drei Kapitel, die zu lang und zu technisch waren, zu verschlanken. Seine Gabe, das Geschriebene auf die Essenz zu reduzieren, ohne dabei in Stil und Tonfall einzugreifen, hat mich immer wieder erstaunt. Er sieht vielleicht aus wie ein milde gestimmter Redakteur, aber wenn man genau hinsieht, erkennt man das Leuchten seiner schimmernden Ritterrüstung.

Max Brockman, mein Agent und der Dorfschamane, hatte einen entscheidenden Anteil daran, dass dieses Buch das Licht der Welt erblickte. Er umschiffte mit mir nicht nur die Klippen des Entstehungsprozesses, sondern wusste auch immer klugen Rat, wenn ich im langen Schreibprozess feststeckte. Danke! Danke! Danke!

Ja, es braucht ein ganzes Dorf, um ein Buch zu schreiben, aber mein Dorf ist nicht das einzige auf dem Planeten der Emotionsforschung. Das andere große Dorf, das ich hier immer als «klassische Auffassung» bezeichnet haben, beherbergt so manche kreative und versierte Wissenschaftler, von denen einige Kollegen sind. Unsere Dörfer teilen sich ein Revier, daher kommt es immer wieder mal zu Auseinandersetzungen, doch letztendlich setzen wir unsere Debatten häufig beim Abendessen fort. Ich danke folgenden Personen für zwei Jahrzehnte lebhafter Diskussionen und guter Freundschaft: James Gross und George Bonanno. Paula Niedenthal, die mir die «embodied cognition» im Allgemeinen nahebrachte. Und Larry Barsalou, der sich damit näher auseinandersetzt. Informative Gespräche führte ich mit Andrea Scarantino, Disa Sauter (die mir Näheres über ihre Studie mit den Himba erzählte), Ralph Adolphs und Steven Pinker. Ein herzliches Dankeschön geht an Jaak Panksepp, der vor einigen Jahren der Einladung von Jim Russell und mir nach Boston folgte und über seine theoretischen Konzepte ein einmonatiges Graduierten-Blockseminar hielt.

In gleichem Sinne schulde ich meinem renommierten Kollegen Bob Levenson Dank. Es ist ein wahres Geschenk, wenn jemand mit einer vollkommen anderen Ansicht sich mit einem auf ein ehrliches Gespräch einlässt. Bob verkörpert diesen Geist der wissenschaftlichen Forschung, wann immer wir uns sehen. Seine Neugier und seine klugen Bemerkungen stellen mich immer vor neue Herausforderungen. Für mich gehört er zu den Kollegen, die ich am meisten schätze. Auch für Paul Ekman hege ich eine tiefe Bewunderung, weil er die Emotionsforschung seit gut 50 Jahren prägt. Wir sind uns vielleicht nicht einig, was die Details angeht, aber ich schätze seinen mutigen Weg. Als Paul in den 1960er-Jahren seine Resultate vorstellte, wurde er bei Konferenzen niedergebrüllt, als Faschist und Rassist beschimpft und ganz allgemein wenig respektvoll behandelt, was an den vorherrschenden Ansichten jener Zeit lag.[999] Er ließ sich nicht beirren und verfolgte seine Vision der klassischen Auffassung weiter. Und am Ende brachte er der Öffentlichkeit die Emotionsforschung nahe.

Im Dorf der konstruierten Emotion gibt es auch viele Menschen und Organisationen, denen ich Dank schulde: zuallererst dem Interdisciplinary Affective Science Laboratory an der Northeastern University und am Massachusetts General Hospital, das ich zusammen mit Karen Quigley leite. In meiner Laufbahn als Wissenschaftlerin ist es unter anderem unser Forschungslabor, was mich mit Freude und Stolz erfüllt. Die Gemeinde der hart arbeitenden, talentierten Forschungsassistentinnen, Graduiertenstudierenden, Postdoc Fellows und Wissenschaftlerinnen hat unendlich viel zu den Erkenntnissen beigetragen, die diesem Buch zugrunde liegen. Alle (früheren und jetzigen) Angehörigen finden sich auf: https://affective-science.org/people.shtml. Die Mitglieder, deren Arbeit in diesem Buch erwähnt sind, sind: Krisen Lindquist, Eliza Bliss-Moreau, Maria Gendron, Alexandra Touroutoglou, Christy Wilson-Mendenhall, Ajay Satpute, Erika Siegel, Elizabeth Clark-Polner, Jennifer Fugate, Kevin Bickart, Mariann Weierich, Suzanne Oosterwijk, Yoshiya Moriguchi, Lorena Chanes, Eric Anderson, Jiahe Zhang und Myeong-Gu

Seo. Neben den wissenschaftlichen Beiträgen danke ich den Mitgliedern des Labors auch für ihre grenzenlose Geduld und ständige Ermutigung. Niemand hat sich je über meine regelmäßige Abwesenheit beschwert (höchstens hinter meinem Rücken), und alle haben des Öfteren lange Wartezeiten hinnehmen müssen, was ihren eigenen Fortschritt anging, weil ich das Buch zu Ende führen musste.

Vor allem danke ich meinen Mitarbeitern für ihre Freundschaft, ihr Engagement und die spannenden Diskussionen über jene Forschungsergebnisse, die Sie soeben gelesen haben. In erster Linie möchte ich Larry Barsalou für seine Grundlagenforschung über Konzepte danken. Larry gehört zu den kreativsten, gründlichsten Denkern seiner Generation. Ich werde für immer dankbar sein, dass ich mit ihm arbeiten durfte. Meine Dankbarkeit gegenüber Jim Russell kann sich, glaube ich, niemand vorstellen: Als ich noch eine junge Assistentin war, nahm er meine Ideen ernst, obwohl viele unserer Kollegen dachten, ich hätte den Verstand verloren. Seine bahnbrechende Arbeit über den affektiven Circumplex ist mittlerweile so bekannt, dass die Menschen seine Urheberschaft gar nicht mehr groß erwähnen! Larry und Jim bemühen sich in ihrer wissenschaftlichen Laufbahn um Entdeckungen und Erklärungen, nicht um Reichtum und Ruhm. Gerade das finde ich zutiefst inspirierend (denn auch in der Wissenschaft wird mitunter letzteres Ziel verfolgt). Und so erinnern die beiden mich auch an meine Doktorväter, denen ich ebenso dankbar bin: Mike Ross und Eric Woody.

Ich danke: Brad Dickerson, weil er mir half, die falschen Trennlinien zwischen Emotion und Kognition zu überwinden. Moshe Bar für unsere Arbeit an der Frage, wie Affekte unser Sehvermögen beeinflussen (und andere Projekte). Tor Wager für die Zusammenarbeit bei unserer Metastudie. Paula Pietromonaco für die gemeinsame Arbeit an Emotionen in

Beziehungen. Debi Roberson, die meinem Labor ermöglichte, mit den Himba in Namibia zu arbeiten. Alyssa Crittenden, die dasselbe tat, damit wir Emotionswahrnehmung bei den Hadza in Tansania untersuchen konnten.

Auch neuere Kollegen haben diesem Buch ihren Stempel aufgedrückt. Mein Dank geht an: Kyle Simmons, der mit mir an der Architektur und Funktion des prädiktiven Gehirns forscht. Martijn van den Heuvel, der sich meine verrückten Ideen über Netzwerk-Konnektivität und Gehirn-Knotenpunkte angehört hat, die sich am Ende als gar nicht so verrückt herausstellten. Wim Vanduffel und Dante Mantini für unsere Arbeit an den Hirnnetzwerken der Makaken. Talma Hendler für unsere Zusammenarbeit in puncto Netzwerkdynamik bei der Betrachtung emotional bewegender Filme. Wei Gao, der mir erlaubte, mich in seine Forschungsarbeiten über die Entwicklung des Neugeborenenhirns einzuklinken. Tim Johnson, der mit mir zusammenarbeitete, um zu erklären, dass Musterklassifikation kein Beleg für einen neuronalen Fingerabdruck ist. Stacy Marcella, die mir die Augen öffnete, was die Möglichkeit der Erforschung von Simulationen und Vorhersagen mithilfe von Computermodellen in einer virtuellen Realität anging. Und Dana Brooks, Deniz Erdogmus, Jennifer Dy, Sarah Brown, Jaume Coll-Font und den Rest der B/SPIRAL-Gruppe an der Northeastern University für ihre Geduld und ihr Interesse daran, sich in meinem Dorf einzurichten. Und für das Computermodell, mit dessen Hilfe wir die Theorie der konstruierten Emotion prüfen konnten.

Dieses Buch wäre ebenso nicht Wirklichkeit geworden ohne die Unterstützung des größeren Dorfes, meiner Kollegen, die auf meiner Reise von Land der klinischen Psychologie ins Land der Neurowissenschaft, mit Zwischenstopps in der Sozialpsychologie, der Psychophysiologie und der Kognitionswissenschaft, ihr Fachwissen mit mir geteilt haben.

Meine Freunde Jim Blascovich und Karen Quigley haben mir die Grundlagen des peripheren Nervensystems nahegebracht. Karen zeigte mir, wie die Gesichts-EMG funktioniert. Meine neurowissenschaftliche Ausbildung begann mit dem unvergleichlichen Michael Numan, der mich immer ermutigte und mir immer für meine Fragen zur Verfügung stand, und mit Richard Lande, der mich ermutigte, als ich anfing, mich für das emotionale Gehirn zu interessieren. Er stellte mich Scott Rauch vom Massachusetts General Hospital vor, der mich voller Begeisterung in die hirnbildgebenden Verfahren einführte. Dabei hatte ich damals noch keine Ahnung, was ich damit anfangen sollte. Chris Wright half mir, meine erste Studie mithilfe dieser Verfahren durchzuführen, und trug dazu bei, dass ich mein erstes Stipendium vom National Institute on Aging bekam. Mein inniger Dank geht an viele meiner Kollegen, die meine ewigen Fragen geduldig beantworteten. An Howard Fields, mit dem ich erhellende Diskussionen über die Beziehung zwischen Nozizeption, Belohnung und interozeptivem Processing hatte. An Vijay Balasubramanian, der auf meinen umfangreichen Fragekatalog in puncto visuelles System antwortete. An Thom Cleland, der seine Erkenntnisse in Bezug auf das olfaktorische System mit mir teilte. An Moran Cerf, der mich in das *intracranial electrical recording* beim lebenden Menschen einwies. An Karl Friston, der sich nach meiner Frage über das *predictive Coding* auf eine spannende und ermutigende E-Mail-Diskussion einließ. Weitere Wissenschaftler lieferten mir hilfreiche Antworten auf meine Fragen über E-Mail oder Skype: Dayu Lin, die mich in ihre Forschung über Optogenetik einweihte. Mark Bouton, der mir die Grundlagen des kontextbasierten Lernens beibrachte. Earl Miller, der mich aufklärte über seine Single-Cell-Recording-Versuche beim kategoriellen Lernen von Makaken, sowie Matthew Rushworth, der mir Einzelheiten über seine Kartografie des anterioren cingulären Cortex mitteilte.

Auch meinen Kolleginnen aus der Neuroanatomie, die selbst auf die absonderlichsten Fragen gut gelaunt antworteten, schulde ich Dank: Barb Finlay, die ad hoc einfach alles über alles weiß und ihr Wissen gerne teilt. Helen Barbas für ihr Modell über den Informationsfluss im Cortex, das die Grundlage meiner Arbeit über das prädiktive Gehirn ist. Miguel Ángel García Cabezas für seine detaillierte Erläuterung der Neuroanatomie einzelner Zellen. Bud Craig, der mehr über die Insula weiß als irgendjemand auf dieser Erde. Larry Swanson für seine schnellen und informativen Antworten und für die Kontakte zu anderen Neurowissenschaftlern, zum Beispiel zu Murray Sherman, der meine Fragen über den Thalamus beantwortete. Und Georg Striedter für sein Wissen über die Entwicklungsgeschichte des Gehirns.

Ein herzliches Dankeschön für ihr Wissen über die Entwicklungspsychologie gilt Linda Camras und Harriet Oster, die mich über die emotionalen Fähigkeiten von Kindern informierten. Auch Fei Yu, Susan Gelman und Sandy Waxman schulde ich Dank, weil sie Kapitel 5 gelesen und die traditionellen wissenschaftlichen Mauern zwischen kognitiver und emotionaler Entwicklung eingerissen haben. Sie brachten mir die Idee nahe, dass Worte die Entwicklung von Emotionskonzepten in der Kindheit fördern. Susan Carey danke ich für die Diskussion über angeborene Konzepte.

Kapitel 11 über Emotionen vor Gericht wäre nicht möglich gewesen ohne die Hilfe meiner Freundinnen Judy Edersheim und Amanda Pustilnik und ihre stete Ermutigung bei unseren Gesprächen über Psychologie, Neurowissenschaft und das Gesetz. Das Kapitel ist letztlich Ergebnis unserer Zusammenarbeit. Ich danke der früheren US-Bundesrichterin Nancy Gertner, die mich in ihr Seminar über Gesetz und Neurowissenschaften an der Harvard Law School einlud. Und vielen anderen Wissenschaftlern des Center for Law, Brain, and Behavior am Massachusetts General Hospital, die mich in ihr Dorf eingeladen haben. Ein dickes Dankeschön auch an Nita Farahany für das DNS-Beispiel in Kapitel 11.

Dieses Buch wurde unterstützt von vielen großzügigen Kolleginnen und Kollegen aus den unterschiedlichsten Fachbereichen, die mich an ihrem Wissen teilhaben ließen. Über die Kognition bei Primaten: Eliza Bliss-Moreau, Herb Terrace und Tetsuro Matsuzawa. Über Fragen der Kultur: Aneta Pavlenko, Batja Mesquita, Jeanne Tsai, Michele Gelfand und Rick Shweder. Über die Geschichte des Lächelns: Colin Jones und Mary Beard. Über Autismus: Jillian Sullivan, Matthew Goodwin und Oliver Wilde-Smith. Über Essentialismus: Susan Gelman, John Coley und Marjorie Rhodes. Über affektiven Realismus und Wirtschaft: Marshall Sonenshine. Über die zeitgenössische Philosophie: Christy Wilson Mendenhall, John Dunne, Larry Barsalou, Paul Condon, Wendy Hasenkamp, Arthur Zajonc und Tony Back. Ein herzliches Dankeschön an Jerry Clore, der immer klug, neugierig und hilfsbereit ist. An Helen Mayberg für unsere seit Jahren andauernde Diskussion über das Rätsel der Depression. Und an John LeDoux, den ich aus den verschiedensten Gründen bewundere, nicht zuletzt, weil er sich als Wissenschaftler einen offenen Geist bewahrt hat. Auch Diskussionen mit anderen klugen Kollegen haben in dieses Buch Eingang gefunden: Amitai Shenhav, Dagmar Sternad, Dave DeSteno, David Borsook, Derek Isaacowitz, Elissa Epel, Emre Demiralp, Iris Berent, Jo-Anne Bachorowski, der verstorbene Michael Owren, Jordan Smollar, Philippe Schyns, Rachael Jack, José-Miguel Fernández-Dols, Kevin Ochsner, Kurt Gray, Linda Bartoshuk, Matt Lieberman, Maya Tamir, Naomi Eisenberger, Paul Bloom, Paul Whalen, Margaret Clark, Peter Salovey, Phil Rubin,

Steve Vole, Tania Singer, Wendy Mendes, Will Cunningham, Beatrice de Gelder, Leah Summerville und Joshua Buckholtz.

Auch die Kommentare früher Leser waren für mich wertvoll: Aaron Scott (ein toller Grafikdesigner, der die meisten Abbildungen hier geschaffen hat). Ann Kring (meine treueste Leserin, die jeden Fahnenabzug mit ihren klugen Einwänden verbesserte). Ajay Satpute, Aleza Wallace, Armanda Pustilnik, Anita Nevyas-Wallace, Anna Neumann, Christy Wilson-Mendenhall, Dana Brooks, Daniel Renfro, Deborah Barrett, Eliza Bliss-Moreau, Emil Moldovan, Eric Anderson, Erika Siegel, Fei Xu, Florin Luca, Gibb Backlund, Herbert Terrace, Ian Kleckner, Jiahe Zhang, Jolie Wormwood, Judy Edersheim, Karen Quigley, Kristen Lindquist, Larry Barsalou, Lorena Chanes, Nicole Betz, Paul Condon, Paul Gade, Sandy Waxman, Shir Atzil, Stephen Barrett, Susan Gelman, Tonya LeBel, Victor Danilchenko und Zac Rodrigo.

Auch Joanne Miller, Dekanin der Fakultät für Psychologie an der Northeastern University, und meinem ganzen Kollegium dort bin ich sehr dankbar für die Unterstützung und Geduld, während ich dieses Buch schrieb.

Den Organisationen, die mich mit Fördergeldern und Fellowships unterstützt und so dieses Buch ermöglicht haben, schulde ich tiefen Dank: für die Fellowships von der American Philosophical Society und vom James McKeen Cattell Fund innerhalb der Association for Psychological Science. Für die großzügige Unterstützung vom U.S. Army Research Institute (ARI) for the Behavioral and Social Sciences. Hier danke ich insbesondere Paul Gade vom ARI, der mich dort betreute und mir darüber hinaus moralische Unterstützung zukommen ließ.

Die hier vorgestellten Forschungsarbeiten wurden u.a. gefördert von Einrichtungen, deren zuständige Wissenschaftler meinen Dank verdienen: Steve Breckler von der National Science Foundation bewilligte die Subventionen für mein erstes neurowissenschaftliches Forschungsprojekt. Kevin Quinn, Janine Simmons und Susan Brandon vom National Institute of Mental Health. Letztere war zuständig für meinen K02 Independent Scientist Award. Lis Nielsen vom National Institute on Aging. Paige Green und Becky Ferrer vom National Cancer Institute. Des Weiteren wurde meine Arbeit gefördert durch den National Institutes of Health Director's Pioneer Award und das National Institute of Child Health and Development. Durch das U.S. Army Research Institute for the Behavioral and Social Sciences, hier vor allem durch Paul Gade, Jay Goodwin und Greg Ruark. Und durch das Mind and Life Institute, hier vor allem von Wendy Hasenkamp und Arthur Zajonc.

Besonders dankbar bin ich all den Menschen, die sich der rechtlichen, administrativen und logistischen Aspekte des Buches annahmen: Fred Polner (mein Anwalt) und Michael Healy (Anwalt von Brockman Inc.); Emma Hitchcock und Jiahe Zhang, die einige der Abbildungen in diesem Buch anfertigten; Rosemary Marrow von Redux Pictures; Chris Martin und Elyna Anderson von der Paul Ekman Group; Beverly Ornstein, Rona Menashe und Dick Guttman für die Abdruckgenehmigung von Martin Landaus Fotos; Nicole Betz, Anna Neumann, Kirsten Ebanks und Sam Lyons für ihre hyperschnelle Suche nach wissenschaftlichen Aufsätzen; und Jeffrey Eugenides für seine wunderbaren konzeptuellen Kombinationen von unbedingt nötigen Emotionskonzepten.

Ein Dankeschön geht auch an Ronda Heilig, Agentin beim FBI, und an Peter DiDomenica, der das SPOT-Programm entwickelte, als er am Boston Logan International Airport Sicherheitschef war. Beide haben mit mir darüber gesprochen, wie die klassische Auffassung von Emotionen die Ausbildung in ihren jeweiligen Arbeitsbereichen geprägt hat.

Ein herzliches Dankeschön gilt den Mitarbeiterinnen des Verlagshauses Houghton Mifflin Harcourt: Naomi Gibbs, Taryn Roeder, Aeysha Mirza, Leila Meglio, Lori Glazer, Pilar Garcia-Brown, Margaret Hogan und Rachel DeShano.

Ich weiß, das hört sich jetzt merkwürdig an, aber ich möchte mich auch beim Internet bedanken, weil es bei der Abfassung dieses Buches eine so wichtige Rolle gespielt hat, einfach weil zu diesem Zweck Unmengen von Material zusammengefasst werden mussten. Wenn ich eine Idee hatte, konnte ich mir die dafür relevanten Aufsätze innerhalb von Minuten herunterladen bzw. mir fast jedes nötige Buch über Nacht liefern lassen. Also ein tief empfundenes Dankeschön an all die klugen Köpfe, die uns Google und Amazon geschenkt haben (auch wenn ich finde, dieses Unternehmen sollte mir danken – für die enormen Umsätze, die ich ihm beschere) und die zahlreichen Webseiten wissenschaftlicher Fachzeitschriften, die ihre Artikel online veröffentlichen. Dieses Buch wurde teilweise mit Open-Source-Software erstellt, z. B. mit Subversion und einer Reihe von Linux-basierten Tools.

Und nicht zuletzt sind da all die Menschen, die während des Schreibprozesses mein Körperbudget im Gleichgewicht gehalten haben. Für ihre Liebe und Ermutigung danke ich: Ann Kring, Batja Mesquita, Barb Fredrickson, James Gross, Judy Edersheim, Karen Quigley, Angie Hawk und Jeanne Tsai. Sie haben mir in den langen Monaten des Schreibens intellektuelle Herausforderungen beschert, von Schokolade, Kaffee und anderen Leckereien mal ganz abgesehen, damit ich mich auf den Beinen hielt. Ein herzliches Dankeschön für ihre lebenswichtige Unterstützung geht an Florin und Magdalena Luca sowie Carmen Valencia. Und an meine erweiterte Familie: meine Schwägerinnen Louise Greenspan und Debora Barrett; meine Patentochter Olivia Allison; und meinen Neffen Zac Rodrigo. Und natürlich an den unvergleichlichen

(Onkel) Kevin Allison, den Sie in Kap. 6 und 7 kennengelernt haben. Außerdem möchte ich Mike Alves danken, dem besten Trainer aller Zeiten, und Barry Meklir, meinem Wunder wirkenden Physiotherapeuten. Die beiden haben mich fit gehalten, obwohl ich 16 Stunden pro Tag am Schreibtisch saß. Zusammen mit Victoria Krutan, die das Beste mitbringt, was die Massagetherapie zu bieten hat.

Meine Tochter Sophia, die so viel weiter ist, als ihre Lebensjahre sagen, hat drei Jahre lang meine Spät-, Früh- und Wochenendsitzungen mit ihrem «kleinen Bruder» geduldet (von meinen gelegentlichen Ausbrüchen mieser Laune mal ganz abgesehen). Wenn es je einen vernünftigen Grund für Geschwisterrivalität gegeben hat, dann hier. Sophia, du bist einfach meine Beste. Ich habe dieses Buch für dich geschrieben, weil ich möchte, dass du die Macht deines Geistes verstehst. Als du noch klein warst, bist du manchmal mitten in der Nacht aus einem Albtraum erwacht. Dann haben wir einen Kreis aus Plüschtieren um dein Bett gelegt. Wir haben «Elfenstaub» verteilt, und du bist wieder eingeschlafen. Bemerkenswert dabei ist nicht, dass du an den Zauber geglaubt hast, sondern dass du das *eben nicht* getan hast. Wir wussten beide, dass es ein Spiel war, und es hat trotzdem gewirkt. Dein überschwängliches vierjähriges Selbst hatte die Superkraft, mit mir zusammen eine soziale Wirklichkeit zu erschaffen. So wie dein mutiges, witziges und kluges Teenagerselbst es im Moment tut. Du bist die Architektin deiner Erfahrung, selbst in Momenten, in denen du dich von der Welt hin- und hergeworfen fühlst.

Wenn Sophia der Grund dafür war, dass ich mit diesem Buch anfing, dann war mein Mann Dan der Grund dafür, dass ich es zu Ende schrieb. Dan ist häufig die Ruhe selbst. Seit ich ihn kenne, legt er stets ein unerschütterliches Vertrauen in meine Fähigkeiten an den Tag. Dan hat jedes Wort von jedem

Buchentwurf gelesen, mitunter mehrfach. Er hat dieses Buch besser gemacht, auf eine Weise, wie ich es nie könnte. Mein Gehirn wird sich nie von folgender Frage befreien können: «Versteht das etwa nur das eine Prozent?» (Gemeint ist: meine wissenschaftlichen Kollegen und nicht das allgemeine Lesepublikum.) Heute aber lächle ich meist, wenn mein Gehirn dieses Problem simuliert. Zu Dans vielen Superkräften gehört, dass er mir half, das Buch zu überarbeiten, meine Sorgen zu zerstreuen, meinen Rücken zu massieren, Abendessen zu kochen und ohne einen Hauch von Verbitterung unser gesamtes Sozialleben auf Eis zu legen. Außerdem ist es ihm gelungen, genug Essen zum Mitnehmen aufzutreiben, damit wir während der letzten Monate des Schreibens nicht verhungerten. Nie hat er eine Miene verzogen, selbst dann nicht, als klar wurde, dass ich uns in schweres Fahrwasser gelenkt hatte, weit mehr, als wir zu Anfang dachten. Dans andere Superkraft (neben der Fähigkeit, bei Vorratsschüsseln immer die richtige Größe zu erwischen) ist es, mich zum Lachen zu bringen, wenn niemand anderer das kann. Er kennt mich auf eine Weise wie niemand sonst. Ich erwache jeden Tag voller Dankbarkeit und Staunen, dass er an meiner Seite ist.

# Stichwortverzeichnis

kursive Zahlen beziehen sich auf Abbildungen
Fn steht für Fußnoten ⊕ Beispiel: 345Fn15 bezieht sich auf Seite 345, Fußnote 15.

**F**



**G**

# Bibliografie


Abrams, Kathryn, Hila Keren, «Who's Afraid of Law and the Emotions», in: *Minnesota Law Review* 94, 2009, S. 1997.

Adler, Nancy E., Thomas Boyce, Margaret A. Chesney, Sheldon Cohen, Susan Folkman, Robert L. Kahn, S. Leonard Syme, «Socioeconomic Status and Health: The Challenge of the Gradient», in: *American Psychologist* 49 (1), 1994, S. 15-24.

Adolphs, Ralph, Daniel Tranel, «Intact Recognition of Emotional Prosody Following Amygdala Damage», in: *Neuropsychologia* 37 (11), 1999, S. 1285-1292.

-, «Emotion Recognition and the Human Amygdala», in: *The Amygdala. A Functional Analysis,* hrsg. von J. P. Aggleton, New York 2000, S. 587-630.

-, «Amygdala Damage Impairs Emotion Recognition from Scenes Only When They Contain Facial Expressions», in: *Neuropsychologia* 41 (10), 2003, S. 1281-1289.

Adolphs, Ralph, Daniel Tranel, Hanna Damasio, Antonio Damasio, «Impaired Recognition of Emotion in Facial Expressions Following Bilateral Damage to the Human Amygdala», in: *Nature* 372 (6507), 1994, S. 669-672.

Aglioti, Salvatore M., Paola Cesari, Michela Romani, Cosimo Urgesi, «Action Anticipation and Motor Resonance in Elite Basketball Players», in: *Nature Neuroscience* 11 (9), 2008, S. 1109-1116.

Akil, Huda, «The Depressed Brain: Sobering and Hopeful Lesson», in: *National Institutes of Health Wednesday Afternoon Lectures*, 10. Juni 2015, http://videocast.nih.gov/summary.asp?Live=16390

Albright, Madeleine, *Madam Secretary: Die Autobiographie,* München 2005.

Allport, Floyd, *Social Psychology,* Boston 1924.

Altschul, Drew, Greg Jensen, Herbert S. Terrace, «Concept Learning of Ecological and Artificial Stimuli in Rhesus Macaques», in: *PeerJ Preprints* 3, 2015, doi:10.7287/peerj.preprints.967v1.

American Academy of Pain Medicine, «AAPM Facts and Figures on Pain», 2012, http://www.painmed.org/patientcenter/facts_on_pain.aspx

American Kennel Club, «The Golden Retriever», 2016, http://www.akc.org/dog-breeds/golden-retriever/

American Psychological Association, «Stress in America: Our Health at Risk», 2012, https:// www.apa.org/news/press/releases/stress/2011/final-2011.pdf

American Society for Aesthetic Plastic Surgery, «Initial Data from the American Society for Aesthetic Plastic Surgery Points to 20 % Increase in Procedures in 2015», 2016, http://www.surgery.org/media/news-releases/initial-data-from-the-american-society-for-aesthetic-plastic-surgery-points-to-20percent-increase-in-procedures-in-2015-300226241.html

Amso, Dima, Gaia Scerif, «The Attentive Brain: Insights from Developmental Cognitive Neuroscience», in: *Nature Reviews Neuroscience* 16 (10), 2015, S. 606–619.

Anderson, Craig A., Leonard Berkowitz, Edward Donnerstein, L. Rowell Huesmann, James D. Johnson, Daniel Linz, Neil M. Malamuth, Ellen Wartella, «The Influence of Media Violence on Youth», in: *Psychological Science in the Public Interest* 4 (3), 2003, S. 81–110.

Anderson, Eric, Erika H. Siegel, Dominique White, Lisa Feldman Barrett, «Out of Sight but Not Out of Mind: Unseen Affective Faces Influence Evaluations and Social Impressions», in: *Emotion* 12 (6), 2012, S. 1210–1221.

Anderson, Michael L., *After Phrenology: Neural Reuse and the Interactive Brain,* Cambridge 2014.

Anleu, Sharyn Roach, Kathy Mack, «Magistrates› Everyday Work and Emotional Labour», in: *Journal of Law and Society* 32 (4), 2005, S. 590–614.

Ansell, Emily B., Kenneth Rando, Keri Tuit, Joseph Guarnaccia, Rajita Sinha, «Cumulative Adversity and Smaller Gray Matter Volume in Medial Prefrontal, Anterior Cingulate, and Insula Regions», in: *Biological Psychiatry* 72 (1), 2012, S. 57–64.

Antoni, Michael H., Susan K. Lutgendorf, Steven W. Cole, Firdaus S. Dhabhar, Sandra E. Sephton, Paige Green McDonald, Michael Stefanek, Anil K. Sood, «The Influence of Bio-Behavioural Factors on Tumour Biology: Pathways and Mechanisms», in: *Nature Reviews Cancer* 6 (3), 2006, S. 240–248.

Apkarian, A. Vania, Marwan N. Baliki, Melissa A. Farmer, «Predicting Transition to Chronic Pain», in: *Current Opinion in Neurology* 26 (4), 2013, S. 360–367.

Arkowitz, Hal, Scott O. Lilienfeld, «Why Science Tells Us Not to Rely on Eyewitness Accounts», in: *Scientific American Mind,* 1. Januar 2010, http://www.scientificamerican.com/article/do-the-eyes-have-it/

Atkinson, Anthony P., Andrea S. Heberlein, Ralph Adolphs, «Spared Ability to Recognise Fear from Static and Moving Whole-Body Cues Following Bilateral Amygdala Damage», in: *Neuropsychologia* 45 (12), 2007, S. 2772–2782.

Avena, Nicole M., Pedro Rada, Bartley G. Hoebel. «Evidence for Sugar Addiction: Behavioral and Neurochemical Effects of Intermittent,

Excessive Sugar Intake», in: *Neuroscience and Biobehavioral Reviews* 32 (1), 2008, S. 20–39.
Aviezer, Hillel, Ran R. Hassin, Jennifer Ryan, Cheryl Grady, Josh Susskind, Adam Anderson, Morris Moscovitch, Shlomo Bentin, «Angry, Disgusted, or Afraid? Studies on the Malleability of Emotion Perception», in: *Psychological Science* 19 (7), 2008, S. 724–732.
Aviezer, Hillel, Yaacov Trope, Alexander Todorov, «Body Cues, Not Facial Expressions, Discriminate Between Intense Positive and Negative Emotions», in: *Science* 338 (6111), 2008, S. 1225–1229.
Bachman, Jerald G., Lloyd D. Johnston, Patrick M. O'Malley, «Monitoring the Future: Questionnaire Responses from the Nation's High School Seniors», in: Institute for Social Research Survey Research Center, University of Michigan, 2006, https://eric.ed.gov/?id=ED188970
Balasubramanian, Vijay, «Heterogeneity and Efficiency in the Brain», in: *Proceedings of the IEEE* 103 (8), 2015, S. 1346–1358.
Bandes, Susan A., «Share Your Grief but Not Your Anger: Victims and the Expression of Emotion in Criminal Justice», in: *Emotional Expression: Philosophical, Psychological, and Legal Perspectives,* Hrsg. Joel Smith und Catharine Abell, New York 2016.
Bandes, Susan A., Jeremy A. Blumenthal, «Emotion and the Law», in: *Annual Review of Law and Social Science* 8, 2012, S. 16–181.
Banks, Siobhan, David F. Dinges, «Behavioral and Physiological Consequences of Sleep Restriction», in: *Journal of Clinical Sleep Medicine* 3 (5), 2007, S. 519–528.
Bar, Moshe, «The Proactive Brain: Using Analogies and Associations to Generate Predictions», in: *Trends in Cognitive Sciences* 11 (7), 2007, S. 280–289.
–, «The Proactive Brain: Memory for Predictions», in: *Philosophical Transactions of the Royal Society B: Biological Sciences* 364 (1521), 2009, S. 1235–1243.
Barbas, Helen, «General Cortical and Special Prefrontal Connections: Principles from Structure to Function», in: *Annual Review of Neuroscience* 38, 2015, S. 269–289.
Barbas, Helen, Nancy Rempel-Clower, «Cortical Structure Predicts the Pattern of Corticocortical Connections», in: *Cerebral Cortex* 7 (7), 1997, S. 635–646.
Bargmann, C. I., «Beyond the Connectome: How Neuromodulators Shape Neural Circuits», in: *Bioessays* 34 (6), 2012, S. 458–465.
Barrett, Deborah, *Paintracking: Your Personal Guide to Living Well with Chronic Pain*, New York 2012.
Barrett, Lisa Feldman, «Are Emotions Natural Kinds?», in: *Perspectives on Psychological Science* 1 (1), 2006a, S. 28–58.

–, «Solving the Emotion Paradox: Categorization and the Experience of Emotion», in: *Personality and Social Psychology Review* 10 (1), 2006b, S. 20–46.
–, «The Future of Psychology: Connecting Mind to Brain», in: *Perspectives on Psychological Science* 4 (4), 2009, S. 326–339.
–, «Bridging Token Identity Theory and Supervenience Theory Through Psychological Construction», in: *Psychological Inquiry* 22 (2), 2011a, S. 115–127.
–, «Was Darwin Wrong about Emotional Expressions?» *Current Directions in Psychological Science* 20 (6), 2011b, S. 400–406.
–, «Emotions Are Real», in: *Emotion* 12 (3), 2012, S. 413–429.
–, «Psychological Construction: The Darwinian Approach to the Science of Emotion», in: *Emotion Review* 5, 2013, S. 379–389.
Barrett, Lisa Feldman, Moshe Bar, «See It with Feeling: Affective Predictions During Object Perception», in: *Philosophical Transactions of the Royal Society B: Biological Sciences* 364 (1521). 2009, S. 1325–1334.
Barrett, Lisa Feldman, Eliza Bliss-Moreau, «Affect as a Psychological Primitive», in: *Advances in Experimental Social Psychology* 41, 2009a, S. 167–218.
–, «She's Emotional. He's Having a Bad Day: Attributional Explanations for Emotion Stereotypes», in: *Emotion* 9 (5), 2009b, S. 649–658.
Barrett, Lisa Feldman, James Gross, Tamlin Conner Christensen, Michael Benvenuto, «Knowing What You're Feeling and Knowing What To Do About It: Mapping the Relation Between Emotion Differentiation and Emotion Regulation», in: *Cognition and Emotion* 15 (6), 2001, S. 713–724.
Barrett, Lisa Feldman, Kristen A. Lindquist, Eliza Bliss-Moreau, Seth Duncan, Maria Gendron, Jennifer Mize, Lauren Brennan, «Of Mice and Men: Natural Kinds of Emotions in the Mammalian Brain? A Response to Panksepp and Izard», in: *Perspectives on Psychological Science* 2 (3), 2007, S. 297–311.
Barrett, Lisa Feldman, Kristen A. Lindquist, Maria Gendron, «Language as Context for the Perception of Emotion», in: *Trends in Cognitive Sciences* 11 (8), 2007, S. 327–332.
Barrett, Lisa Feldman, Batja Mesquita, Maria Gendron, «Context in Emotion Perception», in: *Current Directions in Psychological Science* 20 (5), 2011, S. 286–290.
Barrett, Lisa Feldman, Lucy Robin, Paula R. Pietromonaco, Kristen M. Eyssell, «Are Women the ‹More Emotional› Sex? Evidence from Emotional Experiences in Social Context», in: *Cognition and Emotion* 12 (4), 1998, S. 555–578.

Barrett, Lisa Feldman, James A. Russell, «Structure of Current Affect: Controversies and Emerging Consensus», in: *Current Directions in Psychological Science* 8 (1), 1999, S. 10–14.
- (Hrsg.), *The Psychological Construction of Emotion*, New York 2015.
Barrett, Lisa Feldman, Ajay B. Satpute, «Large-Scale Brain Networks in Affective and Social Neuroscience: Towards an Integrative Functional Architecture of the Brain», in: *Current Opinion in Neurobiology* 23 (3), 2013, S. 361–372.
Barrett, Lisa Feldman, W. Kyle Simmons, «Interoceptive Predictions in the Brain», in: *Nature Reviews Neuroscience* 16 (7), 2015, S. 419–429.
Barrett, Lisa Feldman, Michele M. Tugade, Randall W. Engle, «Individual Differences in Working Memory Capacity and Dual-Process Theories of the Mind», in: *Psychological Bulletin* 130 (4), 2004, S. 553–573.
Barsalou, Lawrence W., «Ideals, Central Tendency, and Frequency of Instantiation as Determinants of Graded Structure in Categories», in: *Journal of Experimental Psychology: Learning, Memory, and Cognition* 11 (4), 1985, S. 629–654.
–, *Cognitive Psychology: An Overview for Cognitive Scientists*. Mawah 1992.
–, «Perceptual Symbol Systems», in: *Behavioral and Brain Sciences* 22 (4), 1999, S. 577–609.
–, «Situated Simulation in the Human Conceptual System», in: *Language and Cognitive Processes* 18, 2003, S. 513–562.
–, «Cognitive and Neural Contributions to Understanding the Conceptual System», in: *Current Directions in Psychological Science* 17 (2), 2008a, S. 1–95.
–, «Grounded Cognition», in: *Annual Review of Psychology* 59, 2008b, S. 617–645.
–, «Simulation, Situated Conceptualization, and Prediction», in: *Philosophical Transactions of the Royal Society B: Biological Sciences* 364 (1521), 2009, S. 1281–1289.
Barsalou, Lawrence W., W. Kyle Simmons, Aron K. Barbey, Christine D. Wilson, «Grounding Conceptual Knowledge in Modality-Specific Systems», in: *Trends in Cognitive Sciences* 7 (2), 2003, S. 84–91.
Bartal, Inbal Ben-Ami, Jean Decety, Peggy Mason, «Empathy and Pro-Social Behavior in Rats», in: *Science* 334 (6061), 2011, S. 1427–1430.
Beard, Mary, *Das Lachen im alten Rom*, Darmstadt 2016.
Bechara, Antoine, Daniel Tranel, Hanna Damasio, Ralph Adolphs, Charles Rockland, Antonio R. Damasio, «Double Dissociation of Conditioning and Declarative Knowledge Relative to the Amygdala and Hippocampus in Humans», in: *Science* 269 (5227), 1995, S. 1115–1118.

Becker, Benjamin, Yoan Mihov, Dirk Scheele, Keith M. Kendrick, Justin S. Feinstein, Andreas Matusch, Merve Aydin, Harald Reich, Horst Urbach, Ana-Maria Oros-Peusquens, «Fear Processing and Social Networking in the Absence of a Functional Amygdala», in: *Biological Psychiatry* 72 (1), 2012, S. 70-77.

Becquet, Celine, Nick Patterson, Anne C. Stone, Molly Przeworski, David Reich, «Genetic Structure of Chimpanzee Populations», in: *PLOS Genetics* 3 (4), 2007, S. e66. doi:10.1371/journal.pgen.0030066.

Beggs, Simon, Gillian Currie, Michael W. Salter, Maria Fitzgerald, Suellen M. Walker, «Priming of Adult Pain Responses by Neonatal Pain Experience: Maintenance by Central Neuroimmune Activity», in: *Brain* 135 (2), 2012, S. 404-417.

Bekoff, Marc, Jane Goodall, *Das Gefühlsleben der Tiere*, Bernau 2008.

Benedetti, Fabrizio, «Placebo Effects: From the Neurobiological Paradigm to Translational Implications», in: *Neuron* 84 (3), 2014, S. 623-637.

Benedetti, Fabrizio, Martina Amanzio, Sergio Vighetti, Giovanni Asteggiano, «The Biochemical and Neuroendocrine Bases of the Hyperalgesic Nocebo Effect», in: *Journal of Neuroscience* 26 (46), 2006, 2014-12022.

Berent, Iris, «The Phonological Mind», in: *Trends in Cognitive Sciences* 17 (7), 2013, S. 319-327.

Bergelson, Elika, Daniel Swingley, «At 6-9 Months, Human Infants Know the Meanings of Many Common Nouns», in: *Proceedings of the National Academy of Sciences* 109 (9), 2012, S. 3253-3258.

Berlau, Daniel J., James L. McGaugh, «Basolateral Amygdala Lesions Do Not Prevent Memory of Context-Footshock Training», in: *Learning and Memory* 10 (6), 2003, S. 495-502.

Berns, Walter, *For Capital Punishment: Crime and the Morality of the Death Penalty*, New York, 1979.

«Better Than English.», 2016, http://betterthanenglish.com/

Beukeboom, Camiel J., Dion Langeveld, Karin Tanja-Dijkstra, «Stress-Reducing Effects of Real and Artificial Nature in a Hospital Waiting Room», in: *Journal of Alternative and Complementary Medicine* 18 (4), 2012, S. 329-333.

Binder, Jeffrey R., Rutvik H. Desai, «The Neurobiology of Semantic Memory», in: *Trends in Cognitive Sciences* 15 (11), 2011, S. 527-536.

Binder, Jeffrey R., Rutvik H. Desai, William W. Graves, Lisa L. Conant, «Where Is the Semantic System? A Critical Review and Meta-Analysis of 120 Functional Neuroimaging Studies», in: *Cerebral Cortex* 19 (12), 2009, S. 2767-2796.

Binder, Jeffrey R., Julia A. Frost, Thomas A. Hammeke, P. S. F. Bellgowan, Stephen M. Rao, Robert W. Cox, «Conceptual Processing During the Conscious Resting State: A Functional MRI Study», in: *Journal of Cognitive Neuroscience* 11 (1), 1999, S. 80–93.

Birklein, Frank, «Complex Regional Pain Syndrome», in: *Journal of Neurology* 252 (2), 2005, S. 131–138.

Black, Ryan C., Sarah A. Treul, Timothy R. Johnson, Jerry Goldman, «Emotions, Oral Arguments, and Supreme Court Decision Making», in: *Journal of Politics* 73 (2), 2011, S. 572–581.

Bliss-Moreau, Eliza, David G. Amaral, «Associative Affective Learning Persists Following Early Amygdala Damage in Nonhuman Primates». Under review.

Bliss-Moreau, Eliza, Christopher J. Machado, David G. Amaral, «Macaque Cardiac Physiology Is Sensitive to the Valence of Passively Viewed Sensory Stimuli», in: *PLOS One* 8 (8), 2013, e71170. doi: 10.1371/journal.pone.0071170.

Blow, Charles M., «Has the N.R.A. Won?» *New York Times,* April 20, 2015. http://www.nytimes.com/2015/04/20/opinion/charles-blow-has-the-nra-won.html

Blumberg, Mark S., Greta Sokoloff, «Do Infant Rats Cry?», in: *Psychological Review* 108 (1), 2001, S. 83–95.

Blumberg, Mark S., Greta Sokoloff, Robert F. Kirby, Kristen J. Kent, «Distress Vocalizations in Infant Rats: What's All the Fuss About?», in: *Psychological Science* 11 (1), 2000, S. 78–81.

Boghossian, Paul, *Fear of Knowledge: Against Relativism and Constructivism,* Oxford, 2006.

Borsook, David, «Neurological Diseases and Pain», in: *Brain* 135 (2), 2012, S. 320–344.

Bourassa-Perron, Cynthia, *The Brain and Emotional Intelligence: New Insights,* Florence, MA, 2011.

Bourke, Joanna, *An Intimate History of Killing: Face-to-Face Killing in Twentieth Century Warfare,* New York, 2000.

Boyd, Robert, Peter J. Richerson, Joseph Henrich, «The Cultural Niche: Why Social Learning Is Essential for Human Adaptation», in: *Proceedings of the National Academy of Sciences* 108 (Supplement 2), 2011, S. 10918–10925.

Brackett, Marc A., Susan E. Rivers, Maria R. Reyes, Peter Salovey, «Enhancing Academic Performance and Social and Emotional Competence with the RULER Feeling Words Curriculum», in: *Learning and Individual Differences* 22 (2), 2012, S. 218–224.

Bradshaw, John. *Dog Sense: How the New Science of Dog Behavior Can Make You a Better Friend to Your Pet,* New York, 2014.

Brandone, Amanda C., Henry M. Wellman, «You Can't Always Get What

You Want: Infants Understand Failed Goal-Directed Actions», in: *Psychological Science* 20 (1), 2009, S. 85–91.

Bratman, Gregory N., J. Paul Hamilton, Kevin S. Hahn, Gretchen C. Daily, James J. Gross, «Nature Experience Reduces Rumination and Subgenual Prefrontal Cortex Activation», in: *Proceedings of the National Academy of Sciences* 112 (28), 2015, S. 8567–8572.

Breiter, Hans C., Nancy L. Etcoff, Paul J. Whalen, William A. Kennedy, Scott L. Rauch, Randy L. Buckner, Monica M. Strauss, Steven E. Hyman, Bruce R. Rosen, «Response and Habituation of the Human Amygdala During Visual Processing of Facial Expression», in: *Neuron* 17 (5), 1996, S. 875–887.

Brennan, William J. Jr., «Reason, Passion, and the Progress of the Law», in: *Cardozo Law Review* 10:3, 1988.

Brescoll, Victoria L., Eric Luis Uhlmann, «Can an Angry Woman Get Ahead? Status Conferral, Gender, and Expression of Emotion in the Workplace», in: *Psychological Science* 19 (3), 2008, S. 268–275.

Briggs, Jean L., *Never in Anger: Portrait of an Eskimo Family,* Cambridge, MA, 1970.

Broly, Pierre, Jean-Louis Deneubourg, «Behavioural Contagion Explains Group Cohesion in a Social Crustacean», in: *PLOS Computational Biology* 11 (6): e1004290, 2015. doi: 10.1371/journal.pcbi.1004290.

Browning, Michael, Timothy E. Behrens, Gerhard Jocham, Jill X. O'Reilly, Sonia J. Bishop, «Anxious Individuals Have Difficulty Learning the Causal Statistics of Aversive Environments», in: *Nature Neuroscience* 18 (4), 2015, S. 590–596.

Bruner, Jerome S., *Acts of Meaning.* Cambridge, MA, 1990.

Bryant, Richard A., Kim L. Felmingham, Derrick Silove, Mark Creamer, Meaghan O'Donnell, Alexander C. McFarlane, «The Association Between Menstrual Cycle and Traumatic Memories», in: *Journal of Affective Disorders* 131 (1), 2011, S. 398–401.

Büchel, Christian, Stephan Geuter, Christian Sprenger, Falk Eippert, «Placebo Analgesia: A Predictive Coding Perspective», in: *Neuron* 81 (6), 2014, S. 1223–1239.

Buckholtz, Joshua W., Christopher L. Asplund, Paul E. Dux, David H. Zald, John C. Gore, Owen D. Jones, Rene Marois, «The Neural Correlates of Third-Party Punishment», in: *Neuron* 60 (5), 2008, S. 930–940.

Buckner, Randy L., «The Serendipitous Discovery of the Brain's Default Network», in: *Neuroimage* 62 (2), 2012; S. 1137–1145.

Bullmore, Ed, Olaf Sporns, «The Economy of Brain Network Organization», in: *Nature Reviews Neuroscience* 13 (5), 2012, S. 336–349.

Burkett, J. P., E. Andari, Z. V. Johnson, D. C. Curry, F. B. M. de Waal, L. J. Young, «Oxytocin-Dependent Consolation Behavior in Rodents», in: *Science* 351 (6271), 2016, S. 375-378.

Burns, Jeffrey M., Russell H. Swerdlow, «Right Orbitofrontal Tumor with Pedophilia Symptom and Constructional Apraxia Sign», in: *Archives of Neurology* 60 (3), 2003, S. 437-440.

Bushnell, M. Catherine, Marta Čeko, Lucie A. Low, «Cognitive and Emotional Control of Pain and Its Disruption in Chronic Pain», in: *Nature Reviews Neuroscience* 14 (7), 2013, S. 502-511.

Cabanac, M., J. Leblanc, «Physiological Conflict in Humans: Fatigue vs. Cold Discomfort», in: *American Journal of Physiology* 244 (5), 1983, S. 21-628.

Cacioppo, John T., Gary G. Berntson, Jeff H. Larsen, Kristen M. Poehlmann, Tiffany A. Ito, «The Psychophysiology of Emotion», in: *Handbook of Emotions,* Hrsg. Michael Lewis und Jeannette M. Haviland-Jones, S. 173-191. New York, 2. Auflage, 2000.

Caldwell-Harris, Catherine L., Angela L. Wilson, Elizabeth LoTempio, Benjamin Beit-Hallahmi, «Exploring the Atheist Personality: Well-Being, Awe, and Magical Thinking in Atheists, Buddhists, and Christians», in: *Mental Health, Religion and Culture* 14 (7), 2011, S. 659-672.

Calhoun, Cheshire, «Making Up Emotional People: The Case of Romantic Love», in: *The Passions of Law*, Hrsg. Susan A. Bandes. New York, 1999, S. 217-240.

Calvin, Catherine M., G. David Batty, Gordon Lowe, Ian J. Deary, «Childhood Intelligence and Midlife Inflammatory and Hemostatic Biomarkers: The National Child Development Study (1958) Cohort», in: *Health Psychology* 30 (6), 2011, S. 710-718.

Cameron, C. Daryl, B. Keith Payne, John M. Doris, «Morality in High Definition: Emotion Differentiation Calibrates the Influence of Incidental Disgust on Moral Judgments», in: *Journal of Experimental Social Psychology* 49 (4), 2013, S. 719-725.

Camras, Linda A., Harriet Oster, Tatsuo Ujiie, Joseph J. Campos, Roger Bakeman, Zhaolan Meng, «Do Infants Show Distinct Negative Facial Expressions for Fear and Anger? Emotional Expression in 11-Month-Old European American, Chinese, and Japanese Infants», in: *Infancy* 11 (2), 2007, S. 131-155.

Carhart-Harris, Robin L., Suresh Muthukumaraswamy, Leor Rosemana, Mendel Kaelena, Wouter Droog, et al., «Neural Correlates of the LSD Experience Revealed by Multimodal Neuroimaging», in: *Proceedings of the National Academy of Sciences* 113 (7), 2016, S. 4853-4858.

Caron, Rose F., Albert J. Caron, Rose S. Myers, «Do Infants See Emo-

tional Expressions in Static Faces?» *Child Development* 56 (6), 1985, S. 1552–1560.
Casey, Caroline, «Looking Past Limits». TED.com, 2010. https://www.ted.com/talks/caroline_casey_looking_past_limits
Cassoff, Jamie, Sabrina T. Wiebe, Reut Gruber, «Sleep Patterns and the Risk for ADHD: A Review», in: *Nature and Science of Sleep* 4, 2012, S. 73–80.
Centers for Disease Control and Prevention, «Prescription Opioid Analgesic Use Among Adults: United States, 1999–2012», 2015. http://www.cdc.gov/nchs/products/data briefs/db189.htm
Ceulemans, Eva, Peter Kuppens, Iven Van Mechelen, «Capturing the Structure of Distinct Types of Individual Differences in the Situation-Specific Experience of Emotions: The Case of Anger», in: *European Journal of Personality* 26 (5), 2012, S. 484–495.
Chanes, Lorena, Lisa Feldman Barrett, «Re-defining the Role of Limbic Areas in Cortical Processing», in: *Trends in Cognitive Sciences* 20 (2), 2016, S. 96–106.
Chang, Anne-Marie, Daniel Aeschbach, Jeanne F. Duffy, Charles A. Czeisler, «Evening Use of Light-Emitting eReaders Negatively Affects Sleep, Circadian Timing, and Next-Morning Alertness», in: *Proceedings of the National Academy of Sciences* 112 (4), 2015, S. 1232–1237.
Chang, Luke J., Peter J. Gianaros, Stephen B. Manuck, Anjali Krishnan, Tor D. Wager, «A Sensitive and Specific Neural Signature for Picture-Induced Negative Affect», in: *PLOS Biology* 13 (6), 2015, e1002180.
Chao, Linda L., Alex Martin, «Representation of Manipulable Man-Made Objects in the Dorsal Stream», in: *Neuroimage* 12 (4), 2000, S. 478–484.
Charney, Evan, «Behavior Genetics and Postgenomics», in: *Behavioral and Brain Sciences* 35 (5), 2012, S. 331–358.
Chen, Lucy L., «What Do We Know About Opioid-Induced Hyperalgesia?» *Journal of Clinical Outcomes Management* 21 (3), 2014, S. 169–175.
Choi, Ki Sueng, Patricio Riva-Posse, Robert E. Gross, Helen S. Mayberg, «Mapping the ‹Depression Switch› During Intraoperative Testing of Subcallosal Cingulate Deep Brain Stimulation», in: *JAMA Neurology* 72 (11), 2015, S. 1252–1260.
Chomsky, Noam, «Rules and Representations», in: *Behavioral and Brain Sciences* 3 (1), 1980, S. 1–15.
Cisek, P., J. Kalaska, «Neural Mechanisms for Interacting with a World Full of Action Choices», in: *Annual Review of Neuroscience* 33, 2010, S. 269–298.

Clark, Andy, «Whatever Next? Predictive Brains, Situated Agents, and the Future of Cognitive Science», in: *Behavioral and Brain Sciences* 36, 2013, S. 281–253.

Clark-Polner, E., T. Johnson, L. F. Barrett, «Multivoxel Pattern Analysis Does Not Provide Evidence to Support the Existence of Basic Emotions», in: *Cerebral Cortex.*

Clark-Polner, Elizabeth, Tor D. Wager, Ajay B. Satpute, Feldman Barrett, «Neural Fingerprinting: Meta-Analysis, Variation, and the Search for Brain-Based Essences in the Science of Emotion», in: *Handbook of Emotions*, Hrsg. Lisa Feldman Barrett, Michael Lewis, Jeannette M. Haviland-Jones, New York, 4. Auflage, S. 146–165.

Clave-Brule, M., A. Mazloum, R. J. Park, E. J. Harbottle, C. Laird Birmingham, «Managing Anxiety in Eating Disorders with Knitting», in: *Eating and Weight Disorders-Studies on Anorexia, Bulimia and Obesity* 14 (1), 2009, e1–e5.

Clore, Gerald L., Andrew Ortony, «Appraisal Theories: How Cognition Shapes Affect into Emotion», in: *Handbook of Emotions,* Hrsg. Michael Lewis, Jeannette M. Haviland-Jones, Lisa Feldman Barrett, New York, 3. Auflage, 2008, S. 628–642.

Coan, James A., Hillary S. Schaefer, Richard J. Davidson, «Lending a Hand: Social Regulation of the Neural Response to Threat», in: *Psychological Science* 17 (12), 2006, S. 1032–1039.

Cohen, Sheldon, William J. Doyle, David P. Skoner, Bruce S. Rabin, Jack M. Gwaltney, «Social Ties and Susceptibility to the Common Cold», in: *JAMA* 277 (24), 1997, S. 1940–1944.

Cohen, Sheldon, William J. Doyle, Ronald Turner, Cuneyt M. Alper, David P. Skoner, «Sociability and Susceptibility to the Common Cold», in: *Psychological Science* 14 (5), 2003, S. 389–395.

Cohen, Sheldon, Gail M. Williamson, «Stress and Infectious Disease in Humans», in: *Psychological Bulletin* 109 (1), 1991, S. 5–24.

Cole, Steven W., Anil K. Sood, «Molecular Pathways: Beta-Adrenergic Signaling in Cancer», in: *Clinical Cancer Research* 18 (5), 2012, S. 1201–1206.

Consedine, Nathan S., Yulia E. Chentsova Dutton, Yulia S. Krivoshekova, «Emotional Acculturation Predicts Better Somatic Health: Experiential and Expressive Acculturation Among Immigrant Women from Four Ethnic Groups», in: *Journal of Social and Clinical Psychology* 33 (10), 2014, S. 867–889.

Copeland, William E., Dieter Wolke, Adrian Angold, E. Jane Costello, «Adult Psychiatric Outcomes of Bullying and Being Bullied by Peers in Childhood and Adolescence», in: *JAMA Psychiatry* 70 (4), 2013, S. 419–426.

Copeland, William E., Dieter Wolke, Suzet Tanya Lereya, Lilly Shanahan, Carol Worthman, and E. Jane Costello, «Childhood Bullying Involvement Predicts Low-Grade Systemic Inflammation into Adulthood», in: *Proceedings of the National Academy of Sciences* 111 (21), 2014, S. 7570-7575.

Cordaro, Daniel T., Dacher Keltner, Sumjay Tshering, Dorji Wangchuk, Lisa M. Flynn, «The Voice Conveys Emotion in Ten Globalized Cultures and One Remote Village in Bhutan», in: *Emotion* 16 (1), 2016, S. 117-128.

Cosmides, Leda, John Tooby, «Evolutionary Psychology and the Emotions», in: *Handbook of Emotions,* Hrsg. Michael Lewis and Jeannette M. Haviland-Jones, New York, 2. Auflage, 2000, S. 91-115.

Craig, A. D., *How Do You Feel? An Interoceptive Moment with Your Neurobiological Self,* Princeton, NJ, 2015.

Creswell, J. D., A. A. Taren, E. K. Lindsay, C. M. Greco, P. J. Gianaros, A. Fairgrieve, A. L. Marsland, K. W. Brown, B. M. Way, R. K. Rosen, J. L. Ferris, «Alterations in Resting State Functional Connectivity Link Mindfulness Meditation with Reduced Interleukin-6», in: *Biological Psychiatry.*

Crivelli, Carlos, Pilar Carrera, José-Miguel Fernández-Dols, «Are Smiles a Sign of Happiness? Spontaneous Expressions of Judo Winners», in: *Evolution and Human Behavior* 36 (1), 2015, S. 52-58.

Crivelli, Carlos, Sergio Jarillo, James A. Russell, José-Miguel Fernández-Dols, «Reading Emotions from Faces in Two Indigenous Societies», in: *Journal of Experimental Psychology* 145 (7), 2016, S. 830-843.

Crossley, Nicolas A., Andrea Mechelli, Jessica Scott, Francesco Carletti, Peter T. Fox, Philip McGuire, Edward T. Bullmore, «The Hubs of the Human Connectome Are Generally Implicated in the Anatomy of Brain Disorders», in: *Brain* 137 (8), 2014, S. 2382-2395.

Crum, Alia J., William R. Corbin, Kelly D. Brownell, Peter Salovey, «Mind over Milkshakes: Mindsets, Not Just Nutrients, Determine Ghrelin Response», in: *Health Psychology* 30 (4), 2011, S. 424-429.

Crum, Alia J., Peter Salovey, Shawn Achor, «Rethinking Stress: The Role of Mindsets in Determining the Stress Response», in: *Journal of Personality and Social Psychology* 104 (4), 2013, S. 716-733.

Curry, John, Susan Silva, Paul Rohde, Golda Ginsburg, Christopher Kratochvil, Anne Simons, Jerry Kirchner, Diane May, Betsy Kennard, Taryn Mayes, «Recovery and Recurrence Following Treatment for Adolescent Major Depression», in: *Archives of General Psychiatry* 68 (3), 2011, S. 263-269.

Damasio, Antonio. 1994. *Descartes' Irrtum,* Berlin 2014.

–, *The Feeling of What Happens: Body Emotion in the Making of Consciousness,* New York 1999.

Damasio, Antonio, Gil B. Carvalho, «The Nature of Feelings: Evolutionary Neurobiological Origins», in: *Nature Reviews Neuroscience* 14 (2), 2013, S. 143–152.

Danese, Andrea, Bruce S. McEwen, «Adverse Childhood Experiences, Allostasis, Allostatic Load, Age-Related Disease», in: *Physiology Behavior* 106 (1), 2012, S. 29–39.

Dannlowski, Udo, Anja Stuhrmann, Victoria Beutelmann, Peter Zwanzger, Thomas Lenzen, Dominik Grotegerd, Katharina Domschke, Christa Hohoff, Patricia Ohrmann, Jochen Bauer, «Limbic Scars: Long-Term Consequences of Childhood Maltreatment Revealed by Functional Structural Magnetic Resonance Imaging», in: *Biological Psychiatry* 71 (4), 2012, S. 286–293.

Dantzer, Robert, Cobi Johanna Heijnen, Annemieke Kavelaars, Sophie Laye, Lucile Capuron, «The Neuroimmune Basis of Fatigue», in: *Trends in Neurosciences* 37 (1), 2014, S. 39–46.

Dantzer, Robert, Jan-Pieter Konsman, Rose-Marie Bluthé, Keith W. Kelley, «Neural Humoral Pathways of Communication from the Immune System to the Brain: Parallel or Convergent?», in: *Autonomic Neuroscience* 85 (1), 2000, S. 60–65.

Danziger, Kurt, *Naming the Mind: How Psychology Found Its Language*, London 1997.

Danziger, Shai, Jonathan Levav, Liora Avnaim-Pesso, «Extraneous Factors in Judicial Decisions», in: *Proceedings of the National Academy of Sciences* 108 (17), 2011, S. 6889–6892.

Darwin, Charles, *Der Ursprung der Arten*. Hamburg 2021.

–, *Die Abstammung des Menschen*, Hamburg 2021.

–, *The Expression of the Emotions in Man Animals*, London 2005.

Dashiell, John F., «A New Method of Measuring Reactions to Facial Expression of Emotion», in: *Psychological Bulletin* 24, 1927, S. 174–175.

De Boer, Sietse F., Jaap M. Koolhaas, «Defensive Burying in Rodents: Ethology, Neurobiology Psychopharmacology», in: *European Journal of Pharmacology* 463 (1), 2003, S. 145–161.

Deffenbacher, Kenneth A., Brian H. Bornstein, Steven D. Penrod, E. Kiernan McGorty, «A Meta-Analytic Review of the Effects of High Stress on Eyewitness Memory», in: *Law and Human Behavior* 28 (6), 2004, S. 687–706.

De Leersnyder, Jozefien, Batja Mesquita, Heejung S. Kim, «Where Do My Emotions Belong? A Study of Immigrants' Emotional Acculturation», in: *Personality and Social Psychology Bulletin* 37 (4), 2011, S. 451–463.

Demiralp, Emre, Renee J. Thompson, Jutta Mata, Susanne M. Jaeggi, Martin Buschkuehl, Lisa Feldman Barrett, Phoebe C. Ellsworth, Metin Demiralp, Luis Hernandez-Garcia, Patricia J. Deldin, «Fee-

ling Blue or Turquoise? Emotional Differentiation in Major Depressive Disorder», in: *Psychological Science* 23 (11), 2012, S. 1410-1416.
Deneve, Sophie, Renaud Jardri, «Circular Inference: Mistaken Belief, Misplaced Trust», in: *Current Opinion in Behavioral Sciences* 11, 2016, S. 40-48.
Denham, Joshua, Brendan J. O'Brien, Fadi J. Charchar, «Telomere Length Maintenance and Cardio-Metabolic Disease Prevention Through Exercise Training», in: *Sports Medicine*, 25. Februar 2016, S. 1-25.
Denham, Susanne A., *Emotional Development in Young Children*, New York 1998.
Denison, Stephanie, Christie Reed, Fei Xu, «The Emergence of Probabilistic Reasoning in Very Young Infants: Evidence from 4.5- and 6-Month-Olds», in: *Developmental Psychology* 49 (2), 2013, S. 243-249.
Denison, Stephanie, Fei Xu, «Twelve- to 14-Month-Old Infants Can Predict Single-Event Probability with Large Set Sizes», in: *Developmental Science* 13 (5), 2010, S. 798-803.
–, «The Origins of Probabilistic Inference in Human Infants», in: *Cognition* 130 (3), 2014, S. 335-347.
«Developments in the Law: Legal Responses to Domestic Violence», in: *Harvard Law Review* 106 (7), 1993, S. 1498-1620.
Dixon-Gordon, Katherine L., Alexander L. Chapman, Nicole H. Weiss, M. Zachary Rosenthal, «A Preliminary Examination of the Role of Emotion Differentiation in the Relationship Between Borderline Personality and Urges for Maladaptive Behaviors», in: *Journal of Psychopathology Behavioral Assessment* 36 (4), 2014, S. 616-625.
Donoghue, Philip C. J., Mark A. Purnell, «Genome Duplication, Extinction and Vertebrate Evolution», in: *Trends in Ecology Evolution* 20 (6), 2005, S. 312-319.
Dowlati, Yekta, Nathan Herrmann, Walter Swardfager, Helena Liu, Lauren Sham, Elyse K. Reim, Krista L. Lanctôt, «A Meta-Analysis of Cytokines in Major Depression», in: *Biological Psychiatry* 67 (5), 2010, S. 446-457.
Dreger, Alice Domurat, *Hermaphrodites and the Medical Invention of Sex*. Cambridge, MA, 1998.
–, *Galileo's Middle Finger. Heretics, Activists, and the Search for Justice in Science*, New York 2015.
Dreger, Alice D., Cheryl Chase, Aron Sousa, Philip A. Gruppuso, Joel Frader, «Changing the Nomenclature/Taxonomy for Intersex: A Scientific Clinical Rationale», in: *Journal of Pediatric Endocrinology and Metabolism* 18 (8), 2005, S. 729-734.

Dreyfus, Georges, Evan Thompson, «Asian Perspectives: Indian Theories of Mind», in: *The Cambridge Handbook of Consciousness*. Hrsg. Philip David Zelazo, Morris Moscovitch, Evan Thompson, New York 2007, S. 89–114.

Drnevich, J., et al., «Impact of Experience-Dependent and -Independent Factors on Gene Expression in Songbird Brain», in: *Proceedings of the National Academy of Sciences of the United States of America* 109, 2012, S. 17245–17252.

Dubois, Samuel, Bruno Rossion, Christine Schiltz, Jean-Michel Bodart, Christian Michel, Raymond Bruyer, Marc Crommelinck, «Effect of Familiarity on the Processing of Human Faces», in: *Neuroimage* 9 (3), 1999, S. 278–289.

Duffy, Elizabeth, «Emotion: An Example of the Need for Reorientation in Psychology», in: *Psychological Review* 41 (2), 1934, S. 184–198.

–, «An Explanation of ‹Emotional› Phenomena Without the Use of the Concept ‹Emotion›», in: *Journal of General Psychology* 25 (2), 1941, S. 283–293.

Dunfield, Kristen, Valerie A. Kuhlmeier, Laura O'Connell, Elizabeth Kelley, «Examining the Diversity of Prosocial Behavior: Helping, Sharing, and Comforting in Infancy», in: *Infancy* 16 (3), 2011, S. 227–247.

Dunn, Elizabeth W., Daniel T. Gilbert, Timothy D. Wilson, «If Money Doesn't Make You Happy, Then You Probably Aren't Spending It Right», in: *Journal of Consumer Psychology* 21 (2), 2011, S. 115–125.

Dunn, Elizabeth, Michael Norton, *Happy Money: The Science of Smarter Spending*, New York 2013.

Dunsmore, Julie C., Pa Her, Amy G. Halberstadt, Marie B. Perez-Rivera, «Parents' Beliefs About Emotions and Children's Recognition of Parents' Emotions», in: *Journal of Nonverbal Behavior* 33 (2), 2009, S. 121–140.

Durham, William H., *Coevolution: Genes, Culture, Human Diversity*, Stanford, CA, 1991.

Edelman, Gerald M., *Neural Darwinism. The Theory of Neuronal Group Selection*, New York 1987.

–, *The Remembered Present: A Biological Theory of Consciousness*, New York 1990.

Edelman, G. M., J. A. Gally, «Degeneracy and Complexity in Biological Systems», in: *Proceedings of the National Academy of Sciences* 98, 2001, S. 13763–13768.

Edelman, Gerald M., Giulio Tononi, *A Universe of Consciousness. How Matter Becomes Imagination*. New York 2000.

Edersheim, Judith G., Rebecca Weintraub Brendel, Bruce H. Price, «Neuroimaging, Diminished Capacity and Mitigation», in: *Neuro-*

*imaging in Forensic Psychiatry: From the Clinic to the Courtroom*, Hrsg. Joseph R. Simpson, West Sussex 2012, S. 163–193.
Einstein, Albert, Leopold Infeld, Banesh Hoffmann, «The Gravitational Equations and the Problem of Motion», in: *Annals of Mathematics* 39 (1), 1938, S. 65–100.
Eisenberger, Naomi I., «The Pain of Social Disconnection: Examining the Shared Neural Underpinnings of Physical and Social Pain», in: *Nature Reviews Neuroscience* 13 (6), 2012, S. 421–434.
Eisenberger, Naomi I., Steve W. Cole, «Social Neuroscience and Health: Neuro-physiological Mechanisms Linking Social Ties with Physical Health», in: *Nature Neuroscience* 15 (5), 2012, S. 669–674.
Eisenberger, Naomi I., Tristen K. Inagaki, Nehjla M. Mashal, Michael R. Irwin, «Inflammation and Social Experience: An Inflammatory Challenge Induces Feelings of Social Disconnection in Addition to Depressed Mood», in: *Brain, Behavior, and Immunity* 24 (4), 2010, S. 558–563.
Ekkekakis, Panteleimon, Elaine A. Hargreaves, Gaynor Parfitt, «Invited Guest Editorial: Envisioning the Next Fifty Years of Research on the Exercise-Affect Relationship», in: *Psychology of Sport and Exercise* 14 (5), 2013, S. 751–758.
Ekman, Paul, «An Argument for Basic Emotions», in: *Cognition and Emotion* 6, 1992, S. 169–200.
–, *Emotions Revealed. Recognizing Faces and Feelings to Improve Communication and Emotional Life*, New York 2007.
Ekman, Paul, Daniel Cordaro, «What Is Meant by Calling Emotions Basic», in: *Emotion Review* 3 (4), 2011, S. 364–370.
Ekman, Paul, Wallace V. Friesen, «Constants Across Cultures in the Face and Emotion», in: *Journal of Personality and Social Psychology* 17 (2), 1971, S. 124–129.
–, *EM-FACS Coding Manual*, San Francisco 1984.
Ekman, Paul, Wallace V. Friesen, Maureen O'Sullivan, Anthony Chan, Irene Diacoyanni-Tarlatzis, Karl Heider, Rainer Krause, William Ayhan LeCompte, Tom Pitcairn, Pio E. Ricci-Bitti, «Universals and Cultural Differences in the Judgments of Facial Expressions of Emotion», in: *Journal of Personality and Social Psychology* 53 (4), 1987, S. 712–717.
Ekman, Paul, Robert W. Levenson, Wallace V. Friesen, «Autonomic Nervous System Activity Distinguishes Among Emotions», in: *Science* 221 (4616), 1983, S. 1208–1210.
Ekman, Paul, E. Richard Sorenson, Wallace V. Friesen, «Pan-Cultural Elements in Facial Displays of Emotion», in: *Science* 164 (3875), 1969, S. 86–88.
Elfenbein, Hillary Anger, Nalini Ambady, «On the Universality and

Cultural Specificity of Emotion Recognition: A Meta-Analysis», in: *Psychological Bulletin* 128 (2), 2002, S. 203–235.

Ellingsen, Dan-Mikael, Johan Wessberg, Marie Eikemo, Jaquette Liljencrantz, Tor Endestad, Håkan Olausson, Siri Leknes, «Placebo Improves Pleasure and Pain Through Opposite Modulation of Sensory Processing», in: *Proceedings of the National Academy of Sciences* 110 (44), 2013, S. 17993–17998.

Ellis, Bruce J., W. Thomas Boyce, «Biological Sensitivity to Context», in: *Current Directions in Psychological Science* 17 (3), 2008, S. 183–187.

Emmons, Robert A., Michael E. McCullough, «Counting Blessings Versus Burdens: An Experimental Investigation of Gratitude and Subjective Well-Being in Daily Life», in: *Journal of Personality and Social Psychology* 84 (2), 2003, S. 377–389.

Emmons, Scott W., «The Mood of a Worm», in: *Science* 338 (6106), 2012, S. 475–476.

Ensor, Rosie, and Hughes, «Content or Connectedness? Mother-Child Talk and Early Social Understanding», in: *Child Development* 79 (1), 2008, S. 201–216.

Epley, Nicholas, Adam Waytz, John T. Cacioppo, «On Seeing Human: A Three-Factor Theory of Anthropomorphism», in: *Psychological Review* 114 (4), 2007, S. 864–886.

Erbas, Yasemin, Eva Ceulemans, Johanna Boonen, Ilse Noens, Peter Kuppens, «Emotion Differentiation in Autism Spectrum Disorder.» *Research in Autism Spectrum Disorders* 7 (10), 2013, S. 1221–1227.

Erbas, Yasemin, Eva Ceulemans, Madeline Lee Pe, Peter Koval, Peter Kuppens, «Negative Emotion Differentiation: Its Personality and Well-Being Correlates and a Comparison of Different Assessment Methods», in: *Cognition and Emotion* 28 (7), 2014, S. 1196–1213.

Erickson, Kirk I., Michelle W. Voss, Ruchika Shaurya Prakash, Chandramallika Basak, Amanda Szabo, Laura Chaddock, Jennifer S. Kim, Susie Heo, Heloisa Alves, Siobhan M. White, «Exercise Training Increases Size of Hippocampus and Improves Memory», in: *Proceedings of the National Academy of Sciences* 108 (7), 2011, S. 3017–3022.

Ernst, Aurélie, Jonas Frisén, «Adult Neurogenesis in Humans-Common and Unique Traits in Mammals», in: *PLOS Biology* 13 (1), 2015, e1002045. doi: 10.1371/journal.pbio.1002045.

ESPN, «Bucks Hire Facial Coding Expert», 27. Dezember 2014, http://espn.go.com/nba/ story/_/id/12080142/milwaukee-bucks-hire-facial-coding-expert-help-team-improve

Etkin, Amit, Tor D. Wager, «Functional Neuroimaging of Anxiety: A Meta-Analysis of Emotional Processing in PTSD, Social Anxiety

Disorder, and Specific Phobia», in: *American Journal of Psychiatry* 164 (10), 2007, S. 1476–1488.

Fabre-Thorpe, Michèle, «Concepts in Monkeys», in: *The Making of Human Concepts,* Hrsg. Denis Mareschal, Paul C. Quinn, Stephen E. G. Lea, New York 2010, S. 201–226.

Fachner, George, Steven Carter, Collaborative Reform Initiative, «An Assessment of Deadly Force in the Philadelphia Police Department.» Washington, DC: Office of Community Oriented Policing Services, 2015.

Feigenson, Lisa, Justin Halberda, «Conceptual Knowledge Increases Infants' Memory Capacity», in: *Proceedings of the National Academy of Sciences* 105 (29), 2008, S. 9926–9930.

Feinstein, Justin S., Ralph Adolphs, Antonio Damasio, Daniel Tranel, «The Human Amygdala and the Induction and Experience of Fear», in: *Current Biology* 21 (1), 2011, S. 34–38.

Feinstein, Justin S., David Rudrauf, Sahib S. Khalsa, Martin D. Cassell, Joel Bruss, Thomas J. Grabowski, Daniel Tranel, «Bilateral Limbic System Destruction in Man», in: *Journal of Clinical and Experimental Neuropsychology* 32 (1), 2010, S. 88–106.

Felitti, Vincent J., Robert F. Anda, Dale Nordenberg, David F. Williamson, Alison M. Spitz, Valerie Edwards, Mary P. Koss, James S. Marks, «Relationship of Childhood Abuse and Household Dysfunction to Many of the Leading Causes of Death in Adults: The Adverse Childhood Experiences (ACE) Study», in: *American Journal of Preventive Medicine* 14 (4), 1998, S. 245–258.

Feresin, Emiliano, «Italian Court Reduces Murder Sentence Based on Neuroimaging Data.» *Nature News Blog,* 1. September 2011, http://blogs.nature.com/news/2011/09/ital ian_court_reduces_murder_s.html

Fernald, Anne, Virginia A. Marchman, Adriana Weisleder, «SES Differences in Language Processing Skill and Vocabulary Are Evident at 18 Months», in: *Developmental Science* 16 (2), 2013, S. 234–248.

Fernández-Dols, José-Miguel, María-Angeles Ruiz-Belda, «Are Smiles a Sign of Happiness? Gold Medal Winners at the Olympic Games», in: *Journal of Personality and Social Psychology* 69 (6), 1995, S. 1113–1119.

Fields, Howard L., Elyssa B. Margolis, «Understanding Opioid Reward», in: *Trends in Neurosciences* 38 (4), 2015, S. 217–225.

Finger, Stanley, *Origins of Neuroscience. A History of Explorations into Brain Function,* New York 2001.

Finlay, Barbara L., Ryutaro Uchiyama, «Developmental Mechanisms Channeling Cortical Evolution», in: *Trends in Neurosciences* 38 (2), 2015, S. 69–76.

Finn, Emily S., Xilin Shen, Dustin Scheinost, Monica D. Rosenberg, Jessica Huang, Marvin M. Chun, Xenophon Papademetris, R. Todd Constable, «Functional Connectome Fingerprinting: Identifying Individuals Using Patterns of Brain Connectivity», in: *Nature Neuroscience* 18 (11), 2015, S. 1664-1671.

Firestein, Stuart, *Ignorance: How It Drives Science,* New York 2012.

Fischer, Håkan, Christopher I. Wright, Paul J. Whalen, Sean C. McInerney, Lisa M. Shin, Scott L. Rauch, «Brain Habituation During Repeated Exposure to Fearful and Neutral Faces: A Functional MRI Study», in: *Brain Research Bulletin* 59 (5), 2003, S. 387-392.

Fischer, Shannon, «About Face.» *Boston Magazine,* Juli 2013, S. 68-73.

Fisher, Helen E., Lucy L. Brown, Arthur Aron, Greg Strong, Debra Mashek, «Reward, Addiction, and Emotion Regulation Systems Associated with Rejection in Love», in: *Journal of Neurophysiology* 104 (1), 2010, S. 51-60.

Fodor, Jerry A., *The Modularity of Mind. An Essay on Faculty Psychology,* Cambridge, MA, 1983.

Ford, Brett Q., Maya Tamir, «When Getting Angry Is Smart: Emotional Preferences and Emotional Intelligence», in: *Emotion* 12 (4), 2012, S. 685-689.

Ford, Earl S., «Does Exercise Reduce Inflammation? Physical Activity and C-Reactive Protein Among US Adults», in: *Epidemiology* 13 (5), 2002, S. 561-568.

Fossat, Pascal, Julien Bacqué-Cazenave, Philippe De Deurwaerdère, Jean-Paul Delbecque, Daniel Cattaert, «Anxiety-Like Behavior in Crayfish Is Controlled by Serotonin», in: *Science* 344 (6189), 2014, S. 1293-1297.

Foulke, Emerson, Thomas G. Sticht, «Review of Research on the Intelligibility and Comprehension of Accelerated Speech», in: *Psychological Bulletin* 72 (1), 1969, S. 50-62.

Franklin, David W., Daniel M. Wolpert, «Computational Mechanisms of Sensorimotor Control», in: *Neuron* 72 (3), 2011, S. 425-442.

Freddolino, Peter L., Saeed Tavazoie, «Beyond Homeostasis: A Predictive-Dynamic Framework for Understanding Cellular Behavior», in: *Annual Review of Cell and Developmental Biology* 28, 2012, S. 363-384.

Fridlund, Alan J., «Sociality of Solitary Smiling: Potentiation by an Implicit Audience», in: *Journal of Personality and Social Psychology* 60 (2), 1991, S. 229-240.

«Fright Night.» *Science* 338 (6106), 2012, S. 450.

Frijda, Nico H., «The Laws of Emotion», in: *American Psychologist* 43 (5), 1988, S. 349-358.

Friston, Karl, «The Free-Energy Principle: A Unified Brain Theory?», in: *Nature Reviews Neuroscience* 11, 2010, S. 127–138.

Froh, Jeffrey J., William J. Sefick, Robert A. Emmons, «Counting Blessings in Early Adolescents: An Experimental Study of Gratitude and Subjective Well-Being», in: *Journal of School Psychology* 46 (2), 2008, S. 213–233.

Frost, Ram, Blair C. Armstrong, Noam Siegelman, Morten H. Christiansen, «Domain Generality Versus Modality Specificity: The Paradox of Statistical Learning», in: *Trends in Cognitive Sciences* 19 (3), 2015, S. 117–125.

Fu, Cynthia H. Y., Herbert Steiner, Sergi G. Costafreda, «Predictive Neural Biomarkers of Clinical Response in Depression: A Meta-Analysis of Functional and Structural Neuroimaging Studies of Pharmacological and Psychological Therapies», in: *Neurobiology of Disease* 52, 2013, S. 75–83.

Fugate, Jennifer, Harold Gouzoules, Lisa Feldman Barrett, «Reading Chimpanzee Faces: Evidence for the Role of Verbal Labels in Categorical Perception of Emotion», in: *Emotion* 10 (4), 2010, S. 544–554.

Ganzel, Barbara L., Pamela A. Morris, Elaine Wethington, «Allostasis and the Human Brain: Integrating Models of Stress from the Social and Life Sciences», in: *Psychological Review* 117 (1), 2010, S. 134–174.

Gao, Wei, Sarael Alcauter, Amanda Elton, Carlos R. Hernandez-Castillo, J. Keith Smith, Juanita Ramirez, Weili Lin, «Functional Network Development During the First Year: Relative Sequence and Socioeconomic Correlations», in: *Cerebral Cortex* 25 (9), 2014, S. 2919–2928.

Gao, Wei, Amanda Elton, Hongtu Zhu, Sarael Alcauter, J. Keith Smith, John H. Gilmore, Weili Lin, «Intersubject Variability of and Genetic Effects on the Brain's Functional Connectivity During Infancy», in: *Journal of Neuroscience* 34 (34), 2014, S. 11288–11296.

Gao, Wei, Hongtu Zhu, Kelly S. Giovanello, J. Keith Smith, Dinggang Shen, John H. Gilmore, Weili Lin, «Evidence on the Emergence of the Brain's Default Network from 2-Week-Old to 2-Year-Old Healthy Pediatric Subjects», in: *Proceedings of the National Academy of Sciences* 106 (16), 2009, S. 6790–6795.

Garber, Megan, «Tongue and Tech: The Many Emotions for Which English Has No Words», in: *Atlantic*, 8. Januar 2013, http://www.theatlantic.com/technology/archive/2013/01/ tongue-and-tech-the-many-emotions-for-which-english-has-no-words/266956/

Gardner, Howard, *The Shattered Mind. The Person After Brain Damage*, New York 1975.

Garland, Eric L., Brett Froeliger, Matthew O. Howard, «Effects of Mindfulness-Oriented Recovery Enhancement on Reward Responsiveness and Opioid Cue-Reactivity», in: *Psychopharmacology* 231 (16), 2014, S. 3229–3238.

Gelman, Susan A., «Learning from Others: Children's Construction of Concepts», in: *Annual Review of Psychology* 60, 2009, S. 115–140.

Gendron, M., L. F. Barrett, «Reconstructing the Past: A Century of Ideas About Emotion in Psychology», in: *Emotion Review* 1 (4), 2009, S. 316–339.

–, «How and Why Are Emotions Communicated», in: *The Nature of Emotion: Fundamental Questions,* Hrsg. A. S. Fox, R. C. Lapate, A. J. Shackman, R. J. Davidson, Oxford (2. Aufl.).

Gendron, Maria, Kristen A. Lindquist, Lawrence W. Barsalou, and Lisa Feldman Barrett, «Emotion Words Shape Emotion Percepts», in: *Emotion* 12 (2), 2012, S. 314–325.

Gendron, Maria, Debi Roberson, Jacoba Marieta van der Vyver, Lisa Feldman Barrett, «Cultural Relativity in Perceiving Emotion from Vocalizations», in: *Psychological Science* 25 (4), 2014, S. 911–920.

–, «Perceptions of Emotion from Facial Expressions Are Not Culturally Universal: Evidence from a Remote Culture», in: *Emotion* 14 (2), 2014b, S. 251–262.

Gertner, Nancy, «Will We Ever Know Why Dzhokhar Tsarnaev Spoke After It Was Too Late?», in: *Boston Globe,* 30. Juni 2015, http://clbb.mgh.harvard.edu/will-we-ever-know-why-dzhokhar-tsarnaev-spoke-after-it-was-too-late.

Gibson, William T., Carlos R. Gonzalez, Conchi Fernandez, Lakshminarayanan Ramasamy, Tanya Tabachnik, Rebecca R. Du, Panna D. Felsen, Michael R. Maire, Pietro Perona, David J. Anderson, «Behavioral Responses to a Repetitive Visual Threat Stimulus Express a Persistent State of Defensive Arousal in Drosophila», in: *Current Biology* 25 (11), 2015, S. 1401–1415.

Gilbert, Charles D., Wu Li, «Top-Down Influences on Visual Processing», in: *Nature Reviews Neuroscience* 14 (5), 2013, S. 350–363.

Gilbert, D. T., «Ordinary Personology», in: *The Handbook of Social Psychology,* Hrsg. S. T. Fiske, L. Gardner, New York 1998, S. 89–150.

Giuliano, Ryan J., Elizabeth A. Skowron, Elliot T. Berkman, «Growth Models of Dyadic Synchrony and Mother-Child Vagal Tone in the Context of Parenting At-Risk», in: *Biological Psychology* 105, 2015, S. 29–36.

Gleeson, Michael, Nicolette C. Bishop, David J. Stensel, Martin R. Lindley, Sarabjit S. Mastana, Myra A. Nimmo, «The Anti-Inflammatory Effects of Exercise: Mechanisms and Implications for the Preven-

tion and Treatment of Disease», in: *Nature Reviews Immunology* 11 (9), 2011, S. 607–615.
Goldapple, Kimberly, Zindel Segal, Carol Garson, Mark Lau, Peter Bieling, Sidney Kennedy, Helen Mayberg, «Modulation of Cortical-Limbic Pathways in Major Depression: Treatment-Specific Effects of Cognitive Behavior Therapy», in: *Archives of General Psychiatry* 61 (1), 2004, S. 34–41.
Goldstein, Andrea N., Matthew P. Walker, «The Role of Sleep in Emotional Brain Function», in: *Annual Review of Clinical Psychology* 10, 2014, S. 679–708.
Goldstone, Robert L., «The Role of Similarity in Categorization: Providing a Groundwork», in: *Cognition* 52 (2), 1994, S. 125–157.
Goleman, Daniel, *EQ2 – der Erfolgsquotient,* München 2000.
–, *Emotionale Intelligenz,* München 2010.
Golinkoff, Roberta Michnick, Dilara Deniz Can, Melanie Soderstrom, Kathy Hirsh-Pasek, «(Baby) Talk to Me: The Social Context of Infant-Directed Speech and Its Effects on Early Language Acquisition», in: *Current Directions in Psychological Science* 24 (5), 2015, S. 339–344.
Goodkind, Madeleine, Simon B. Eickhoff, Desmond J. Oathes, Ying Jiang, Andrew Chang, Laura B. Jones-Hagata, Brissa N. Ortega, Yevgeniya V. Zaiko, Erika L. Roach, Mayuresh S. Korgaonkar, «Identification of a Common Neurobiological Substrate for Mental Illness», in: *JAMA Psychiatry* 72 (4), 2015, S. 305–315.
Goodman, Morris, «The Genomic Record of Humankind's Evolutionary Roots», in: *American Journal of Human Genetics* 64 (1), 1999, S. 31–39.
Goodnough, Abby, «Harvard Professor Jailed; Officer Is Accused of Bias», in: *New York Times,* 20. Juli 2009, http://www.nytimes.com/2009/07/21/us/21gates.html
Gopnik, Alison, *Kleine Philosophen – Was wir von unseren Kindern über Liebe, Wahrheit und den Sinn des Lebens lernen können,* Berlin 2010.
Gopnik, Alison, David M. Sobel, «Detecting Blickets: How Young Children Use Information About Novel Causal Powers in Categorization and Induction», in: *Child Development* 71 (5), 2000, S. 1205–1222.
Gosselin, Frédéric, Philippe G. Schyns, «Superstitious Perceptions Reveal Properties of Internal Representations», in: *Psychological Science* 14 (5), 2003, S. 505–509.
Gottman, John M., Lynn Fainsilber Katz, Carole Hooven, «Parental Meta-Emotion Philosophy and the Emotional Life of Families: Theoretical Models and Preliminary Data», in: *Journal of Family Psychology* 10 (3), 1996, S. 243–268.
Government Accountability Office (GAO), «Aviation Security: TSA

Should Limit Future Funding for Behavior Detection Activities (GAO-14-159)», 2013, http://www.gao.gov/products/GAO-14-159

Grandin, Temple, «An Inside View of Autism», 1991, http://www.autism.com/advocacy_ grandin

–, «How Does Visual Thinking Work in the Mind of a Person with Autism? A Personal Account», in: *Philosophical Transactions of the Royal Society of London B: Biological Sciences* 364 (1522), 2009, S. 1437–1442.

Graziano, Michael S. A., *Consciousness and the Social Brain,* New York 2013.

–, «Ethological Action Maps: A Paradigm Shift for the Motor Cortex», in: *Trends in Cognitive Sciences* 20 (2), 2016, S. 121–132.

Greene, Brian, *Der Stoff, aus dem der Kosmos ist,* München 2008.

Grill-Spector, Kalanit, Kevin S. Weiner, «The Functional Architecture of the Ventral Temporal Cortex and Its Role in Categorization», in: *Nature Reviews Neuroscience* 15 (8), 2014, S. 536–548.

Gross, Cornelius T., Newton Sabino Canteras, «The Many Paths to Fear», in: *Nature Reviews Neuroscience* 13 (9), 2012, S. 651–658.

Gross, James J., «Emotion Regulation: Current Status and Future Prospects», in: *Psychological Inquiry* 26 (1), 2015, S. 1–26.

Gross, James J., Lisa Feldman Barrett, «Emotion Generation and Emotion Regulation: One or Two Depends on Your Point of View», in: *Emotion Review* 3 (1), 2011, S. 8–16.

Guarneri-White, Maria Elizabeth, *Biological Aging and Peer Victimization: The Role of Social Support in Telomere Length and Health Outcomes.* M.A.-Arbeit, 2014, University of Texas at Arlington, 1566471.

Guillory, Sean A., Krzysztof A. Bujarski, «Exploring Emotions Using Invasive Methods: Review of 60 Years of Human Intracranial Electrophysiology», in: *Social Cognitive and Affective Neuroscience* 9 (12), 2014, S. 1880–1889.

Gweon, Hyowon, Joshua B. Tenenbaum, Laura E. Schulz, «Infants Consider Both the Sample and the Sampling Process in Inductive Generalization», in: *Proceedings of the National Academy of Sciences* 107 (20), 2010, S. 9066–9071.

Hacking, Ian, *Was heißt «soziale Konstruktion»? Zur Konjunktur einer Kampfvokabel in den Wissenschaften* (gekürzte deutsche Erstausgabe), Frankfurt am Main, 1999.

Hagelskamp, Carolin, Marc A. Brackett, Susan E. Rivers, Peter Salovey, «Improving Classroom Quality with the Ruler Approach to Social and Emotional Learning: Proximal and Distal Outcomes», in: *American Journal of Community Psychology* 51 (3–4), 2013, S. 530–543.

Halperin, Eran, Roni Porat, Maya Tamir, and James J. Gross, «Can

Emotion Regulation Change Political Attitudes in Intractable Conflicts? From the Laboratory to the Field», in: *Psychological Science* 24 (1), 2013, S. 106–111.
Halpern, Jake, *Fame Junkies: The Hidden Truths Behind America's Favorite Addiction,* Boston 2008.
Hamlin, J. Kiley, George E. Newman, Karen Wynn, «Eight-Month-Old Infants Infer Unfulfilled Goals, Despite Ambiguous Physical Evidence», in: *Infancy* 14 (5), 2009, S. 579–590.
Haney, Craig, *Death by Design: Capital Punishment as a Social Psychological System,* New York 2005.
Hanson, Jamie L., Nicole Hair, Dinggang G. Shen, Feng Shi, John H. Gilmore, Barbara L. Wolfe, Seth D. Pollak, «Family Poverty Affects the Rate of Human Infant Brain Growth», in: *PLOS One* 8 (12), 2013, e80954, doi:10.1371/journal.pone.0080954.
Hare, Brian, Vanessa Woods, *The Genius of Dogs. How Dogs Are Smarter than You Think,* New York 2013.
Harmon-Jones, Eddie, Carly K. Peterson, «Supine Body Position Reduces Neural Response to Anger Evocation», in: *Psychological Science* 20 (10), 2009, S. 1209–1210.
Harré, Rom, *The Social Construction of Emotions,* New York 1986.
Harris, Christine R., Caroline Prouvost, «Jealousy in Dogs», in: *PLOS One* 9 (7), 2014, e94597, doi:10.1371/journal.pone.0094597.
Harris, Paul L., Marc de Rosnay, Francisco Pons, «Understanding Emotion», in: *Handbook of Emotions,* 4. Aufl., Hrsg. Lisa Feldman Barrett, Michael Lewis, Jeannette M. Haviland-Jones, New York, S. 293–306.
Harrison, Neil A., Lena Brydon, Cicely Walker, Marcus A. Gray, Andrew Steptoe, and Hugo D. Critchley, «Inflammation Causes Mood Changes Through Alterations in Subgenual Cingulate Activity and Mesolimbic Connectivity», in: *Biological Psychiatry* 66 (5), 2009, S. 407–414.
Harrison, Neil A., Lena Brydon, Cicely Walker, Marcus A. Gray, Andrew Steptoe, Raymond J. Dolan, Hugo D. Critchley, «Neural Origins of Human Sickness in Interoceptive Responses to Inflammation», in: *Biological Psychiatry* 66 (5), 2009, S. 415–422.
Hart, Betty, Todd R. Risley, *Meaningful Differences in the Everyday Experience of Young American Children,* Baltimore 1995.
–, «The Early Catastrophe: The 30 Million Word Gap by Age 3», in: *American Educator* 27 (1), 2003, S. 4–9.
Hart, Heledd, Katya Rubia, «Neuroimaging of Child Abuse: A Critical Review», in: *Frontiers in Human Neuroscience* 6 (52), 2012, S. 1–24.
Harvey, Allison G., Greg Murray, Rebecca A. Chandler, Adriane Soehner, «Sleep Disturbance as Transdiagnostic: Consideration of Neu-

robiological Mechanisms», in: *Clinical Psychology Review* 31 (2), 2011, S. 225–235.

Hassabis, Demis, Eleanor A. Maguire, «The Construction System of the Brain», in: *Philosophical Transactions of the Royal Society B: Biological Sciences* 364 (1521), 2009, S. 1263–1271.

Hathaway, Bill, «Imaging Study Shows Brain Activity May Be as Unique as Fingerprints», in: *YaleNews*, 12. Oktober 2015, http://news.yale.edu/2015/10/12/imaging-study-shows-brain-activity-may-be-unique-fingerprints

Hawkins, Jeff, Sandra Blakeslee, *Die Zukunft der Intelligenz. Wie das Gehirn funktioniert, und was Computer davon lernen können*, Reinbek bei Hamburg 2006.

Hermann, Christiane, Johanna Hohmeister, Sueha Demirakça, Katrin Zohsel, Herta Flor, «Long-Term Alteration of Pain Sensitivity in School-Aged Children with Early Pain Experiences», in: *Pain* 125 (3), 2006, S. 278–285.

Hertzman, Clyde, Tom Boyce, «How Experience Gets Under the Skin to Create Gradients in Developmental Health», in: *Annual Review of Public Health* 31, 2010, S. 329–347.

Hey, Jody, «The Divergence of Chimpanzee Species and Subspecies as Revealed in Multipopulation Isolation-with-Migration Analyses», in: *Molecular Biology and Evolution* 27 (4), 2010, S. 921–933.

Higashida, Naoki, *Warum ich euch nicht in die Augen schauen kann. Ein autistischer Junge erklärt seine Welt*, Reinbek 2014.

Higgins, E. Tory, «Self-Discrepancy: A Theory Relating Self and Affect», in: *Psychological Review* 94 (3), 1987, S. 319–340.

Hill, Jason, Terrie Inder, Jeffrey Neil, Donna Dierker, John Harwell, David Van Essen, «Similar Patterns of Cortical Expansion During Human Development and Evolution», in: *Proceedings of the National Academy of Sciences* 107 (29), 2010, S. 13135–13140.

Hillix, William A., Duane M. Rumbaugh, «Language Research with Nonhuman Animals: Methods and Problems», in: *Animal Bodies, Human Minds: Ape, Dolphin, and Parrot Language Skills*, New York 2004, S. 25–44.

Hirsh-Pasek, Kathy, Lauren B. Adamson, Roger Bakeman, Margaret Tresch Owen, Roberta Michnick Golinkoff, Amy Pace, Paula K. S. Yust, Katharine Suma, «The Contribution of Early Communication Quality to Low-Income Children's Language Success», in: *Psychological Science* 26 (7), 2015, S. 1071–1083, doi:10.1177/0956797615581493.

Hochschild, Arlie R., *Das gekaufte Herz. Zur Kommerzialisierung der Gefühle*, Frankfurt am Main, New York 1990.

Hofer, Myron A., «Relationships as Regulators: A Psychobiologic Per-

spective on Bereavement», in: *Psychosomatic Medicine* 46 (3), 1984, S. 183-197.
–, «Psychobiological Roots of Early Attachment», in: *Current Directions in Psychological Science* 15 (2), 2006, S. 84-88.
Hohwy, Jakob, *The Predictive Mind,* Oxford 2013.
Holt-Lunstad, Julianne, Timothy B. Smith, J. Bradley Layton, «Social Relationships and Mortality Risk: A Meta-Analytic Review», in: *PLOS Med* 7 (7), 2010, e1000316, doi:1.1371/journal.pmed.1316.
Holtzheimer, Paul E., Mary E. Kelley, Robert E. Gross, Megan M. Filkowski, Steven J. Garlow, Andrea Barrocas, Dylan Wint, Margaret C. Craighead, Julie Kozarsky, Ronald Chismar, «Subcallosal Cingulate Deep Brain Stimulation for Treatment-Resistant Unipolar and Bipolar Depression», in: *Archives of General Psychiatry* 69 (2), 2012, S. 150-158.
Horowitz, Alexandra, «Disambiguating the ‹Guilty Look›: Salient Prompts to a Familiar Dog Behaviour», in: *Behavioural Processes* 81 (3), 2009, S. 447-452.
Hoyt, Michael A., Annette L. Stanton, Julienne E. Bower, KaMala S. Thomas, Mark S. Litwin, Elizabeth C. Breen, Michael R. Irwin, «Inflammatory Biomarkers and Emotional Approach Coping in Men with Prostate Cancer», in: *Brain, Behavior, and Immunity* 32, 2013, S. 173-179.
Hunter, Richard G., Bruce S. McEwen, «Stress and Anxiety Across the Lifespan: Structural Plasticity and Epigenetic Regulation», in: *Epigenomics* 5 (2), 2013, S. 177-194.
Huntsinger, Jeffrey R., Linda M. Isbell, Gerald L. Clore, «The Affective Control of Thought: Malleable, Not Fixed», in: *Psychological Review* 121 (4), 2014, S. 600-618.
Innocence Project, «Eyewitness Misidentification», 2015, http://www.innocenceproject.org/causes-wrongful-conviction/eyewitness-misidentification
International Association for the Study of Pain, «IASP Taxonomy», 2012, http://www.iasp-pain.org/Taxonomy
Inzlicht, Michael, Bruce D. Bartholow, Jacob B. Hirsh, «Emotional Foundations of Cognitive Control», in: *Trends in Cognitive Sciences* 19 (3), 2015, S. 126-132.
Irwin, Michael R., Steven W. Cole., «Reciprocal Regulation of the Neural and Innate Immune Systems», in: *Nature Reviews Immunology* 11 (9), 2011, S. 625-632.
Iwata, Jiro, Joseph E. LeDoux, «Dissociation of Associative and Nonassociative Concomitants of Classical Fear Conditioning in the Freely Behaving Rat», in: *Behavioral Neuroscience* 102 (1), 1988, S. 66-76.

Izard, Carroll E., *The Face of Emotion,* East Norwalk, CT, 1971.
–, «Innate and Universal Facial Expressions: Evidence from Developmental and Cross-Cultural Research», in: *Psychological Bulletin* 115 (2), 1994, S. 288–299.
Jablonka, Eva, Marion J. Lamb, Anna Zeligowski, *Evolution in vier Dimensionen. Wie Genetik, Epigenetik, Verhalten und Symbole die Geschichte des Lebens prägen,* Stuttgart 2017.
James, William, «What Is an Emotion?», in: *Mind* 34, 1884, S. 188–205.
–, *The Principles of Psychology,* Vol. 1, New York: (1890) 2007.
–, «The Physical Basis of Emotion», in: *Psychological Review* 1, 1894, S. 516–529.
Jamieson, J. P., M. K. Nock, W. B. Mendes, «Mind over Matter: Reappraising Arousal Improves Cardiovascular and Cognitive Responses to Stress», in: *Journal of Experimental Psychology: General* 141 (3), 2012, S. 417–422.
Jamieson, Jeremy P., Aaron Altose, Brett J. Peters, and Emily Greenwood. 2016, «Reappraising Stress Arousal Improves Performance and Reduces Evaluation Anxiety in Classroom Exam Situations», in: *Social Psychological and Personality Science* 7 (6): 579–587.
Jamieson, Jeremy P., Wendy Berry Mendes, Erin Blackstock, Toni Schmader, «Turning the Knots in Your Stomach into Bows: Reappraising Arousal Improves Performance on the GRE», in: *Journal of Experimental Social Psychology* 46 (1), 2010, S. 208–212.
Jamieson, Jeremy P., Wendy Berry Mendes, Matthew K. Nock, «Improving Acute Stress Responses: The Power of Reappraisal», in: *Current Directions in Psychological Science* 22 (1), 2013, S. 51–56.
Jamieson, Jeremy P., Matthew K. Nock, Wendy Berry Mendes, «Changing the Conceptualization of Stress in Social Anxiety Disorder Affective and Physiological Consequences», in: *Clinical Psychological Science* 1, 2013, S. 363–374.
Jamison, Kay R., *Exuberance: The Passion for Life,* New York 2005.
Jeste, Shafali S., Daniel H. Geschwind, «Disentangling the Heterogeneity of Autism Spectrum Disorder Through Genetic Findings», in: *Nature Reviews Neurology* 10 (2), 2014, S. 74–81.
Ji, Ru-Rong, Temugin Berta, Maiken Nedergaard, «Glia and Pain: Is Chronic Pain a Gliopathy?», in *Pain* 154, 2013, S. 10–28.
Job, Veronika, Gregory M. Walton, Katharina Bernecker, Carol S. Dweck, «Beliefs About Willpower Determine the Impact of Glucose on Self-Control», in: *Proceedings of the National Academy of Sciences* 110 (37), 2013, S. 14837–14842.
–, «Implicit Theories About Willpower Predict Self-Regulation and Grades in Everyday Life», in: *Journal of Personality and Social Psychology* 108 (4), 2015, S. 637–647.

Johansen, Joshua P., Howard L. Fields, «Glutamatergic Activation of Anterior Cingulate Cortex Produces an Aversive Teaching Signal», in: *Nature Neuroscience* 7 (4), 2004, S. 398–403.

John-Henderson, Neha A., Michelle L. Rheinschmidt, Rodolfo Mendoza-Denton, «Cytokine Responses and Math Performance: The Role of Stereotype Threat and Anxiety Reappraisals», in: *Journal of Experimental Social Psychology* 56, 2015, S. 203–206.

John-Henderson, Neha A., Jennifer E. Stellar, Rodolfo Mendoza-Denton, Darlene D. Francis, «Socioeconomic Status and Social Support: Social Support Reduces Inflammatory Reactivity for Individuals Whose Early-Life Socioeconomic Status Was Low», in: *Psychological Science* 26 (10), 2015, S. 1620–1629.

Jones, Colin, *The Smile Revolution in Eighteenth Century Paris*, New York 2014.

Josefsson, Torbjörn, Magnus Lindwall, Trevor Archer, «Physical Exercise Intervention in Depressive Disorders: Meta-Analysis and Systematic Review», in: *Scandinavian Journal of Medicine and Science in Sports* 24 (2), 2014, S. 259–272.

Jussim, L., J. T. Crawford, S. M. Anglin, J. Chambers, S. T. Stevens, F. Cohen, «Stereotype Accuracy: One of the Largest Relationships in All of Social Psychology», in: *Handbook of Prejudice, Stereotyping, and Discrimination*, 2. Aufl., Hrsg. Todd D. Nelson, New York 2009, S. 31–64.

Jussim, Lee, *Social Perception and Social Reality: Why Accuracy Dominates Bias and Self-Fulfilling Prophecy*, New York 2012.

Jussim, Lee, Thomas R. Cain, Jarret T. Crawford, Kent Harber, Florette Cohen, «The Unbearable Accuracy of Stereotypes», in: *Handbook of Prejudice, Stereotyping, and Discrimination*, 2. Aufl., Hrsg. Todd D. Nelson, New York 2009, S. 199–227.

Kagan, Jerome, *What Is Emotion?: History, Measures, and Meanings*, New Haven, CT, 2007.

Kahan, Dan M., David A. Hoffman, Donald Braman, Danieli Evans, «They Saw a Protest: Cognitive Illiberalism and the Speech-Conduct Distinction», in: *Stanford Law Review* 64, 2012, S. 851.

Kahan, Dan M., Martha C. Nussbaum, «Two Conceptions of Emotion in Criminal Law», in: *Columbia Law Review* 96 (2), 1996, S. 269–374.

Kahneman, Daniel, *Schnelles Denken, langsames Denken*, München 2012.

Kaiser, Roselinde H., Jessica R. Andrews-Hanna, Tor D. Wager, Diego A. Pizzagalli, «Large-Scale Network Dysfunction in Major Depressive Disorder: A Meta-Analysis of Resting-State Functional Connectivity», in: *JAMA Psychiatry* 72 (6), 2015, S. 603–611.

Kaminski, Juliane, Juliane Bräuer, Josep Call, Michael Tomasello, «Domestic Dogs Are Sensitive to a Human's Perspective», in: *Behaviour* 146 (7), 2009, S. 979–998.

Karlsson, Håkan, Björn Ahlborg, Christina Dalman, Tomas Hemmingsson, «Association Between Erythrocyte Sedimentation Rate and IQ in Swedish Males Aged 18–20», in: *Brain, Behavior, and Immunity* 24 (6), 2010, S. 868–873.

Karmiloff-Smith, Annette, «Nativism Versus Neuroconstructivism: Rethinking the Study of Developmental Disorders», in: *Developmental Psychology* 45 (1), 2009, S. 56–63.

Kashdan, Todd B., Lisa Feldman Barrett, Patrick E. McKnight, «Unpacking Emotion Differentiation Transforming Unpleasant Experience by Perceiving Distinctions in Negativity», in: *Current Directions in Psychological Science* 24 (1), 2015, S. 10–16.

Kashdan, Todd B., Antonina S. Farmer, «Differentiating Emotions Across Contexts: Comparing Adults With and Without Social Anxiety Disorder Using Random, Social Interaction, and Daily Experience Sampling», in: *Emotion* 14 (3), 2014, S. 629–638.

Kashdan, Todd B., Patty Ferssizidis, R. Lorraine Collins, Mark Muraven, «Emotion Differentiation as Resilience Against Excessive Alcohol Use an Ecological Momentary Assessment in Underage Social Drinkers», in: *Psychological Science* 21 (9), 2010, S. 1341–1347.

Kassam, Karim S., Wendy Berry Mendes, «The Effects of Measuring Emotion: Physiological Reactions to Emotional Situations Depend on Whether Someone Is Asking», in: *PLOS One* 8 (6), 2013, e64959, doi:10.1371/journal.pone.0064959.

Kassin, Saul M., V. Anne Tubb, Harmon M. Hosch, Amina Memon, «On the ‹General Acceptance› of Eyewitness Testimony Research: A New Survey of the Experts», in: *American Psychologist* 56 (5), 2001, S. 405–416.

Katz, Lynn Fainsilber, Ashley C. Maliken, Nicole M. Stettler, «Parental Meta-Emotion Philosophy: A Review of Research and Theoretical Framework», in: *Child Development Perspectives* 6 (4), 2012, S. 417–422.

Keefe, P. R., «The Worst of the Worst», in: *New Yorker*, 14. September 2015, http://www.newyorker.com/magazine/2015/09/14/the-worst-of-the-worst

Keil, Frank C., George E. Newman, «Darwin and Development: Why Ontogeny Does Not Recapitulate Phylogeny for Human Concepts», in: *The Making of Human Concepts*, Hrsg. Denis Mareschal, Paul Quinn, Stephen E. G. Lea, New York 2010, S. 317–334.

Kelly, Megan M., John P. Forsyth, Maria Karekla, «Sex Differences in Response to a Panicogenic Challenge Procedure: An Experimental

Evaluation of Panic Vulnerability in a Non-Clinical Sample», in: *Behaviour Research and Therapy* 44 (10), 2006, S. 1421-1430.

Keltner, Dacher, Jonathan Haidt, «Approaching Awe, a Moral, Spiritual, and Aesthetic Emotion», in: *Cognition and Emotion* 17 (2), 2003, S. 297-314.

Khandaker, Golam M., Rebecca M. Pearson, Stanley Zammit, Glyn Lewis, Peter B. Jones, «Association of Serum Interleukin 6 and C-Reactive Protein in Childhood with Depression and Psychosis in Young Adult Life: A Population-Based Longitudinal Study», in: *JAMA Psychiatry* 71 (10), 2014, S. 1121-1128.

Kiecolt-Glaser, Janice K., «Stress, Food, and Inflammation: Psychoneuroimmunology and Nutrition at the Cutting Edge», in: *Psychosomatic Medicine* 72 (4), 2010, S. 365-369.

Kiecolt-Glaser, Janice K., Jeanette M. Bennett, Rebecca Andridge, Juan Peng, Charles L. Shapiro, William B. Malarkey, Charles F. Emery, Rachel Layman, Ewa E. Mrozek, Ronald Glaser, «Yoga's Impact on Inflammation, Mood, and Fatigue in Breast Cancer Survivors: A Randomized Controlled Trial», in: *Journal of Clinical Oncology* 32 (10), 2014, S. 1040-1051.

Kiecolt-Glaser, Janice K., Lisa Christian, Heather Preston, Carrie R. Houts, William B. Malarkey, Charles F. Emery, Ronald Glaser, «Stress, Inflammation, and Yoga Practice», in: *Psychosomatic Medicine* 72 (2), 2010, S. 113-134.

Kiecolt-Glaser, Janice K., Jean-Philippe Gouin, Nan-ping Weng, William B. Malarkey, David Q. Beversdorf, Ronald Glaser, «Childhood Adversity Heightens the Impact of Later-Life Caregiving Stress on Telomere Length and Inflammation», in: *Psychosomatic Medicine* 73 (1), 2011, S. 16-22.

Killingsworth, M. A., D. T. Gilbert, «A Wandering Mind Is an Unhappy Mind», in: *Science* 330 (6006), 2010, S. 932.

Kim, Min Y., Brett Q. Ford, Iris Mauss, Maya Tamir, «Knowing When to Seek Anger: Psychological Health and Context-Sensitive Emotional Preferences», in: *Cognition and Emotion* 29 (6), 2015, S. 1126-1136.

Kim, ShinWoo, Gregory L. Murphy, «Ideals and Category Typicality», in: *Journal of Experimental Psychology: Learning, Memory, and Cognition* 37 (5), 2011, S. 1092-1112.

Kimhy, David, Julia Vakhrusheva, Samira Khan, Rachel W. Chang, Marie C. Hansen, Jacob S. Ballon, Dolores Malaspina, James J. Gross, «Emotional Granularity and Social Functioning in Individuals with Schizophrenia: An Experience Sampling Study», in: *Journal of Psychiatric Research* 53, 2014, S. 141-148.

Kircanski, K., M. D. Lieberman, M. G. Craske, «Feelings into Words:

Contributions of Language to Exposure Therapy», in: *Psychological Science* 23 (10), 2012, S. 1086–1091.

Kirsch, Irving, *The Emperor's New Drugs: Exploding the Antidepressant Myth,* New York 2010.

Kitzbichler, Manfred G., Richard N. A. Henson, Marie L. Smith, Pradeep J. Nathan, Edward T. Bullmore, «Cognitive Effort Drives Workspace Configuration of Human Brain Functional Networks», in: *Journal of Neuroscience* 31 (22), 2011, S. 8259–8270.

Klatzky, Roberta L., James W. Pellegrino, Brian P. McCloskey, Sally Doherty, «Can You Squeeze a Tomato? The Role of Motor Representations in Semantic Sensibility Judgments», in: *Journal of Memory and Language* 28 (1), 1989, S. 56–77.

Kleckner, I. R., J. Zhang, A. Touroutoglou, L. Chanes, C. Xia, W. K. Simmons, B. C. Dickerson, L. F. Barrett, «Evidence for a Large-Scale Brain System Supporting Interoception in Humans» (in Begutachtung).

Klüver, Heinrich, Paul C. Bucy, «Preliminary Analysis of Functions of the Temporal Lobes in Monkeys», in: *Archives of Neurology and Psychiatry* 42, 1939, S. 979–1000.

Kober, H., L. F. Barrett, J. Joseph, E. Bliss-Moreau, K. Lindquist, T. D. Wager, «Functional Grouping and Cortical-Subcortical Interactions in Emotion: A Meta-Analysis of Neuroimaging Studies», in: *Neuroimage* 42 (2), 2008, S. 998–1031.

Koch, Kristin, Judith McLean, Ronen Segev, Michael A. Freed, Michael J. Berry, Vijay Balasubramanian, Peter Sterling, «How Much the Eye Tells the Brain», in: *Current Biology* 16 (14), 2006, S. 1428–1434.

Kohut, Andrew, «Despite Lower Crime Rates, Support for Gun Rights Increases», *Pew Research Center,* 17. April 2015, http://www.pewresearch.org/fact-tank/2015/04/17/despite-lower-crime-rates-support-for-gun-rights-increases

Kolodny, Andrew, David T. Courtwright, Catherine S. Hwang, Peter Kreiner, John L. Eadie, Thomas W. Clark, G. Caleb Alexander, «The Prescription Opioid and Heroin Crisis: A Public Health Approach to an Epidemic of Addiction», in: *Annual Review of Public Health* 36, 2015, S. 559–574.

Koopman, Frieda A., Susanne P. Stoof, Rainer H. Straub, Marjolein A. van Maanen, Margriet J. Vervoordeldonk, Paul P. Tak, «Restoring the Balance of the Autonomic Nervous System as an Innovative Approach to the Treatment of Rheumatoid Arthritis», in: *Molecular Medicine* 17 (9), 2011, S. 937–948.

Kopchia, Karen L., Harvey J. Altman, Randall L. Commissaris, «Effects of Lesions of the Central Nucleus of the Amygdala on Anxiety-Like

Behaviors in the Rat», in: *Pharmacology Biochemistry and Behavior* 43 (2), 1992, S. 453-461.

Kostović, I., M. Judaš, «Embryonic and Fetal Development of the Human Cerebral Cortex», in: *Brain Mapping, An Encyclopedic Reference, Volume 2: Anatomy and Physiology, Systems,* Hrsg. Arthur W. Toga, San Diego 2015, S. 167-175.

Kragel, Philip A., Kevin S. LaBar, «Multivariate Pattern Classification Reveals Autonomic and Experiential Representations of Discrete Emotions», in: *Emotion* 13 (4), 2013, S. 681-690.

Kreibig, S. D., «Autonomic Nervous System Activity in Emotion: A Review», in: *Biological Psychology* 84 (3), 2010, S. 394-421.

Kring, A. M., A. H. Gordon, «Sex Differences in Emotion: Expression, Experience, and Physiology», in: *Journal of Personality and Social Psychology* 74 (3), 1998, S. 686-703.

Krugman, Paul, «The Dismal Science: ‹Seven Bad Ideas› by Jeff Madrick», in: *New York Times,* 25. September 2014, http://www.nytimes.com/2014/09/28/books/review/seven-bad-ideas-by-jeff-madrick.html

Kuhl, Patricia K., «Is Speech Learning ‹Gated› by the Social Brain?» *Developmental Science* 10 (1), 2007, S. 110-120.

–, «Early Language Learning and the Social Brain», in: *Cold Spring Harbor Symposia on Quantitative Biology* 79, 2014, S. 211-220.

Kuhl, Patricia, Maritza Rivera-Gaxiola, «Neural Substrates of Language Acquisition», in: *Annual Review of Neuroscience* 31, 2008, S. 511-534.

Kuhn, Thomas S., *The Structure of Scientific Revolutions,* Chicago 1966.

Kundera, Milan, *Das Buch vom Lachen und Vergessen,* Frankfurt am Main 1994.

Kupfer, Alexander, Hendrik Müller, Marta M. Antoniazzi, Carlos Jared, Hartmut Greven, Ronald A. Nussbaum, Mark Wilkinson, «Parental Investment by Skin Feeding in a Caecilian Amphibian», in: *Nature* 440 (7086), 2006, S. 926-929.

Kuppens, P., F. Tuerlinckx, J. A. Russell, L. F. Barrett, «The Relationship Between Valence and Arousal in Subjective Experience», in: *Psychological Bulletin* 139, 2013, S. 917-940.

Kuppens, Peter, Iven Van Mechelen, Dirk J. M. Smits, Paul De Boeck, Eva Ceulemans, «Individual Differences in Patterns of Appraisal and Anger Experience», in: *Cognition and Emotion* 21 (4), 2007, S. 689-713.

LaBar, Kevin S., J. Christopher Gatenby, John C. Gore, Joseph E. LeDoux, Elizabeth A. Phelps, «Human Amygdala Activation During Conditioned Fear Acquisition and Extinction: A Mixed-Trial fMRI Study», in: *Neuron* 20 (5), 1998, S. 937-945.

Lakoff, George, *Women, Fire, and Dangerous Things: What Categories Reveal About the Mind,* Chicago 1990.
Laland, Kevin N., Gillian R. Brown, *Sense and Nonsense: Evolutionary Perspectives on Human Behaviour,* Oxford 2011.
Lane, Richard D., Geoffrey L. Ahern, Gary E. Schwartz, Alfred W. Kaszniak, «Is Alexithymia the Emotional Equivalent of Blindsight?», in: *Biological Psychiatry* 42 (9), 1997, S. 834–844.
Lane, Richard D., David A. S. Garfield, «Becoming Aware of Feelings: Integration of Cognitive-Developmental, Neuroscientific, and Psychoanalytic Perspectives», in: *Neuropsychoanalysis* 7 (1), 2005, S. 5–30.
Lane, Richard D., Lee Sechrest, Robert Riedel, Daniel E. Shapiro, Alfred W. Kaszniak, «Pervasive Emotion Recognition Deficit Common to Alexithymia and the Repressive Coping Style», in: *Psychosomatic Medicine* 62 (4), 2000, S. 492–501.
Lang, Peter J., Mark K. Greenwald, Margaret M. Bradley, Alfons O. Hamm, «Looking at Pictures: Affective, Facial, Visceral, and Behavioral Reactions», in: *Psychophysiology* 30 (3), 1993, S. 261–273.
Laukka, Petri, Hillary Anger Elfenbein, Nela Söder, Henrik Nordström, Jean Althoff, Wanda Chui, Frederick K. Iraki, Thomas Rockstuhl, Nutankumar S. Thingujam, «Cross-Cultural Decoding of Positive and Negative Non-Linguistic Emotion Vocalizations», in: *Frontiers in Psychology* 4 (353), 2013, S. 185–192.
Lawrence, T. E., *Die sieben Säulen der Weisheit,* Berlin 2019.
Lazarus, R. S., «From Psychological Stress to the Emotions: A History of Changing Outlooks», in: *Personality: Critical Concepts in Psychology,* Vol. 4, Hrsg. Cary L. Cooper, Lawrence A. Pervin, London 1998, S. 179–200.
Lea, Stephen E. G., «Concept Learning in Nonprimate Mammals: In Search of Evidence», in: *The Making of Human Concepts,* Hrsg. Denis Mareschal, Paul Quinn, Stephen E. G. Lea, New York 2010, S. 173–199.
Lebois, Lauren A. M., Christine D. Wilson-Mendenhall, Lawrence W. Barsalou, «Are Automatic Conceptual Cores the Gold Standard of Semantic Processing? The Context-Dependence of Spatial Meaning in Grounded Congruency Effects», in: *Cognitive Science* 39 (8), 2015, S. 1764–1801.
Lebrecht, S., M. Bar., L. F. Barrett, M. J. Tarr, «Micro-Valences: Perceiving Affective Valence in Everyday Objects», in: *Frontiers in Perception Science* 3 (107), 2012, S. 1–5.
Lecours, S., G. Robert, F. Desruisseaux, «Alexithymia and Verbal Elaboration of Affect in Adults Suffering from a Respiratory Disorder»,

in: *European Review of Applied Psychology/Revue européenne de psychologie appliquée* 59 (3), 2009, S. 187–195.

LeDoux, Joseph E., «Coming to Terms with Fear», in: *Proceedings of the National Academy of Sciences* 111 (8), 2014, S. 2871–2878.

–, *Angst. Wie wir Furcht und Angst begreifen und therapieren können, wenn wir das Gehirn verstehen,* Wals 2016.

Lee, Marion, Sanford Silverman, Hans Hansen, Vikram Patel, «A Comprehensive Review of Opioid-Induced Hyperalgesia», in: *Pain Physician* 14, 2011, S. 145–161.

Leffel, Kristin, Dana Suskind, «Parent-Directed Approaches to Enrich the Early Language Environments of Children Living in Poverty», in: *Seminars in Speech and Language* 34 (4), 2013, S. 267–278.

Leppänen, Jukka M., Charles A. Nelson, «Tuning the Developing Brain to Social Signals of Emotions», in: *Nature Reviews Neuroscience* 10 (1), 2009, S. 37–47.

Levenson, Robert W., «Basic Emotion Questions», in: *Emotion Review* 3 (4), 2011, S. 379–386.

Levenson, Robert W., Paul Ekman, Wallace V. Friesen, «Voluntary Facial Action Generates Emotion-Specific Autonomic Nervous System Activity», in: *Psychophysiology* 27 (4), 1990, S. 363–384.

Levenson, Robert W., Paul Ekman, Karl Heider, Wallace V. Friesen, «Emotion and Autonomic Nervous System Activity in the Minangkabau of West Sumatra», in: *Journal of Personality and Social Psychology* 62 (6), 1992, S. 972–988.

Levy, Robert I., *Tahitians: Mind and Experience in the Society Islands,* Chicago 1975.

–, «The Emotions in Comparative Perspective», in: *Approaches to Emotion,* Hrsg. K. Scherer, P. Ekman, Hillsdale, NJ, 2014, S. 397–412.

Lewontin, Richard, *Biology as Ideology: The Doctrine of DNA,* New York 1991.

Li, Susan Shi Yuan, Gavan P. McNally, «The Conditions That Promote Fear Learning: Prediction Error and Pavlovian Fear Conditioning», in: *Neurobiology of Learning and Memory* 108, 2014, S. 14–21.

Liberman, Alvin M., Franklin S. Cooper, Donald P. Shankweiler, Michael Studdert-Kennedy, «Perception of the Speech Code», in: *Psychological Review* 74 (6), 1967, S. 431–461.

Lieberman, M. D., N. I. Eisenberger, M. J. Crockett, S. M. Tom, J. H. Pfeifer, B. M. Way, «Putting Feelings into Words: Affect Labeling Disrupts Amygdala Activity in Response to Affective Stimuli», in: *Psychological Science* 18 (5), 2007, S. 421–428.

Lieberman, M.D., A. Hariri, J.M. Jarcho, N.I. Eisenberger, S.Y. Bookheimer, «An fMRI Investigation of Race-Related Amygdala Activity in African-American and Caucasian-American Individuals», in: *Nature Neuroscience* 8 (6), 2005, S. 720–722.

Lin, Pei-Ying, «Unspeakableness: An Intervention of Language Evolution and Human Communication», 2013, http://uniquelang.peiyinglin.net/01untranslatable.html

Lindquist, Kristen A., Lisa Feldman Barrett, «Emotional Complexity», in: *Handbook of Emotions,* 3. Aufl., Hrsg. Michael Lewis, Jeannette M. Haviland-Jones, Lisa Feldman Barrett, New York 2008, S. 513–530.

–, «A Functional Architecture of the Human Brain: Emerging Insights from the Science of Emotion», in: *Trends in Cognitive Sciences* 16 (11), 2012, S. 533–540.

Lindquist, Kristen A., Lisa Feldman Barrett, Eliza Bliss-Moreau, James A. Russell, «Language and the Perception of Emotion», in: *Emotion* 6 (1), 2006, S. 125–138.

Lindquist, Kristen A., Maria Gendron, Lisa Feldman Barrett, Bradford C. Dickerson, «Emotion Perception, but Not Affect Perception, Is Impaired with Semantic Memory Loss», in: *Emotion* 14 (2), 2014, S. 375–387.

Lindquist, Kristen A., Ajay B. Satpute, Tor D. Wager, Jochen Weber, Lisa Feldman Barrett, «The Brain Basis of Positive and Negative Affect: Evidence from a Meta-Analysis of the Human Neuroimaging Literature», in: *Cerebral Cortex* 26 (5), 2015, S. 1910–1922.

Lindquist, Kristen A., Tor D. Wager, Hedy Kober, Eliza Bliss-Moreau, Lisa Feldman Barrett, «The Brain Basis of Emotion: A Meta-Analytic Review», in: *Behavioral and Brain Sciences* 35 (3), 2012, S. 121–143.

Llinás, Rodolfo Riascos, *I of the Vortex: From Neurons to Self,* Cambridge, MA, 2001.

Lloyd-Fox, Sarah, Borbála Széplaki-Köllőd, Jun Yin, Gergely Csibra, «Are You Talking to Me? Neural Activations in 6-Month-Old Infants in Response to Being Addressed During Natural Interactions», in: *Cortex* 70, 2015, S. 35–48.

Lochmann, Timm, Sophie Deneve, «Neural Processing as Causal Inference», in: *Current Opinion in Neurobiology* 21 (5), 2011, S. 774–781.

Loftus, Elizabeth F., J.C. Palmer, «Reconstruction of Automobile Destruction: An Example of the Interaction Between Language and Memory», in: *Journal of Verbal Learning and Verbal Behavior* 13 (5), 1974, S. 585–589.

Lokuge, Sonali, Benicio N. Frey, Jane A. Foster, Claudio N. Soares,

Meir Steiner, «Commentary: Depression in Women: Windows of Vulnerability and New Insights into the Link Between Estrogen and Serotonin», in: *Journal of Clinical Psychiatry* 72 (11), 2011, S. 1563–1569.

Lorch, Marjorie Perlman, «The Merest Logomachy: The 1868 Norwich Discussion of Aphasia by Hughlings Jackson and Broca», in: *Brain* 131 (6), 2008, S. 1658–1670.

Louveau, Antoine, Igor Smirnov, Timothy J. Keyes, Jacob D. Eccles, Sherin J. Rouhani, J. David Peske, Noel C. Derecki, David Castle, James W. Mandell, Kevin S. Lee, «Structural and Functional Features of Central Nervous System Lymphatic Vessels», in: *Nature* 523, 2015, S. 337–341.

Lujan, J. Luis, Ashutosh Chaturvedi, Ki Sueng Choi, Paul E. Holtzheimer, Robert E. Gross, Helen S. Mayberg, Cameron C. McIntyre, «Tractography-Activation Models Applied to Subcallosal Cingulate Deep Brain Stimulation», in: *Brain Stimulation* 6 (5), 2013, S. 737–739.

Luminet, Olivier, Bernard Rimé, R. Michael Bagby, Graeme Taylor, «A Multimodal Investigation of Emotional Responding in Alexithymia», in: *Cognition and Emotion* 18 (6), 2004, S. 741–766.

Lutz, Catherine, *Emotion Words and Emotional Development on Ifaluk Atoll*, Dissertation, Harvard University, 1980, 003878556.

–, «Parental Goals, Ethnopsychology, and the Development of Emotional Meaning», in: *Ethos* 11 (4), 1983, S. 246–262.

Lynch, Mona, Craig Haney, «Looking Across the Empathic Divide: Racialized Decision Making on the Capital Jury», in: *Michigan State Law Review*, 2011, S. 573–607.

Ma, Lili, Fei Xu, «Young Children's Use of Statistical Sampling Evidence to Infer the Subjectivity of Preferences», in: *Cognition* 120 (3), 2011, S. 403–411.

MacLean, P. D., V. A. Kral, *A Triune Concept of the Brain and Behavior*, Toronto 1973.

Madrick, Jeff, *Seven Bad Ideas: How Mainstream Economists Have Damaged America and the World*, New York 2014.

Maihöfner, Christian, Clemens Forster, Frank Birklein, Bernhard Neundörfer, Hermann O. Handwerker, «Brain Processing During Mechanical Hyperalgesia in Complex Regional Pain Syndrome: A Functional MRI Study», in: *Pain* 114 (1), 2005, S. 93–103.

Malik, Bilal R., James J. L. Hodge, «Drosophila Adult Olfactory Shock Learning», in: *Journal of Visualized Experiments* (90), 2014, S. 1–5, doi:10.3791/50107.

Malt, Barbara, Phillip Wolff, *Words and the Mind: How Words Capture Human Experience*, New York 2010.

Marder, E., A.L. Taylor, «Multiple Models to Capture the Variability in Biological Neurons and Networks», in: *Nature Neuroscience* 14, 2011, S. 133–138.
Marder, Eve, «Neuromodulation of Neuronal Circuits: Back to the Future», in: *Neuron* 76 (1), 2012, S. 1–11.
Mareschal, Denis, Mark H. Johnson, Sylvain Sirois, Michael Spratling, Michael S.C. Thomas, Gert Westermann, *Neuroconstructivism-I: How the Brain Constructs Cognition,* New York 2007.
Mareschal, Denis, Paul C. Quinn, Stephen E.G. Lea, *The Making of Human Concepts,* New York 2010.
Marmi, Josep, Jaume Bertranpetit, Jaume Terradas, Osamu Takenaka, Xavier Domingo-Roura, «Radiation and Phylogeography in the Japanese Macaque, Macaca Fuscata», in: *Molecular Phylogenetics and Evolution* 30 (3), 2004, S. 676–685.
Martin, Alia, Laurie R. Santos, «The Origins of Belief Representation: Monkeys Fail to Automatically Represent Others' Beliefs», in: *Cognition* 130 (3), 2014, S. 300–308.
Martin, René, Ellen E.I. Gordon, Patricia Lounsbury, «Gender Disparities in the Attribution of Cardiac-Related Symptoms: Contribution of Common Sense Models of Illness», in: *Health Psychology* 17 (4), 1998, S. 346–357.
Martin, René, Catherine Lemos, Nan Rothrock, S. Beth Bellman, Daniel Russell, Toni Tripp-Reimer, Patricia Lounsbury, Ellen Gordon, «Gender Disparities in Common Sense Models of Illness Among Myocardial Infarction Victims», in: *Health Psychology* 23 (4), 2004, S. 345–353.
Martins, Nicole, «Televised Relational and Physical Aggression and Children's Hostile Intent Attributions», in: *Journal of Experimental Child Psychology* 116 (4), 2013, S. 945–952.
Martins, Nicole, Marie-Louise Mares, Mona Malacane, Alanna Peebles, «Liked Characters Get a Moral Pass: Young Viewers' Evaluations of Social and Physical Aggression in Tween Sitcoms», in: *Communication Research.*
Martins, Nicole, Barbara J. Wilson, «Genre Differences in the Portrayal of Social Aggression in Programs Popular with Children», in: *Communication Research Reports* 28 (2), 2011, S. 130–140.
–, «Mean on the Screen: Social Aggression in Programs Popular with Children», in: *Journal of Communication* 62 (6), 2012, S. 991–1009.
–, «Social Aggression on Television and Its Relationship to Children's Aggression in the Classroom», in: *Human Communication Research* 38 (1), 2012, S. 48–71.
Massachusetts General Hospital Center for Law, Brain, and Behavior, «Memory in the Courtroom: Fixed, Fallible or Fleeting?», 2013,

http://clbb.mgh.harvard.edu/memory-in-the-courtroom-fixed-fallible-or-fleeting.
Master, Sarah L., David M. Amodio, Annette L. Stanton, Cindy M. Yee, Clayton J. Hilmert, Shelley E. Taylor, «Neurobiological Correlates of Coping Through Emotional Approach», in: *Brain, Behavior, and Immunity* 23 (1), 2009, S. 27–35.
Mathers, Colin, Doris Ma Fat, Jan Ties Boerma, *The Global Burden of Disease: 2004 Update,* Geneva 2008.
Mathis, Diane, Steven E. Shoelson, «Immunometabolism: An Emerging Frontier», in: *Nature Reviews Immunology* 11 (2), 2011, S. 81–83.
Matsumoto, David, Dacher Keltner, Michelle N. Shiota, Maureen O'Sullivan, Mark Frank, «Facial Expressions of Emotion», in: In *Handbook of Emotions,* 3. Aufl., Hrsg. Michael Lewis, Jeannette M. Haviland-Jones, Lisa Feldman Barrett, New York 2008, S. 211–234.
Matsumoto, David, Seung Hee Yoo, Johnny Fontaine, «Mapping Expressive Differences Around the World: The Relationship Between Emotional Display Rules and Individualism Versus Collectivism», in: *Journal of Cross-Cultural Psychology* 39 (1), 2008, S. 55–74.
Matsuzawa, Tetsuro, «Cognitive Development in Chimpanzees: A Trade-Off Between Memory and Abstraction», in: *The Making of Human Concepts,* Hrsg. Denis Mareschal, Paul C. Quinn, Stephen E. G. Lea, New York 2010, S. 227–244.
Mayberg, Helen S., «Targeted Electrode-Based Modulation of Neural Circuits for Dpression», in: *Journal of Clinical Investigation* 119 (4), 2009, S. 717–725.
Maye, Jessica, Janet F. Werker, LouAnn Gerken, «Infant Sensitivity to Distributional Information Can Affect Phonetic Discrimination», in: *Cognition* 82 (3), 2002, B101– B111.
Mayr, Ernst, *Die Entwicklung der biologischen Gedankenwelt. Vielfalt, Evolution und Vererbung,* Berlin 1984.
–, *Konzepte der Biologie,* Stuttgart 2005.
McEwen, Bruce S., Nicole P. Bowles, Jason D. Gray, Matthew N. Hill, Richard G. Hunter, Ilia N. Karatsoreos, Carla Nasca, «Mechanisms of Stress in the Brain», in: *Nature Neuroscience* 18 (10), 2015, S. 1353–1363.
McEwen, Bruce S., Peter J. Gianaros, «Stress- and Allostasis-Induced Brain Plasticity», in: *Annual Review of Medicine* 62, 2011, S. 431–445.
McGlone, Francis, Johan Wessberg, Håkan Olausson, «Discriminative and Affective Touch: Sensing and Feeling», in: *Neuron* 82 (4), 2014, S. 737–755.
McGrath, Callie L., Mary E. Kelley, Boadie W. Dunlop, Paul E. Holtzheimer III, W. Edward Craighead, Helen S. Mayberg, «Pretreatment

Brain States Identify Likely Nonresponse to Standard Treatments for Depression», in: *Biological Psychiatry* 76 (7), 2014, S. 527–535.

McKelvey, Tara, «Boston in Shock over Tsarnaev Death Penalty», *BBC News*, 16. Mai 2015, http://www.bbc.com/news/world-us-canada-32762999

McMenamin, Brenton W., Sandra J. E. Langeslag, Mihai Sirbu, Srikanth Padmala, Luiz Pessoa, «Network Organization Unfolds over Time During Periods of Anxious Anticipation», in: *Journal of Neuroscience* 34 (34), 2014, S. 11261–11273.

McNally, Gavan P., Joshua P. Johansen, Hugh T. Blair, «Placing Prediction into the Fear Circuit», in: *Trends in Neurosciences* 34 (6), 2011, S. 283–292.

Meganck, Reitske, Stijn Vanheule, Ruth Inslegers, Mattias Desmet, «Alexithymia and Interpersonal Problems: A Study of Natural Language Use», in: *Personality and Individual Differences* 47 (8), 2009, S. 990–995.

Mena, Jesus D., Ryan A. Selleck, Brian A. Baldo, «Mu-Opioid Stimulation in Rat Prefrontal Cortex Engages Hypothalamic Orexin/Hypocretin-Containing Neurons, and Reveals Dissociable Roles of Nucleus Accumbens and Hypothalamus in Cortically Driven Feeding», in: *Journal of Neuroscience* 33 (47), 2013, S. 18540–18552.

Mennin, Douglas S., Richard G. Heimberg, Cynthia L. Turk, David M. Fresco, «Preliminary Evidence for an Emotion Dysregulation Model of Generalized Anxiety Disorder», in: *Behaviour Research and Therapy* 43 (10), 2005, S. 1281–1310.

Menon, V., «Large-Scale Brain Networks and Psychopathology: A Unifying Triple Network Model», in: *Trends in Cognitive Science* 15 (10), 2011, S. 483–506.

Mervis, Carolyn B., Eleanor Rosch, «Categorization of Natural Objects», in: *Annual Review of Psychology* 32 (1), 1981, S. 89–115.

Merz, Emily C., Tricia A. Zucker, Susan H. Landry, Jeffrey M. Williams, Michael Assel, Heather B. Taylor, Christopher J. Lonigan, Beth M. Phillips, Jeanine Clancy-Menchetti, Marcia A. Barnes, «Parenting Predictors of Cognitive Skills and Emotion Knowledge in Socioeconomically Disadvantaged Preschoolers», in: *Journal of Experimental Child Psychology* 132, 2015, S. 14–31.

Mesman, Judi, Harriet Oster, Linda Camras, «Parental Sensitivity to Infant Distress: What Do Discrete Negative Emotions Have to Do with It?», in: *Attachment and Human Development* 14 (4), 2012, S. 337–348.

Mesquita, Batja, Nico H. Frijda, «Cultural Variations in Emotions: A Review», in: *Psychological Bulletin* 112 (2), 1992, S. 179–204.

Mesulam, M.-Marcel, «The Human Frontal Lobes: Transcending the

Default Mode Through Contingent Encoding», in: *Principles of Frontal Lobe Function*, Hrsg. Donald T. Stuss, Robert T. Knight, New York 2002, S. 8–30.

Metti, Andrea L., Howard Aizenstein, Kristine Yaffe, Robert M. Boudreau, Anne Newman, Lenore Launer, Peter J. Gianaros, Oscar L. Lopez, Judith Saxton, Diane G. Ives, «Trajectories of Peripheral Interleukin-6, Structure of the Hippocampus, and Cognitive Impairment over 14 Years in Older Adults», in: *Neurobiology of Aging* 36 (11), 2015, S. 3038–3044.

Miller, Andrew H., Ebrahim Haroon, Charles L. Raison, Jennifer C. Felger, «Cytokine Targets in the Brain: Impact on Neurotransmitters and Neurocircuits», in: *Depression and Anxiety* 30 (4), 2013, S. 297–306.

Miller, Antonia Elise, «Inherent (Gender) Unreasonableness of the Concept of Reasonableness in the Context of Manslaughter Committed in the Heat of Passion», in: *William and Mary Journal of Women and the Law* 17, 2010, S. 249.

Miller, Gregory E., Edith Chen, «Harsh Family Climate in Early Life Presages the Emergence of a Proinflammatory Phenotype in Adolescence», in: *Psychological Science* 21 (6), 2010, S. 848–856.

Mitchell, Robert W., Nicholas S. Thompson, H. Lyn Miles, *Anthropomorphism, Anecdotes, and Animals,* Albany, NY, 1997.

Mobbs, Dean, Hakwan C. Lau, Owen D. Jones, Christopher D. Frith, «Law, Responsibility, and the Brain», in: *PLOS Biology* 5 (4), 2007, e103, doi:10.1371/journal.pbio.0050103.

Montgomery, Ben, «Florida's ‹Stand Your Ground› Law Was Born of 2004 Case, but Story Has Been Distorted», *Tampa Bay Times,* 14. April 2012, http://www.tampabay.com/news/publicsafety/floridas-stand-your-ground-law-was-born-of-2004-case-but-story-has-been/1225164

Monyak, Suzanne, «Jury Awards $2.2M Verdict Against Food Storage Company in ‹Defecator› DNA Case», *Daily Report,* 22. Juni 2015, http://www.dailyreportonline.com/id=1202730177957/Jury-Awards-22M-Verdict-Against-Food-Storage-Company-in-Defecator-DNA-Case.

Moon, Christine, Hugo Lagercrantz, Patricia K. Kuhl, «Language Experienced in Utero Affects Vowel Perception After Birth: A Two-Country Study», in: *Acta paediatrica* 102 (2), 2013, S. 156–160.

Moore, Shelby A. D., «Battered Woman Syndrome: Selling the Shadow to Support the Substance», in: *Howard Law Journal* 38 (2), 1994, S. 297.

Morell, Virginia, *Animal Wise: How We Know Animals Think and Feel,* New York 2013.

Moriguchi, Y., A. Negreira, M. Weierich, R. Dautoff, B. C. Dickerson, C. I. Wright, L. F. Barrett, «Differential Hemodynamic Response in Affective Circuitry with Aging: An fMRI Study of Novelty, Valence, and Arousal», in: *Journal of Cognitive Neuroscience* 23 (5), 2011, S. 1027–1041.

Moriguchi, Yoshiya, Alexandra Touroutoglou, Bradford C. Dickerson, Lisa Feldman Barrett, «Sex Differences in the Neural Correlates of Affective Experience», in: *Social Cognitive and Affective Neuroscience* 9 (5), 2013, S. 591–600.

Morrison, Adele M., «Changing the Domestic Violence (Dis) Course: Moving from White Victim to Multi-Cultural Survivor», in: *UC Davis Law Review* 39, 2006, S. 1061–1120.

Murai, Chizuko, Daisuke Kosugi, Masaki Tomonaga, Masayuki Tanaka, Tetsuro Matsuzawa, Shoji Itakura, «Can Chimpanzee Infants (Pan Troglodytes) Form Categorical Representations in the Same Manner as Human Infants (Homo Sapiens)?», in: *Developmental Science* 8 (3), 2005, S. 240–254.

Murphy, G. L., *The Big Book of Concepts,* Cambridge, MA, 2002.

Mysels, David J., Maria A. Sullivan, «The Relationship Between Opioid and Sugar Intake: Review of Evidence and Clinical Applications», in: *Journal of Opioid Management* 6 (6), 2010, S. 445–452.

Naab, Pamela J., James A. Russell, «Judgments of Emotion from Spontaneous Facial Expressions of New Guineans», in: *Emotion* 7 (4), 2007, S. 736–744.

Nadler, Janice, Mary R. Rose, «Victim Impact Testimony and the Psychology of Punishment», in: *Cornell Law Review* 88, 2002, S. 419.

National Institute of Mental Health, «Research Domain Criteria (RDoC)», 2015, https://www.nimh.nih.gov/research-priorities/rdoc/

National Institute of Neurological Disorders and Stroke, «Complex Regional Pain Syndrome Fact Sheet», 2013, http://www.ninds.nih.gov/disorders/reflex_sympathetic_dystrophy/detail_reflex_sympathetic_dystrophy.htm

National Sleep Foundation, «Annual Sleep in America Poll Exploring Connections with Communications Technology Use and Sleep», 2011, https://sleepfoundation.org/media-center/press-release/annual-sleep-america-poll-exploring-connections-communications-technology-use.

Nauert, Rick, «70 Percent of Americans Take Prescription Drugs», *PsychCentral,* 20. Juni 2013, http://psychcentral.com/news/2013/06/20/70-percent-of-americans-take-prescription-drugs/56275.html

Neisser, Ulric, *Kognitive Psychologie*, Stuttgart 1974.
Neuroskeptic, «Neurology vs Psychiatry», *Neuroskeptic Blog*, 2011, http://blogs.discovermagazine.com/neuroskeptic/2011/04/07/neurology-vs-psychiatry
New Jersey Courts, State of New Jersey, «Identification: In-Court and Out-of-Court Identifications», 2012, http://www.judiciary.state.nj.us/criminal/charges/idinout.pdf
Nielsen, Mark, «12-Month-Olds Produce Others' Intended but Unfulfilled Acts», in: *Infancy* 14 (3), 2009, S. 377-389.
Nisbett, Richard E., Dov Cohen, *Culture of Honor: The Psychology of Violence in the South*, Boulder, CO, 1996.
Noble, Kimberly G., Suzanne M. Houston, Natalie H. Brito, Hauke Bartsch, Eric Kan, Joshua M. Kuperman, Natacha Akshoomoff, David G. Amaral, Cinnamon S. Bloss, Ondrej Libiger, «Family Income, Parental Education and Brain Structure in Children and Adolescents», in: *Nature Neuroscience* 18 (5), 2015, S. 773-778.
Nobler, Mitchell S., Maria A. Oquendo, Lawrence S. Kegeles, Kevin M. Malone, Carl Campbell, Harold A. Sackeim, J. John Mann, «Decreased Regional Brain Metabolism After ECT», in: *American Journal of Psychiatry* 158 (2), 2001, S. 305-308.
Nokia, Miriam S., Sanna Lensu, Juha P. Ahtiainen, Petra P. Johansson, Lauren G. Koch, Steven L. Britton, Heikki Kainulainen, «Physical Exercise Increases Adult Hippocampal Neurogenesis in Male Rats Provided It Is Aerobic and Sustained», in: *Journal of Physiology* 594 (7), 2016, S. 1-19.
Norenzayan, Ara, Steven J. Heine, «Psychological Universals: What Are They and How Can We Know?» *Psychological Bulletin* 131 (5), 2005, S. 763-784.
Nummenmaa, Lauri, Enrico Glerean, Riitta Hari, Jari K. Hietanen, «Bodily Maps of Emotions», in: *Proceedings of the National Academy of Sciences* 111 (2), 2014, S. 646-651.
Obrist, Paul A., *Cardiovascular Psychophysiology: A Perspective*, New York 1981.
Obrist, Paul A., Roger A. Webb, James R. Sutterer, James L. Howard, «The Cardiac-Somatic Relationship: Some Reformulations», in: *Psychophysiology* 6 (5), 1970, S. 569-587.
Ochsner, K. N., J. J. Gross, «The Cognitive Control of Emotion», in: *Trends in Cognitive Science* 9 (5), 2005, S. 242-249.
Okamoto-Barth, Sanae, Masaki Tomonaga, «Development of Joint Attention in Infant Chimpanzees», in: *Cognitive Development in Chimpanzees*, Hrsg. T. Matsuzawa, M. Tomanaga, M. Tanaka, Tokyo 2006, S. 155-171.

Olausson, Håkan, Johan Wessberg, Francis McGlone, Åke Vallbo, «The Neurophysiology of Unmyelinated Tactile Afferents», in: *Neuroscience and Biobehavioral Reviews* 34 (2), 2010, S. 185–191.
Olfson, Mark, Steven C. Marcus, «National Patterns in Antidepressant Medication Treatment», in: *Archives of General Psychiatry* 66 (8), 2009, S. 848–856.
Oosterwijk, Suzanne, Kristen A. Lindquist, Morenikeji Adebayo, Lisa Feldman Barrett, «The Neural Representation of Typical and Atypical Experiences of Negative Images: Comparing Fear, Disgust and Morbid Fascination», in: *Social Cognitive and Affective Neuroscience* 11 (1), 2015, S. 11–22.
Opendak, Maya, Elizabeth Gould, «Adult Neurogenesis: A Substrate for Experience-Dependent Change», in: *Trends in Cognitive Sciences* 19 (3), 2015, S. 151–161.
Ortony, Andrew, Gerald L. Clore, Allan Collins, *The Cognitive Structure of Emotions,* New York 1990.
Osgood, Charles Egerton, George John Suci, Percy H. Tannenbaum, *The Measurement of Meaning,* Urbana 1957.
Oster, Harriet, «The Repertoire of Infant Facial Expressions: An Ontogenetic Perspective», in: *Emotional Development: Recent Research Advances,* Hrsg. J. Nadel, D. Muir, New York 2005, S. 261–292.
–, «Baby FACS: Facial Action Coding System for Infants and Young Children», 2006, New York University (unveröffentlicht).
Owren, Michael J., Drew Rendall, «Sound on the Rebound: Bringing Form and Function Back to the Forefront in Understanding Nonhuman Primate Vocal Signaling», in: *Evolutionary Anthropology: Issues, News, and Reviews* 10 (2), 2001, S. 58–71.
Palumbo, R.V., M.E. Marraccini, L.L. Weyandt, O. Wilder-Smith, H.A. McGee, S. Liu, M.S. Goodwin, «Interpersonal Autonomic Physiology: A Systematic Review of the Literature», in: *Personality and Social Psychology Review.*
Panayiotou, Aalexia, «Bilingual Emotions: The Untranslatable Self», in: *Estudios de sociolingüística: Linguas, sociedades e culturas,* 5 (1), 2004, S. 1–20.
Panksepp, J., *Affective Neuroscience: The Foundations of Human and Animal Emotions,* New York 1998.
–, «The Basic Emotional Circuits of Mammalian Brains: Do Animals Have Affective Lives?», in: *Neuroscience and Biobehavioral Reviews* 35 (9), 2011, S. 1791–1804.
Panksepp, Jaak, Jules B. Panksepp, «Toward a Cross-Species Understanding of Empathy», in: *Trends in Neurosciences* 36 (8), 2013, S. 489–496.

Parise, Eugenio, Gergely Csibra, «Electrophysiological Evidence for the Understanding of Maternal Speech by 9-Month-Old Infants», in: *Psychological Science* 23 (7), 2012, S. 728–733.

Park, Hae-Jeong, Karl Friston, «Structural and Functional Brain Networks: From Connections to Cognition», in: *Science* 342 (6158), 2013, 1238411.

Park, Seong-Hyun, Richard H. Mattson, «Ornamental Indoor Plants in Hospital Rooms Enhanced Health Outcomes of Patients Recovering from Surgery», in: *Journal of Alternative and Complementary Medicine* 15 (9), 2009, S. 975–980.

Parker, George Howard, *The Elementary Nervous System*, Philadelphia 1919.

Parr, Lisa A., Bridget M. Waller, Sarah J. Vick, Kim A. Bard, «Classifying Chimpanzee Facial Expressions Using Muscle Action», in: *Emotion* 7 (1), 2007, S. 172–181.

Passingham, Richard, «How Good Is the Macaque Monkey Model of the Human Brain?», in: *Current Opinion in Neurobiology* 19 (1), 2009, S. 6–11.

Paulus, Martin P., Murray B. Stein, «Interoception in Anxiety and Depression», in: *Brain Structure and Function* 214 (5–6), 2010, S. 451–463.

Pavlenko, Aneta, «Conceptual Representation in the Bilingual Lexicon and Second Language Vocabulary Learning», in: *The Bilingual Mental Lexicon: Interdisciplinary Approaches*, Hrsg. Aneta Pavlenko, Bristol 2009, S. 125–160.

–, *The Bilingual Mind: And What It Tells Us About Language and Thought*, Cambridge 2014.

Peelen, M. V., A. P. Atkinson, P. Vuilleumier, «Supramodal Representations of Perceived Emotions in the Human Brain», in: *Journal of Neuroscience* 30 (30): 2010, S. 10127–10134.

Percy, Elise J., Joseph L. Hoffmann, Steven J. Sherman, «Sticky Metaphors and the Persistence of the Traditional Voluntary Manslaughter Doctrine», in: *University of Michigan Journal of Law Reform* 44, 2010, S. 383.

Perfors, Amy, Joshua B. Tenenbaum, Thomas L. Griffiths, Fei Xu, «A Tutorial Introduction to Bayesian Models of Cognitive Development», in: *Cognition* 120 (3): 2011, S. 302–321.

Perissinotto, Carla M., Irena Stijacic Cenzer, Kenneth E. Covinsky, «Loneliness in Older Persons: A Predictor of Functional Decline and Death», in: *Archives of Internal Medicine* 172 (14): 2012, S. 1078–1084.

Pessoa, L., E. Thompson, A. Noe, «Finding Out About Filling-In: A Guide to Perceptual Completion for Visual Science and the Philosophy

of Perception», in: *Behavioral and Brain Sciences* 21 (6), 1998, S. 723–802.
Pillsbury, Samuel H., «Emotional Justice: Moralizing the Passions of Criminal Punishment», in: *Cornell Law Review* 74, 1989, S. 655–710.
Pimsleur, «Words We Wish Existed in English», auf: *Pimsleur Approach 2014*. https://www.pimsleurapproach.com/words-we-wish-existed-in-english/
Pinker, Steven, *Wie das Denken im Kopf entsteht*, München 1998.
–, *Das unbeschriebene Blatt. Die moderne Leugnung der menschlichen Natur*, Frankfurt a. M. 2017.
Pinto, A., D. Di Raimondo, A. Tuttolomondo, C. Buttà, G. Milio, G. Licata, «Effects of Physical Exercise on Inflammatory Markers of Atherosclerosis», in: *Current Pharmaceutical Design* 18 (28): 2012, S. 4326–4349.
Pisotta, Iolanda, Marco Molinari, «Cerebellar Contribution to Feedforward Control of Locomotion», in: *Frontiers in Human Neuroscience* 8, 2014, S. 1–5.
Planck, Max, *The Universe in the Light of Modern Physics*, London 1931.
Ploghaus, Alexander, Charvy Narain, Christian F. Beckmann, Stuart Clare, Susanna Bantick, Richard Wise, Paul M. Matthews, J. Nicholas P. Rawlins, Irene Tracey, «Exacerbation of Pain by Anxiety Is Associated with Activity in a Hippocampal Network», in: *Journal of Neuroscience* 21, 2001, S. 9896–9903.
Pollack, Irwin, and James M. Pickett, «Intelligibility of Excerpts from Fluent Speech: Auditory vs. Structural Context», in: *Journal of Verbal Learning and Verbal Behavior* 3 (1), 1964, S. 79–84.
Pond, Richard S. jr., Todd B. Kashdan, C. Nathan DeWall, Antonina Savostyanova, Nathaniel M. Lambert, Frank D. Fincham, «Emotion Differentiation Moderates Aggressive Tendencies in Angry People: A Daily Diary Analysis», in: *Emotion* 12 (2), 2012, S. 32–337.
Posner, Michael I., C. R. Snyder, B. J. Davidson, «Attention and the Detection of Signals», in: *Journal of Experimental Psychology* 109 (2), 1980, S. 160–174.
Posner, Michael I., Steven W. Keele, «On the Genesis of Abstract Ideas», in: *Journal of Experimental Psychology* 77 (July): 1968, S. 353–363.
Power, Jonathan D., Alexander L. Cohen, Steven M. Nelson, Gagan S. Wig, Kelly Anne Barnes, Jessica A. Church, Alecia C. Vogel, Timothy O. Laumann, Fran M. Miezin, Bradley L. Schlaggar, «Functional Network Organization of the Human Brain», in: *Neuron* 72 (4), 2011, S. 665–678.
Pratt, Maayan, Magi Singer, Yaniv Kanat-Maymon, Ruth Feldman, «Infant Negative Reactivity Defines the Effects of Parent-Child

Synchrony on Physiological and Behavioral Regulation of Social Stress», in: *Development and Psychopathology* 27 (4, Teil 1), 2015, S. 1191–1204.
Prebble, S. C., D. R. Addis, L. J. Tippett, «Autobiographical Memory and Sense of Self», in: *Psychological Bulletin* 139 (4): 2012, S. 815–840.
Press, Clare, Richard Cook, «Beyond Action-Specific Simulation: Domain-General Motor Contributions to Perception», in: *Trends in Cognitive Sciences* 19 (4), 2015, S. 176–178.
Pribram, Karl H., «Comparative Neurology and the Evolution of Behavior», in: *Behavior and Evolution,* Hrsg. Anne Roe und George Gaylord Simpson, S. 140–164. New Haven 1958.
Quaranta, A., M. Siniscalchi, G. Vallortigara, «Asymmetric Tail-Wagging Responses by Dogs to Different Emotive Stimuli», in: *Current Biology* 17 (6), 2007, S. 199–201.
Quattrocki, E., Karl Friston, «Autism, Oxytocin and Interoception», in: *Neuroscience and Biobehavioral Reviews* 47, 2014, S. 410–430.
Quoidbach, Jordi, June Gruber, Moïra Mikolajczak, Alexsandr Kogan, Ilios Kotsou, Michael I. Norton, «Emodiversity and the Emotional Ecosystem», in: *Journal of Experimental Psychology: General* 143 (6), 2014, S. 2057–2066.
Raichle, M. E., «Two Views of Brain Function», in: *Trends in Cognitive Science* 14 (4), 2010, S. 180–190.
Ramon y Cajal, Santiago, *Histology of the Nervous System of Man and Vertebrates,* New York 1909–1911.
Ranganathan, Rajiv, Les G. Carlton, «Perception-Action Coupling and Anticipatory Performance in Baseball Batting», in: *Journal of Motor Behavior* 39 (5), 2007, S. 369–380.
Range, Friederike, Ulrike Aust, Michael Steurer, Ludwig Huber, «Visual Categorization of Natural Stimuli by Domestic Dogs», in: *Animal Cognition* 11 (2), 2008, S. 339–347.
Raz, G., T. Touroutoglou, C. Wilson-Mendenhall, G. Gilam, T. Lin, T. Gonen, Y. Jacob, S. Atzil, R. Admon, M. Bleich-Cohen, A. Maron-Katz, T. Hendler, L. F. Barrett, «Functional Connectivity Dynamics During Film Viewing Reveal Common Networks for Different Emotional Experiences», in: *Cognitive, Affective, and Behavioral Neuroscience* 16 (4), 2016, S. 709–723.
Redelmeier, Donald A., Simon D. Baxter, «Rainy Weather and Medical School Admission Interviews», in: *Canadian Medical Association Journal* 181 (12), 2009, S. 933.
Repacholi, Betty M., Alison Gopnik, «Early Reasoning About Desires: Evidence from 14- and 18-Month-Olds», in: *Developmental Psychology* 33 (1), 1997, S. 12–21.
Repetti, Rena L., Shelley E. Taylor, Teresa E. Seeman, «Risky Families:

Family Social Environments the Mental and Physical Health of Offspring», in: *Psychological Bulletin* 128 (2), 2002, S. 330-366.
Reynolds, Gretchen, «How Walking in Nature Changes the Brain», *New York Times,* 22. Juli 2015, http://well.blogs.nytimes.com/2015/07/22/how-nature-changes-the-brain/
Reynolds, S. M., K. C. Berridge, «Emotional Environments Retune the Valence of Appetitive Versus Fearful Functions in Nucleus Accumbens», in: *Nature Neuroscience* 11 (4), 2008, S. 423-425.
Richerson, Peter J., Robert Boyd, *Not by Genes Alone: How Culture Transformed Human Evolution,* Chicago 2008.
Rieke, Fred, *Spikes: Exploring the Neural Code,* Cambridge, MA, 1999.
Rigotti, Mattia, Omri Barak, Melissa R. Warden, Xiao-Jing Wang, Nathaniel D. Daw, Earl K. Miller, Stefano Fusi, «The Importance of Mixed Selectivity in Complex Cognitive Tasks», in: *Nature* 497 (7451), 2013, S. 585-590.
Rimmele, Ulrike, Lila Davachi, Radoslav Petrov, Sonya Dougal, Elizabeth A. Phelps, «Emotion Enhances the Subjective Feeling of Remembering, Despite Lower Accuracy for Contextual Details», in: *Emotion* 11 (3), 2011, S. 553-562.
Riva-Posse, Patricio, Ki Sueng Choi, Paul E. Holtzheimer, Cameron C. McIntyre, Robert E. Gross, Ashutosh Chaturvedi, Andrea L. Crowell, Steven J. Garlow, Justin K. Rajendra, Helen S. Mayberg, «Defining Critical White Matter Pathways Mediating Successful Subcallosal Cingulate Deep Brain Stimulation for Treatment-Resistant Depression», in: *Biological Psychiatry* 76 (12), 2014, S. 963-969.
Roberson, Debi, Jules Davidoff, Ian R. L. Davies, Laura R. Shapiro, «Color Categories: Evidence for the Cultural Relativity Hypothesis», in: *Cognitive Psychology* 50 (4), 2005, S. 378-411.
Rosch, Eleanor, «Principles of Categorization», in: *Cognition and Categorization,* Hrsg. Eleanor Rosch, Barbara B. Lloyd, Hillsdale, NJ, 1978, S. 2-48.
Roseman, I. J., «Appraisal Determinants of Discrete Emotions», in: *Cognition and Emotion* 5 (3), 1991, S. 161-200.
-, «Emotional Behaviors, Emotivational Goals, Emotion Strategies: Multiple Levels of Organization Integrate Variable and Consistent Responses», in: *Emotion Review* 3, 2011, S. 1-10.
Rossi, Alexandre Pongrácz, César Ades, «A Dog at the Keyboard: Using Arbitrary Signs to Communicate Requests», in: *Animal Cognition* 11 (2), 2008, S. 329-338.
Rottenberg, Jonathan, *The Depths: The Evolutionary Origins of the Depression Epidemic,* New York 2014.
Rowe, Meredith L., Susan Goldin-Meadow, «Differences in Early Ges-

ture Explain SES Disparities in Child Vocabulary Size at School Entry», in: *Science* 323 (5916), 2009, S. 951–953.
Roy, M., D. Shohamy, N. Daw, M. Jepma, G. E. Wimmer, T. D. Wager, «Representation of Aversive Prediction Errors in the Human Periaqueductal Gray», in: *Nature Neuroscience* 17 (11), 2014, S. 1607–1612.
Roy, Mathieu, Mathieu Piché, Jen-I Chen, Isabelle Peretz, Pierre Rainville, «Cerebral and Spinal Modulation of Pain by Emotions», in: *Proceedings of the National Academy of Sciences* 106 (49), 2009, S. 20900–20905.
Russell, J. A., «Culture and the Categorization of Emotions», in: *Psychological Bulletin* 110 (3), 1991, S. 426–450.
–, «In Defense of a Prototype Approach to Emotion Concepts», in: *Journal of Personality and Social Psychology* 60 (1), 1991, S. 37–47.
–, «Is There Universal Recognition of Emotion from Facial Expressions? A Review of the Cross-Cultural Studies», in: *Psychological Bulletin* 115 (1), 1994, S. 102–141.
–, «Core Affect and the Psychological Construction of Emotion», in: *Psychological Review* 110 (1), 2003, S. 145–172.
Russell, J. A., L. F. Barrett, «Core Affect, Prototypical Emotional Episodes, and Other Things Called Emotion: Dissecting the Elephant», in: *Journal of Personality and Social Psychology* 76 (5), 1999, S. 805–819.
Rychlowska, Magdalena, Yuri Miyamoto, David Matsumoto, Ursula Hess, Eva Gilboa-Schechtman, Shanmukh Kamble, Hamdi Muluk, Takahiko Masuda, Paula Marie Niedenthal, «Heterogeneity of Long-History Migration Explains Cultural Differences in Reports of Emotional Expressivity and the Functions of Smiles», in: *Proceedings of the National Academy of Sciences* 112 (19), 2015, E2429–E2436.
Sabra, Abdelhamid I., *The Optics of Ibn al-Haytham, Books I–III: On Direct Vision,* Bd. 1, London 1989.
Safina, Carl, *Die Intelligenz der Tiere,* München 2017.
Salerno, Jessica M., Bette L. Bottoms, «Emotional Evidence and Jurors' Judgments: The Promise of Neuroscience for Informing Psychology and Law», in: *Behavioral Sciences and the Law* 27 (2), 2009, S. 273–296.
Salminen, Jouko K., Simo Saarijärvi, Erkki Äärelä, Tuula Toikka, Jussi Kauhanen, «Prevalence of Alexithymia and Its Association with Sociodemographic Variables in the General Population of Finland», in: *Journal of Psychosomatic Research* 46 (1), 1999, S. 75–82.
Salter, Michael W., Simon Beggs, «Sublime Microglia: Expanding Roles for the Guardians of the CNS», in: *Cell* 158 (1), 2014, S. 15–24.

Sanchez, Raf, Peter Foster, «‹You Rape Our Women and Are Taking over Our Country,› Charleston Church Gunman Told Black Victims», in: *Telegraph*, 18. Juni 2015, http://www.telegraph.co.uk/news/worldnews/northamerica/usa/11684957/You-rape-our-women-and-are-taking-over-our-country-Charleston-church-gunman-told-black- victims.html

Sauter, Disa A., Frank Eisner, Paul Ekman, Sophie K. Scott, «Cross-Cultural Recognition of Basic Emotions Through Nonverbal Emotional Vocalizations», in: *Proceedings of the National Academy of Sciences* 107 (6): 2010, S. 2408–2412.

–, «Emotional Vocalizations Are Recognized Across Cultures Regardless of the Valence of Distractors», in: *Psychological Science* 26 (3), 2015, S. 354–356.

Sbarra, David A., Cindy Hazan, «Coregulation, Dysregulation, Self-Regulation: An Integrative Analysis and Empirical Agenda for Understanding Adult Attachment, Separation, Loss, and Recovery», in: *Personality and Social Psychology Review* 12 (2), 2008, S. 141–167.

Scalia, Antonin, Bryan A. Garner, *Making Your Case: The Art of Persuading Judges.* St. Paul 2008.

Schacter, D. L., D. R. Addis, D. Hassabis, V. C. Martin, R. N. Spreng, K. K. Szpunar, «The Future of Memory: Remembering, Imagining, and the Brain», in: *Neuron* 76 (4), 2012, S. 677–694.

Schacter, Daniel L., *Searching for Memory: The Brain, the Mind, and the Past,* New York 1996.

Schacter, Daniel L., Elizabeth F. Loftus, «Memory and Law: What Can Cognitive Neuroscience Contribute?», in: *Nature Neuroscience* 16 (2), 2013, S. 119–123.

Schachter, Stanley, Jerome Singer, «Cognitive, Social, and Physiological Determinants of Emotional State», in: *Psychological Review* 69 (5), 1962, S. 379–399.

Schatz, Howard, Beverly J. Ornstein, *In Character: Actors Acting,* Boston 2006.

Schilling, Elizabeth A., Robert H. Aseltine, Susan Gore, «The Impact of Cumulative Childhood Adversity on Young Adult Mental Health: Measures, Models, and Interpretations», in: *Social Science and Medicine* 66 (5), 2008, S. 1140–1151.

Schnall, Simone, Kent D. Harber, Jeanine K. Stefanucci, Dennis R. Proffitt, «Social Support and the Perception of Geographical Slant», in: *Journal of Experimental Social Psychology* 44 (5), 2008, S. 1246–1255.

Scholz, Joachim, Clifford J. Woolf, «The Neuropathic Pain Triad: Neurons, Immune Cells and Glia», in: *Nature Neuroscience* 10 (11), 2007, S. 1361–1368.

Schumann, Karina, Jamil Zaki, Carol S. Dweck, «Addressing the Em-

pathy Deficit: Beliefs About the Malleability of Empathy Predict Effortful Responses When Empathy Is Challenging», in: *Journal of Personality and Social Psychology* 107 (3), 2014, S. 475-493.
Schuster, Mary Lay, Amy Propen, «Degrees of Emotion: Judicial Responses to Victim Impact Statements.» *Law, Culture and the Humanities* 6 (1), 2010, S. 75-104.
Schwarz, Norbert, Gerald L. Clore, «Mood, Misattribution, and Judgments of Well-Being: Informative and Directive Functions of Affective States», in: *Journal of Personality and Social Psychology* 45 (3), 1983, S. 513-523.
Schyns, P. G., R. L. Goldstone, J. P. Thibaut, «The Development of Features in Object Concepts», in: *Behavioral and Brain Sciences* 21 (1), 1-17, 1998, S. 17-54.
Searle, John R., *Wie wir die soziale Welt machen: die Struktur der menschlichen Zivilistation,* Berlin 2017.
Selby, Edward A., Stephen A. Wonderlich., Ross D. Crosby, Scott G. Engel, Emily Panza, James E. Mitchell, Scott J. Crow, Carol B. Peterson, Daniel Le Grange, «Nothing Tastes as Good as Thin Feels: Low Positive Emotion Differentiation and Weight-Loss Activities in Anorexia Nervosa», in: *Clinical Psychological Science* 2 (4), 2013, S. 514-531.
Seminowicz, D. A., H. S. Mayberg, A. R. McIntosh, K. Goldapple, S. Kennedy, Z. Segal, S. Rafi-Tari, «Limbic-Frontal Circuitry in Major Depression: A Path Modeling Metanalysis», in: *Neuroimage* 22 (1). 2004, S. 409-418.
Seo, M.-G., B. Goldfarb, and L. F. Barrett, «Affect and the Framing Effect Within Individuals Across Time: Risk Taking in a Dynamic Investment Game», in: *Academy of Management Journal* 53, 2010, S. 411-431.
Seruga, Bostjan, Haibo Zhang, Lori J. Bernstein, Ian F. Tannock, «Cytokines and Their Relationship to the Symptoms and Outcome of Cancer», in: *Nature Reviews Cancer* 8 (11), 2008, S. 887-899.
Settle, Ray H., Barbara A. Sommerville, James McCormick, Donald M. Broom, «Human Scent Matching Using Specially Trained Dogs», in: *Animal Behaviour* 48 (6), 1994, S. 1443-1448.
Shadmehr, Reza, Maurice A. Smith, John W. Krakauer, «Error Correction, Sensory Prediction, and Adaptation in Motor Control», in: *Annual Review of Neuroscience* 33, 2010, S. 89-108.
Sharrock, Justine, «How Facebook, A Pixar Artist, and Charles Darwin Are Reinventing the Emoticon», auf: *Buzzfeed,* 8. Februar 2013, http://www.buzzfeed.com/justinesharrock/how-facebook-a-pixar-artist-and-charles-darwin-are-reinventi?utm_term=.ig1rx82Ky#.hxRb0da4w

Shenhav, Amitai, Matthew M. Botvinick, Jonathan D. Cohen, «The Expected Value of Control: An Integrative Theory of Anterior Cingulate Cortex Function», in: *Neuron* 79 (2), 2013, S. 217-240.

Shepard, Roger N., Lynn A. Cooper, «Representation of Colors in the Blind, Color-Blind, and Normally Sighted», in: *Psychological Science* 3 (2), 1992, S. 97-104.

Sheridan, Margaret A., Katie A. McLaughlin, «Dimensions of Early Experience and Neural Development: Deprivation and Threat», in: *Trends in Cognitive Sciences* 18 (11), 2014, S. 580-585.

Siegel, E.H., M.K. Sands, P. Condon, Y. Chang, J. Dy, K.S. Quigley, L.F. Barrett, «Emotion Fingerprints or Emotion Populations? A Meta-Analytic Investigation of Autonomic Features of Emotion Categories» (in Begutachtung).

Silva, B.A., C. Mattucci, P. Krzywkowski, E. Murana, A. Illarionova, V. Grinevich, N.S. Canteras, D. Ragozzino, and C.T. Gross, «Independent Hypothalamic Circuits for Social and Predator Fear», in: *Nature Neuroscience* 16 (12), 2013, S. 1731-1733.

Simon, Herbert A., «The Architecture of Complexity.» *Proceedings of the American Philosophical Society* 106 (6), 1991, S. 467-482.

Simon, Jonathan, *Governing Through Crime: How the War on Crime Transformed American Democracy and Created a Culture of Fear*, New York 2007.

Sinha, Pawan, Margaret M. Kjelgaard, Tapan K. Gandhi, Kleovoulos Tsourides, Annie L. Cardinaux, Dimitrios Pantazis, Sidney P. Diamond, Richard M. Held, «Autism as a Disorder of Prediction», in: *Proceedings of the National Academy of Sciences* 111 (42), 2014, S. 15220-15225.

Siniscalchi, Marcello, Rita Lusito, Giorgio Vallortigara, Angelo Quaranta, «Seeing Left- or Right-Asymmetric Tail Wagging Produces Different Emotional Responses in Dogs», in: *Current Biology* 23 (22), 2013, S. 2279-2282.

Skerry, Amy E., Rebecca Saxe, «Neural Representations of Emotion Are Organized Around Abstract Event Features», in: *Current Biology* 25 (15), 2015, S. 1945-1954.

Slavich, George M., Steven W. Cole, «The Emerging Field of Human Social Genomics», in: *Clinical Psychological Science* 1 (3), 2013, S. 331-348.

Slavich, George M., Michael R. Irwin,. «From Stress to Inflammation and Major Depressive Disorder: A Social Signal Transduction Theory of Depression», in: *Psychological Bulletin* 140 (3), 2014, S. 774.

Sloan, Erica K., John P. Capitanio, Ross P. Tarara, Sally P. Mendoza, William A. Mason, Steve W. Cole, «Social Stress Enhances Sympathetic Innervation of Primate Lymph Nodes: Mechanisms and

Implications for Viral Pathogenesis», in: *Journal of Neuroscience* 27 (33, 2007, S. 8857-8865.

Sloutsky, Vladimir M., Anna V. Fisher, «Linguistic Labels: Conceptual Markers or Object Features?», in: *Journal of Experimental Child Psychology* 111 (1), 2012, S. 65-86.

Smith, Dylan M., George Loewenstein, Aleksandra Jankovic, Peter A. Ubel, «Happily Hopeless: Adaptation to a Permanent, but Not to a Temporary, Disability», in: *Health Psychology* 28 (6), 2009, S. 787-791.

Smith, Edward E., Douglas L. Medin, *Categories and Concepts,* Cambridge 1981.

So Bad So Good, «25 Handy Words that Simply Don't Exist in English» vom 29. April 2012, http://sobadsogood.com/2012/04/29/25-words-that-simply-dont-exist-in-english/

Somerville, Leah H., Paul J. Whalen, «Prior Experience as a Stimulus Category Confound: An Example Using Facial Expressions of Emotion», in: *Social Cognitive and Affective Neuroscience* 1 (3), 2006, S. 271-274.

Soni, Mira, Valerie H. Curran, Sunjeev K. Kamboj, «Identification of a Narrow Post-Ovulatory Window of Vulnerability to Distressing Involuntary Memories in Healthy Women», in: *Neurobiology of Learning and Memory* 104, 2013, S. 32-38.

Soskin, David P., Clair Cassiello, Oren Isacoff, Maurizio Fava, «The Inflammatory Hypothesis of Depression», in: *Focus* 10 (4), 2012, S. 413-421.

Sousa, Cláudia, Tetsuro Matsuzawa, «Token Use by Chimpanzees (Pan Troglodytes): Choice, Metatool, and Cost», in: *Cognitive Development in Chimpanzees,* hrsg. von T. Matsuzawa, M. Tomanaga und M. Tanaka, Tokio 2006, S. 411-438.

Southgate, Victoria, Gergely Csibra, «Inferring the Outcome of an Ongoing Novel Action at 13 Months», in: *Developmental Psychology* 45 (6), 2009, S. 1794-1798.

Spiegel, Alix, «What Vietnam Taught Us About Breaking Bad Habits», auf: *National Public Radio,* 2. Januar 2012, http://www.npr.org/sections/health-shots/2012/01/02/144431794/what-vietnam-taught-us-about-breaking-bad-habits

Sporns, Olaf, *Networks of the Brain,* Cambridge 2011.

Spunt, R.P., E.B. Falk, M.D. Lieberman, «Dissociable Neural Systems Support Retrieval of How and Why Action Knowledge», in: *Psychological Science* 21 (11), 2010, S. 1593-1598.

Spunt, R.P., M.D. Lieberman, «An Integrative Model of the Neural Systems Supporting the Comprehension of Observed Emotional Behavior», in: *Neuroimage* 59 (3), 2012, S. 3050-3059.

Spyridaki, Eirini C., Panagiotis Simos, Pavlina D. Avgoustinaki, Eirini Dermitzaki, Maria Venihaki, Achilles N. Bardos, Andrew N. Margioris, «The Association Between Obesity and Fluid Intelligence Impairment Is Mediated by Chronic Low-Grade Inflammation», in: *British Journal of Nutrition* 112 (10), 2014, S. 1724–1734.

Srinivasan, Ramprakash, Julie D. Golomb, Aleix M. Martinez, «A Neural Basis of Facial Action Recognition in Humans», in: *Journal of Neuroscience*.

Stanton, Annette L., Sharon Danoff-Burg, Christine L. Cameron, Michelle Bishop, Charlotte A. Collins, Sarah B. Kirk, Lisa A. Sworowski, Robert Twillman, «Emotionally Expressive Coping Predicts Psychological and Physical Adjustment to Breast Cancer», in: *Journal of Consulting and Clinical Psychology* 68 (5), 2000, S. 875.

Stanton, Annette L., Sharon Danoff-Burg, Melissa E. Huggins, «The First Year After Breast Cancer Diagnosis: Hope and Coping Strategies as Predictors of Adjustment», in: *Psycho-Oncology* 11 (2), 2002, S. 93–102.

Steiner, Adam P., A. David Redish, «Behavioral and Neurophysiological Correlates of Regret in Rat Decision-Making on a Neuroeconomic Task», in: *Nature Neuroscience* 17 (7), 2014, S. 995–1002.

Stellar, Jennifer E., Neha John-Henderson, Craig L. Anderson, Amie M. Gordon, Galen D. McNeil, Dacher Keltner, «Positive Affect and Markers of Inflammation: Discrete Positive Emotions Predict Lower Levels of Inflammatory Cytokines», in: *Emotion* 15 (2), 2015, S. 129–133.

Stephens, C. L., I. C. Christie, B. H. Friedman, «Autonomic Specificity of Basic Emotions: Evidence from Pattern Classification and Cluster Analysis», in: *Biological Psychology* 84 (3), 2010, S. 463–473.

Sterling, Peter, «Allostasis: A Model of Predictive Regulation», in: *Physiology and Behavior* 106 (1), 2012, S. 5–15.

Sterling, Peter, Simon Laughlin, *Principles of Neural Design*, Cambridge 2015.

Stevenson, Seth, «Tsarnaev's Smirk», auf: *Slate.com*, 21. April 2015, https://slate.com/news-and-politics/2015/04/tsarnaev-trial-sentencing-phase-prosecutor-makes-case-that-dzhokhar-tsarnaev-shows-no-remorse.html

Stolk, Arjen, Lennart Verhagen, Ivan Toni, «Conceptual Alignment: How Brains Achieve Mutual Understanding», in: *Trends in Cognitive Sciences* 20 (3), 2016, S. 180–191.

Striedter, Georg F., «Précis of Principles of Brain Evolution», in: *Behavioral and Brain Sciences* 29 (1), 2006, S. 1–12.

Styron, William, *Sturz in die Nacht. Die Geschichte einer Depression*, Berlin 2010.

Sullivan, Michael J.L., Mary E. Lynch, A.J. Clark, «Dimensions of Catastrophic Thinking Associated with Pain Experience and Disability in Patients with Neuropathic Pain Conditions», in: *Pain* 113 (3), 2005, S. 310-315.

Susskind, Joshua M., Daniel H. Lee, Andrée Cusi, Roman Feiman, Wojtek Grabski, Adam K. Anderson, «Expressing Fear Enhances Sensory Acquisition», in: *Nature Neuroscience* 11 (7), 2008, S. 843-850.

Suvak, M.K., L.F. Barrett, «Considering PTSD from the Perspective of Brain Processes: A Psychological Construction Analysis», in: *Journal of Traumatic Stress* 24, 2011, S. 3-24.

Suvak, M.K., B.T. Litz, D.M. Sloan, M.C. Zanarini, L.F. Barrett, S.G. Hofmann, «Emotional Granularity and Borderline Personality Disorder», in: *Journal of Abnormal Psychology* 120 (2), 2011, S. 414-426.

Swanson, Larry W., *Brain Architecture: Understanding the Basic Plan,* New York 2012.

Tabibnia, Golnaz, Matthew D. Lieberman, Michelle G. Craske, «The Lasting Effect of Words on Feelings: Words May Facilitate Exposure Effects to Threatening Images», in: *Emotion* 8 (3), 2008, S. 307-317.

Tagkopoulos, Ilias, Yir-Chung Liu, Saeed Tavazoie, «Predictive Behavior Within Microbial Genetic Networks», in: *Science* 320 (5881), 2008, S. 1313-1317.

Tamir, Maya, «What Do People Want to Feel and Why? Pleasure and Utility in Emotion Regulation», in: *Current Directions in Psychological Science* 18 (2), 2009, S. 101-105.

Tanaka, Masayuki, «Spontaneous Categorization of Natural Objects in Chimpanzees», in: *Cognitive Development in Chimpanzees,* Hrsg. T. Matsuzawa, M. Tomanaga, M. Tanaka, Tokyo 2011, S. 340-367.

Tang, Yi-Yuan, Britta K. Hölzel, Michael I. Posner, «The Neuroscience of Mindfulness Meditation», in: *Nature Reviews Neuroscience* 16 (4), 2015, S. 213-225.

Tassinary, Louis G., John T. Cacioppo, «Unobservable Facial Actions and Emotion», in: *Psychological Science* 3 (1), 1992, S. 28-33.

Tassinary, Louis G., John T. Cacioppo, Eric J. Vanman, «The Skeletomotor System: Surface Electromyography», in: *Handbook of Psychophysiology,* 3. Aufl., Hrsg. John T. Cacioppo, Louis G. Tassinary, New York 2007, S. 267-300.

Taumoepeau, Mele, Ted Ruffman, «Mother and Infant Talk About Mental States Relates to Desire Language and Emotion Understanding», in: *Child Development* 77 (2), 2006, S. 465-481.

–, «Stepping Stones to Others› Minds: Maternal Talk Relates to Child Mental State Language and Emotion Understanding at 15, 24, and 33 Months», in: *Child Development* 79 (2), 2008, S. 284–302.

TedMed, «Great Challenges», 2015, http://www.tedmed.com/great-challenges

Teicher, Martin H., Susan L. Andersen, Ann Polcari, Carl M. Anderson, Carryl P. Navalta, «Developmental Neurobiology of Childhood Stress and Trauma», in: *Psychiatric Clinics* 25 (2), 2002, S. 397–426.

Teicher, Martin H., Susan L. Andersen, Ann Polcari, Carl M. Anderson, Carryl P. Navalta, Dennis M. Kim, «The Neurobiological Consequences of Early Stress and Childhood Maltreatment», in: *Neuroscience and Biobehavioral Reviews* 27 (1), 2003, S. 33–44.

Teicher, Martin H., Jacqueline A. Samson, «Annual Research Review: Enduring Neurobiological Effects of Childhood Abuse and Neglect», in: *Journal of Child Psychology and Psychiatry* 57 (3), 2016, S. 241–266.

Teicher, Martin H., Jacqueline A. Samson, Ann Polcari, Cynthia E. McGreenery, «Sticks, Stones, and Hurtful Words: Relative Effects of Various Forms of Childhood Maltreatment», in: *American Journal of Psychiatry* 163, 2006, S. 993–1000.

Tejero-Fernández, Victor, Miguel Membrilla-Mesa, Noelia Galiano-Castillo, Manuel Arroyo-Morales, «Immunological Effects of Massage After Exercise: A Systematic Review», in: *Physical Therapy in Sport* 16 (2), 2015, S. 187–192.

Tenenbaum, Joshua B., Charles Kemp, Thomas L. Griffiths, Noah D. Goodman, «How to Grow a Mind: Statistics, Structure, and Abstraction», in: *Science* 331 (6022), 2011, S. 1279–1285.

Tiedens, Larissa Z., «Anger and Advancement Versus Sadness and Subjugation: The Effect of Negative Emotion Expressions on Social Status Conferral», in: *Journal of Personality and Social Psychology* 80 (1), 2001, S. 86–94.

Tomasello, Michael, *Eine Naturgeschichte des menschlichen Denkens,* Berlin 2020.

Tomkins, Silvan S., Robert McCarter, «What and Where Are the Primary Affects? Some Evidence for a Theory», in: *Perceptual and Motor Skills* 18 (1), 1964, S. 119–158.

Tononi, Giulio, Gerald M. Edelman, «Consciousness and Complexity», in: *Science* 282 (5395), 1998, S. 1846–1851.

Touroutoglou, A., E. Bliss-Moreau, J. Zhang, D. Mantini, W. Vanduffel, B. Dickerson, L. F. Barrett, «A Ventral Salience Network in the Macaque Brain», in: *Neuroimage* 132, 2016, S. 190–197.

Touroutoglou, A., K. A. Lindquist, B. C. Dickerson, L. F. Barrett, «Intrinsic Connectivity in the Human Brain Does Not Reveal Networks for ‹Basic› Emotions», in: *Social Cognitive and Affective Neuroscience* 10 (9), 2015, S. 1257–1265.

Tovote, Philip, Jonathan Paul Fadok, Andreas Lüthi, «Neuronal Circuits for Fear and Anxiety», in: *Nature Reviews Neuroscience* 16 (6), 2015, S. 317–331.

Tracey, Irene, «Getting the Pain You Expect: Mechanisms of Placebo, Nocebo and Reappraisal Effects in Humans», in: *Nature Medicine* 16 (11), 2010, S. 1277–1283.

Tracy, Jessica L., Daniel Randles, «Four Models of Basic Emotions: A Review of Ekman and Cordaro, Izard, Levenson, and Panksepp and Watt», in: *Emotion Review* 3 (4), 2011, S. 397–405.

Tranel, Daniel, Greg Gullickson, Margaret Koch, Ralph Adolphs, «Altered Experience of Emotion Following Bilateral Amygdala Damage», in: *Cognitive Neuropsychiatry* 11 (3), 2006, S. 219–232.

Traub, Richard J., Dong-Yuan Cao, Jane Karpowicz, Sangeeta Pandya, Yaping Ji, Susan G. Dorsey, Dean Dessem, «A Clinically Relevant Animal Model of Temporomandibular Disorder and Irritable Bowel Syndrome Comorbidity», in: *Journal of Pain* 15 (9), 2014, S. 956–966.

Triandis, Harry Charalambos, *Culture and Social Behavior*, New York 1994.

Trivedi, Bijal P., «‹Hot Tub Monkeys› Offer Eye on Nonhuman ‹Culture›», in: *National Geographic News*, 6. Februar 2004, http://news.nationalgeographic.com/news/2004/02/0206_04020_tvmacaques.html

Trumble, Angus, *Eine kleine Geschichte des Lächelns*, München, Heidelberg 2006.

Tsai, Jeanne L., «Ideal Affect: Cultural Causes and Behavioral Consequences», in: *Perspectives on Psychological Science* 2 (3), 2007, S. 242–259.

Tsuda, Makoto, Simon Beggs, Michael W. Salter, Kazuhide Inoue, «Microglia and Intractable Chronic Pain», in: *Glia* 61 (1), 2013, S. 55–61.

Tucker, Mike, Rob Ellis, «The Potentiation of Grasp Types During Visual Object Categorization», in: *Visual Cognition* 8 (6), 2001, S. 769–800.

–, «Action Priming by Briefly Presented Objects», in: *Acta psychologica* 116 (2), 2004, S. 185–203.

Turati, Chiara, «Why Faces Are Not Special to Newborns: An Alternative Account of the Face Preference», in: *Current Directions in Psychological Science* 13 (1), 2004, S. 5–8.

Turcsán, Borbála, Flóra Szánthó, Ádám Miklósi, Enikő Kubinyi, «Fetching What the Owner Prefers? Dogs Recognize Disgust and Hap-

piness in Human Behaviour», in: *Animal Cognition* 18 (1), 2015, S. 83–94.
Turkheimer, Eric, Erik Pettersson, Erin E. Horn, «A Phenotypic Null Hypothesis for the Genetics of Personality», in: *Annual Review of Psychology* 65, 2014, S. 515–540.
U. S. Census Bureau, «Families and Living Arrangements»,2015, https://www.census.gov/data/tables/2015/demo/families/cps-2015.html
Vallacher, Robin R., Daniel M. Wegner, «What Do People Think They're Doing? Action Identification and Human Behavior», in: *Psychological Review* 94 (1), 1987, S. 3–15.
Van de Cruys, Sander, Kris Evers, Ruth Van der Hallen, Lien Van Eylen, Bart Boets, Lee de-Wit, Johan Wagemans, «Precise Minds in Uncertain Worlds: Predictive Coding in Autism», in: *Psychological Review* 121 (4), 2014, S. 649–675.
Van den Heuvel, Martijn P., Olaf Sporns, «Rich-Club Organization of the Human Connectome», in: *Journal of Neuroscience* 31 (44), 2011, S. 15775–15786.
–, «An Anatomical Substrate for Integration Among Functional Networks in Human Cortex», in: *Journal of Neuroscience* 33 (36), 2013, S. 14489–14500.
Van der Laan, L. N., D. T. de Ridder, M. A. Viergever, P. A. Smeets, «The First Taste Is Always with the Eyes: A Meta-Analysis on the Neural Correlates of Processing Visual Food Cues», in: *Neuroimage* 55 (1), 2011, S. 296–303.
Van Essen, David C., Donna Dierker, «On Navigating the Human Cerebral Cortex: Response to ‹In Praise of Tedious Anatomy›.» *Neuroimage* 37 (4), 2007, S. 1050–1054.
Vauclair, Jacques, Joël Fagot, «Categorization of Alphanumeric Characters by Guinea Baboons: Within—and Between—Class Stimulus», in: *Cahiers de psychologie cognitive* 15 (5), 1996, S. 449–462.
Vernon, Michael L., Shir Atzil, Paula Pietromonaco, Lisa Feldman Barrett, «Love Is a Drug: Parallel Neural Mechanisms in Love and Drug Addiction», unveröffentlichtes Manuskript, University of Massachusetts, Amherst 2016.
Verosupertramp85, «Lost in Translation.» 13. Januar 2012, http://verosupertram.word press.com/2012/01/13/lost-in-translation
Voorspoels, Wouter, Wolf Vanpaemel, Gert Storms, «A Formal Ideal-Based Account of Typicality», in: *Psychonomic Bulletin and Review* 18 (5), 2011, S. 1006–1014.
Vouloumanos, Athena, Kristine H. Onishi, Amanda Pogue, «Twelve-Month-Old Infants Recognize That Speech Can Communicate Unobservable Intentions», in: *Proceedings of the National Academy of Sciences* 109 (32), 2012, S. 12933–12937.

Vouloumanos, Athena, Sandra R. Waxmanm, «Listen Up! Speech Is for Thinking During Infancy», in: *Trends in Cognitive Sciences* 18 (12), 2014, S. 642–646.
Wager, T. D., J. Kang, T. D. Johnson, T. E. Nichols, A. B. Satpute, L. F. Barrett, «A Bayesian Model of Category-Specific Emotional Brain Responses», in: *PLOS Computational Biology* 11 (4), 2015, S. e1004066.
Wager, Tor D., Lauren Y. Atlas, «The Neuroscience of Placebo Effects: Connecting Context, Learning and Health», in: *Nature Reviews Neuroscience* 16 (7), 2015, S. 403–418.
Wager, Tor D., Lauren Y. Atlas, Martin A. Lindquist, Mathieu Roy, Choong-Wan Woo, Ethan Kross, «An fMRI-Based Neurologic Signature of Physical Pain», in: *New England Journal of Medicine* 368 (15), 2013, S. 1388–1397.
Walker, A. K., A. Kavelaars, C. J. Heijnen, R. Dantzer, «Neuroinflammation and Comorbidity of Pain and Depression», in: *Pharmacological Reviews* 66 (1), 2014, S. 80–101.
Walker, Suellen M., Linda S. Franck, Maria Fitzgerald, Jonathan Myles, Janet Stocks, Neil Marlow, «Long-Term Impact of Neonatal Intensive Care and Surgery on Somatosensory Perception in Children Born Extremely Preterm», in: *Pain* 141 (1), 2009, S. 79–87.
Walløe, Solveig, Bente Pakkenberg, Katrine Fabricius, «Stereological Estimation of Total Cell Numbers in the Human Cerebral and Cerebellar Cortex», in: *Frontiers in Human Neuroscience* 8, 2014, S. 508.
Wang, Jing, Ronald J. Iannotti, Tonja R. Nansel, «School Bullying Among Adolescents in the United States: Physical, Verbal, Relational, and Cyber», in: *Journal of Adolescent Health* 45 (4), 2009, S. 368–375.
Waters, Sara F., Tessa V. West, Wendy Berry Mendes, «Stress Contagion Physiological Covariation Between Mothers and Infants», in: *Psychological Science* 25 (4), 2014, S. 934–942.
Waxman, Sandra R., Susan A. Gelman, «Different Kinds of Concepts and Different Kinds of Words: What Words Do for Human Cognition», in: *The Making of Human Concepts,* hrsg. von Denis Mareschal, Paul C. Quinn und Stephen E. G. Lea, New York 2010, S. 101–130.
Waxman, Sandra R., Dana B. Markow, «Words as Invitations to Form Categories: Evidence from 12- to 13-Month-Old Infants», in: *Cognitive Psychology* 29 (3), 1995, S. 257–302.
Wegner, Daniel M., Kurt Gray, *The Mind Club: Who Thinks, What Feels, and Why It Matters,* New York 2016.
Wei, Qiang, Hugh M. Fentress, Mary T. Hoversten, Limei Zhang, Elaine K. Hebda-Bauer, Stanley J. Watson, Audrey F. Seasholtz, Huda Akil, «Early-Life Forebrain Glucocorticoid Receptor Over-

expression Increases Anxiety Behavior and Cocaine Sensitization», in: *Biological Psychiatry* 71 (3), 2012, S. 224–231.
Weierich, M. R., C. I. Wright, A. Negreira, B. C. Dickerson, L. F. Barrett, «Novelty as a Dimension in the Affective Brain», in: *Neuroimage* 49 (3), 2010, S. 2871–2878.
Weisleder, Adriana, Anne Fernald, «Talking to Children Matters: Early Language Experience Strengthens Processing and Builds Vocabulary», in: *Psychological Science* 24 (11), 2013, S. 2143–2152.
Westermann, Gert, Denis Mareschal, Mark H. Johnson, Sylvain Sirois, Michael W. Spratling, Michael S. C. Thomas, «Neuroconstructivism», in: *Developmental Science* 10 (1), 2007, S. 75–83.
Whitacre, James, Axel Bender, «Degeneracy: A Design Principle for Achieving Robustness and Evolvability», in: *Journal of Theoretical Biology* 263 (1), 2010, S. 143–153.
Whitacre, James M., Philipp Rohlfshagen, Axel Bender, Xin Yao, «Evolutionary Mechanics: New Engineering Principles for the Emergence of Flexibility in a Dynamic and Uncertain World», in: *Natural Computing* 11 (3), 2012, S. 431–448.
Widen, Sherri C., «The Development of Children's Concepts of Emotion», in: *Handbook of Emotions,* 4. Auflage, hrsg. von Lisa Feldman Barrett, Michael Lewis und Jeannette M. Haviland-Jones, New York 2018, S. 307–318.
Widen, Sherri C., Anita M. Christy, Kristen Hewett, James A. Russell, «Do Proposed Facial Expressions of Contempt, Shame, Embarrassment, and Compassion Communicate the Predicted Emotion?», in: *Cognition and Emotion* 25 (5), 2011, S. 898–906.
Widen, Sherri C., James A. Russell, «Children's Recognition of Disgust in Others», in: *Psychological Bulletin* 139 (2), 2013, S. 271–299.
Wiech, Katja, Chia-shu Lin, Kay H. Brodersen, Ulrike Bingel, Markus Ploner, Irene Tracey, «Anterior Insula Integrates Information About Salience into Perceptual Decisions About Pain», in: *Journal of Neuroscience* 30 (48), 2010, S. 16324–16331.
Wiech, Katja, Irene Tracey, «The Influence of Negative Emotions on Pain: Behavioral Effects and Neural Mechanisms», in: *Neuroimage* 47 (3), 2009, S. 987–994.
Wierzbicka, Anna, «Human Emotions: Universal or Culture-Specific?», in: *American Anthropologist* 88 (3), 1986, S. 584–594.
–, *Emotions Across Languages and Cultures: Diversity and Universals,* Cambridge 1999.
Wikan, Unni, *Managing Turbulent Hearts: A Balinese Formula for Living,* Chicago 1990.
Williams, David M., Shira Dunsiger, Ernestine G. Jennings, Bess H. Marcus, «Does Affective Valence During and Immediately Following a

10-Min Walk Predict Concurrent and Future Physical Activity?», in: *Annals of Behavioral Medicine* 44 (1), 2012, S. 43-51.
Williams, J. Bradley, Diana Pang, Bertha Delgado, Masha Kocherginsky, Maria Tretiakova, Thomas Krausz, Deng Pan, Jane He, Martha K. McClintock, Suzanne D. Conzen, «A Model of Gene-Environment Interaction Reveals Altered Mammary Gland Gene Expression and Increased Tumor Growth Following Social Isolation», in: *Cancer Prevention Research* 2 (10), 20009, S. 850-861.
Wilson, Craig J., Caleb E. Finch, Harvey J. Cohen, «Cytokines and Cognition - The Case for a Head-to-Toe Inflammatory Paradigm», in: *Journal of the American Geriatrics Society* 50 (12), 2002, S. 2041-2056.
Wilson, Timothy D., Dieynaba G. Ndiaye, Cheryl Hahn, Daniel T. Gilbert, «Still a Thrill: Meaning Making and the Pleasures of Uncertainty», in: *The Psychology of Meaning*, hrsg. von Keith D. Markman und Travis Proulx, Washington 2013, S. 421-443.
Wilson-Mendenhall, Christine D., Lisa Feldman Barrett, Lawrence W. Barsalou, «Situating Emotional Experience», in: *Frontiers in Human Neuroscience* 7, 2013, S. 1-16.
-, «Variety in Emotional Life: Within-Category Typicality of Emotional Experiences Is Associated with Neural Activity in Large-Scale Brain Networks», in: *Social Cognitive and Affective Neuroscience* 10 (1), 2015, S. 62-71.
Wilson-Mendenhall, Christine D., Lisa Feldman Barrett, W. Kyle Simmons, Lawrence W. Barsalou, «Grounding Emotion in Situated Conceptualization», in: *Neuropsychologia* 49, 2011, S. 1105-1127.
Winkielman, P., K. C. Berridge, J. L. Wilbarger, «Unconscious Affective Reactions to Masked Happy Versus Angry Faces Influence Consumption Behavior and Judgments of Value», in: *Personality and Social Psychology Bulletin* 31 (1), 2005, S. 121-135.
Wistrich, Andrew J., Jeffrey J. Rachlinski, Chris Guthrie, «Heart versus Head: Do Judges Follow the Law or Follow Their Feelings», in: *Texas Law Review* 93, 2015, S. 855-923.
Wittgenstein, Ludwig, *Philosophische Untersuchungen*, London 1953.
Wolpe, Noham, James B. Rowe, «Beyond the ‹Urge to Move›: Objective Measures for the Study of Agency in the Post-Libet Era», in: *Sense of Agency: Examining Awareness of the Acting Self*, hrsg. von Nicole David, James W. Moore und Sukhvinder Obhi, Lausanne 2015, S. 213-235.
Woo, Choong-Wan, Mathieu Roy, Jason T. Buhle, Tor D. Wager, «Distinct Brain Systems Mediate the Effects of Nociceptive Input and Self-

Regulation on Pain», in: *PLOS Biology* 13 (1), 2015, S. e1002036, https://journals.plos.org/plosbiology/article?id=10.1371/journal.pbio.1002036

Wood, Wendy, Dennis Rünger, «Psychology of Habit», in: *Annual Review of Psychology* 67, 2016, S. 289–314.

Wu, L. L., L. W. Barsalou, «Perceptual Simulation in Conceptual Combination: Evidence from Property Generation», in: *Acta psychologica (amst)* 132 (2), 2009, S. 173–189.

Xu, Fei, «The Role of Language in Acquiring Object Kind Concepts in Infancy», in: *Cognition* 85 (3), 2002, S. 223–250.

Xu, Fei, Melissa Cote, Allison Baker, «Labeling Guides Object Individuation in 12-Month-Old Infants», in: *Psychological Science* 16 (5), 2005, S. 372–377.

Xu, Fei, Tamar Kushnir, «Infants Are Rational Constructivist Learners», in: *Current Directions in Psychological Science* 22 (1), 2013, S. 28–32.

Yang, Yang Claire, Courtney Boen, Karen Gerken, Ting Li, Kristen Schorpp, Kathleen Mullan Harris, «Social Relationships and Physiological Determinants of Longevity Across the Human Life Span», in: *Proceedings of the National Academy of Sciences* 113 (3), 2016, S. 578–583.

Yeager, Mark P., Patricia A. Pioli, Paul M. Guyre, «Cortisol Exerts Bi-Phasic Regulation of Inflammation in Humans», in: *Dose Response* 9 (3), 2011, S. 332–347.

Yeo, B. T. et al., «The Organization of the Human Cerebral Cortex Estimated by Intrinsic Functional Connectivity», in: *Journal of Neurophysiology* 106 (3), 2011, S. 1125–1165.

Yeo, B. T. Thomas, Fenna M. Krienen, Simon B. Eickhoff, Siti N. Yaakub, Peter T. Fox, Randy L. Buckner, Christopher L. Asplund, Michael W. L. Chee, «Functional Specialization and Flexibility in Human Association Cortex», in: *Cerebral Cortex* 25 (10), 2014, S. 3654–3672.

Yeomans, Martin R., Lucy Chambers, Heston Blumenthal, Anthony Blake, «The Role of Expectancy in Sensory and Hedonic Evaluation: The Case of Smoked Salmon Ice-Cream», in: *Food Quality and Preference* 19 (6), 2008, S. 565–573.

Yik, Michelle S. M., Zhaolan Meng, James A. Russell, «Brief Report: Adults' Freely Produced Emotion Labels for Babies' Spontaneous Facial Expressions», in: *Cognition and Emotion* 12 (5), 1998, S. 723–730.

Yin, Jun, Gergely Csibra, «Concept-Based Word Learning in Human Infants», in: *Psychological Science* 26 (8), 2015, S. 1316–1324.

Yoshikubo, Shin'ichi, «Species Discrimination and Concept Formation by Rhesus Monkeys (Macaca Mulatta)», in: *Primates* 26 (3), 1985, S. 285–299.

Younger, Jarred, Arthur Aron, Sara Parke, Neil Chatterjee, Sean Mackey, «Viewing Pictures of a Romantic Partner Reduces Experimental Pain: Involvement of Neural Reward Systems», in: *PLOS One* 5 (10), 2010, S. e13309, https://journals.plos.org/plosone/article?id=10.1371/journal.pone.0013309

Zachar, Peter, *A Metaphysics of Psychopathology*, Cambridge 2014.

Zachar, Peter, Kenneth S. Kendler, «Psychiatric Disorders: A Conceptual Taxonomy», in: *American Journal of Psychiatry* 164, 2007, S. 557–565.

Zaki, J., N. Bolger, K. Ochsner, «It Takes Two: The Interpersonal Nature of Empathic Accuracy», in: *Psychological Science* 19 (4), 2008, S. 399–404.

Zavadski, Katie, «Everything Known About Charleston Church Shooting Suspect Dylann Roof», auf: *Daily Beast*, 20. Juni 2015, https://www.thedailybeast.com/everything-known-about-charleston-church-shooting-suspect-dylann-roof.html

Zhang, F., H. Fung, T. Sims, J. L. Tsai, «The Role of Future Time Perspective in Age Differences in Ideal Affect», 66th Annual Scientific Meeting of the Gerontological Society of America, New Orleans, 20. bis 24. November 2013.

Zhuo, Min, «Neural Mechanisms Underlying Anxiety–Chronic Pain Interactions», in: *Trends in Neurosciences* 39 (3), 2016, S. 136–145.

Zilles, Karl, Hartmut Mohlberg, Katrin Amunts, Nicola Palomero-Gallagher, Sebastian Bludau, «Cytoarchitecture and Maps of the Human Cerebral Cortex», in: *Brain Mapping: An Encyclopedic Reference*, Bd. 2, Hrsg. Arthur W. Toga, Cambridge 2015, S. 115–136.

# Bildnachweis

Abb. 1.1: Illustration von Aaron Scott.
Abb. 1.2: Fotos mit freundlicher Genehmigung von Paul Ekman. Layout von der Autorin.
Abb. 1.3: Foto mit freundlicher Genehmigung von Paul Ekman. Layout von der Autorin.
Abb. 1.4: Fotos mit freundlicher Genehmigung von Paul Ekman. Layout von der Autorin.
Abb. 1.5: Foto von Aaron Scott.
Abb. 1.6: Porträt Martin Landaus (Mitte) von Howard Schatz aus: *In Character: Actors Acting*, Boston 2006. Andere Fotos mit freundlicher Genehmigung von Paul Ekman.
Abb. 1.7: Illustration von Aaron Scott.
Abb. 2.1: Foto mit freundlicher Genehmigung von Richard Enfield. Änderung mit freundlicher Genehmigung von Daniel J. Barrett.
Abb. 3.1: Foto mit freundlicher Genehmigung von Barton Silverman/*New York Times*/Redux.
Abb. 3.2: Foto mit freundlicher Genehmigung von Paul Ekman. Layout von der Autorin.
Abb. 3.3: Foto mit freundlicher Genehmigung von Paul Ekman. Layout von der Autorin.
Abb. 3.4: Fotos mit freundlicher Genehmigung von Paul Ekman. Layout von der Autorin.
Abb. 3.5: Foto mit freundlicher Genehmigung von Debi Roberson.
Abb. 4.1: Illustration von Aaron Scott.
Abb. 4.2: Illustration von Aaron Scott.
Abb. 4.3: Illustration von Aaron Scott.
Abb. 4.4: Illustration von Aaron Scott.
Abb. 4.5: Illustration von Aaron Scott.
Abb. 4.6: Foto mit freundlicher Genehmigung von Helen Mayberg.
Abb. 4.7: Illustration von Aaron Scott.
Abb. 5.1: Illustration von Aaron Scott.
Abb. 5.2: Illustration von Aaron Scott.
Abb. 5.3: Illustration von Aaron Scott.
Abb. 6.1: Illustration von Aaron Scott.
Abb. 6.2: Illustration von Aaron Scott.
Abb. 7.1: Foto mit freundlicher Genehmigung von der Autorin.
Abb. 7.2: Illustration von Aaron Scott.
Abb. 12.1: Foto mit freundlicher Genehmigung von Ann Kring und Angie Hawk.

Abb. 12.2: Illustration von Aaron Scott.
Abb. AA.1: Illustration von Aaron Scott.
Abb. AA.2: Illustration von Aaron Scott.
Abb. AA.3: Illustration von Aaron Scott.
Abb. AA.4: Illustration von Aaron Scott.
Abb. AA.5: Illustration von Aaron Scott.
Abb. AA.6: Illustration von Aaron Scott.
Abb. AB.1: Foto (oben) mit freundlicher Genehmigung von Richard Enfield. Änderung (unten) mit freundlicher Genehmigung von Daniel J. Barrett.
Abb. AC.1: Foto mit freundlicher Genehmigung von Barton Silverman/ New York Times/Redux.
Abb. AD.1: Illustration von Aaron Scott.
Abb. AD.2: Foto mit freundlicher Genehmigung von Dr. Tor Wager und der Autorin.
Abb. AD.3: Illustration von Aaron Scott.

# Endnoten

1 Zu diesem Buch finden Sie (in englischer Sprache) eine Reihe ausführlicher Fußnoten im Internet. Sie liefern zusätzliche wissenschaftliche Details, Kommentare und Geschichten zur Konstruktion von Emotionen und verwandten Themenbereichen. In den Fußnoten im Buch findet sich immer wieder der Hinweis auf http://heam.info, z. B. http://heam.info/malloy. Diese Links führen unmittelbar zu den zugehörigen Seiten auf how-emotions-are-made.com.

2 Siehe das Video und Transkript auf http://heam.info/malloy.

3 Wenn ich in diesem Buch das Wort «Körper» verwende, dann schließe ich das Gehirn aus wie in folgendem Satz: «Ihr Gehirn sagt Ihrem Körper, dass er sich bewegen soll.» Wenn ich Körper und Gehirn zu einem System zusammenfasse, spreche ich vom «anatomischen Körper».

4 Von Zufall oder Gewohnheit: Tracy und Randles 2011. Ekman und Cordaro 2011. Roseman 2011.

5 Aus einer Studie meines Forschungslabors. Siehe: http://heam.info/magazines. Sharrock 2013. Siehe auch: http://heam.info/facebook-1.

6 Siehe die Referenzen auf: http://heam.info/analytics-1. Teamchemie: ESPN 2014. Siehe http://heam.info/bucks.

7 Bis vor Kurzem bot das FBI einen Kurs an, der auf Paul Ekmans Arbeiten beruht.

8 Searle 1995.

9 Government Accountability Office 2013. SPOTs Reinkarnation nennt sich HIDE (Hostile Intent Detection and Evaluation) und scheint zu neueren Forschungsresultaten zu passen. Siehe: http://heam.info/spot-1.

10 Diese unterschiedliche Behandlung wird selbst dann weitergeführt, wenn man Mediziner darüber informiert, dass bei Frauen ein hohes Risiko für Herzinfarkt besteht (Martin et al. 1998; Martin et al. 2004).

11 Triandis 1994, S. 29.

12 Higgins 1987.

13 Die Entdeckung der emotionalen Granularität hat einen ganz neuen Zweig der Emotionsforschung inspiriert. Siehe: http://heam.info/granularity-1.

14 Dieses Buch hatte einen enormen Einfluss auf die Psychologie. Siehe: http://heam.info/darwin-1.

15 Tassinary et al. 2007.
16 Ekman et al. 1969. Izard 1971. Tomkins und McCarter 1964.
17 Z. B.: Ekman et al. 1969. Izard 1971. Und: Ekman und Friesen 1971. Man spricht hier von der «Dashiell-Methode» nach ihrem Erfinder, dem Psychologen John Dashiell (1927).
18 Ekman und Friesen 1971.
19 Ekman et al. 1987. Und: Ekman et al. 1969. Ekman und Friesen 1971. Einen Überblick über die Forschungsarbeiten bei den Fore in New Guinea bietet: Russell 1994.
20 Russell 1994. Elfenbein und Ambady 2002.
21 «Den klarsten Beweis für die Unterscheidung der einzelnen Emotionen liefert uns die Forschung über den Gesichtsausdruck. Es gibt tragfähige und widerspruchsfreie Belege dafür, dass der Ausdruck von Ärger, Angst, Freude, Traurigkeit und Abscheu im Gesicht universell ist.» (Ekman 1992, S. 175–176.)
22 Tassinary und Cacioppo 1992.
23 Die Berechnungen erfolgten auch für zufällige Bewegungen oder Bewegungen in einer nicht emotionsgesteuerten Vergleichszeit.
24 Cacioppo et al. 2000.
25 Ekman and Friesen 1984. FACS beruht auf einer Methode, die der schwedische Anatom Carl-Herman Hjortsjö 1969 entwickelt hatte. Siehe: http://heam.info/FACS.
26 Matsumoto, Keltner et al. 2008. Es gibt Hunderte veröffentlichte Studien zum emotionalen Gesichtsausdruck, aber dieser Forschungszweig kennt nur 25 Studien, bei denen spontane Gesichtsbewegungen gemessen wurden. Nur die Hälfte der Studien, die mit dem FACS-Coding arbeiten, kamen zu dem Ergebnis, dass diese Bewegungen der erwarteten Konfiguration entsprachen. Alle, die eine lockerere Version von FACS verwendeten, stellten hingegen Übereinstimmungen fest. Alle fanden außerdem Belege, die die These stützen, dass Menschen, während sie die entsprechenden Emotionen fühlen, spontane Gesichtsbewegungen machen, die zu den erwarteten passen. Siehe: http://heam.info/FACS.
27 Babys zeigen auch kulturelle Unterschiede, siehe: http://heam.info/camras-1.
28 Camras et al. 2007. Die FACS-Methode wurde in dieser Studie speziell auf Babys zugeschnitten (Oster 2006). Mehr über den Ausdruck von Emotionen bei Kleinkindern finden Sie hier: http://heam.info/infants-2.
29 Die klassische Auffassung nennt diese Regeln «display rules» (Matsumoto, Yoo, et al. 2008).
30 Ihr Gesichtsausdruck wurde mit nicht emotionalen Faktoren wie

Blickrichtung, Kopfposition und Atmung in Zusammenhang gebracht (Oster 2005).

31 http://heam.info/newborns-1. Kinder haben auch keine klar unterscheidbaren stimmlichen Äußerungen für jede Emotion. Siehe: http://heam.info/newborns-2.

32 Aviezer et al. 2008.

33 Silvan S. Tomkins und Robert McCarter (1964) schufen die Fotos, indem sie frühere Bilder des französischen Neurologen Guillaume-Benjamin-Armand Duchenne verwendeten, der von Darwin zitiert wird ([1872] 2005). Siehe auch: Widen und Russell 2013.

34 Schatz und Ornstein 2006.

35 Dieses Projekt wurde von meiner früheren Doktorandin und jetzigen Postdoc-Mitarbeiterin Maria Gendron geleitet.

36 Bedauerlicherweise hat Melissa Leos Pressesprecher mir keine Genehmigung für den Abdruck des Bildes erteilt.

37 In diesem Buch verwende ich Anführungszeichen, wann immer ich eine Emotion im Allgemeinen anspreche, zum Beispiel «Angst» im Gegensatz zu einem einzelnen Moment der Angst (Instanz).

38 Susskind et al. 2008.

39 Ekman et al. 1983.

40 Das autonome Nervensystem steuert die inneren Organe wie Herz, Lungen etc. Es gehört zum peripheren Nervensystem (im Gegensatz zu Gehirn und Rückenmark, die Teil des zentralen Nervensystems sind).

41 Auch bekannt als elektrodermale Aktivität oder galvanische Hautreaktion. Siehe: http://heam.info/galvanic-1.

42 Man stellte noch eine zweite Aufgabe, siehe: http://heam.info/recall-1.

43 Gesichtsmuskeln können sich auch bewegen, wenn Emotionen nur wahrgenommen werden. Siehe: http://heam.info/faces-2.

44 Einige dieser Resultate waren wenig überraschend, andere äußerst rätselhaft. Siehe: http://heam.info/body-1.

45 Levenson et al. 1990, Studie 4.

46 Barsalou et al. 2003. Siehe: http://heam.info/simulation-1.

47 Levenson et al. 1992. Diese Experimente sollten nicht nur Verlässlichkeit der klassischen Auffassung belegen, sondern auch spezifischere Antworten ermöglichen.

48 Es ist nicht klar, ob die afrikanischen Testpersonen die westlichen Emotionskonzepte teilten. Siehe: http://heam.info/sumatra-1.

49 Siehe http://heam.info/body-4.

50 Die Unterschiede waren rein affektiv. Siehe: http://heam.info/body-2.

51 Kragel und LaBar 2013. Stephens et al. 2010.

52 22000 Testpersonen: Dieses Projekt wurde von meiner früheren Doktorandin Erika Siegel im Rahmen ihrer PhD-Arbeit durchgeführt. Siegel et al., noch im Prüfprozess.

53 Genaueres über diese Metaanalyse unter: http://heam.info/meta-analysis-1.

54 Verschiedene Versionen der klassischen Auffassung sollen diese Variabilität erklären. Klassische Bewertungstheorien (Kap. 8) gehen davon aus, dass eine Person die Situation auf eine bestimmte Weise sehen muss, um sich zu ärgern. Siehe: http://heam.info/appraisal-1.

55 Das sympathische und parasympathische Nervensystem bilden zusammen das autonome Nervensystem. Sie haben sich entwickelt, um Ihrem Körper Bewegung zu verunmöglichen. (Damit Sie beispielsweise nicht in Ohnmacht fallen, wenn Sie aufstehen. Es ist wohlbekannt, dass sich Aktivität im Sympathikus zeigt, um die Anforderungen des Stoffwechsels bei tatsächlicher Bewegung (Kardiosomatische Kopplung: Obrist et al. 1970) oder erwarteter Bewegung zu erfüllen (supra-metabolische Aktivität; Obrist 1981). Siehe: http://heam.info/threat-1.

56 Kassam and Mendes 2013. Harmon-Jones und Peterson 2009.

57 Testpersonen gaben an, eine bestimmte Emotion zu empfinden (z.B. Trauer), wenn die Versuchsleiter dies erwarteten. Gemessen aber wurden die unterschiedlichsten körperlichen Reaktionen.

58 Siehe http://heam.info/variation-1.

59 Darwin (1859) und 2003.

60 Mayr 2007.

61 2015 lag die durchschnittliche Größe einer amerikanischen Familie bei 3,14 Personen (U.S. Census Bureau 2015).

62 Ein kurzer Überblick über die Gehirnterminologie (Neuronen, Lappen und so weiter) findet sich in Anhang A.

63 Letztlich gibt es zwei Amygdalae, eine im rechten und eine im linken Schläfenlappen.

64 Klüver und Bucy (1939) nannten dies «psychische Blindheit», siehe: http://heam.info/kluver-1.

65 Adolphs et al. 1994.

66 Adolphs und Tranel 2000. Tranel et al. 2006. Feinstein et al. 2011.

67 Bechara et al. 1995.

68 Adolphs und Tranel 1999. Atkinson et al. 2007. SM hatte nur dann Schwierigkeiten, Angst in den Szenarien wahrzunehmen, wenn diese sich um Gesichter drehten (Adolphs und Tranel 2003). SMs Probleme fanden andere Erklärungen, die nichts mit Angst zu tun haben. Siehe: http://heam.info/SM-1.

69 SM konnte unter bestimmten Umständen Angst in Gesichtern wahrnehmen, siehe: http://heam.info/SM-2.
70 Becker et al. 2012.
71 Ebd. Siehe auch: http://heam.info/twins-1.
72 Im Allgemeinen ist es problematisch, Emotionen an Menschen mit Gehirnschäden zu untersuchen. Siehe: http://heam.info/lesions-1.
73 Edelman and Gally 2001. Der Degenerationseffekt gilt auch für individuelle emotionale Erfahrungen. Siehe: http://heam.info/degeneracy-1.
74 Wann immer Wissenschaftler von einem Anstieg der Gehirnaktivität sprechen, ist damit ein Anstieg im Vergleich zu einem Kontrollwert gemeint. Kurz gesagt: Ich schreibe nicht «im Vergleich zu seinem Kontrollwert» im ganzen Text. Auch ein Ausdruck wie «erhöhte Gehirnaktivität» ist letztlich eine Vereinfachung. Wissenschaftlich betrachtet, messen die bildgebenden Verfahren (vor allem die funktionelle Magnetresonanztomografie oder fMRT) Veränderungen in Magnetfeldern, die auf Veränderungen des Blutflusses in der betroffenen Region zurückgehen. Diese wiederum deuten auf Veränderungen der neuronalen Aktivität hin. Ich werde aber weiterhin die Kurzfassung benutzen, also von Zu- oder Abnahme von Aktivität sprechen. Siehe: http://heam.info/fMRI.
75 Moriguchi et al. 2013.
76 Mehr über die Studie finden Sie auf: http://heam.info/degeneracy-2.
77 Barrett und Satpute 2013. Der Philosoph Mike Anderson nennt sie «multi-use», was ebenfalls «Mehrzweck» heißt. (Anderson 2014).
78 Das Prinzip, das mehrere Gebiete für eine Reaktion zuständig sind, gibt es auch auf der Ebene der einzelnen Gehirnregionen. Siehe z. B.: Yeo et al. 2014.
79 fMRT ist wie ein MRT, das Sie selbst beim Arzt durchführen lassen können, mit einigen Änderungen. Siehe: http://heam.info/fMRI.
80 Breiter et al. 1996.
81 Dieser Effekt wurde zuerst von Dubois et al. (1999) beobachtet, siehe: http://heam.info/ novelty.
82 Somerville und Whalen 2006.
83 Ein frühes Experiment über Angst war ähnlich angelegt, siehe: http://heam.info/amygdala-1.
84 Dieses Projekt wurde als Doktorarbeit durchgeführt von Kristen A. Lindquist, einer ehemaligen Doktorandin in meinem Forschungslabor (Lindquist et al. 2012).
85 Mehr über unsere Metastudie in: http://heam.info/meta-analysis-Gehirnnetzwerk: Touroutoglou et al. 2015.
86 Guillory und Bujarski 2014.

87 Barrett, Lindquist, Bliss-Moreau et al. 2007. Siehe: http://heam.info/stimulation-1.

88 Mitunter höre ich Kommentare von Forschenden, die die klassische Auffassung vertreten: «Und was ist mit den fünfzig Studien an Tausenden Versuchspersonen, die eindeutig zeigen, dass es einen emotionalen Fingerabdruck gibt?» Ja, es gibt viele solcher angeblich bestätigenden Studien, aber eine Theorie der Emotionen muss alle Resultate erklären können, nicht nur jene, die die Theorie stützen. Man kann nicht einfach auf 50000 schwarze Hunde zeigen, um zu beweisen, dass alle Hunde schwarz sind.

89 Levenson 2011.

90 Natürlich ist diese Variabilität nicht grenzenlos. Sie hängt von den Mustern ab, die im Körper möglich und in der Kultur verfügbar sind. Belege, dass Emotionen keine stimmlichen oder hormonellen Signaturen haben, finden Sie unter: http://heam.info/vocal-1. Zwei wissenschaftliche Arbeiten aus meinem Labor veranschaulichen unterschiedliche Muster von Gehirnaktivität innerhalb einer Emotionskategorie: Wilson-Mendenhall et al. 2011. Und: Wilson-Mendenhall et al. 2015.

91 Clark-Polner, Johnson, et al. Die Musterklassifikation wurde bei der Suche nach dem emotionalen Fingerabdruck falsch eingesetzt: siehe http://heam.info/pattern-1.

92 Wager et al. 2015.

93 Barsalou 1999. Barsalou 2008b. Wie das in der Wissenschaft häufig vorkommt, haben verschiedene Psychologen diese mentale Besonderheit je nach Forschungsinteresse mit verschiedenen Namen belegt, z.B. «perzeptuelle Inferenz» oder «perzeptuelle Komplettierung» (Pessoa et al. 1998) und «embodied cognition» bzw. «grounded cognition».

94 Sensorische Neuronen feuern auch während einer Bewegung, motorische Neuronen feuern während einer Sinneswahrnehmung. Siehe z.B.: Press und Cook 2015. Graziano 2016.

95 Barsalou 1999.

96 Die Simulation erklärt, wie die alten Griechen Götter und Ungeheuer in den Sternen sehen konnten. Siehe: http://heam.info/simulation-2.

97 Siehe dazu: Chanes und Barrett 2016.

98 Barsalou 2003, 2008a.

99 Eine ähnliche Analogie findet sich in: Boghossian 2006.

100 Yeomans et al. 2008.

101 Danziger et al. 2011.

102 Meine Erfahrung im Coffeeshop war typisch jamesianisch. Siehe: http://heam.info/coffee.

103 In meinen akademischen Aufsätzen nannte ich sie «Conceptual Act Theory of Emotion». Aber zum Glück gibt es Lektoren.
104 Wissenschaftler nennen dies «affektiver Attributionsfehler», siehe: http://heam.info/ affect-9.
105 In manchen Kulturen gibt es keine Emotionskonzepte, sie erleben vielmehr körperliche Krankheiten. Mehr dazu in Kapitel 7.
106 Siehe dazu: http://heam.info/construction-1.
107 Freddolino und Tavazoie 2012. Tagkopoulos et al. 2008.
108 Was die verschiedenen Formen sozialer Konstruktion angeht, siehe: Hacking 1999.
109 Harré 1986.
110 Mehr darüber finden Sie auf: http://heam.info/construction-2.
111 James 1884, S. 188.
112 Schachter und Singer 1962. Das berühmte Experiment der beiden Wissenschaftler finden Sie beschrieben auf: http://heam.info/arousal-1.
113 William James und Wilhelm Wundt, die Gründerväter der Psychologie, waren skeptisch, was die Emotionsorgane angeht, siehe dazu: http://heam.info/james-wundt.
114 Andere Beispiele neuer Ideen des psychologischen Konstruktivismus finden Sie in: Barrett und Russell 2015. LeDoux 2014 und 2015.
115 Der Konstruktivismus hat seine Wurzeln in der Philosophie des Geistes, siehe dazu: http://heam.info/construction-3.
116 Die grobe Verschaltung des Gehirnes geht auf die entwicklungsgeschichtlich alten Hox-Gene zurück, die alle Wirbeltiere besitzen, sogar Fische. Doch die menschlichen Aktivitäten beeinflussen die Mikro-Verkabelung, zu der auch die Verschaltung früherer Erfahrungen für den späteren Gebrauch gehört (Donoghue und Purnell 2005).
117 Mareschal et al. 2007. Karmiloff-Smith 2009. Westermann et al. 2007.
118 James schrieb: «Es gibt keine Grenzen für die Anzahl möglicher verschiedener Emotionen, die es geben kann. Die Emotionen verschiedener Individuen können unbegrenzt variabel sein, sowohl was ihre Verfasstheit angeht als auch die Objekte, die sie hervorrufen» (1894, S. 454).
119 Einige spannende Beispiele finden Sie auf: http://heam.info/chocolate-1.
120 Barrett 2009.
121 Wenn Sie lieber Vergleiche aus dem Sport mögen, dann ist das Netzwerk wie ein Baseballteam. In jedem beliebigen Moment des Spiels sind nur 9 von insgesamt 25 Spielern aktiv. Wer diese neun

sind, das kann sich jederzeit ändern. Trotzdem sagen wir am Ende, «das Team» habe das Spiel gewonnen oder verloren.

122 Marder and Taylor 2011.

123 Stellen Sie sich vor, Sie müssten die Zutaten eines Croissants bestimmen, indem Sie sie herausschmecken, siehe: http://heam.info/croissant. Probleme mit der Nachkonstruktion sind immer ein Hinweis darauf, dass Sie es mit einer emergenten Eigenschaft zu tun haben (Barrett 2011a), d.h., dass ein System Eigenschaften hat, die über die seiner Ausgangskomponenten hinausgehen. Siehe dazu: http://heam.info/emergence-1.

124 In der Genetik nennt man dies «Reaktionsnorm», siehe dazu: http://heam.info/holism-1.

125 Whitacre und Bender 2010. Whitacre et al. 2012.

126 Rigotti et al. 2013. Balasubramanian 2015.

127 Der Degenerationseffekt ist die Voraussetzung für natürliche Selektion, siehe: http://heam.info/degeneracy-3.

128 Cupcakes und Muffins sind aber beides Snacks. Ein Bananenbrot ist Frühstück und Dessert. Es ist letztlich identisch mit einem Bananenmuffin oder -cupcake, abgesehen von der Form.

129 Crum et al. 2011.

130 Umgekehrt ist es möglich zu messen, wie «exakt» eine Person die Bewegung eines Gesichtsmuskels wahrnimmt, denn diese Bewegungen können gemessen werden, wie wir in Kapitel 1 gesehen haben. Siehe dazu auch: Srinivasan et al.

131 Ein ähnliches Beispiel finden Sie in: Barrett, Lindquist, Gendron 2007. Sowie: Aviezer et al. 2012. Mehr zum Thema auf: http://heam.info/aviezer-1.

132 Ein ähnliches Phänomen ist der McGurk-Effekt: Wenn jemand mit Ihnen redet, beeinflusst das, was Sie sehen (Mundbewegungen), was Sie hören (die wahrgenommenen Laute). Siehe: http://heam.info/mcgurk.

133 Sie müssen ja etwas über eine Person wissen, bevor Sie sie auf verschiedenen Fotos erkennen können. Siehe: http://heam.info/faces-4.

134 Z.B. Izard 1994.

135 Bei der Basisemotionsmethode bezeichnet man die Wahl der erwarteten Emotion als «accuracy» (Richtigkeit), was allerdings ein heikler Begriff ist. Siehe: http://heam.info/bem-1.

136 Russell 1994. Siehe: http://heam.info/bem-2.

137 Siehe z.B.: Widen et al. 2011.

138 Siehe: http://heam.info/priming-1. Man nennt diesen Prozess Priming. Das ist so, als würde jemand zu Ihnen sagen: «Versuchen Sie, nicht an einen weißen Bären zu denken.» Siehe dazu: http://heam.info/wegner-1.

139 Ein faszinierendes Beispiel einer Simulation finden Sie in: Gosselin und Schyns 2003.
140 Diese Studie wurde von meiner früheren Doktorandin Maria Gendron für ihre Masterarbeit durchgeführt (Gendron et al. 2012).
141 Sie können den Effekt des Primings an sich selbst ausprobieren, indem Sie Musik rückwärts hören. Siehe: http://heam.info/stairway.
142 Diese Studie wurde durchgeführt von meiner früheren Doktorandin Kristen Lindquist für ihre Bachelorarbeit (Lindquist et al. 2006).
143 Sie können Ihre eigenen Emotionskonzepte auf die gleiche Weise kurzfristig deaktivieren. Siehe dazu: http://heam.info/satiate-1.
144 Die Testpersonen sahen die Gesichter anders, je nachdem, welche Konzepte durch die Emotionsbezeichnungen in einem Experiment aufgerufen wurden. Siehe: http://heam.info/gendron-1.
145 Lindquist et al. 2014. Alle Testpersonen sortierten die Gesichter nach den dargestellten Gefühlen, und alle waren sich sicher, dass die Menschen im gleichen Stapel das exakt gleiche Gefühl empfanden. Man bat die Befragten auch, die Fotos nach Schauspielern zu sortieren, um sicherzustellen, dass sie die Anweisung verstehen und ausführen konnten.
146 In anderen Experimenten mussten die Patienten zufällige Stapel erstellen. Siehe: http://heam.info/dementia-1.
147 Wir studierten dabei drei Patienten. Siehe: http://heam.info/dementia-2.
148 Widen. Siehe: http://heam.info/widen-1.
149 Caron et al. 1985. Man nennt dieses Phänomen «toothiness» (Zahnlastigkeit). Siehe: http://heam.info/teeth-1.
150 Die Probanden liefern noch schlechtere Ergebnisse, wenn sie reale, spontane Gesichtsbewegungen während einer emotionalen Erfahrung sehen statt die gestellten Bilder der Basisemotionsmethode. Der Wiedererkennungsfaktor ist grottenschlecht (Crivelli et al. 2015; Naab und Russell 2007; Yik et al. 1998).
151 Roberson et al. 2005. Roberson konnte zeigen, dass Menschen Farben nicht universell sehen. Mehr zur Frage, ob Farbkategorien universell sind, in: http://heam.info/color-1.
152 Siehe http://heam.info/ himba-1.
153 Da man in Massachusetts kaum Himba findet, mussten wir uns für diese Fotoserie besonders viel Mühe geben. Siehe: http://heam.info/himba-2.
154 Gendron et al. 2014b.
155 Vallacher und Wegner 1987.
156 In einem zusätzlichen Experiment gaben wir für die Sortieraufgabe Emotionsbezeichnungen vor. Die dabei entstandenen Stapel

ähnelten denen, die wir mit der Basisemotionsmethode bekommen würden stärker, aber auch nicht zu hundert Prozent. Siehe: Gendron et al. 2014b.

157 Sauter et al. 2010. Sauters Vorgehen wird genau beschrieben auf: heam. info/sauter-1.

158 Mehrere andere Studien haben die Resultate von Sauter et al. repliziert (Laukka et al. 2013; Cordaro et al. 2016).

159 Gendron et al. 2014a. Mehr dazu auf: http://heam.info/himba-3.

160 «Jeder Proband wurde nach jeder Geschichte gefragt, wie die Zielperson sich fühlte, um sicherzustellen, dass der Proband die Geschichte richtig verstanden hatte» (Sauter et al. 2015, S. 355). Sauter et al. nennen diesen Schritt «manipulation check» (Manipulationstest). Siehe dazu: http://heam.info/himba-4.

161 Gendron et al. 2014a.

162 Die Himba-Probanden sollten «die beabsichtigte Emotion in ihren eigenen Worten erklären, bevor sie die Versuche zu der jeweiligen Geschichte machten.» (Sauter et al. 2015, 355) Alle Versuche wurden also nacheinander gemacht, was man in der Wissenschaft «Blockversuch» nennt. Siehe dazu: http://heam.info/himba-4.

163 Trumble 2004, S. 89.

164 Jones 2014. Siehe auch: http://heam.info/smile-1.

165 Mary Beard, Das Lachen im alten Rom, Darmstadt 2016, S. 107.

166 Vertreter der klassischen Auffassung der Emotionen würden vermutlich sagen, dass die Menschen ihren angeborenen Impuls zu lächeln unterdrückten, weil es bis zum Aufkommen bezahlbarer Zahnarztleistungen sozial als unangemessen galt.

167 Ein Lächeln bedeutet in verschiedenen Kulturen jeweils etwas anderes (Rychlowska et al. 2015). Siehe auch: http://heam.info/smile-2.

168 Fischer 2013.

169 Menschen können in Experimenten, die nicht auf die Basisemotionsmethode setzen, angenehme versus unangenehme Gefühle wahrnehmen. Siehe dazu: http://heam.info/valence-2.

170 Crivelli et al. 2016.

171 Eine Zusammenfassung findet sich in: Russell 1994. Und in: Gendron et al. 2014b.

172 Siehe Norenzayan und Heine 2005.

173 Ekman 2007, S. 7.

174 Der Sozialpsychologe Robert Zajonc wies darauf hin, welche Annahmen mit dem Begriff «Ausdruck» (expression) verbunden sind.

175 Beispiele finden Sie auf: http://heam.info/japanese-1.

176 Lutz 1980. Lutz 1983.

177 Russell 1994.

178 Firestein 2012, 22.

179 Das Projekt begann mit einem furchtlosen jungen Psychologen namens David Cordaro, siehe: http://heam.info/cordaro.

180 Ein angenehmes bzw. unangenehmes Gefühl ist sozusagen unser sechster Sinn. Siehe http://heam.info/pleasure-1.

181 Jede menschliche Sprache, die jemals studiert wurde, kennt Begriffe für «fühlt sich gut an» und «fühlt sich nicht gut an.» (Wierzbicka 1999) In einer ganzen Reihe menschlicher Sprachen gibt es Begriffe mit einer Konnotation von «gut» oder «schlecht» (Osgood et al. 1957). Resultate wie diese haben Psychologen wie J. A. Russell zu der These gebracht, dass Valenz und Arousal universell sind (Russell 1991a). Siehe: http://heam.info/pleasure-2.

182 Ihr Körper weist eine verwirrende Vielfalt von «Systemen» auf. Siehe: http://heam.info/systems-1.

183 Die Wurzeln dieser Ansicht reichen tief. Siehe: http://heam.info/stimulus-1.

184 Walløe et al. 2014. Siehe: http://heam.info/neurons-1.

185 Z. B. Llinás 2001. Raichle 2010. Swanson 2012.

186 Yeo et al. 2011. Mit einigen dieser Netzwerke kommen Sie auf die Welt, andere entwickeln Sie in den ersten Lebensjahren durch die Interaktion mit Ihrer physischen und sozialen Umwelt (z. B. Gao et al. 2009. Gao, Alcauter et al. 2014. Gao, Elton et al. 2014).

187 Intrinsische Aktivität ist die Aktivität des Default-Mode-Netzwerks, der Ruhezustand. Siehe: http://heam.info/resting-1.

188 Diese Beobachtung unterscheidet sich von jener, die Fred Rieke (1999) und andere vorgebracht haben, dass nämlich das Gehirn selbst die Blackbox ist, die nur auf ihre eigenen Zustände Zugriff hat.

189 Bar 2007.

190 Clark 2013. Hohwy 2013. Friston 2010. Bar 2009. Lochmann und Deneve 2011.

191 Die Erinnerung funktioniert ähnlich. Siehe: http://heam.info/memory-1.

192 Clark 2013. Hohwy 2013. Deneve and Jardri 2016.

193 Wenn Sie den Apfel schmecken können (Ist er süß oder säuerlich?), dann haben die Neuronen in ihrem Geschmacks-Cortex ihr Feuermuster zur gustatorischen Vorhersage geändert. Hören Sie den kräftigen Biss und spüren, wie Ihnen der Saft übers Kinn läuft, dann hat sich das Feuern auch im auditorischen und somatosensorischen Cortex verändert und auditorische bzw. somatosensorische Vorhersagen getroffen.

194 Wolpe und Rowe 2015.

195 Unterhaltsame Bücher über diese Illusion finden Sie auf: http://heam.info/free-1.

196 Koch et al. 2006. Sinnesinput, der von außen in Ihr Gehirn kommt, ist unvollständig. Siehe: http://heam.info/vision-1.

197 Sterling und Laughlin 2015. Balasubramanian 2015.

198 Raichle 2010. Diese intrinsische Aktivität hat stoffwechseltechnisch einen hohen Ressourcenverbrauch. Siehe: http://heam.info/expensive-1.

199 Die Pfeile in der Darstellung unten sollen nicht heißen, dass die Vorhersagen von einem einzelnen Neuron zum V1 gelangen. Mehr darüber auf: http://heam.info/vision-2.

200 Auf dem üblichen Spielfeld haben Sie etwa 688 Millisekunden, um Ihre Position einzunehmen. Ein professioneller Baseballspieler hat nur 400 Millisekunden. Siehe: http://heam.info/baseball-1.

201 Ranganathan und Carlton 2007. Das gilt auch für Basketball. Siehe Aglioti et al. 2008.

202 Objekte im Raum zu lokalisieren und daraufhin motorisch zu reagieren, beschäftigt den dorsalen Teil des visuellen Systems, der Vorhersageirrtümer in puncto Außenwelt schneller verarbeitet als der ventrale, der wiederum für das bewusste Sehen wichtiger ist. (Barrett und Bar 2009) Siehe: http://heam.info/dorsal-1.

203 Ihr Gehirn initiiert das Fangen, lange bevor Sie den Ball am vorhergesagten Ort bewusst sehen. Sie werden sich Ihrer Absicht, den Arm zu bewegen, etwa zur selben Zeit bewusst, wie Sie den Ball sehen. Daher wirkt es so, als würden Sie den Ball sehen und dann den Arm bewegen, um ihn zu fangen. Siehe: http://heam.info/ventral-1.

204 Ein weiteres Beispiel ist die Unaufmerksamkeitsblindheit. Siehe: http://heam.info/blind-1.

205 Chanes und Barrett 2016. Studien an Ratten zeigen, dass das Geschmackserleben ebenfalls mit Vorhersagen funktioniert, im Augenblick aber gibt es keine Studien am Menschen. Meine Beispiele aus Kapitel 2 (die Ekelparty meiner Tochter und die geeiste Lachs-Creme) zeigen die olfaktorischen (geruchsbezogenen) und gustatorischen (geschmacksbezogenen) Vorhersagen in Aktion.

206 Carhart-Harris et al. 2016. Barrett und Simmons 2015. Chanes und Barrett 2016. Siehe: http://heam.info/LSD.

207 Neben Ihrem autonomen Nervensystem hat Ihr Gehirn zwei andere Systeme zur Verfügung, die Körperbewegungen ermöglichen. Ihr endokrines System steuert Ihren Stoffwechsel und Ihre Ionen (z.B. Natriumionen) durch Hormone. Und Ihr Immunsystem schützt Ihren Körper vor Krankheiten. Siehe: http://heam.info/interoception-7.

208 Die Interozeption wurde ursprünglich vorgestellt von Sir Charles Scott Sherrington. Eine gute und lesbare Zusammenfassung finden Sie in: Craig 2015. Siehe: http://heam.info/interoception-1.

209 Die interozeptiven Informationen sind geräuschvoll und uneindeutig. Siehe: http://heam.info/interoception-2.

210 Barrett und Simmons 2015.

211 Selbst ein entzündetes Organ muss nicht fühlbar sein. Siehe: http://heam.info/interoception-3. Was wir in unserem Körper wahrnehmen, passt nur selten zu den aktuellen Gegebenheiten. Siehe: http://heam.info/interoception-6.

212 http://heam.info/interoception-2.

213 Die Wissenschaft versteht immer noch nicht, warum intensive interozeptive Empfindungen manchmal als körperliche Symptome, dann wieder als Emotionen wahrgenommen werden.

214 Viele Studien scheinen zu zeigen, dass das Default-Mode-Netzwerk (DMN) und das Salienznetzwerk gegenläufig arbeiten. Das Gehirn kann im Ruhemodus sein, wobei das DMN «aktiv» ist und das Salienznetzwerk «inaktiv». (Was konkret bedeutet, dass während der Ruhephase das eine mehr Signale sendet als das andere.) Oder es kann im Aktionsmodus sein, wobei sich das gegenteilige Muster ergibt. Doch diese Gegenläufigkeit ist ein Artefakt der Analyse. Die beiden Netzwerke können zusammenarbeiten oder gegenläufig. Eine genaue Liste der kortikalen oder subkortikalen Regionen im interozeptiven Netzwerk finden Sie auf: http://heam.info/regions-1.

215 Kleckner et al., in Begutachtung. Das interozeptive Netzwerk besteht aus zwei, einander überlappenden Netzwerken, die auch andere Bezeichnungen haben, je nach den Interessen der sie benennenden Forschenden. Siehe: http://heam.info/interoception-12.

216 Interozeption ist ein Prozess, der das ganze Gehirn einbezieht, aber in diesem Netzwerk verankert ist. Siehe: http://heam.info/interoception-9.

217 Die man auch als «limbische» oder «viszeromotorische» Areale kennt. Um das Ganze im Rahmen zu halten (denn das Gehirn ist eine hochkomplexe Struktur), werden wir uns hier nur mit solchen Körperbudgetarealen beschäftigen, die im zerebralen Cortex (Großhirnrinde) liegen. Doch es finden sich weitere außerhalb des zerebralen Cortex, z.B. im zentralen Kern der Amygdala. Im Übrigen verwende ich den Begriff «Cortex» immer nur für den zerebralen Cortex.

218 Mehr darüber auf: http://heam.info/interoception-10.

219 Barrett und Simmons 2015. Jedes andere intrinsische Netzwerk im Gehirn überschneidet sich mit dem interozeptiven Netzwerk in wenigstens einer Region (van den Heuvel und Sporns 2013). Das interozeptive Netzwerk schafft all diese Vorhersagen also nicht allein. Siehe: http://heam.info/interoception-11.

220 Wissenschaftler sprechen bei dieser Budgetplanung von «Allostase» (Sterling 2012). Siehe: http://heam.info/allostasis-1.

221 Man nennt diese Regionen auch «limbisch». Sie umfassen u.a. die Amygdala, den Nucleus accumbens und den Rest des ventralen Striatums, den anterioren, mittleren und posterioren cingulären Cortex, den ventromedialen präfrontalen Cortex (der zum orbitofrontalen Cortex gehört) und die anteriore Insula.

222 Wenn Sie mehr über Cortisol Wissen wollen: http://heam.info/cortisol-1.

223 Hätten wir auch Erikas endocrine bzw. Immunreaktionen gemessen, hätten wir die entsprechenden Marker vermutlich erhöht gefunden. So weist der Körperbudgetschaltkreis das autonome Nervensystem an, Ihre Immunreaktion so zu steuern, dass es bei Bewegungen nicht zu Entzündungen kommt. Siehe: Koopman et al. 2011.

224 Die Reize kommen vom International Affective Picture System (Lang et al. 1993).

225 Siehe http://heam.info/galvanic-1.

226 Weierich et al. 2010. Moriguchi et al. 2011. Siehe auch: http://heam.info/fMRI.

227 Mein Labor hat dies in Zusammenarbeit mit den Kognitionswissenschaftlern Larry Barsalou und Christy Wilson-Mendenhall (Larrys ehemaliger Doktorandin, die in meinem Labor als Postdoc arbeitete) nachgewiesen. Wir baten die Testpersonen, sich einige Szenarien vorzustellen, und beobachteten ihre Gehirnaktivität im fMRT (Wilson-Mendenhall et al. 2011). Siehe: http://heam.info/scenarios.

228 Killingsworth und Gilbert 2010.

229 Palumbo et al. Ist eine Person gestresst, dann führt dieses synchrone Empfinden auch zu Nachteilen. Siehe: Waters et al. 2014. Pratt et al. 2015.

230 Was z.B. durch Experimente mit Elektroschocks nachgewiesen wurde, (Coan et al. 2006. Younger et al. 2010). Mehr dazu in: Eisenberger 2012. Eisenberger and Cole 2012.

231 John-Henderson, Stellar, et al. 2015. Eine Diskussion finden Sie in Kapitel 10 und auf http://http://heam.info/children-2.

232 Sbarra und Hazan 2008. Hofer 1984, 2006.

233 Wissenschaftler und Gelehrte verwechseln Gefühle und Affekte seit Jahrhunderten. Siehe: http://heam.info/affect-1. In der Wissenschaft von den Emotionen wird der Begriff «Affekt» manchmal als Bezeichnung für alles Emotionale gebraucht. In diesem Buch aber beschränken wir ihn auf eine ganz bestimmte Bedeutung: eine Veränderung in Ihrer Innenwelt, die Sie als Valenz oder Arousal

erleben. Diese moderne Konzeption des Affekts wurde von Wilhelm Wundt entwickelt. Siehe: http://heam.info/wundt-1.

234 Barrett und Bliss-Moreau 2009a. Russell 2003. Das Wort «Valenz» hat in der Wissenschaft auch andere Bedeutungen. Siehe: http://heam.info/valence-1.

235 Die östliche und die westliche Philosophie beschreiben Valenz und Arousal als fundamental für die menschliche Erfahrung. Siehe: http://heam.info/affect-2.

236 Kleinkinder erleben Affekte, aber es gibt keinen belastbaren Beleg dafür, dass sie Emotionen erfahren (Mesman et al. 2012). Siehe: http://heam.info/affect-3.

237 Barrett und Bliss-Moreau 2009a. Quattrocki und Friston 2014. Siehe: http://heam.info/affect-4.

238 Die Struktur des Cortex gibt uns Hinweise, was das Geheimnis der Affekte angeht. Siehe: http://heam.info/cortex-2.

239 Menschen glauben meist, die Interozeption sei «für» die Gefühle da, weil Gefühle ihnen wichtig sind. Die Forschenden, die ja auch nur Menschen sind, erstellen dann Ursachen-Hypothesen, die erklären sollen, was ihnen wichtig ist. Siehe: http://heam.info/teleology.

240 Unangenehme Affekte sind vielleicht das Signal fürs Gehirn, dass das Körperbudget aus dem Gleichgewicht geraten ist. Siehe: http://heam.info/budget-1.

241 Arousal kann z.B. ein Hinweis auf einen Lernvorgang sein (d.h. auf die Verarbeitung eines Vorhersageirrtums: Johansen und Fields 2004. Fields und Margolis 2015. McNally et al. 2011). Das Lernen führt zu besseren Vorhersagen bzw. Kategorisierungen und daher zu einem Aktionsplan.

242 Ein ähnliches Konzept ist die «ökologische Nische». Sie bezeichnet alle Aspekte der äußeren Umgebung eines Wesens, die für sein Überleben relevant sind.

243 Der Circumplex stellt Beziehungen mithilfe der Geometrie des Kreises dar (Barrett und Russell 1999). Siehe: http://heam.info/circumplex.

244 Hunderte von Studien aus den letzten 30 Jahren zeigen, dass Gefühle durchaus als Punkt innerhalb des affektiven Circumplex dargestellt werden können (Russell and Barrett 1999. Barrett and Bliss-Moreau 2009a). Manche Menschen erleben Valenz und Arousal zugleich, andere betrachten diese beiden Eigenschaften als unabhängig voneinander (Kuppens et al. 2013).

245 Tsai 2007. Zhang et al. 2013.

246 Philosophen nennen dies «welterschließende Affekte». Siehe: http://heam.info/affect-8.

247 Danziger et al. 2011. In Laborexperimenten, bei denen die Testpersonen unter starken Affekten strenge Urteile fällen, sehen wir eine erhöhte Aktivität in der viszeromotorischen Region des interozeptiven Netzwerks (die für die Steuerung des Magen-Darm-Trakts verantwortlich sind). Siehe: Buckholtz et al. 2008.
248 Huntsinger et al. 2014. Menschen betrachten Affekte als Information über das, worauf sie sich im Moment konzentrieren. Siehe: http://heam.info/realism-3.
249 Schwarz und Clore 1983.
250 Kandidaten bei Vorstellungsgesprächen werden an Regentagen schlechter beurteilt. Siehe: Redelmeier und Baxter 2009. Siehe: http://heam.info/realism-4.
251 Im Englischen nennt man dies «hangry», was so viel bedeutet wie «vor Hunger schlecht gelaunt».
252 Selbst einfache Tätigkeiten wie etwas trinken können zu einem Moment des affektiven Realismus werden (Winkielman et al. 2005). Siehe: http://heam.info/realism-5.
253 Der affektive Realismus ist eine verbreitete und sehr wirkmächtige Form des naiven Realismus, des Glaubens, dass unsere Sinne eine akkurate und objektive Repräsentation der Welt liefern.
254 Anderson et al. 2012. Der Affekt richtet sich auf das, was Ihnen gerade im Kopf umgeht. Siehe: http://heam.info/realism-1.
255 Der affektive Realismus bringt uns dazu, uns der Verantwortung zu entziehen. Siehe: http://heam.info/realism-2.
256 Shenhav et al. 2013. Inzlicht et al. 2015.
257 Der Reuters-Journalist Namir Noor-Eldeen, sein Fahrer Saeed Chmagh und mehrere andere Menschen wurden getötet. Siehe: http://heam.info/gunner-1.
258 Damit will ich nicht sagen, dass der affektive Realismus die ursprüngliche Ursache für die Tötungsdelikte der Polizei ist. Ich will damit nur unterstreichen, dass aus wissenschaftlicher Sicht das Gehirn so verkabelt ist, dass es Vorhersagen trifft. Jeder Mensch sieht buchstäblich, was er glaubt, beruhend auf seinen früheren Erfahrungen, wenn die Vorhersagen nicht durch Sinnesdaten aus der Außenwelt korrigiert werden.
259 Fachner et al. 2015, S. 27–30.
260 Ihre Arterien enthalten darauf spezialisierte Zellen, die man Barozeptoren nennt. Siehe: http://heam.info/budget-2.
261 http://heam.info/interoception-8.
262 Barrett und Simmons 2015.
263 http://heam.info/cortex-1.
264 Manchmal reagieren Ihre Körperbudgetareale schnell und korrigieren ihre Vorhersagen, z. B. wenn Ihr Leben in Gefahr ist. Wer-

den Sie auf der Autobahn von einem anderen Fahrer geschnitten, reagieren die Körperbudgetregionen blitzartig, damit Sie Ihre Ausrichtung korrigieren können.

265 Barrett und Simmons 2015. Mein Labor hat klare Belege dafür, dass Affekte hauptsächlich Vorhersagen sind. Siehe: http://heam.info/affect-5.

266 Ist es möglich, mit bildgebenden Verfahren ins Gehirn einer Person zu schauen, um zu sehen, wie interozeptive Vorhersagen in Affekte umgewandelt werden? Darauf ist die Antwort leider ein klares: Noch nicht. Aber eine Metastudie, die von Mitarbeitenden meines Forschungslabors angestellt wurde, untersuchte über 400 Studien mit hirnbildgebenden Verfahren und stellte fest, dass sich in den Körperbudgetarealen im interozeptiven Netzwerk, die interozeptive Vorhersagen erstellen, eine höhere Aktivität zeigt, wenn die Probanden berichten, dass sich ihre affektiven Gefühle stark verändert hätten (Lindquist et al. 2015).

267 Holtzheimer et al. 2012. Lujan et al. 2013.

268 Insbesondere sind es die Axonbündel, die die Körperbudgetareale mit dem Rest des interozeptiven Netzwerks verbinden. Siehe: http://heam.info/mayberg-1.

269 Choi et al. 2015.

270 Die von Mayberg stimulierten Neuronen sind allerdings nicht spezifisch auf Affekte ausgelegt. Siehe: http://heam.info/affect-6.

271 Feinstein et al. 2010. Siehe: http://heam.info/HSE.

272 Das ist weiter kein Wunder, denn das limbische Gewebe reguliert diese Körperfunktionen.

273 Da bei Roger das autonome Nervensystem, das endokrine und das Immunsystem funktionieren und der Großteil der subkortikalen Schaltkreise, die mit Interozeption zu tun haben, noch intakt sind (wie Teile des Gehirnstamms und der Hypothalamus), verfügt er durchaus über Sinnesdaten, die aus dem Körper in den interozeptiven Cortex gelangen. Siehe dazu: http://heam.info/roger.

274 Auch diese Patienten haben interozeptive Wahrnehmungen. Siehe: http://heam.info/PAF.

275 Van den Heuvel und Sporns 2011, 2013.

276 Chanes und Barrett 2016. Der bekannten Neuroanatomin Helen Barbas zufolge sind die Körperbudgetareale (auch «limbische» Areale genannt) das stärkste Feedbacksystem im Gehirn, was mit ihrer Verschaltung mit anderen kortikalen Regionen zu tun hat. Ein anderer Begriff für «Feedback» ist «Vorhersage». Siehe: Barbas und Rempel-Clower 1997. Und: http://heam.info/cortex-1.

277 Seo et al. 2010. Die Neuro-Ökonomie widmet sich der Frage, wie das Gehirn verschiedene Wahlmöglichkeiten bewertet, wenn eine

Entscheidung getroffen wird. Siehe: http://heam.info/neuroecono mics.

278 Damasio 1994.

279 Auch andere Philosophen wie z.B. David Hume waren dieser Meinung. Siehe: http://heam.info/affect-7.

280 Vor allem im letzten Jahrhundert mit dem Hin und Her von Krise, verstärkter Regulierung, Beschwerden, reduzierter Regulierung, die dann zu neuen Krise führte. Siehe dazu: http://heam.info/econ-1.

281 Madrick 2014.

282 Krugman 2014. Eine weitere Voraussetzung ist, dass Menschen alle Informationen über Preise und Produkte haben, die sie brauchen. Nur dass das praktisch kaum je vorkommt. Quelle: Persönliche Gespräche mit Marshall Sonenshine, Professor für Finanzen und Ökonomie an der Columbia University zwischen dem 10. Mai und dem 31. Juli 2013.

283 Andere wirtschaftliche Katastrophen hängen vielleicht mit der Anatomie des menschlichen Cortex zusammen. Siehe: http://heam.info/crises.

284 Der «Neocortex» ist für das Säugetiergehirn nicht wirklich neu. Siehe: http://heam.info/triune-1.

285 MacLean und Kral 1973. Siehe: http://heam.info/triune-2.

286 (München 2010). Goleman setzt auch in seinen neueren Büchern auf eine Version vom dreieinigen Gehirn.

287 Der Evolutionsbiologe Georg Striedter, Herausgeber der wissenschaftlichen Fachzeitschrift Brain, Behavior and Evolution und Autor von Principles of Brain Evolution (2005), schreibt: «Viele ‹klassische› Vorstellungen darüber, wie das Säugetiergehirn sich entwickelt hat (z.B. indem man zum ‹Geruchsgehirn› unserer Vorfahren den Neocortex hinzufügt), sind bei Nicht-Fachleuten immer noch sehr beliebt, obwohl sie sich schon längst als falsch erwiesen haben» (Striedter 2006, S. 2).

288 Mehr Zitate von Barbara Finlay finden Sie auf: http://heam.info/finlay-1.

289 Striedter 2006. Finlay and Uchiyama 2015. Mehr über die Entwicklung unseres Gehirns finden Sie auf: http://heam.info/evolution-1.

290 Dieser Prozess ist die «kategoriale Wahrnehmung». Siehe: http://heam.info/rainbow-1.

291 Bei einer Ihnen unbekannten Sprache fällt es mitunter sogar schwer, die Wortgrenzen zu erkennen. Siehe: http://heam.info/speech-1.

292 Ein herzliches Dankeschön an Larry Barsalou für diese Erläuterung: Barsalou 1992, Kapitel 9.

293 Pollack und Pickett 1964.
294 Foulke und Sticht 1969. Liberman et al. 1967.
295 Grill-Spector und Weiner 2014.
296 Jorge Luis Borges greift in seiner Erzählung «Das unerbittliche Gedächtnis» auf diese Geschichte zurück. Siehe: http://heam.info/funes.
297 William James prägte diese Begriffsfolge (blooming, buzzing confusion), um die Weltwahrnehmung Neugeborener zu beschreiben.
298 Es wird leidenschaftlich darüber diskutiert, ob einige Konzepte wie beispielsweise «Zahl» und «Ursache» vielleicht angeboren sind. Doch diese Diskussion ist für uns nicht von Belang, weil sie nichts an der Theorie der konstruierten Emotion ändert und auch nicht an der Interpretation der einzelnen Experimente. Wo diese Diskussion wichtig werden könnte, weise ich darauf hin.
299 Ich möchte mich hier bei den Philosophinnen, Weisen, klugen Köpfen und anderen professionellen Denkern entschuldigen für den Kuddelmuddel, was die Unterscheidung zwischen Kategorien und Konzepten angeht. Kategorien wie Autos und Vögel sollen in der Welt existieren, wohingegen Konzepte nur im Kopf vorhanden sein sollen. Aber wenn Sie darüber nur einen Moment nachdenken: Wer schafft denn die Kategorien? Wer gruppiert deren Mitglieder so zusammen, dass sie als gleich gelten? Sie! Ihr Gehirn macht das. Also existieren die Kategorien genau wie die Konzepte im Gehirn. (Die Teilung wurzelt in einem Problem, das man als «Essentialismus» bezeichnet, doch darüber mehr in Kapitel 8.) In diesem Buch spreche ich von «Konzept», wenn es um Wissen geht, wie das Wissen um die Röte. Ich spreche von einer «Kategorie», wenn wir über die Instanzen sprechen, die wir mit dem Wissen erzeugen, z. B. die roten Rosen, die wir wahrnehmen. (Die Bezeichnung «Philosophen, Weise, kluge Köpfe und andere professionelle Denker» verdanke ich übrigens Douglas Adams.)
300 Immanuel Kant schrieb, dass wir die Welt in Kategorien wahrnehmen, die für ihn «Verstandesbegriffe» sind, und in Schemata, die eher unserem Begriff des «Konzepts» entsprechen. Siehe dazu auch: http://heam.info/kant-2.
301 Smith und Medin 1981. Murphy 2002.
302 Ludwig Wittgenstein wies ebenfalls darauf hin, dass die meisten Konzepte nicht durch notwendige und hinreichende Merkmale definiert werden können. Er selbst sprach eher von «Familienähnlichkeit» (Wittgenstein 1953. Siehe auch: Murphy 2002. Lakoff 1990).
303 Murphy 2002.
304 Rosch 1978. Mervis und Rosch 1981. Posner und Keele 1968.

305 Was ein Fall von «Familienähnlichkeit» wäre. Siehe: http://heam.info/prototype-1.

306 J. A. Russell beispielsweise betrachtet Emotionskategorien als Prototypen (Russell 1991b). Siehe: http://heam.info/russell-1.

307 In meinen Forschungsarbeiten nenne ich dies das «Emotionsparadox» (Barrett 2006b). Siehe: http://heam.info/paradox-1.

308 Ihr Gehirn ist mit der konzeptuellen Kombination beschäftigt, die wir weiter unten kennenlernen. Siehe: http://heam.info/combination-1.

309 Ihr Gehirn verwendet dabei etwas wie die Mustererkennung. Siehe: http://heam.info/pattern-2.

310 Posner und Keele 1968.

311 Manche Forschende glauben immer noch, dass jedes Emotionskonzept ein fixer Prototyp im Gehirn ist. Siehe dazu: http://heam.info/prototype-2.

312 Barsalou 1985. Voorspoels et al. 2011. Andererseits: Kim und Murphy 2011. Eine Diskussion zum Thema finden Sie in: Murphy 2002.

313 Ihr Gehirn kombiniert Informationen vergangener Erfahrungen, um ein Konzept zu schaffen, das am besten zu den Sinnesdaten der aktuellen Situation passt. So können Sie Ihr Ziel in dieser Situation erreichen: Barsalou (1985) bewies, dass Konzepte dynamisch und flexibel konstruiert werden. Siehe: http://heam.info/goals-1.

314 Diese Ideen sind ähnlich, aber nicht identisch mit jenen, die Sie in Edelman 1987 finden. Siehe: http://heam.info/edelman-1.

315 Xu und Kushnir 2013. Tenenbaum et al. 2011. Mehr über das statistische Lernen finden Sie auf: http://heam.info/stats-1.

316 Es geht dabei um Nativismus versus Empirismus. Siehe dazu: http://heam.info/concepts-1.

317 Vouloumanos und Waxman 2014.

318 Moon et al. 2013.

319 Siehe Maye et al. 2002 in Kuhl 2007. Ob die Mustererkennung bei Lautkonzepten (Phonemen) durch Erfahrung erlernt oder nur getriggert wird (angeboren ist), wird heftig diskutiert. Eine gute Zusammenfassung der nativistischen Auffassung finden Sie in: Berent 2013. Eine Diskussion der empiristischen Sicht (wie Konzepte durch Ähnlichkeiten erlernt werden) findet sich bei: Goldstone 1994. Siehe auch: http://heam.info/concepts-5.

320 Die nicht genutzten neuronalen Verbindungen verfallen vermutlich. Mehr über den Spracherwerb in: Kuhl und Rivera-Gaxiola 2008.

321 Gweon et al. 2010.

322 Denison und Xu 2010. Kleinkinder sind schon vom zarten Alter

von sechs Monaten an für Wahrscheinlichkeiten empfänglich (Denison et al. 2013). Sie sind in der Lage, aufgrund von Wahrscheinlichkeiten Vorhersagen und Entscheidungen zu treffen (Denison und Xu 2014).

323 Freddolino und Tavazoie 2012.

324 Keil und Newman 2010. Gelman 2009. Die Information im Kopf der anderen sind die Ähnlichkeiten, die ihr konzeptuelles System generiert.

325 Ma und Xu 2011.

326 Repacholi und Gopnik 1997.

327 Mehr über dieses Experiment auf: http://heam.info/ball-1.

328 Wenn Sie sich jetzt fragen, wie ein Wissenschaftler weiß, was ein Kleinkind «erwartet» – das geht so: Kinder achten stärker auf das Unerwartete. Macht der Versuchsleiter etwas Vorhersagbares wie farbige Bälle auszusuchen, die seiner Zielsetzung entsprechen, dann wird das Baby nicht weiter darauf achten. Sucht er dann aber andere Bälle zusammen, dann wird das Baby ganz genau achtgeben und länger zusehen. Das zeigt, dass das Muster für das Kind unerwartet war. In der Psychologie nennt man dies das «Habituationsparadigma».

329 Southgate und Csibra 2009. Vouloumanos et al. 2012. Ab etwa dem achten Monat können Kleinkinder auf die Zielsetzung anderer Menschen schließen: Hamlin et al. 2009. Nielsen 2009; Brandone und Wellman 2009.

330 Vouloumanos und Waxman 2014. Vouloumanos et al. 2012. Keil und Newman 2010. Lloyd-Fox et al. 2015. Golinkoff et al. 2015.

331 Sloutsky und Fisher 2012.

332 Waxman und Gelman 2010. Waxman und Markow 1995.

333 Andere Laute funktionieren auch nicht. Siehe: http://heam.info/sounds-1.

334 Waxman und Gelman 2010.

335 Xu et al. 2005.

336 http://heam.info/goals-2.

337 Yin und Csibra 2015. Die Resultate des Experiments finden Sie auf: http://heam.info/goals-3.

338 Turati 2004. Siehe auch: http://heam.info/faces-1.

339 Z. B. Denham 1998. Izard 1994. Leppänen und Nelson 2009.

340 Clore und Ortony 2008. Ceulemans et al. 2012. Roseman 2011.

341 Schyns et al. 1998.

342 Wenn Kinder gelernt haben, dass Emotionen für Handlungen verantwortlich sein können. Siehe: http://heam.info/knowledge-1.

343 Mehr zu Zielen im Zusammenhang mit Wut finden Sie auf: http://heam.info/anger-1.

344 Die Psychologen James A. Russell und Sherri C. Widen erforschen die Emotionskonzepte von Kindern schon seit Langem. Siehe dazu: Widen. Und: http://heam.info/russell-2.

345 Zu den Affektkonzepten von Kindern siehe: http://heam.info/infants-1.

346 Parr et al. 2007.

347 Fugate et al. 2010.

348 Harris et al.

349 Panayiotou 2004.

350 Pavlenko 2009. Siehe auch: http://heam.info/language-1. zlit'sia: Ebd., Kapitel 6.

351 Pavlenko 2014.

352 Victor Danilchenko, Computerwissenschaftler aus der Ukraine, der mit meinem Mann zusammenarbeitete, erzählte mir, dass russische Muttersprachler in den Vereinigten Staaten manchmal englische Redewendungen benutzen, wenn sie Russisch sprechen, zum Beispiel «to run out of sugar». Das wird dann wörtlich übersetzt in: «vor einem Haufen Zucker weglaufen».

353 Wu und Barsalou 2009. Siehe auch: http://heam.info/combination-1.

354 Ein weiterer Punkt, an dem die Theorie der konstruierten Emotion von der klassischen Sicht abweicht. Diese würde sagen, dass eine Person «mehrere Emotionen zugleich fühlt», als wären diese Emotionen objektiv unterscheidbar. In Wirklichkeit wird eine völlig neue emotionale Erfahrung konstruiert.

355 Siehe: http://heam.info/combination-1.

356 Feigenson und Halberda 2008.

357 Salminen et al. 1999. Der Begriff «Alexithymie» erklärt sich folgendermaßen: «a» steht für ein Fehlen, «lexis» für Worte and «thymos» für Stimmung. Eine Übersicht finden Sie in: Lindquist und Barrett 2008. Siehe auch: http://heam.info/alexithymia-1.

358 Lane et al. 1997. Lane und Garfield 2005.

359 Lane et al. 2000. Siehe: http://heam.info/alexithymia-1.

360 Lecours et al. 2009. Meganck et al. 2009. Siehe: http://heam.info/alexithymia-1.

361 Luminet et al. 2004.

362 Frost et al. 2015.

363 Siehe: http://heam.info/shepard-1.

364 Und Sie wenden dabei das Bayes-Theorem zur Kalkulation bedingter Wahrscheinlichkeiten an (Perfors et al. 2011). Siehe auch: http://heam.info/bayes-1.

365 Nichtsdestotrotz konstruieren die Menschen aktiv die zeitliche Ordnung von Ereignissen. Siehe: http://heam.info/causality-1.

366 Eine häufige Zielsetzung für «Wut» im Westen ist es, sich vor Bedrohung oder Schäden zu schützen (Clore und Ortony 2008. Ceulemans et al. 2012).
367 http://heam.info/anger-1.
368 Mehr wissenschaftliche Belege für die in diesem Kapitel vorgestellten Themen finden Sie in Anhang D.
369 Gopnik 2010. Siehe auch: http://heam.info/gopnik-1.
370 Posner et al. 1980.
371 Verschiedene Sinne übernehmen füreinander «Hilfsaufgaben». Siehe: http://heam.info/multi-2.
372 In vielen wissenschaftlichen Aufsätzen gilt das Beispiel des Gesichts als Paradefall der Konzeptbildung, weil das visuelle System gut untersucht ist und wir davon ein besseres Verständnis haben als von den meisten anderen Sinnessystemen. Aber auch weil Menschen Experten darin sind, aus Sinnesdaten ein Gesicht zusammenzustellen. Ein gut beschriebenes und lesbares Beispiel ist: Hawkins und Blakeslee 2004. Siehe auch: http://heam.info/muller-1.
373 Mehr über diese verteilten Muster finden Sie auf: http://heam.info/concepts-2.
374 Wie Sie mittlerweile schon mehrfach gelesen haben, sind Neuronen Mehrzweckinstrumente. Das gilt auch auf der Ebene der Konzepte. Neuronen ändern ihr Feuermuster, um an vielen verschiedenen Gruppierungen teilzuhaben. Ein einzelnes Neuron wird bei vielen Instanzen des gleichen Konzepts aktiv, aber auch bei verschiedenen Konzepten. Mehrzweck heißt im Übrigen nicht Allzweck. Unterschiedliche Instanzen desselben Konzepts müssen sich nicht dieselben Neuronen teilen. Ebenso müssen Instanzen verschiedener Konzepte nicht dieselben Neuronen aktivieren. Verschiedene Instanzen müssen trennbar sein, nicht getrennt. Siehe dazu: Grill-Spector und Weiner 2014. Und: http://heam.info/multi-1.
375 Der Clou war: Der Mann hieß auch Kevin.
376 http://heam.info/multi-1.
377 Wenn Ihr Gehirn «die Instanz eines Konzepts erlernt», dann heißt das, dass Ihr Gehirn Sinnesinput empfängt und verarbeitet, also Vorhersagefehler. Damit macht es die neue Instanz den früheren ähnlicher, umgekehrt macht es sie anderen Instanzen unähnlicher.
378 Speziell im Default-Mode-Netzwerk (DMN), das einen Teil des interozeptiven Netzwerks darstellt. Mehr dazu finden Sie in Anhang D.
379 Chanes und Barrett 2016. Wenn sich alles «legt» und die Vorhersage zu früh erfolgt, scheint es, als hätte sie mit dem Kontext

gar nichts zu tun. Das ist vielleicht ein wichtiges Merkmal psychopathologischer Phänomene.

380 Lin 2013.

381 Man nennt dies auch prospection (z. B. Schacter et al. 2012. Buckner 2012. Mesulam 2002).

382 Clark 2013. Friston 2010. Bar 2009. Bruner 1990. Barsalou 2009. Siehe Kapitel 4, Abb. 4.3. Wie in Kapitel 5 erklärt, ist es stoffwechseltechnisch ineffizient, Wahrnehmungen und Handlungsabsichten in jedem Moment Ihres Lebens von vorne zu verarbeiten. Wir haben ein höchst effizientes Nervensystem entwickelt, das uns Ressourcen spart, indem es Redundanzen verringert (die für den Stoffwechsel Verschwendung wären). Das Gehirn macht sich dabei die Tatsache zunutze, dass bestimmte Muster von Empfindungen bzw. Ereignissen mit einer gewissen Regelmäßigkeit auftreten. Es lernt (d. h. ändert seine neuronalen Feuermuster und legt neue Neuronen oder Verschaltungen an) nur dann, wenn etwas neu ist und für das Körperbudget von Belang. Daher sagt das Gehirn diese Regelmäßigkeiten, wenn möglich, vorher (d. h. es rekonstruiert, rät oder zieht Schlüsse), statt Ressourcen zu verschwenden, um sie wieder und wieder zu bearbeiten. Siehe: http://heam.info/present-1.

383 Edelman 1990.

384 Da Tausende Vorhersagen erstellt werden, sind viele zur selben Zeit aktiv, aber die eine, die am besten zum Input passt, wird zu Ihrer Erfahrung und bestätigt oder korrigiert Ihre Handlung. Das ist vielleicht ein Grund, warum das Gefühl der Wut sich in einer Situation ein wenig anders anfühlen mag als in einer anderen. Die anderen Vorhersagen in der Population fallen vielleicht anders aus. Eine exakte Identität setzt möglicherweise eine höhere Präzision voraus – und das auf der Ebene jedes einzelnen Neurons –, als das Gehirn erreichen kann. (Der Grund dafür ist das uns schon bekannte Rauschen und der Kontext.)

385 Forschende haben drei Netzwerke für diesen Zweck entdeckt, die sich teils überlappen (z. B. Power et al. 2011). Siehe auch: http://heam.info/control-4.

386 Es gibt noch weitere Selektionsmechanismen im Gehirn. Siehe: http://heam.info/selection-1.

387 Ich diskutiere Edelmans Theorie des neuronalen Darwinismus kurz auf: http://heam.info/edelman-1.

388 In der Psychologie haben wir für dieses «Herumbasteln» viele Namen: das Ziel im Blick behalten, die Aufmerksamkeit konzentrieren, Ablenkung vermeiden, die beste Handlung auswählen und so weiter. Und wir benennen es unterschiedlich als Arbeits-

gedächtnis, selektive Aufmerksamkeit und so weiter. Siehe: http://heam.info/control-5.

389 Siehe: http://heam.info/selection-1.

390 Gross und Barrett 2011. Ochsner und Gross 2005. Siehe: http://heam.info/regulation-1.

391 Diese effiziente Struktur ist ein kleinteiliges System mit starken Knotenpunkten. Siehe: http://heam.info/hubs-1.

392 Chanes und Barrett 2016. Siehe auch: http://heam.info/me-1.

393 Vor allem in der anterioren Insula und im anterioren cingulären Cortex (Menon 2011. Crossley et al. 2014).

394 Der Kognitionspsychologe Jerome S. Bruner prägte dafür den Begriff «acts of meaning» (Bruner 1990). Siehe auch: http://heam.info/bruner-1.

395 Manche Menschen glauben, dass diese Schwingungen die Essenz aller Geräusche sind, denn ohne sie kann man diese nicht wahrnehmen. Doch diese Erklärung geht an der Sache vorbei. Schwingungen sind nicht das Einzige, was nötig ist, damit es ein hörbares Geräusch gibt. Auch Geräusche haben keine einfache, einzige Ursache. Siehe: http://heam.info/sound-1.

396 Alle drei Zäpfchen arbeiten zusammen, damit Sie eine Farbkategorie wie «Rot» wahrnehmen können. Siehe: http://heam.info/cones-1.

397 Shepard und Cooper 1992. Siehe: http://heam.info/shepard-1.

398 Roberson et al. 2005. Siehe: http://heam.info/color-1.

399 Philosophen nennen das «ontologisch objektiv». Siehe: http://heam.info/perceiver-1.

400 Selbst die Kriterien der Biologen für Blumen oder Unkraut sind subjektiv. Siehe: http://heam.info/flower-1.

401 Einstein et al. 1938, S. 33. Oder Max Plancks eher zynische Sicht aus: The Universe in the Light of Modern Physics (1931, S. 58–59): «Wir haben kein Recht anzunehmen, dass physikalische Gesetze tatsächlich existieren oder, wenn sie bisher existiert haben, dass sie auf die gleiche Weise in der Zukunft existieren werden.»

402 Susskind et al. 2008.

403 Francis Bacon, der große Philosoph des 16. Jahrhunderts, warnte davor, die Alltagssprache in der Wissenschaft zu verwenden, weil so die Referenzgröße des Wortes auf eine Weise verdinglicht werde, die sie nicht verdient hat. Das Gleiche gilt für William James. Viele Wissenschaftler und Philosophinnen haben vor den Gefahren der «Alltagspsychologie» gewarnt. Konzepte oder Worte, die zum Inventar des gesunden Menschenverstands gehören, sind vielleicht nicht die besten «Scheinwerfer», um zugrunde liegende Mechanismen zu erhellen.

404 Barrett 2006a.

405 Searle 1995. Ernst Cassirer hat die Idee der sozialen Realität vorweggenommen. Siehe: http://heam.info/reality-3.

406 Ein Konzept ist eine Population von Instanzen, die sich konkret unterscheiden mögen, doch aus irgendeinem Grund als ähnlich behandelt werden. Im Rahmen der sozialen Realität ist dieser Grund eine Reihe von Funktionen, die die Menschen dem Gegenstand zuweisen und die über die rein physikalische Natur der Instanzen hinausgehen. (D.h., die Menschen behandeln die Instanzen geistig als ähnlich, trotz ihrer äußerlichen Unterschiede.)

407 Mehr dazu auf. http://heam.info/collective-1.

408 Ich zum Beispiel gründete mein Forschungslabor durch kooperative Kategorisierung. Ich brachte die Menschen zusammen, die mit mir arbeiten, gab uns einen Namen (durch den wir uns als Gruppe mit einer gemeinsamen Zielsetzung erleben), und Simsalabim: Schon war das Labor real. T-Shirts und Mauspads mit dem Laborlogo taten das ihre dazu.

409 Tomasello 2014.

410 Mehr darüber, wie man Konzepte ohne Worte erlernt, finden Sie auf: http://heam.info/concepts-3.

411 Der Linguist George Lakoff nennt Emotionen ein strittiges Konzept. So würden alle Amerikaner der Aussage zustimmen, dass es Emotionen gibt, aber was die Definition angeht, wären sie sich wohl kaum einig. Die Wissenschaft wiederum könne nichts zu dieser Definition beitragen. In meinen Augen sind solche strittigen Konzepte Opfer im Kampf um die soziale Wirklichkeit: Wessen Konzepte gewinnen und legen fest, was es gibt und was nicht?

412 Tomasello 2014.

413 Die empfindende und die wahrnehmende Person kategorisieren nicht das gleiche psychische Geschehen. Siehe: http://heam.info/concepts-4.

414 Das ist ein Beispiel für einen «Kategorienfehler». Der Philosoph Gilbert Ryle geht davon aus, dass solch ein Kategorienfehler ein ontologischer Irrtum ist: Man ordnet Dinge, die zu einer Kategorie gehören, fälschlicherweise in eine andere ein. In unserem Fall wird ein Faktum der sozialen Realität für konkrete Wirklichkeit gehalten.

415 Die Autorin verwendet im Original das deutsche Wort.

416 Bourke 2000. Jamison 2005. Lawrence (1922) 2015.

417 Die Psychologin Maya Tamir würde dies als Beispiel einer instrumentellen Emotionsregulierung sehen: Die Menschen konstruieren unangenehme Emotionen, weil sie in einem bestimmten Kontext nützlich sind (Tamir 2009).

418 Boyd et al. 2011.

419 Selbst die Universalität ist kein Beleg dafür, dass uns etwas angeboren ist: Denken Sie nur an Coca-Cola.

420 Wie man an dem Besuch meiner Forschungsmitarbeiter bei den Hadza in Tanzania sehen kann: Diese bevölkern die afrikanische Savanne seit mindestens 150000 Jahren, seit dem Pleistozän. Trotzdem erkennen sie die gestellten Gesichtskonfigurationen der Angst nicht. Eine ausgezeichnete Einführung in das Verhältnis zwischen Kultur und Evolution finden Sie in: Laland und Brown 2011. Richerson und Boyd 2008. Jablonka et al. 2014. Siehe auch: http://heam.info/culture-1.

421 Mehr über die !Kung und jene Sprachen, die kein ausdrückliches Wort für «Angst» haben, auf: http://heam.info/kung-1.

422 Die soziale Realität ist Teil der Definition von Kultur. Die Zoologen Kevin N. Laland und Gillian R. Brown betrachten Kultur als «zusammenhängenden Satz mentaler Repräsentationen, eine Sammlung von Idee, Überzeugungen und Werten, die durch soziales Lernen von einem Menschen auf den anderen übertragen werden» (Laland und Brown 2011, 9). Die Definition der Genetikerin Eva Jablonka fügt dem noch Verhalten und Produkte hinzu (Jablonka et al. 2014).

423 Boyd et al. 2011. In diesem Aufsatz heißt es, dass Biologie und Kultur keineswegs um die Kontrolle menschlichen Verhaltens kämpften (so wenig wie Kognition und Emotion nicht im Widerstreit liegen). Alles das spielt sich nur in unserem Kopf ab - ist also eine vom Geist geschaffene soziale Realität, der ja ebenso ein Produkt der Kultur wie der Gene ist. Robert Boyd und Kollegen schreiben: «Kultur ist ebenso ein Teil der menschlichen Biologie wie unser Becken.» (2011, S. 10924) Die Fähigkeit, Emotionskonzepte zu bilden, sie mit anderen zu teilen und sie zur Konstruktion der sozialen Realität zu verwenden, ist eine Funktion unserer biologischen Beschaffenheit.

424 Um das Wort радуга auf einer Tastatur ohne russische Zeichen hervorzubringen, können Sie «translate.google.com» besuchen und das Wort «Regenbogen» ins Russische übersetzen lassen. Und dann geht's ganz einfach: Copy und Paste.

425 Andere kulturelle Beispiele kommen z.B. von den Himba, die einige Schattierungen dessen, was wir im Westen als «grün» bzw. «blau» erleben, als eine Farbe sehen. Oder die Berinmo auf Papua-Neuguinea, die nur fünf Farbkategorien kennen.

426 Schöne Zusammenfassungen finden sich in: Russell 1991a. Mesquita und Frijda 1992. Pavlenko 2014. «Forelsket»: So Bad So Good 2012.

427 Verosupertramp85 2012.
428 Verosupertramp85 2012.
429 Wikipedia, «Saudade», zuletzt abgeändert am 1. April 2016, http://en.wikipedia.org/wiki/Saudade.
430 So Bad So Good 2012.
431 Garber 2013. So Bad So Good 2012.
432 «Better Than English» 2016.
433 Pimsleur 2014.
434 Lutz 1980. Russell 1991b.
435 Kundera 1994.
436 So Bad So Good 2012.
437 Briggs 1970.
438 Levy 1975. Levy 2014.
439 Nummenmaa et al. 2014. Und es gibt noch mehr Gelehrte, die Emotionen im Körper verortet haben. Siehe: http://heam.info/body-3.
440 Pavlenko 2014.
441 Pavlenko 2014.
442 Wierzbicka 1986, S. 584.
443 Danziger 1997.
444 Worte zu konzeptuellen Repräsentationen zusammenzufassen, ist weder simpel noch universell. Siehe: http://heam.info/concepts-13.
445 Malt und Wolff 2010, S. 7.
446 Victor Danilchenko, der Kollege meines Mannes, sagt, dass in seinem Heimatland, der Ukraine, ständiges Lächeln nicht die Regel ist. Der Begriff «amerikanisches Lächeln» bezeichnet ein falsches, unaufrichtiges Lächeln.
447 Tsai 2007.
448 De Leersnyder et al. 2011.
449 Consedine et al. 2014.
450 Das menschliche Gehirn entwickelt sich bis zur späten Adoleszenz, aber die wichtigste Phase setzt während der ersten drei Monate ein und erstreckt sich über die ersten Lebensjahre, vor allem was die für Körperbudgetierung, Kontrolle und Lernen wichtigen Areale angeht (Hill et al. 2010). Diese Gehirnregionen fallen dünner aus (weniger Verbindungen zwischen den Neuronen, ja sogar weniger Neuronen) bei Kindern, die in Armut aufwachsen. Entscheidend ist, dass ihr Gehirn nicht von Anfang an kleiner ist, aber es entwickelt sich in den ersten drei Lebensjahren deutlich schlechter (Hanson et al. 2013). In dieser Zeit wachsen vor allem die Verbindungen zwischen den Neuronen (Kostović und Judaš 2015), was heißt: Die reduzierte Konnektivität begrenzt die Bildung von Konzepten und die Verarbeitungsgeschwindigkeit im Gehirn, beides

wirkt sich auf den IQ aus. So wird aus der sozialen Realität der Armut eine ganz konkrete, materielle Wirklichkeit. Siehe: http://heam.info/children-1.

451 Die Erfahrung, sich im Griff zu haben, ist häufig eine Funktion von Affekten und Überzeugungen. Tatsächlich hat sie weniger damit zu tun, ob Sie diese Kontrolle tatsächlich haben oder nicht (Job et al. 2013. Inzlicht et al. 2015. Job et al. 2015. Barrett et al. 2004). Siehe: http://heam.info/control-7.

452 Halperin et al. 2013. Die Methode der Rekategorisierung, die man hier anwandte, nennt sich «reappraisal». Dabei wird die Bedeutung einer Situation neu eingeschätzt.

453 Sporns 2011.

454 Darwin (1872) 2005.

455 Philosophen diskutieren auch über die Definition von «Essenz». Siehe: http://heam.info/essences-1.

456 Panksepp 1998. Pinker 2002, S. 220. Tracy und Randles 2011.

457 Pinker 1997. Jede Emotion gehe aus einem speziellen «Verarbeitungsorgan» hervor, das entstand, um für unsere hominiden Vorfahren in der afrikanischen Savanne ein bestimmtes Problem zu lösen, damit Ihre Gene bessere Chancen haben, an die nächste Generation vererbt zu werden. Über mentale Organe und die Evolution wurde viel geschrieben, siehe: http://heam.info/organs-1.

458 Cosmides und Tooby 2000. Ekman und Cordaro 2011. Pinker ist nicht für Emotionsprogramme als Essenz und hat einen nuancierteren Standpunkt: In «Wie das Denken im Kopf entsteht» schreibt er: «Das Problem mit den Emotionen ist nicht, dass sie ungezähmte Triebe oder Rudimente unserer tierischen Vergangenheit sind, sondern dass mit ihrer Hilfe Kopien der Gene reproduziert werden sollen, die sie hervorgerufen haben, und dass es nicht ihre Aufgabe ist, Glück, Weisheit oder moralische Werte zu fördern.» (1998, S. 457). «Könnte die Software für Gefühle so tief ins Gehirn eingebrannt sein, dass Organismen dazu verdammt sind, genauso zu fühlen wie ihre früheren Vorfahren?» Pinker 1998, S. 459.

459 Wissenschaftler diskutieren die Frage, welche Emotionen Basisemotionen sind. Siehe: http://heam.info/basic-1.

460 Frijda 1988. Roseman 1991.

461 Darwin (1859) 2003.

462 Mayr 1982, S. 87. Siehe auch: http://heam.info/darwin-2.

463 Die Typen waren streng geordnet und katalogisiert, und zwar nach dem Anblick, der sich dem bloßen Auge bot. Wir nennen das «Typologie». Siehe: http://heam.info/typology.

464 American Kennel Club 2016.

465 Dieser Begriff wurde 1864 von dem Philosophen Herbert Spencer geprägt, nachdem er Darwins Ursprung der Arten gelesen hatte.
466 Eine Spezies ist ein zielorientiertes Konzept. Das Ziel ist die erfolgreiche Fortpflanzung. Es gibt verschiedene Eigenschaften bzw. Mechanismen, die benutzt werden können, um dieses Konzept zu verankern. Siehe: Mayr 2007, Kap. 10. Wenn wir das Konzept der Art verwenden, um Individuen als zur gleichen reproduktiven Gemeinschaft gehörig zu klassifizieren, dann werden diese Individuen zur konzeptuellen Kategorie.
467 Tatsächlich finden sich in Der Ursprung der Arten fünf konzeptuelle Innovationen. Siehe: http://heam.info/origin-1.
468 Was Darwin wohl dazu trieb? Siehe: http://heam.info/darwin-3.
469 Darwin (1872) 2005, S. 188.
470 Ein sehr schönes Beispiel für die Repräsentativitätsheuristik. Siehe: http://heam.info/frizzy.
471 James 1894, S. 206.
472 «Lange» bezieht sich auf den Physiologen Carl Lange, ein weiterer Zeitgenosse von Dewey und James. Seine Ideen über Emotionen ähnelten denen von James oberflächlich, behielten aber den essentialistischen Glauben bei, dass jede Emotionskategorie ihren klar unterscheidbaren Fingerabdruck habe. Lange war zur richtigen Zeit am richtigen Ort, daher fand sein Name Eingang in Deweys Theorie.
473 Damasio 1994.
474 Damasio und Carvalho 2013. Damasio hat seine These der somatischen Marker in drei weiteren Bestsellern erklärt. Siehe: http://heam.info/damasio-1.
475 Damasio und Carvalho 2013.
476 In der Wissenschaft kann Hoffnung gefährlich sein. Siehe: http://heam.info/essentialism-1.
477 Der Entwicklungspsychologe Fei Xu, den wir in Kapitel 5 kennengelernt haben, bezeichnet Worte als «Platzhalter der Essenz» (Xu 2002).
478 James (1890) 2007, S. 195.
479 Die Philosophie verwendet den Begriff «natürliche Art», um Kategorien mit Essenzen zu beschreiben. Diese Kategorien sind klar abgegrenzt. Wenn Sie z. B. annehmen, dass eine Kategorie naturgegeben ist, dann ist ihr Fingerabdruck die Summe notwendiger und hinreichender Merkmale, die all ihre Instanzen beschreiben. So wird die Art der Emotion durch Analogie definiert, die zugrunde liegende Ursache der Kategorie durch Homologie. (Barrett 2006a)
480 Gopnik und Sobel 2000.

481 In der frühen Kindheit haben wir viele Konzepte und ziehen Schlussfolgerungen, z. B. Bergelson und Swingley 2012. Parise und Csibra 2012.

482 Mehr dazu auf: http://heam.info/finlay-2.

483 Hamburg 2021, S. 261.

484 Aristoteles, Darwin und andere äußern sich dementsprechend. Siehe: http://heam.info/beast-1.

485 Die unterschiedlichen Vertreter der klassischen Auffassung sehen diese Grenze jeweils unterschiedlich. Siehe: http://heam.info/boundary-1.

486 Darwin (1872) 2005, S. 11.

487 Expression, S. 19 (zwei Mal), S. 25 und 27 (zwei Mal), S. 30 (zwei Mal), S. 32, 39 und 44 (drei Mal), S. 46 und 187 (zwei Mal).

488 Eine Behauptung, die viele seiner Zeitgenossen in Rage versetzte. Siehe: http://heam.info/darwin-4.

489 Floyd Allport findet in der modernen Psychologie kaum Erwähnung, aber sein Bruder Gordon Allport ist eine wichtige Stimme in der Sozialpsychologie. Er verfasste maßgebliche Werke über Persönlichkeit und Vorurteil und war Lehrer einiger der einflussreichsten Psychologen des 20. Jahrhunderts.

490 Allport 1924, S. 215.

491 Gardner 1975.

492 Finger 2001.

493 Was zu anderen Belegen passt, die damals verfügbar waren. Siehe: http://heam.info/broca-1.

494 Lorch 2008. Siehe auch: http://heam.info/broca-2.

495 Ein beträchtlicher Anteil von Patienten mit Broca-Aphasie weisen keinen Schaden im Broca-Areal auf. Etwa die Hälfte der Menschen mit einem beschädigten Broca-Areal haben keine Broca-Aphasie. Forschende diskutieren immer noch über die Funktion dieses Areals, das man korrekt als lateralen präfrontalen Cortex bezeichnen müsste. Nur wenige glauben, dass diese Region für die Sprachproduktion, für grammatische Fähigkeiten oder auch nur für die Verarbeitung von Sprache zuständig ist. Aktueller Konsens ist, dass dieses Areal Teil verschiedener intrinsischer Netzwerke ist, z. B. des interozeptiven bzw. Kontrollnetzwerks. Wo es um Sprache geht, trägt das Kontrollnetzwerk dazu bei, zwischen gegensätzlichen Optionen zu wählen, z. B. zwischen den Worten «your» und «you're». Aber wie wir in Kap. 6 gesehen haben, erledigt dieses Netzwerk auch Aufgaben, die nichts mit Sprache zu tun haben.

496 Die ganze Geschichte des Broca-Areals finden Sie auf: http://heam.info/broca-3.

497 Die Abstammung des Menschen, Hamburg 2021, S. 86 und 261.
498 Der Begriff «limbisch» entstand in der trüben Welt der Anatomie des 17. Jahrhunderts. Siehe: http://heam.info/limbic-1.
499 Darwins Vorstellungen waren beeinflusst von Platon und Aristoteles. Siehe: http://heam.info/darwin-6.
500 Die Kritik am Konzept des limbischen Systems finden Sie auf: http://heam.info/limbic-2.
501 Platon sprach von den drei Teilen der Seele. Siehe dazu: http://heam.info/plato-1.
502 Beide Auffassungen werden heute vertreten. (Dreyfus und Thompson 2007)
503 Sabra 1989, zitiert nach: Hohwy 2013, S. 5.
504 Mehr über die Auffassung christlicher Theologen auf: http://heam.info/medieval-1.
505 James (1890) 2007, S. 28.
506 http://heam.info/war-1.
507 «Aus Gründen, die ich im nächsten Kapitel ausführlicher darlege, beschreibe ich mentale Prozesse mit der Metapher von zwei Agenten, System 1 und System 2 genannt, die jeweils schnelles und langsames Denken erzeugen. Ich spreche von den Merkmalen intuitiven und bewussten Denkens, als handele es sich um Merkmale und Dispositionen von zwei Figuren in unserem Geist. Die jüngsten Forschungen deuten darauf hin, dass das intuitive System 1 einflussreicher ist, als dies nach unserem subjektiven Erleben der Fall zu sein scheint, und es ist der geheime Urheber vieler Entscheidungen und Urteile, die wir treffen.» (Kahneman 2012, S. 25) Wie die meisten Ideen in der Psychologie sind System 1 und System 2 Metaphern oder Konzepte der sozialen Realität, die die Menschen auf der Grundlage einer Übereinkunft nutzen, um Phänomene zu bezeichnen. Sie sind keine Prozesse und keine Gehirnsysteme. System 1 bezeichnet Zeiten, wenn Vorhersagen weniger durch Vorhersageirrtümer korrigiert werden. Bei System 2 geht es um Zeiten, wenn die Vorhersagen eher angepasst werden.
508 Schacter 1996.
509 Pinker 2002.
510 Z. B. Charney 2012. Siehe: http://heam.info/genes-1
511 Das unbeschriebene Blatt, Frankfurt a. M. 2017, S. 72.
512 http://heam.info/evolution-3.
513 Diese Verhaltensweisen wurden 1958 erstmals als Gruppe beschrieben von dem Psychologen Karl H. Pribram, wobei er nicht von Fortpflanzung sprach, sondern von «Sex». (Pribram 1958)
514 Neisser 2014. Fodor 1983. Chomsky 1980. Pinker 1997.
515 Duffy 1934, 1941.

516 Eine kurze Liste dieser Aufsätze finden Sie auf: http://heam.info/chorus-1.
517 Gendron und Barrett 2009.
518 Kuhn 1966, S. 79.
519 Mehr über die Versuche, Gesichter zu lesen, die Microsoft, Apple und andere Unternehmen anstellen, auf: http://heam.info/faces-3.
520 Lewontin 1991.
521 Hier geht es nicht um einen tiefgreifenden Wandel, sondern um kleine, schrittweise Veränderungen.
522 Eine bekannte Theorie der Emotionsregulierung, die in vielen Selbsthilfebüchern Anwendung findet, stammt von dem Psychologen James J. Gross. Ein jüngeres Beispiel: Gross 2015. Siehe auch: http://heam.info/gross-1.
523 Kiecolt-Glaser 2010.
524 National Sleep Foundation 2011.
525 Cassoff et al. 2012. Banks und Dinges 2007. Harvey et al. 2011. Goldstein und Walker 2014.
526 Es gibt Belege dafür, dass Menschen sich unrealistische Ziele setzen. Aus Rottenberg 2014: Im Jahr 2006 gaben über 25 Prozent der Highschool-Schülerinnen und Schüler an, ihnen sei es extrem wichtig, sehr viel Geld zu verdienen. Diese Zahl lag 1976 noch bei 16 Prozent (Bachman et al. 2006). 31 Prozent meinten, sie wollten eines Tages berühmt sein (Halpern 2008). Und auch die Anzahl jener Menschen, die sich dem Messer des Schönheitschirurgen überantworteten, stieg allein im Jahr 2015 um 20 Prozent und zwischen 1997 und 2007 um 500 Prozent (American Society for Aesthetic Plastic Surgery 2016).
527 Chang, Aeschbach et al. 2015. Siehe: http://heam.info/sleep-1.
528 TedMed 2015. Eine jüngere Studie der Mayo Clinic bestätigte diese hohe Zahl. Darin heißt es, dass 26 Prozent der US-Bevölkerung täglich Opiate oder Antidepressiva einnehmen (Nauert 2013). Und zwischen 80 und 90 Prozent der Befragten glauben, dass Menschen Drogen nehmen, um Stress abzubauen (American Psychological Association 2012). Zwischen 2002 und 2012 stieg die Anzahl der Menschen, die Opiate einnahmen, die stärker waren als Morphium, um 200 Prozent. Die Mehrheit derer, die verschreibungspflichtige Opiate einnahmen (80 Prozent), nahmen ein Morphin-Äquivalent oder etwa noch Stärkeres. Das waren 2012 fast 7 Prozent der Erwachsenen in den Vereinigten Staaten (Center for Disease Control and Prevention 2015).
529 Zahlreiche Studien zeigen, dass Sport der Gesundheit in vielfacher Weise guttut (Gleeson et al. 2011. Denham et al. 2016. Erickson et

al. 2011), vor allem das Joggen, zumindest wenn Sie eine Ratte sind (Nokia et al. 2016).

530 Goldstein und Walker 2014.

531 Olausson et al. 2010. McGlone et al. 2014.

532 Z.B. Tejero-Fernández et al. 2015.

533 Tiefe, langsame Atemzüge helfen, das parasympathische Nervensystem zu aktivieren, was beruhigend wirkt. Auf diese Weise können Sie die Aktivierung Ihrer Körperbudgetareale bewusst kontrollieren. Schnelles, flaches Atmen hingegen hat die gegenteilige Wirkung.

534 Kiecolt-Glaser et al. 2014. Kiecolt-Glaser et al. 2010.

535 Pinto et al. 2012. Ford 2002. Josefsson et al. 2014.

536 Park und Mattson 2009. Beukeboom et al. 2012. Auch die schädliche Wirkung von unkontrollierbarem Lärm, das Fehlen von Grün in der Umgebung, häufige Temperaturwechsel, Menschenmengen, zu wenig frisches Gemüse und andere, mit Armut verbundene Probleme sind wohlbekannt. Wir werden uns in Kap. 10 damit beschäftigen.

537 Wenn das Weinen Ihre Atmung verlangsamt, aktiviert es das parasympathische System, was Sie beruhigt. Siehe: http://heam.info/crying-1.

538 Dunn et al. 2011. Siehe auch: Dunn und Norton 2013.

539 Clave-Brule et al. 2009.

540 Goleman 1998, S. 34.

541 Siehe z.B. Bourassa-Perron 2011.

542 Mehr dazu in: Barrett und Bliss-Moreau 2009a.

543 Quoidbach et al. 2014, Studie 2 mit 10000 Teilnehmenden.

544 http://heam.info/emotions-1.

545 Jeffrey Eugenides, Middlesex, Reinbek 2010, S. 303.

546 Kircanski et al. 2012. «Emotion labeling» oder «Gefühle benennen» geht mit verringerter Aktivität in den Körperbudgetarealen des interozeptiven Netzwerks und mehr Aktivität in einer Region des Kontrollnetzwerks einher (Lieberman et al. 2007; Lieberman et al. 2005).

547 Barrett et al. 2001. Dieser Aufsatz zeigte erstmals, dass intensive negative Affekte, wenn diese als emotionale Erfahrung kategorisiert werden, zu einer besseren Emotionsregulierung führen. Mehr dazu finden Sie auf: Kashdan et al. 2015 und http://heam.info/negative-1.

548 Sie konsumierten etwa 40 Prozent weniger Alkohol als Gleichaltrige mit niederer emotionaler Granularität (Kashdan et al. 2010).

549 Mit einer 20 bis 50 Prozent geringeren Wahrscheinlichkeit (Pond et al. 2012).

550 Kimhy et al. 2014.
551 Demiralp et al. 2012.
552 Kashdan und Farmer 2014.
553 Selby et al. 2013.
554 Erbas et al. 2013.
555 Suvak et al. 2011. Dixon-Gordon et al. 2014.
556 Mennin et al. 2005, Studie 1. Erbas et al. 2014, Studie 2 und 3.
557 Kimhy et al. 2014.
558 Z.B. Emmons und McCullough 2003. Froh et al. 2008.
559 Ford und Tamir 2012.
560 Gottman et al. 1996. Katz et al. 2012.
561 Z.B. Taumoepeau und Ruffman 2006, 2008. Eine Rezension dazu: Harris et al.
562 In dieser Hinsicht hebt sich Pixar wohltuend von der Konkurrenz ab. Man klebt dort nicht an Stereotypen. Selbst die Charaktere in Alles steht Kopf - eine durch und durch essentialistische Fantasiegeschichte der Emotionen - zeigen während emotionaler Erfahrungen breit angelegte, subtile Gesichts- und Körperkonfigurationen.
563 Ensor und Hughes 2008.
564 Mehr dazu auf: Merz et al. 2015.
565 Hart und Risley 1995. Genaueres dazu finden Sie auf: http://heam.info/words-1.
566 Fernald et al. 2013.
567 Merz et al. 2015. Weisleder und Fernald 2013. Leffel und Suskind 2013. Rowe und Goldin-Meadow 2009. Hirsh-Pasek et al. 2015.
568 Hart und Risley 2003.
569 Kinder lernen auch schneller, Affekte in der Stimme wahrzunehmen als im Gesicht. Siehe: http://heam.info/affect-10.
570 Reynolds 2015. Bratman et al. 2015.
571 Spiegel 2012. Siehe auch: Wood und Rünger 2016.
572 Mein Freund Kevin, in dessen Garten in Kapitel 7 die rosafarbene Wilde Möhre dem Besuch zum Opfer fiel, hat da ein Sprichwort: «Schatz, wenn alles schiefläuft, dann drapierst du am besten einen edlen Schal um den Hals, setzt eine schicke Sonnenbrille auf, leihst dir ein Kabrio aus und braust damit durch die Gegend.»
573 Mysels und Sullivan 2010.
574 Diese Thematik ist bekannt als Neubewertung von Stress bzw. stress reappraisal (Jamieson, Mendes et al. 2013).
575 Jamieson et al. 2010. Jamieson et al. 2012. Jamieson, Nock et al. 2013.
576 John-Henderson, Rheinschmidt et al. 2015.
577 Crum et al. 2013.

578 Jamieson et al. 2016.
579 Nur 27 Prozent der Schüler, die ihre Matheprüfung wiederholen müssen, erreichen einen Bachelorgrad. Mehr dazu auf: http://heam.info/math-1.
580 Cabanac und Leblanc 1983. Ekkekakis et al. 2013. Williams et al. 2012. Das Beispiel mit den Marines verdanke ich Ian Kleckner.
581 Sullivan et al. 2005.
582 Garland et al. 2014.
583 Chen 2014.
584 Mehr über die westliche Auffassung vom Selbst auf: http://heam.info/self-1.
585 Im Buddhismus spricht man bei allem, was das Selbst verstärkt, wie Besitz, Komplimente etc., von «Geistesgiften». Diese verursachen Leid (z.B. das Gefühl, ein Hochstapler zu sein) und treiben Sie, alles auszublenden, was Ihre hohe Meinung von sich stört oder Ihr Selbst als Fiktion entlarven könnte. Ein Beispiel für dieses fiktionale Selbst: http://heam.info/self-2.
586 Ebenso sinnvoll ist es, die Vorstellung, dass Menschen sich immer gleich bleiben, aufzugeben. Siehe: http://heam.info/self-3.
587 Ich sage nicht, dass Ihr «Selbst» nur widerspiegelt, wie andere Sie sehen oder behandeln. Das wäre symbolischer Interaktionismus, wie ihn z.B. der Philosoph George Herbert Mead und der Soziologe C. H. Cooley propagieren. Aber finden Sie nicht auch, dass Sie anders handeln und sich anders fühlen, wenn Sie in einem neuen Umfeld agieren, in dem niemand Sie kennt (z.B. im Zug oder im Flugzeug)?
588 Sagt zumindest die Sozialpsychologin Hazel Markus.
589 Auf den Volleyball war der Name «Wilson» aufgedruckt, weil er von der Wilson Sporting Goods Company hergestellt worden war.
590 Das Selbst ist ein Konzept, aber nicht in dem Sinne, wie es die Sozialpsychologen sehen. Siehe: http://heam.info/self-4.
591 Nach der bahnbrechenden Forschungsarbeit von Hazel Markus. Siehe: http://heam.info/markus-1.
592 Kann es sein, dass die Population von Instanzen, die «Ihr Selbst» sind, von einem Wort zusammengehalten werden – Ihrem Namen vielleicht? Siehe: http://heam.info/self-5.
593 Lebrecht et al. 2012.
594 Andere Wissenschaftler und Philosophen gehen von ähnlichen Vorstellungen aus (Damasio 1999. Craig 2015).
595 Prebble et al. 2012.
596 Das Selbst zu dekonstruieren, heißt, die Geistesgifte aufzugeben und die wahre Natur der Erfahrung ans Licht treten zu lassen, d.h. die Dharmas in der traditionellen Auffassung des Abhidharma.

597 Der Umgang mit dem Liebeskummer des Verlassenwerdens ist schwieriger, denn wenn wir eine Bindung mit jemandem eingehen, dann heißt das, dass wir unser Körperbudget zusammen mit dieser Person regulieren. Daher zwingt eine Trennung uns dazu, unser Körperbudget neu zu kalibrieren.

598 Aus buddhistischer Sicht könnte man sagen, dass die Dekonstruktion des Selbst/Ich dazu beiträgt, die «Kategorisierung aufzuheben». Aus der Sicht der Neurowissenschaften aber gilt, dass das Gehirn niemals aufhört, Vorhersagen abzugeben. Sie können also auch Ihre Konzepte nicht einfach abstellen.

599 Tang et al. 2015. Creswell et al. Eine Zusammenfassung der Wirkung, die die drei Meditationsmethoden auf das Gehirn entfalten, finden Sie auf: http://heam.info/meditation-1.

600 Wie Meditation zur Achtsamkeit und zur Dekonstruktion des Selbst beiträgt, ist eine offene Frage. Siehe: http://heam.info/meditation-2.

601 Keltner und Haidt 2003. Ehrfurcht bei Atheisten ist dasselbe wie der Glaube bei Gläubigen (Caldwell-Harris et al. 2011).

602 Nur männliche Grillen machen dieses Geräusch, und sie haben verschiedene Gesänge für verschiedene Zwecke, meist aber zirpen sie, um Weibchen anzulocken. Was die Schlussfolgerung nahelegt: Es handelt sich um leidenschaftliche Liebeslieder der Natur.

603 Stellar et al. 2015.

604 Rimmele et al. 2011.

605 Gendron und Barrett. Stolk et al. 2016.

606 Indirekt wird diese Idee gestützt von den Resultaten bei: Giuliano et al. 2015.

607 Einige Forschende sprechen hier von affektiver (nonverbaler) Synchronisierung oder emotionaler Ansteckung.

608 Broly und Deneubourg 2015.

609 Zaki et al. 2008.

610 Cohen und Williamson 1991.

611 Cohen et al. 2003.

612 Nicht alle Entzündungen beruhen auf Zytokinen, und nicht alle Zytokine verursachen Entzündungen. Uns geht es hier nur um chronische Entzündungen, die eben durch die proinflammatorischen Zytokine ausgelöst werden. Ich spreche an dieser Stelle nur der Einfachheit halber schlicht von Zytokinen.

613 Yeager et al. 2011. Mehr zum Thema «Entzündungen»: http://heam.info/imflammation-1.

614 Im Labor wurde Testpersonen eine Impfung gegen Typhus verabreicht, die kurzfristig die Ausschüttung proinflammatorischer Zytokine steigert. Dabei war eine verstärkte Aktivität im

interozeptiven Netzwerk zu beobachten, die Probanden fühlten sich müde und elend (Eisenberger et al. 2010. Harrison, Brydon, Walker, Gray, Steptoe, Critchley 2009. Harrison, Brydon, Walker, Gray, Steptoe, Dolan, et al. 2009).

615 Mathis und Shoelson 2011.

616 Yang et al. 2016. Cohen et al. 1997. Holt-Lunstad et al. 2010.

617 Proinflammatorische Zytokine überwinden die Blut-Hirn-Schranke (Dantzer et al. 2000. Wilson et al. 2002. Miller et al. 2013).

618 Louveau et al. 2015.

619 Soskin et al. 2012. Ganzel et al. 2010. McEwen und Gianaros 2011. McEwen et al. 2015. Siehe auch: http://heam.info/inflammation-2.

620 Karlsson et al. 2010.

621 Das ist ein Teufelskreis: Ein niedriger IQ zeigt sich häufig, wenn Kinder unter Missbrauch oder Armut leiden. Dieser führt automatisch zu einem höheren Entzündungsniveau im mittleren Alter (Calvin et al. 2011). Siehe auch: Metti et al. 2015.

622 Mehr über den Zusammenhang zwischen diesen beiden auf: http://heam.info/cortisol-2.

623 Dantzer et al. 2014. Miller et al. 2013. Dies macht uns empfindlicher gegenüber interozeptivem und nozizeptivem (schmerzempfindlichen) Input (Walker et al. 2014).

624 Dowlati et al. 2010. Slavich und Cole 2013. Slavich und Irwin 2014. Seruga et al. 2008

625 Irwin und Cole 2011. Slavich und Cole 2013. Mehr über Stress, Gene und Zytokine finden Sie auf: http://heam.info/cytokines-1. Siehe auch: http://heam.info/glial-1.

626 Der stressinduzierte Anstieg im β-adrenergen sympathetischen Nervensystem (SNS) fördert bei der Zellteilung die Expression von Genen, deren Endprodukte proinflammatorisch wirken, und hemmt die Expression jener Gene, die für die antivirale Immunantwort verantwortlich sind (Irwin und Cole 2011). Diese Transkriptionseffekte wurden beobachtet in Brustgewebe, Lymphknoten und im Gehirn (Williams et al. 2009. Sloan et al. 2007. Drnevich et al. 2012). Auf diese Weise kann ein aktueller physiologischer Zustand die Körperzellen für Tage, Wochen, Monate oder Jahre beeinflussen (Slavich und Cole 2013) und anfälliger machen für Krebserkrankungen. Die stressinduzierte Aktivität des SNS beeinflusst auch die Mikro-Umgebung von Tumorzellen, fördert die Metastasierung und stärkt das karzinogene Potenzial dieser Zellen, wodurch die Mortalität zunimmt (Antoni et al. 2006. Cole und Sood 2012).

627 Zachar und Kendler 2007. Zachar 2014.

628 Menon 2011. Crossley et al. 2014. Goodkind et al. 2015.
629 Mehr über den Zusammenhang zwischen Leiden in der Kindheit und früher Sterblichkeit finden Sie auf: Danese und McEwen 2012. Was den Tod der Einsamkeit angeht: Perissinotto et al. 2012. Über die Verbindung zwischen Armut und Gehirnentwicklung siehe: Hanson et al. 2013. Zusammenhang zwischen Kinderarmut und früher Sterblichkeit Erwachsener (unabhängig von Familiengeschichte, Ethnie, Rauchen und anderen Risikofaktoren): Hertzman und Boyce 2010. Sowie: Adler et al. 1994.
630 Ein seltenes Gegenbeispiel finden Sie in: Lazarus 1998.
631 Ganzel et al. 2010. McEwen und Gianaros 2011. McEwen et al. 2015.
632 Z.B. Danese und McEwen 2012. Sheridan und McLaughlin 2014. Schilling et al. 2008. Ansell et al. 2012. Hart und Rubia 2012. Teicher und Samson 2016. Felitti et al. 1998. Mehr über negative Kindheitserfahrungen und Gehirnentwicklung: http://heam.info/adversity-1.
633 Miller und Chen 2010.
634 Teicher et al. 2002. Teicher et al. 2003. Teicher et al. 2006. Teicher und Samson 2016.
635 Teicher et al. 2002. Teicher et al. 2003. Teicher et al. 2006.
636 Copeland et al. 2014.
637 Repetti et al. 2002. Mehr über die negative Auswirkung von Stress auf: http://heam.info/stress-3.
638 Hoyt et al. 2013.
639 Master et al. 2009.
640 Hoyt et al. 2013.
641 Stanton et al. 2000. Stanton et al. 2002.
642 Die Benennung reduzierte die Reaktivität des sympathischen Nervensystems auf negative Bilder für mindestens eine Woche (Tabibnia et al. 2008).
643 International Association for the Study of Pain 2012. Die IASP definiert Schmerz mittlerweile als emotionale Erfahrung und schreibt: «Schmerz ist immer subjektiv. Jedes Individuum lernt die Anwendung des Wortes schon früh im Leben durch Erfahrungen, die mit Verletzungen zu tun haben.» Übersetzung: Schmerz ist eine Population von Wahrnehmungen, die sich voneinander unterscheiden, und das Konzept, das benötigt wird, um diese Wahrnehmungen zu konstruieren, wird früh im Leben erlernt. Hört sich doch ganz nach der Theorie der konstruierten Emotion an, nicht wahr?
644 Ein Beispiel dafür, wie die Körperbudgetareale nozizeptive Vorhersagen verarbeiten, findet sich in: Roy et al. 2014.

645 Z.B. Wiech et al. 2010. Ein Überblick findet sich in: Tracey 2010. Wager und Atlas 2015.
646 Büchel et al. 2014. Tracey 2010. Wager und Atlas 2015.
647 Opioide sind nicht die einzigen Neurotransmitter, die für den Placebo-Effekt verantwortlich sind. So ist beispielsweise das Cholecystokinin (CCK) mitbeteiligt, das als endogenes Cannabinoid auf die Cannabinoidrezeptoren im Gehirn genauso wirkt wie Marihuana. CCK verschärft die Nozizeption, wohingegen Opioide sie lindern (Wager und Atlas 2015).
648 Benedetti et al. 2006. Benedetti 2014. Tracey 2010. Wager und Atlas 2015. Siehe auch: http://heam.info/opioids-1. Viele glauben, dass Dopamin der Botenstoff ist, der für positives Gefühl und Belohnung zuständig ist. Mehr darüber auf: http://heam.info/dopamine-1.
649 Ein weiteres Beispiel dafür, wie diese Gehirnnetzwerke zusammenarbeiten, um nozizeptiven Input während einer Schmerzerfahrung Bedeutung zu verleihen, finden Sie auf: Woo et al. 2015. Mehr über die Ähnlichkeiten in der Konstruktion von Schmerz und Emotionen auf: http://heam.info/pain-1.
650 Der prominente Neuroanatom A. D. (Bud) Craig, der mehr über diesen Schaltkreis weiß als irgendjemand sonst, geht davon aus, dass die Nozizeption eine Form der Interozeption ist (Craig 2015). Siehe: http://heam.info/craig-1.
651 Z.B. Wiech und Tracey 2009. Roy et al. 2009. Bushnell et al. 2013. Ellingsen et al. 2013.
652 Ein teilweiser Überblick über diesen Schaltkreis findet sich in: Wager und Atlas 2015.
653 Mehr über nozizeptive Pfade auf: http://heam.info/pain-2.
654 Z.B. Traub et al. 2014.
655 Chronische Schmerzen können neuropathisch, inflammatorisch oder idiopathisch bedingt sein. Siehe dazu: http://heam.info/pain-3.
656 American Academy of Pain Medicine 2012.
657 Apkarian et al. 2013 schätzt, dass 50 Millionen US-Bürgerinnen und Bürger entweder teilweise oder vollständig durch Schmerz behindert sind.
658 Ein Teil der Lösung: die Opiat-Medikamente, die man zur Linderung der Schmerzen nimmt. Sie tragen dazu bei, dass der akute Schmerz chronisch wird. Eine umfassende Darstellung der opiatinduzierten Hyperalgesie finden Sie auf: Lee et al. 2011. Siehe auch: http://heam.info/opioids-2.
659 Borsook 2012. Scholz und Woolf 2007. Tsuda et al. 2013. Die International Association for the Study of Pain definiert chronischen

Schmerz (den man dort als «neuropathischen Schmerz» bezeichnet) als «Schmerz, der durch eine Verletzung oder Erkrankung des somatosensorischen Systems» entsteht (IASP 2012). Abweichende Vorhersagen zählen als «Krankheit».

660 Van der Laan et al. 2011. Mehr über Phantomschmerz auf: http://heam.info/phantom-1.

661 Beggs et al. 2012.

662 Hermann et al. 2006. Walker et al. 2009.

663 Wikipedia, Stichwort «Pain in Babies», zuletzt geändert am 23. Februar 2016, http://en.wikipedia.org/wiki/Pain_ in_babies.

664 National Institute of Neurological Disorders und Stroke 2013. Maihöfner et al. 2005. Birklein 2005.

665 In Kapitel 1 haben wir über die Mustererkennung bei den Instanzen verschiedener Emotionskategorien gesprochen (d.h., wie man Instanzen von Wut von Instanzen der Angst unterscheidet). Dabei geht es nicht um den Gehirnzustand bei einer Emotion. Jeder Klassifikator ist eine abstrakte statistische Repräsentation, die in keiner Instanz der Kategorie so vorkommen muss. Das Gleiche gilt für Schmerzen. Mein Kollege Tor D. Wager hat einen Musterklassifikator veröffentlicht, der erfolgreich zwischen nozizeptivem Schmerz und Emotion unterscheidet (Wager et al. 2013. Chang, Gianaros et al. 2015), und gemeinsam haben wir Musterklassifikatoren für Wut, Trauer, Angst, Abscheu und Glück veröffentlicht (Wager et al. 2015). Diese Klassifikatoren stellen keine neuronalen Essenzen für Schmerz und Emotion dar, sondern sind statistische Zusammenfassungen hochvariabler Instanzen jeder einzelnen Kategorie.

666 Wilson-Mendenhall et al. 2011.

667 http://heam.info/pain-8.

668 http://heam.info/pain-5.

669 Chronischer Schmerz ist ein Schlag ins Gesicht des klassischen Menschenbilds. Siehe: http://heam.info/pain-6.

670 William Styron, Sturz in die Nacht, Berlin 1990, S. 52.

671 Für den Vergleich, welche Erkrankungen als «neurologisch» versus «psychiatrisch» eingeschätzt werden, teilte Neuroskeptic (2011) die Anzahl der wissenschaftlichen Aufsätze, die zwischen 1990 und 2011 in den Fachzeitschriften Neurology bzw. American Journal of Psychiatry veröffentlicht wurden, nach Themen auf. Siehe dazu auch: http://heam.info/neurology-1.

672 Bestimmte Gene machen Sie mehr oder weniger sensibel für Umwelteinflüsse (Ellis und Boyce 2008). Einen guten Überblick dazu bietet: Akil 2015. Siehe auch: http://heam.info/depression-1.

673 Olfson und Marcus 2009. Kirsch 2010. Siehe auch: http://heam.info/depression-5.

674 Curry et al. 2011.

675 Mathers et al. 2008.

676 Das liegt wohl daran, dass die meisten menschlichen Phänomene und Merkmale von degenerativen Genkombinationen hervorgebracht werden. Diese sind so variabel, dass eine detaillierte genetische Erklärung (bei der die beteiligten Gene und Mechanismen exakt benannt werden) für sie unwahrscheinlich ist, obwohl sie einen hohen Vererbungsquotienten besitzen, d.h., die beobachtbare Vielfalt des Merkmals geht auf genetische Variabilität zurück (Turkheimer et al. 2014).

677 Ihre Muskeln enthalten Energiesensoren, die z.B. Feedback über Ihren Energieverbrauch zurück ans Gehirn funken (Craig 2015).

678 Barrett und Simmons 2015.

679 Ihr Stoffwechsel kontrolliert in gewisser Weise auch Ihr Immunsystem. Fettzellen bilden proinflammatorische Zytokine (Mathis und Shoelson 2011), was heißt, dass Übergewicht chronische Entzündungen noch verstärkt. Siehe z.B. Spyridaki et al. 2014.

680 Kaiser et al. 2015. Wenn wir in das Gehirn depressiver Menschen in Aktion blicken, sehen wir Veränderungen in Aktivität und Konnektivität, die zu dieser Hypothese passen. Siehe: http://heam.info/depression-2.

681 Bei einer Depression sind Fehlregulierungen sehr verbreitet. Siehe: http://heam.info/depression-3.

682 Ganzel et al. 2010. Dannlowski et al. 2012. Sobald ein Glukokortikoid in jungen Jahren (bei Ratten) übermäßig exprimiert wird, werden die neuronalen Pfade im Gehirn entsprechend festgeschrieben, was eine lebenslange Anfälligkeit für Stimmungsstörungen und Labilität zur Folge hat, auch wenn die Gene im Erwachsenenalter ihre Aktivität einstellen (Wei et al. 2012). Belastende Erfahrungen führen zu langen Entzündungsphasen in der Kindheit, die das Risiko, später im Leben an Depressionen oder anderen Störungen zu erkranken, erhöhen (Khandaker et al. 2014).

683 Manchmal nennt man das «Neurotizismus» oder «affektive Reaktivität». Siehe dazu auch: http://heam.info/depression-1.

684 Das Risiko ist am höchsten, wenn die Person einen hohen Spiegel des Eierstockhormons Progesteron aufweist. Das erklärt vielleicht, warum viel mehr Frauen als Männer unter Stimmungsschwankungen leiden (Lokuge et al. 2011. Soni et al. 2013). Siehe dazu auch: Bryant et al. 2011. Und: http://heam.info/women-1.

685 Vor allem das subgenuale Areal im anterioren cingulären Cortex fährt seine Aktivität herunter, und seine Konnektivität mit dem Rest des interozeptiven Netzwerks steigt, ebenso die Verbindungen zum Thalamus, der Vorhersageirrtümer signalisiert (Riva-Posse et

al. 2014. Seminowicz et al. 2004. Mayberg 2009. Goldapple et al. 2004. Nobler et al. 2001). Eine Metastudie dazu: Fu et al. 2013.

686 McGrath et al. 2014.

687 Zur Konnektivität des interozeptiven bzw. Kontrollnetzwerks während einer Angstepisode siehe: McMenamin et al. 2014. Zur Ähnlichkeit zwischen Angst und chronischem Schmerz: Zhuo 2016 sowie Hunter und McEwen 2013. Belege dafür, dass Angst durch Vorhersagen den Schmerz verstärkt: Ploghaus et al. 2001.

688 In diesem Kapitel werde ich alle Angststörungen gemeinsam behandeln (sofern nicht anders angegeben). Angststörungen wurden jahrelang als biologisch unterschiedliche Krankheiten behandelt, doch mittlerweile ist bekannt, dass diese Störungen gemeinsame Ursachen haben. Denn (wie Sie jetzt vermutlich schon ahnen) auch hier gibt es viele Symptome, die sich überschneiden, was es erschwert, eine Angststörung getrennt von den anderen zu behandeln.

689 Paulus und Stein 2010.

690 Z.B. Menon 2011. Crossley et al. 2014. Selbst Furcht und Angst schrieb man früher verschiedenen Schaltkreisen zu (Tovote et al. 2015). Siehe auch: http://heam.info/anxiety-1.

691 Vergleiche Suvak und Barrett 2011 sowie Etkin und Wager 2007. Siehe auch: http://heam.info/anxiety-2.

692 Ängste, auf die Depressionen folgen, sind möglicherweise schlimmer als Depressionen, denen Ängste folgen. Im letzteren Fall fängt die Person möglicherweise wieder an, Vorhersageirrtümer zu verarbeiten.

693 Van den Heuvel und Sporns 2013.

694 Browning et al. 2015.

695 Ein Gehirn, das von Vorhersageirrtümern überschwemmt wird, ist nicht immer ängstlich. Denken wir nur mal an den Scheinwerfer der Aufmerksamkeit von Kleinkindern (Kapitel 6) oder an Zeiten, wenn Neues und Ungewisses als angenehm empfunden werden (z.B. wenn man einen neuen Liebespartner kennenlernt). Siehe z.B.: Wilson et al. 2013. Und: http://heam.info/anxiety-3.

696 Damasio und Carvalho 2013. Paulus und Stein 2010.

697 Vor allem wenn Sie den Vorhersageirrtum als «Aufmerksamkeitssignal» nehmen (McNally et al. 2011. Fields und Margolis 2015).

698 Sechs Monate nach einer schweren Operation (einer Kolostomie) waren die Betroffenen, denen man die Entfernung des Darmausgangs in Aussicht gestellt hatte, unzufriedener mit ihrem Leben als jene, die sich damit auf Dauer würden plagen müssen (Smith et al. 2009). Die Hoffnung kann eine grausame Herrin sein.

699 Ich sage nicht, dass Depressionen und chronischer Schmerz ein

und dasselbe sind. Meiner Ansicht nach haben sie jedoch eine Reihe gemeinsamer Ursachen. Ob chronische Schmerzen unabhängig von Depressionen auftreten oder ein Ausdruck der Depression sind, wird seit Langem diskutiert. Früher war dies eine Version von «Das bildest du dir doch nur ein». Ein spontaner Schmerz ohne Gewebeschäden galt als Anzeichen einer geistigen Erkrankung. Diese Argumentation geht davon aus, dass Depression eine rein geistige Störung ist, doch diese historische Auffassung kann sich im Lichte der modernen Neurowissenschaften nicht mehr halten. Sowohl Depressionen als auch chronische Schmerzen können als neurodegenerative Hirnerkrankungen mit stoffwechselabhängigen und entzündlichen Wurzeln gelten. Die Tatsache, dass manche Medikamente gewisse Instanzen von Depressionen lindern können, nicht jedoch chronische Schmerzen (oder umgekehrt), heißt nicht, dass es sich um eindeutig verschiedene biologische Kategorien handelt, denn Depressionen haben vielfältige Ursachen. Nicht jeder Mensch, der unter Depressionen leidet (also die verschiedenen Angehörigen dieser Kategorie), kann mit ein und demselben Medikament erfolgreich behandelt werden. (Auch hier ist Vielfalt die Norm.) Die gleiche Logik gilt vermutlich auch für die verschiedenen Kategorien chronischer Schmerzen.

700 Barrett 2013.

701 Die diagnostisch relevanten Symptome des Autismus passen zu meiner Beschreibung. Siehe: http://heam.info/autism-1.

702 Jeste und Geschwind 2014. Siehe: http://heam.info/autism-2.

703 Grandin 1991.

704 Grandin 2009.

705 Higashida 2013.

706 Van de Cruys et al. 2014. Quattrocki und Friston 2014. Sinha et al. 2014.

707 Mehr dazu finden Sie auf: http://heam.info/autism-3.

708 Mittlerweile gibt es zahlreiche Belege dafür, dass Kinder und Jugendliche körperliche und relationale/soziale Gewalt aus den Medien lernen (Anderson et al. 2003). Sitcoms beispielsweise stellen, ob sie nun für Kinder oder fürs allgemeine Publikum gedacht sind, in 90 Prozent der Sendungen Aggressionen dar, Dokumentarsendungen nur in 71 Prozent der Fälle (Martins und Wilson 2011). In den 50 Fernsehsendungen, die bei Kindern zwischen zwei und elf Jahren am beliebtesten sind, enthielten die einzelnen Episoden durchschnittlich 14 verschiedene Ereignisse sozialer Aggression pro Sendestunde, was bedeutet: eine alle vier bis fünf Minuten (Martins und Wilson 2012a). Junge Teenager empfinden relationale und körperliche Aggression als lustig (nicht als belastend),

wenn sie von einer sympathischen Figur in einer Teenie-Sitcom ausgeht. Darüber hinaus geben die Jugendlichen an, dass sie die Aggression in diesem Fall nachahmen würden (Martins et al.). Bei jüngeren Schulkindern (bis zur 5. Klasse) neigen eher Mädchen dazu, soziale Aggression nachzuahmen, die sie im Fernsehen beobachtet haben (Martins und Wilson 2012b). Am beunruhigendsten aber ist, dass diese Sendungen gewöhnlich so tun, als würden die Opfer keinen Schmerz erleiden. Das gilt vor allem fürs Reality-TV (Martins und Wilson 2011). Fernsehsendungen beeinflussen aber nicht nur, wie Kinder und Jugendliche agieren, sondern auch, was sie von anderen Menschen erwarten. Ein Beispiel: Nachdem Kinder im Fernsehen gesehen haben, wie eine Figur eine andere körperlich oder sozial verletzt, neigen sie zu der Vorhersage, dass andere Menschen böse Absichten haben (Martins 2013).

709 Kolodny et al. 2015.

710 Mena et al. 2013.

711 Mysels und Sullivan 2010.

712 Avena et al. 2008.

713 Diese Beobachtungen führten dazu, dass das U.S. National Institute of Mental Health (NIMH) seinen wissenschaftlichen Ansatz vollkommen überarbeitete, sodass er an die Theorie der konstruierten Emotion erinnert. Statt jede benannte Krankheit als abgegrenzte Essenz zu betrachten, gehen Forschende nun davon aus, dass jede als Kategorie gilt, die eine enorme Vielfalt aufweist. Heute sucht man nach gemeinsamen zugrunde liegenden Faktoren (NIMH 2015).

714 Außer natürlich Sie sind Dan Wegner, Sozialpsychologe und mein guter Freund, der 2013 starb, nachdem er jahrelang mutig gegen Amyotrophe Lateralsklerose (ALS) gekämpft hat. Bei Dans Beerdigung trugen die Sprecher, die auf ihn eine Laudatio hielten, Groucho-Marx-Brillen aus Plastik mit falschen Nasen.

715 Meine Ausführungen in diesem Kapitel beschränken sich auf das Rechtssystem der Vereinigten Staaten, obwohl sie auch auf die Rechtssysteme anderer Länder zutreffen können. Wenn ich also von «dem Gesetz» oder von «dem Rechtssystem» spreche, beziehe ich mich auf die Vereinigten Staaten.

716 Dem Gesetz nach sind Sie in den USA für kriminelles Handeln verantwortlich (responsible), nicht unbedingt aber für Sachverhalte, die in einem Zivilprozess abgehandelt werden, oder für fahrlässiges Handeln wie die Verletzung beruflicher Sorgfaltspflichten (liability). In letzterem Fall verlangt das Gesetz, dass Sie einer anderen Person gegenüber eine Verpflichtung eingegangen sind, diese vernachlässigt haben, und das aus Vorsatz oder grober Fahrlässigkeit.

Darüber hinaus muss der dadurch erlittene Schaden ausgleichsfähig sein. Ein Individuum mit freiem Willen: Eine Ausnahme sind sogenannte «fighting words». Dahinter steht die Vorstellung, dass bestimmte Worte, die Sie einem anderen Menschen an den Kopf werfen, so beleidigend sind, dass Sie das Recht haben, der oder dem Sprechenden Schaden zuzufügen.

717 Das Recht unterscheidet hier zwischen Handlung (action), Vorsatz (intent) und Beweggrund (motivation). Siehe: http://heam.info/harm-1.

718 Zum Mord ersten Grades gehören die Tatmerkmale Vorsatz, der Mord zweiten Grades entspricht eher dem Totschlag nach deutschem Recht (A.d.Ü.).

719 Siehe: People v. Patterson, 39 N.Y.2d 288 (1976).

720 Kahan und Nussbaum 1996. Percy et al. 2010. Schöne Metaphern dazu in: Lakoff 1990.

721 Manche Juristinnen und Juristen gehen davon aus, dass Emotionen keine Abkehr von der Ratio ist, sondern vielmehr eine ihrer Formen. Siehe: http://heam.info/rational-1.

722 Kreibig 2010. Siegel et al., noch in Begutachtung.

723 Kuppens et al. 2007.

724 Kim et al. 2015. Zu wissen, wann man wütend wird, ist ein entscheidender Aspekt emotionaler Intelligenz (Ford und Tamir 2012). Siehe auch: http://heam.info/anger-2.

725 Zavadski 2015. Sanchez und Foster 2015.

726 Barrett et al. 2004. Siehe: http://heam.info/control-1.

727 Cisek und Kalaska 2010.

728 In meinen eher zynischen Momenten glaube ich, dass das «Zwei-Systeme-Gehirn» einen erstklassigen Sündenbock abgibt: ein animalischer, emotionaler Teil des Gehirns, auf den wir unser schlechtes Verhalten schieben können.

729 Tatsächlich scheint es, als gäbe es nur einen einzigen motorischen Akt. Doch es können viele verschiedene motorische Reaktionen ausgelöst werden, die das gleiche Verhalten hervorrufen, denn motorisches Handeln ist degenerativ. Eine gute Zusammenfassung dazu finden Sie in: Anderson 2014, Interlude 5. Siehe auch: Franklin und Wolpert 2011.

730 Swanson 2012, der George Howard Parker (1919) folgt und dem Neurowissenschaftler und Nobelpreisträger Santiago Ramon y Cajal (1909–1911). Siehe auch: http://heam.info/association-1.

731 Ihr Kontrollnetzwerk ist immer aktiv, ob Sie das nun merken oder nicht. Siehe: http://heam.info/control-2.

732 Das Gefühl der Selbstkontrolle ist geprägt durch: Bewusstheit (Sie sind in der Lage, über Ihre Kontrollversuche zu berichten

oder nachzudenken); Handlungsmacht (Sie erleben sich selbst als handelnde Person); Leistung (Sie erleben die Verarbeitung als Aufwand) und Steuerung (Ihnen ist klar, dass automatische Prozesse ablaufen, und sind motiviert, diesen etwas entgegenzusetzen). Siehe: http://heam.info/control-3.

733 Ich vermute, das Gehirn schafft die Erfahrung, wie es das mit allen anderen Erfahrungen macht. Sie haben ein Konzept für «Handlungsmacht» und sagen auf seiner Grundlage eine Reihe von Empfindungen voraus. Ähnlich wird das dargestellt in: Graziano 2013.

734 Mehr Klischeebilder über Emotionalität bei Männern und Frauen auf: http://heam.info/stereo-1.

735 Albright 2003. Siehe auch: http://heam.info/albright-1.

736 Barrett et al. 1998.

737 Neurowissenschaftliche Resultate legen nahe, dass «das männliche Gehirn» und das «weibliche Gehirn» nichts weiter sind als Mythen. Siehe: http://heam.info/stereo-2.

738 Kring und Gordon 1998. Dunsmore et al. 2009. Aber Frauen bewegen ihre Gesichtsmuskulatur ohnehin häufiger, sie sind also nicht «ausdrucksstärker» (Kelly et al. 2006). Bei Studien, die mit EMG arbeiten, hält sich die Anzahl derer, die Geschlechterunterschiede feststellen, und derer, die das nicht tun, etwa die Waage (Barrett und Bliss-Moreau 2009b).

739 Kahan und Nussbaum 1996.

740 Tiedens 2001.

741 Diese Vorstellung hält sich, obwohl alle Säugetiere zum Angriff übergehen, wenn sie bedroht werden. Siehe: http://heam.info/attack-1.

742 Brescoll und Uhlmann 2008. Tiedens 2001.

743 Hillary Clinton ist ein weiteres Beispiel. Siehe: http://heam.info/clinton-1.

744 Percy et al. 2010. Miller 2010.

745 Morrison 2006. Moore 1994. Siehe auch «Developments in the Law» 1993. Das Buch zitiert im Gerichtssaal gemachte Äußerungen, denen zufolge geschlagene Frauen «hilflos, passiv oder psychologisch gestört» sind (S. 1592).

746 Moore 1994.

747 Schwarze Frauen sitzen diesbezüglich in der Falle. Siehe: http://heam.info/defense-1.

748 Schuster und Propen 2010.

749 Barrett und Bliss-Moreau 2009b.

750 Abrams und Keren 2009.

751 Calhoun 1999.

752 Die Gesetze, die Richard Nixon für den «war on crime» erließ,

schufen eine Kultur der Angst vor bestimmten ethnischen Gruppen in den USA (Simon 2007).

753 Abrams und Keren 2009, S. 2032.

754 Feresin 2011.

755 Mehr dazu in: Edersheim et al. 2012.

756 Graziano 2016.

757 Eine Metaanalyse von fast 6000 Experimenten mit hirnbildgebenden Verfahren zeigt dies: http://heam.info/meta-1.

758 Man nennt dies das «reverse inference problem» (wenn der Umkehrschluss keinen Sinn ergibt). Siehe: http://heam.info/rev-1.

759 Mehr über die Größe von Gehirnarealen und dem freien Willen auf: http://heam.info/size-1.

760 Burns und Swerdlow 2003. Mobbs et al. 2007.

761 Das gleiche Argument könnte man auch anführen, um Albertani die höhere Strafe verbüßen zu lassen. Siehe: http://heam.info/albertani-1.

762 Haney 2005, S. 189–209. Lynch und Haney 2011. Siehe auch: http://heam.info/empathy-1. So viel zu der Idee, von einer Jury von Gleichgestellten beurteilt zu werden (die festgehalten ist in der Magna Carta und der U.S. Bill of Rights).

763 Wikipedia, Stichwort «Chechen Wolf», zuletzt geändert am 18. März 2015, http://en.wikipedia.org/wiki/Chechen_wolf.

764 Nisbett und Cohen 1996.

765 Stellen Sie sich vor, ein des Mordes Angeklagter würde den ganzen Prozess über lächeln. Siehe: http://heam.info/trial-1.

766 Keefe 2015. Siehe auch Gertner 2015.

767 Die Wahrnehmung der Geschworenen im Hinblick auf die Reue des Angeklagten bestimmt weitestgehend darüber, ob sie das Todesurteil empfehlen oder nicht (Lynch und Haney 2011).

768 In einigen Berichten heißt es gar, sechs Mitglieder seien zurückgetreten. Siehe: http://heam.info/tsarnaev-1.

769 Riggins v. Nevada, 504 U.S. 127, 142 (1992) (Kennedy, J., übereinstimmend). Ob die Angeklagten ein faires Verfahren bekommen, hängt weitgehend davon ab, ob die Geschworenen bei ihnen Reue erkennen können.

770 Das Phänomen ist in der westlichen Kultur so verbreitet, dass es von Forschern immer wieder neu entdeckt und mit neuen Namen verstehen wird, z. B. «Wahrnehmung des Geistes», «Personenwahrnehmung» oder «Mentalisieren». Siehe: Wegner und Gray 2016.

771 Gilbert 1998.

772 Die Praxis, im Militär Stillschweigen über die eigene homosexuelle Orientierung zu wahren (A. d. L.).

773 Kahan et al. 2012.

774 Nadler und Rose 2002. Salerno und Bottoms 2009, beides in: Bandes. Siehe auch: Bandes und Blumenthal 2012.
775 Kelly v. California, 555 US 1020 (2008).
776 Goodnough 2009.
777 Montgomery 2012.
778 Was der 2. Zusatzartikel insgesamt besagt, finden Sie auf: http://heam.info/second.
779 Kohut 2015, in: Blow 2015.
780 Loftus und Palmer 1974. Kassin et al. 2001.
781 Massachusetts General Hospital Center for Law, Brain, and Behavior 2013.
782 Innocence Project 2015. Arkowitz und Lilienfeld 2010.
783 New Jersey Courts 2012; State v. Lawson, 291 P.3d 673, 352 Or. 724 (2012). Commonwealth v. Gomes, 470 Mass. 352, 22 N.E.3d 897 (2015).
784 Schacter und Loftus 2013. Deffenbacher et al. 2004.
785 Scalia und Garner 2008.
786 United States v. Ballard, 322 U.S. 78, 93-94 (1944) (Jackson, J., abweichend).
787 Danziger et al. 2011.
788 Wistrich et al. 2015.
789 Black et al. 2011.
790 Ironischerweise war der verstorbene Richter Antonin Scalia für die emotionale Art seiner Ausführungen bekannt. Siehe: http://heam.info/scalia-1.
791 Wikipedia, Stichwort «David Souter», zuletzt geändert am 30. März 2016, http://en.wikipedia.org/wiki/David_Souter.
792 Der Soziologe Arlie Hochschild nennt das «Gefühlsarbeit» (Hochschild 1983).
793 1972 verfügte der Supreme Court, dass «jede Entscheidung über die Todesstrafe sich auf Vernunft und nicht auf Stimmung oder Gefühlen gründen und auch diesen Anschein geben muss» (Furman v. Georgia, 408 U.S. 238, 311 [1972], [Stewart, J., übereinstimmend], zitiert nach: Pillsbury 1989, S. 655n2). Seitdem hat der Supreme Court hart daran gearbeitet, alle emotionalen Überlegungen aus der Urteilsfindung zu verbannen. Vermutlich nimmt man an, dass die rechtsprechende Person, wenn sie nur ohne Ansehen ihrer Gefühle den Regeln folgt, auf jeden Fall ein gerechtes Urteil fällt. Allerdings wissen wir, dass die Verkabelung unseres Gehirns dafür sorgt, dass es keine Entscheidung ohne Beteiligung der Körperbudgetareale gibt. Ein Richter kann also die Regeln korrekt anwenden und trotzdem vom affektiven Realismus (Kap. 4) beeinflusst sein, ohne es zu merken. Paradoxerweise wissen die

Betroffenen, dass sie Affekte brauchen, um ihre Aufgabe erfüllen zu können. Hier ein Zitat von einem dieser Richter: «Es können einem zwei Dinge passieren. Entweder bleiben Sie anständig und regen sich aufgrund Ihrer Gefühle ständig auf - weil Ihre Gefühle von alldem massiv belastet werden -, oder Sie lassen sich eine Haut wachsen, die so dick ist wie die des Nashorns, und dann werden Sie meiner Ansicht nach ein schlechter Diener des Rechts, denn sobald Sie das Menschliche aus den Augen verlieren, das Gefühl für den Menschen vor Ihnen, können Sie Ihre Aufgabe nicht mehr erfüllen» (Anleu und Mack 2005, S. 612). Siehe: http://heam.info/judges-1.

794 Brennan 1988, zitiert nach: Wistrich et al. 2015. Brennan ließ die Auffassung von Antonio Damasio erahnen. Die Wissenschaft steht auf Richter Brennans Seite: Niemand ist immun gegenüber dem affektiven Realismus (Kap. 4).

795 Wikipedia, Stichwort «2012 Aurora Shooting», zuletzt geändert am 21. April 2016, http://en.wikipedia.org/wiki/2012_Aurora_shooting.

796 Man könnte auch sagen, dass Wut angemessen, ja nützlich ist, weil sie eine Form sozialer Wirklichkeit ist, die zeigt, dass der Richter die moralische Ordnung in einer Gesellschaft, die auf der Achtung der Mitmenschen gründet, aufrechterhält. Siehe: Berns 1979, in: Pillsbury 1989, 689n112. Siehe auch: Ortony et al. 1990.

797 Pillsbury 1989. Die Rolle von Mitgefühl und Emotionen in der Rechtsprechungspraxis ist seit Langem Gegenstand von Kontroversen. Interessierte Leser finden mehr auf: http://heam.info/empathy-2.

798 Die Idee von der Wut als Unwissenheit wird auch von kontemplativen Philosophien wie dem Buddhismus vertreten.

799 Pillsbury 1989. Es ist schwierig für einen Richter, sich und den Angeklagten auf eine Stufe zu stellen. Daher verhängen Richter häufiger die Höchststrafe (ebd., 705n155).

800 http://heam.info/empathy-3. Ein Beispiel, wie höhere emotionale Granularität zu einer moralischeren Entscheidung beiträgt, finden Sie in: Cameron et al. 2013.

801 Copeland et al. 2013.

802 Kiecolt-Glaser et al. 2011.

803 Borsook 2012.

804 Abkommen (III) über die Behandlung von Kriegsgefangenen, Genf, 12. August 1949. Kriegsgefangene «haben Anspruch auf Achtung ihrer Person und ihrer Ehre» (Artikel 3). «Sie müssen mit Menschlichkeit behandelt und insbesondere gegen Gewalttätigkeiten, Beleidigungen und öffentliche Neugier geschützt werden» (Artikel

2). In der US-Verfassung sind diese Rechte im 8. Zusatzartikel verankert.

805 Guarneri-White 2014.

806 Wikipedia, Stichwort «Suicide of Phoebe Prince», zuletzt geändert am 30. Januar 2016, https://en.wikipedia.org/wiki/Suicide_of_Phoebe_Prince.

807 Die rechtliche Beurteilung des Mobbings wird erschwert durch die Tatsache, dass dieses Verhalten in unserer Kultur die Norm ist. Siehe: http://heam.info/bully-1.

808 Während eines Zeitraums von zwei Monaten im Jahr 2005. Untersucht wurde eine national repräsentative Gruppe von 7000 Kindern von der sechsten bis zur zehnten Klasse (Wang et al. 2009).

809 Monyak 2015.

810 Der Anwalt, der für die beiden Angestellten tätig war, bat die Geschworenen, den amerikanischen Unternehmen eine klare Botschaft zu schicken. Siehe: http://heam.info/atlanta-1.

811 Der größte Teil der zivilrechtlichen Fälle wird durch außergerichtliche Vergleiche beigelegt. Siehe: http://heam.info/harm-2.

812 Wie rechnen Sie Leiden in Dollar um? Siehe: http://heam.info/harm-3.

813 Fisher et al. 2010.

814 Zaki et al. 2008.

815 Schumann et al. 2014.

816 Selbst das biologische Geschlecht ist nicht naturgegeben. Eine interessante Diskussion dazu auf: Dreger 1998 und Dreger et al. 2005. Siehe auch: Dreger 2015.

817 Ein guter Ansatz für das voir dire findet sich in den Forschungsarbeiten von U.S. Attorney Dan Kahan. Siehe: http://heam.info/kahan-1.

818 Ich sage nicht, dass objektive Beweise fehlerfrei sind oder dass sie nichts mit der Einschätzung durch Menschen zu tun haben.

819 Richter und Anwälte haben wohl gemerkt, dass Folgerichtigkeit nicht immer Gerechtigkeit heißt. Es gibt dabei falsch positive Resultate (Unschuldige werden verurteilt). Wenn man überlegt, was das bedeutet (dass für das Funktionieren des Systems Opfer gebracht werden müssen), dann ist das zumindest beunruhigend, wenn nicht gar alarmierend. Hat da jemand behauptet, die Tribute von Panem seien reine Fiktion?

820 Pillsbury 1989, 705n155.

821 Dieser wunderbare Ausdruck stammt von meiner Freundin und Kollegin Judith Edersheim, Co-Direktorin des Center for Law, Brain, and Behavior am Massachusetts General Hospital.

822 Fachner et al. 2015, S. 27–30.

823 Ein anderes Beispiel: Die Fahne der Konföderierten gilt vielen als Anzeichen für Rassismus. Andererseits weht sie über so manchem staatlichem Gebäude und ging sogar in die Flagge verschiedener Bundesstaaten ein. Siehe: http://heam.info/flag-1.

824 Eine kurze Suche in den Zeitschriften Time, Pacific Standard, Newsweek, Atlantic Monthly, Boston Globe, Chicago Tribune, USA Today, Los Angeles Times und der New York Times ergab zwischen 2009–2014 26 Artikel, in denen es hieß, Tiere hätten Gefühle.

825 Harris und Prouvost 2014

826 Steiner und Redish 2014.

827 Fossat et al. 2014.

828 Gibson et al. 2015.

829 Der Einfachheit halber verwende ich die Worte «Tier», «Säugetier», «Primaten» und «Affe» nur für die nicht menschlichen Tiere. Aber natürlich gehören auch wir Menschen zu diesen Kategorien.

830 Carl Safina, Die Intelligenz der Tiere, München 2017, S. 57.

831 LeDoux 2014.

832 Swanson 2012. Donoghue und Purnell 2005.

833 Goodman 1999. All diese Arten haben sich seitdem weiterentwickelt und an ihr Habitat angepasst. Ihre jetzige Gestalt eignet sich daher kaum für einen entwicklungsgeschichtlichen Vergleich. Aber Wissenschaftler beziehen dies in ihre Überlegungen ein, wenn sie experimentelle Resultate bewerten

834 Touroutoglou et al. 2016. Ganz allgemein betrachtet, sind die Gehirne von Makaken und Menschen einander sehr ähnlich (Barbas 2015), mit einigen bemerkenswerten Unterschieden, vor allem im vorderen Gehirnabschnitt (Hill et al. 2010). Siehe: http://heam.info/macaque-1.

835 Bliss-Moreau et al. 2013. Siehe auch: http://heam.info/macaque-2.

836 Malik und Hodge 2014.

837 Bentham war Utilitarist. Siehe dazu: http://heam.info/bentham-1.

838 Die Globalisierung dehnt unsere affektive Nische massiv aus. Siehe dazu: http://heam.info/niche-1.

839 Amso und Scerif 2015. Das Kind und die Bezugsperson richten ihre Aufmerksamkeit gleich aus. Siehe: http://heam.info/sharing-1.

840 Okamoto-Barth und Tomonaga 2006. Siehe: http://heam.info/gaze-1.

841 Passingham 2009.

842 Die meisten entwicklungsgeschichtlichen Veränderungen haben sich in jenen Cortexarealen ergeben, in denen sich viele Neuronen für die Verarbeitung von Vorhersagefehlern finden. Siehe: http://heam.info/evolution-2.

843 Tiere haben Konzepte (Lea 2010). Der primäre olfaktorische Cor-

tex hat eine limbische Struktur, die eng verknüpft ist mit den viszeromotorischen limbischen Regionen. Mehr dazu finden Sie auf: Chanes und Barrett 2016.

844 Während Säugetiere mehr mit olfaktorischen Konzepte arbeiten, ist für Vögel die visuelle Information wichtiger. Säugetiere und Vögel hatten vor etwa 200 Millionen Jahren einen gemeinsamen Vorfahren.

845 Lea 2010.

846 Mareschal et al. 2010. Siehe auch: http://heam.info/animals-1.

847 Vauclair und Fagot 1996.

848 Fabre-Thorpe 2010.

849 Yoshikubo 1985. Marmi et al. 2004. Mehr Beispiele in: Fabre-Thorpe 2010.

850 Vier Makaken wurden darauf trainiert, Ausschnitte aus den Gemälden dieser drei Maler und eines vierten, Jean-Léon Gérôme, zu erkennen. In diesen Ausschnitten fanden sich keine Gesichter oder vollständig sichtbare Objekte. Die Tiere sollten sich einzig auf den Stil des Gemäldes konzentrieren: Altschul et al. 2015.

851 Goodman 1999. Siehe auch: http://heam.info/evolution-2.

852 Vallacher und Wegner 1987. Gilbert 1998.

853 Martin und Santos 2014.

854 Siehe beispielsweise: Tomasello 2014. Hare und Woods 2013.

855 Michael Tomasello zufolge (2014, S. 27–29) können Menschenaffen Konzepte bilden, die über Ähnlichkeiten der Wahrnehmung hinausgehen. Sie repräsentieren dann Informationen über die Situation (z.B. ob es etwas zu essen gab oder nicht). Vermutlich können sie Konzepte auch generativ verwenden, d.h. Bruchstücke früherer Erfahrungen für eine neue Vorhersage verwenden, jedenfalls bis zu einem gewissen Punkt (ebd., S. 28). Eine Diskussion des Konzepts «Klettern» finden Sie ebenda auf S. 29.

856 Das Default-Mode-Netzwerk im Gehirn von Menschen und Schimpansen ähnelt sich im Hinblick auf die beteiligten Gehirnareale, nicht jedoch in der Mikroverschaltung. Siehe: http://heam.info/chimp-1. Wie Menschen das tun: Forschende diskutieren, welche Gehirnmechanismen für die menschliche Sprache verantwortlich sind. Siehe dazu: http://heam.info/language-2.

857 Tomasello 2014, S. 105. Siehe auch: http://heam.info/animals-2.

858 Berühmte Versuche, Menschenaffen Sprache zu vermitteln, finden Sie hier: http://heam.info/animals-3.

859 Man versucht, Schimpansen eine Symbolsprache beizubringen, ohne sie dafür zu belohnen (z.B. Matsuzawa 2010. Hillix und Rumbaugh 2004).

860 Tanaka 2011. Schimpansen scheinen zu erkennen, dass unter-

schiedlich aussehende Objekte dieselbe Funktion erfüllen, solange diese direktes motorisches Handeln erfordert. So verstehen Schimpansen schnell, dass ein Stock für verschiedene Arten der Futtersuche eingesetzt werden kann: um Termiten aus dem Boden zu pulen, eine Dose zu öffnen oder Früchte von einem Baum zu schlagen. Sie verstehen sogar, dass eine Leiter ein «Werkzeug» ist, um Früchte von einem Baum zu pflücken. Aber würden sie auch erkennen, dass verschiedene Objekte, die zu verschiedenen Zwecken eingesetzt werden, trotzdem «Werkzeuge» sind? Ein Stein, mit dem man Nüsse knacken kann, eine Leiter, mit der man Früchte vom Baum holt? Würden sie verstehen, dass der gleiche Stein auch ein «Werkzeug» ist, wenn er nicht zur Nahrungsbeschaffung eingesetzt wird, z. B. für das Beschweren leichter Objekte, sodass der Wind sie nicht wegweht? Wenn ein Schimpanse einen Stock benutzt, um einen anderen Affen, der in der Hierarchie unter ihm steht, zu bedrohen, oder wenn der Schimpanse Essen von einem Menschen einfordert, würde er dann Stock und Mensch als «Werkzeuge» begreifen?

861 Herb Terrace, persönliches Gespräch am 6. Juni 2015.

862 Wenn ein Ereignis oder Objekt das Körperbudget eines Tieres nicht stört und es auch für den Energiehaushalt nicht wichtig ist, dann gibt es wenig Grund, Ressourcen in die Bildung eines Konzepts zu investierten. Forschungsarbeiten der Kognitionspsychologin Patricia K. Kuhl ergaben, dass am Sprachlernen immer auch Körperbudgetareale beteiligt sind. Siehe z. B. Kuhl 2014.

863 Schimpansen und Bonobos hatten einen gemeinsamen Vorfahren vor etwa 1 Million Jahren (Becquet et al. 2007. Hey 2010).

864 Einen Vergleich zwischen Schimpansen und Bonobos finden Sie auf: http://heam.info/chimp-2.

865 Persönliches Gespräch mit Tetsuro Matsuzawa am 12. Juni 2015. Siehe auch: http://heam.info/chimp-3.

866 Murai et al. 2005.

867 Tomasello 2014, S. 29.

868 Ebd. Das erfordert eine Art der Simulation (Mesulam 2002), die ein Schimpansengehirn aufgrund seiner Verschaltung nicht leisten kann.

869 Babyschimpansen hören schon im ersten Lebensjahr auf, dem Blick der Mutter zu folgen (Matsuzawa 2010). Erwachsene Schimpansen folgen dem Blick anderer Tiere nur unter bestimmten Umständen. Siehe: http://heam.info/chimp-4.

870 Sousa und Matsuzawa 2006. Schimpansen können Werkzeuge auf komplexe Weise bauen und nutzen. Siehe: http://heam.info/chimp-5.

871 Trivedi 2004. Eine Bewertung dazu finden Sie bei: Jablonka et al. 2014.
872 Andere Forschende sind ähnlicher Meinung. Siehe: http://heam.info/reality-2.
873 Morell 2013, S. 222-223.
874 Heidelberg 2017.
875 Mehr zu Beljajews Geschichte auf: Hare und Woods 2013.
876 Mehr über die Experimente zur Körperbudgetregulierung zwischen Hund und Mensch auf: http://heam.info/dogs-1.
877 Quaranta et al. 2007.
878 Siniscalchi et al. 2013. Einen Kommentar dazu finden Sie auf: http://heam.info/sides-1.
879 Turcsán et al. 2015.
880 Range et al. 2008.
881 Settle et al. 1994.
882 Hare und Woods 2013, S. 50-51.
883 Eine kluge Diskussion dieser Thesen in: Bradshaw 2014, S. 200.
884 Hare und Woods 2013, S. 50.
885 Kaminski et al. 2009. Hare und Woods 2013, S. 129.
886 Owren und Rendall 2001.
887 Rossi und Ades 2008.
888 Horowitz 2009.
889 Harris und Prouvost 2014.
890 Subtile Bewegungen des Besitzers können auf sein Tier eine starke Wirkung ausüben (was am statistischen Lernen liegt). Siehe: http://heam.info/animals-4.
891 Ich vermeide hier bewusst das Wort «Empathie» oder «Einfühlungsvermögen» bzw. «Mitgefühl». Manche Forschende setzen Empathie gleich mit der Synchronisierung von Affekten. Andere hingegen sehen darin ein komplexes mentales Konzept, das seine Wurzeln in der sozialen Realität hat. Diese zwei völlig verschiedenen Vorstellungen werden im Englischen mit dem gleichen Begriff (empathy) bezeichnet.
892 Das lindert die Belastung des eigenen Körperbudgets (z.B. Bartal et al. 2011). Mehr dazu auf: http://heam.info/burden-1.
893 Dunfield et al. 2011. Siehe: http://heam.info/burden-2.
894 Eine erhellende Diskussion darüber, warum Wölfe nicht an sich aggressiv sind, finden Sie bei: Bradshaw 2014. Siehe auch: http://heam.info/wolves-1.
895 Morell 2013, S. 148. Bekoff und Goodall 2008, S. 66.
896 Vernon et al. 2016.
897 Fisher et al. 2010.
898 Eine ähnliche Argumentation führte Jerome Kagan an (Kagan 2007).

899 Studien über «Angstlernen», die von einem dreiteiligen Gehirn ausgehen, wurden auch an Menschen durchgeführt, um die klassische Sicht zu stützen (z.B. LaBar et al. 1998).

900 Füttern Sie einen Hund, dann wird er speicheln. Lassen Sie vor dem Füttern eine Glocke ertönen und wiederholen dies oft genug, dann wird der Hund schon speicheln, wenn er die Glocke hört. Pawlow erhielt für diese Entdeckung 1904 den Nobelpreis.

901 Das heißt, dass die bahnbrechende Arbeit des Neurowissenschaftlers Joseph LeDoux veranschaulicht, wie Synapsen sich in entscheidenden Regionen der Amygdala verändern und so einem neutralen sensorischen Input, wie z.B. einem Geräusch, erlauben, eine angeborene Verteidigungsreaktion wie den Totstellreflex auszulösen (LeDoux 2015).

902 Eine gut lesbare Einführung finden Sie in Wegner und Gray 2016. Die mentale Inferenz ist in der westlichen Kultur so allgegenwärtig, dass sie immer wieder neu entdeckt und mit neuen Namen versehen wird. Siehe dazu: http://heam.info/inference-1.

903 Das fing schon mit dem ersten psychologischen Experiment an, das von Wilhelm Wundt im späten 19. Jahrhundert durchgeführt wurde. Siehe: http://heam.info/wundt-2.

904 Würden wir die Gehirne der Forschenden scannen, während sie ihre Aufsätze über das «Angstlernen» schreiben, würden wir vermutlich Aktivitäten entdecken, die auf mentale Inferenzen schließen lassen: Aktivitäten in den Knotenpunkten des interozeptiven und des Kontrollnetzwerks, wenn sie die erstarrenden Ratten als ängstlich beschreiben.

905 Dieses begriffliche Durcheinander wurde durch den Behaviorismus in der Psychologie institutionalisiert. Siehe: http://heam.info/behaviorism-1.

906 Z.B. Berlau und McGaugh 2003. Siehe: http://heam.info/rats-1.

907 Reynolds und Berridge 2008. Siehe: http://heam.info/rats-2.

908 Iwata und LeDoux 1988.

909 Angstlernen hat nicht unbedingt mit der Amygdala zu tun. Aggression gegenüber einem Beutegreifer (Abwehrverhalten) hängt ebenfalls nicht von der Amygdala ab (De Boer und Koolhaas 2003. Kopchia et al. 1992). Die Amygdala ist beteiligt, wenn eine Bedrohung ambivalent und Lernen erforderlich ist (d.h., wenn Vorhersagefehler verarbeitet werden müssen [Li und McNally 2014]). Selbst wenn die Neuronen der Amygdala bei Lernvorgängen gewöhnlich mitspielen, sind sie zum Lernen nicht unbedingt erforderlich. Z.B. können Babyaffen, denen man die Amygdala zwei Wochen nach der Geburt entfernt hat, immer noch lernen, was

ihnen schadet und was nicht. Ein Körperbudgetareal (der anteriore cinguläre Cortex) hat sich in der Phase der Gehirnentwicklung bei diesen Affen stärker entwickelt. Und diese Region unterstützt ebenfalls das aversive Lernen (Bliss-Moreau und Amaral, im Druck).

910 Gross und Canteras 2012. Silva et al. 2013. Siehe auch: http://heam.info/inference-2.

911 Tovote et al. 2015. Siehe: http://heam.info/inference-3.

912 Blumberg et al. 2000. Dem Neurowissenschaftler Jaak Panksepp zufolge (Panksepp 1998) erfolgen diese Not-/Panikrufe von kleinen Ratten vor allem nach sozialer Isolation. In einem jüngst erschienenen Aufsatz schreibt er: «Eindeutig emotionale Kräfte, die es zum Weinen bringen, erlauben einem jungen Tier, das verzweifelte Bedürfnis nach Fürsorge zu signalisieren, vor allem wenn es sich verirrt hat oder von den Versuchsleitern von seinen Bezugstieren isoliert wurde. Diese Trennungsschreie sagen den Bezugstieren, dass sie sich schleunigst um ihre Nachkommen kümmern müssen» (Panksepp 2011, S. 1799).

913 Blumberg und Sokoloff 2001. Mehr dazu in: Barrett, Lindquist, Bliss-Moreau et al. 2007.

914 Seine kürzlich erschienenen wissenschaftlichen Artikel unterscheiden jedenfalls eine Instanz der Emotion «Angst» vom Erstarrungsverhalten (LeDoux 2015).

915 Burkett et al. 2016. Panksepp und Panksepp 2013. Verstehen Sie mich bitte nicht falsch: Nager sind soziale Tiere, die wechselseitig ihr Körperbudget regulieren. Das heißt, sie können selbst Schmerz erfahren und ihn bei anderen Ratten wahrnehmen. Soziale Insekten regulieren ihr Körperbudget gegenseitig durch Einsatz von chemischen Stoffen, Säugetiere tun dies mit Berührungen und manchmal mit Tönen. Menschen nutzen all diese Möglichkeiten und zusätzlich die Sprache. Doch die Frage bleibt: Empfinden all diese Tiere Mitgefühl? Oder haben nur Menschen die zielorientierten Konzepte, die nötig sind, um die Körperbudgetregulierung mit zusätzlichen Funktionen aufzuladen und zum Mitgefühl zu machen?

916 Mitchell et al. 1997. Andere Gründe finden Sie in: Epley et al. 2007. Wegner und Gray 2016.

917 Kupfer et al. 2006.

918 Die Ähnlichkeiten mit dem Menschen können also ganz simpel sein. Siehe: http://heam.info/ inference-4.

919 Ich habe den Begriff «Anthropomorphismus» vermieden. Siehe: http://heam.info/anthro-1.

920 Die klassische Auffassung verstärkt diese Täuschung noch, gestützt

auf den Mythos vom «dreieinigen Gehirn», dem zufolge sich ein simples Gehirn zu einer immer komplexeren Form entwickelt hat. Siehe: http://heam.info/evolution-4.

921 Matsuzawa 2010.

922 Mehr über Panksepps Schaltkreise auf: http://heam.info/panksepp-1.

923 Barrett, Lindquist, Bliss-Moreau et al. 2007.

924 Überlebensschaltkreise decken sich nicht mit Emotionskonzepten. Siehe: http://heam.info/survival-1.

925 Kurz zusammengefasst: Die Vorstellung, dass Konzepte auf Erfahrung beruhen (Empirismus), wird immer wieder vernichtend geschlagen von der Überzeugung, sie seien eingebaut, entweder weil Sie damit zur Welt kommen (Nativismus) oder weil sie von der Intuition bzw. Logik genährt wird. Jeder empiristische Versuch ist auf die ein oder andere Weise gescheitert, ob es nun um die Assoziationisten des 17. Jahrhunderts [wie Hobbes und Hume, A.d.Ü.] geht oder um die Behavioristen des 20.

926 Manche Kulturen haben dafür sogar ein eigenes Wort, das man wörtlich übersetzen könnte mit: «Gedankengefühl» (z.B. Danziger 1997, Kap. 1. William Reddy, persönliches Gespräch vom 16. September 2007. Wikan 1990). Siehe auch: http://heam.info/balinese-1.

927 Van Essen und Dierker 2007. Finn et al. 2015. Hathaway 2015.

928 Opendak und Gould 2015. Ernst und Frisén 2015.

929 http://heam.info/plasticity-1.

930 Bargmann 2012. Neurotransmitter verändern, wie effizient Ihre Neuronen kommunizieren und vieles andere mehr. Siehe http://heam.info/neuro-1.

931 Sporns 2011, S. 272.

932 Mehr dazu in: Park und Friston 2013. Z.B. können sich Netzwerke anders verschalten, wenn kognitive Anforderungen zunehmen (Kitzbichler et al. 2011). Mehr dazu: http://heam.info/wiring-2.

933 Eine einzelne Gehirnzelle kann, wie in den Kapiteln 1 und 2 erörtert, vielseitige Aufgaben haben und zu mehreren psychologischen Zuständen beitragen, siehe http://heam.info/neurons-2.

934 Bullmore und Sporns 2012. Das Gehirn ist ein komplexes, adaptives System, was heißt, dass es die Konnektivität seiner Neuronen ständig an die Umgebung anpasst (zu der Körper und Außenwelt gehören). Komplexe Systeme sind emergent, d.h., das System als Ganzes schafft Dinge, die nicht auf die Komponenten des Systems allein zurückgeführt werden können. Emergente Eigenschaften sind «mehr als die Summe ihrer Teile» (Simon 1991). Komplexität

heißt, dass in den Mustern der Gehirnaktivität Vielfalt die Norm ist. Siehe: http://heam.info/complexity-1.

935 Tononi und Edelman 1998. Edelman und Tononi 2000.

936 Ein Gehirn mit Neuronen, die nur je einen Zweck erfüllen, wäre ebenfalls von niedriger Komplexität wie im Übrigen auch ein voll synchronisiertes Gehirn, denn in beiden Fällen würde die Mehrheit der Neuronen Informationen nicht teilen. (Im ersten Fall agieren sie alle unterschiedlich, im zweiten gleich.)

937 Whitacre und Bender 2010, Abb. 10. Siehe auch: http://heam.info/whitacre-1.

938 Edelman und Gally 2001. Der Degenerationseffekt gehört zur natürlichen Selektion. Er macht das Gehirn resilienter gegenüber Verletzungen. Aus diesem Grund fördert die natürliche Selektion Gehirne, die den Degenerationseffekt beherrschen. Die Vielfalt, die er ermöglicht, ist sogar eine Voraussetzung für die natürliche Selektion. Siehe: http://heam.info/degeneracy-4.

939 Der entwicklungsgeschichtliche Erfolg eines Gehirns hängt ab von seiner Fähigkeit, die sich ständig verändernde Umwelt auf metabolisch sinnvolle Weise zu modellieren (Edelman and Gally 2001. Whitacre und Bender 2010). Die Evolution selektiert nach Individuen mit einem Satz Genen, die diese Art Gehirn hervorbringen. (Diese genetische Kombination ist selbst degenerativ und komplex.) Je wichtiger ein System für das Überleben einer Art ist, umso mehr Degeneration und Komplexität werden jene Gene aufweisen, die dafür verantwortlich sind. Degenerationseffekt und Komplexität sind Grundvoraussetzungen für und gleichzeitig ein unvermeidliches Produkt der natürlichen Selektion. Ich will damit nicht sagen, dass natürliche Selektion zu immer komplexeren Systemen führt. Sie fördert nur komplexe adaptive Systeme.

940 Und vielleicht noch ein paar mehr: http://heam.info/properties-1. Praktiken: http://heam.info/world-1.

941 Das Gehirn konstruiert nicht die Repräsentation eines Objektes wie eine Biene oder ein Auto und bewertet dann, welche Bedeutung es für das Selbst hat. Seine Bedeutung für Ihr Körperbudget ist in die Konstruktion längst eingeflossen, was an den interozeptiven Vorhersagen liegt. Diese Aussage steht im Widerspruch zu einer Ansicht der klassischen Auffassung, die man die Bewertungstheorie der Emotionen nennt: Diese geht davon aus, dass Sie ein Objekt wahrnehmen und es danach auf Relevanz, Neuigkeit etc. für das Selbst beurteilen.

942 Es gibt schließlich eine Unzahl anderer Weltbilder. Siehe: http://heam.info/world-1.

943 Pinker 2017, S. 71.
944 Durham 1991. Jablonka et al. 2014. Richerson und Boyd 2008.
945 Firestein 2012.
946 http://heam.info/synchrony-1.
947 Die Aktivistin Caroline Casey selbst wusste bis zum 17. Lebensjahr, als sie den Führerschein machen wollte, nicht, dass sie blind war (Casey 2010).
948 Das Default-Mode- und das Salienznetzwerk haben verschiedene Namen (Barrett und Satpute 2013). Siehe: http://heam.info/dmn-5.
949 Neuronen in den oberen Schichten des Cortex entstehen in der pränatalen Phase als letzte und reifen auch noch nach der Geburt nach, also während Kindheit und Jugend, wo sie ihre Konnektivität verstärken (Kostović und Judaš 2015). Armut ist auch für andere Aspekte der Gehirnentwicklung höchst gefährlich (Noble et al. 2015).
950 Barrett und Simmons 2015. Finlay und Uchiyama 2015.
951 http://heam.info/children-1.
952 Jussim, Cain et al. 2009. Jussim, Crawford et al. 2009.
953 Steven Pinker, Das unbeschriebene Blatt, Frankfurt a. M. 2017, S. 337f.
954 Jussim 2012. Pinker 2017.
955 Firestein 2012.
956 Selbst das Konzept einer «Revolution» ist ein Konstrukt der sozialen Wirklichkeit. Siehe: http://heam.info/revolution-1.
957 «Fright Night» 2012.
958 Marder 2012. Die Übertragung geschieht mehr oder weniger effizient durch Gliazellen (Ji et al. 2013. Salter und Beggs 2014). Siehe auch. http://heam.info/glial-2.
959 Das Gehirn lässt sich unterschiedlich einteilen, was meist den Zwecken derjenigen Person dient, die die Einteilung vornimmt. Die Kriterien dafür können räumlich sein (von oben nach unten, von hinten nach vorne, von innen nach außen), anatomisch (nach Lappen, Arealen, Netzwerken), chemisch (nach Neurotransmittern), funktional (welche Teile übernehmen welche Aufgaben) und mehr. Da die Aufteilung zwischen Cortex und subkortikalen Regionen für die Geschichte der Emotionsforschung so wichtig ist, übernehmen auch ich diese Vereinfachung.
960 Der Übergang zwischen Cortex und den subkortikalen Regionen heißt Allocortex. Er besteht teils aus kaum sichtbaren Säulen, teils aus drei Schichten (Zilles et al. 2015).
961 Der Begriff «kortikal» heißt «im Cortex». «Subkortikal» bedeutet daher «unter dem Cortex liegend».

962 Die Hauptaufgabe des Kleinhirns ist die Vorausberechnung, wie sich die Bewegungen des Körpers in Raum und Zeit auf die Vorhersagen und die Musterklassifikation im Cortex auswirken (Pisotta und Molinari 2014. Shadmehr et al. 2010).

963 Fachleute der Neurowissenschaften teilen das Gehirn verschieden auf und benutzen unterschiedliche Terminologie, die ihre Thesen stützen soll. Ich stelle Ihnen hier nur einige der verbreitetsten Bezeichnungen vor.

964 Das autonome Nervensystem hat drei Zweige: Das sympathische Nervensystem, auch das «Kampf-Flucht-System» genannt, sagt dem Körper, wie er seine Energieressourcen ausgeben soll. Es schickt Informationen zu den Schweißdrüsen der Haut, der glatten Muskulatur um Ihre Blutgefäße herum, Ihren inneren Organen, den Muskeln, die Ihre Pupillen erweitern, den Körperteilen, die Ihre Immunzellen hervorbringen und so weiter. Das parasympathische System, auch bekannt als «Ruhe-und-Verdauungs»-System, sagt Ihrem Körper, dass er seine Energiereserven wieder auffüllen kann. Es sagt den Muskeln, dass Ihre Pupillen sich zusammenziehen können, Ihrem Körper, dass er Speichel und Insulin bildet, und es regelt andere Mechanismen zur Verdauung von Nahrung. Dies geschieht teilweise, indem es mit dem dritten Zweig kommuniziert, dem enterischen Nervensystem. Siehe dazu: http://heam.info/nervous-1.

965 Eine Zusammenfassung finden Sie in: Chanes und Barrett 2016. Mehr dazu auf: http://heam.info/prediction-12.

966 Barrett und Simmons 2015.

967 Grill-Spector und Weiner 2014. Gilbert und Li 2013.

968 Barbas und Rempel-Clower 1997. Barbas 2015.

969 Viele Neuronen geben Informationen weiter an wenigere, dichter verschaltete Neuronen, was heißt, dass es zur Komprimierung und Dimensionsreduzierung kommt (Finlay und Uchiyama 2015).

970 Kürzlich wurde entdeckt, dass konzeptuell ähnliche visuelle Instanzen einander im kortikalen Raum näher sind (z.B. im visuellen Cortex). Siehe dazu: Grill-Spector und Weiner 2014.

971 Da die Wissenschaft meist davon ausging, das Gehirn sei «ausgeschaltet», wenn es nicht von der Außenwelt Reize verarbeitet, wurde dieses Netzwerk lange übersehen. Wie das Default-Mode-Netzwerk entdeckt wurde, können Sie nachlesen bei: Buckner 2012.

972 Natürlich ist die intrinsische Hirnaktivität nicht nur dann wichtig, wenn das Gehirn nicht in einem Experiment angesprochen wird. Den Forschenden, die das Netzwerk ursprünglich benannten, war dessen Bedeutung (oder die Bedeutung intrinsischer Aktivität) für

alltägliche Gedanken, Gefühle und Wahrnehmungen vermutlich nicht klar.

973 Yeo et al. 2011. Barrett und Satpute 2013.

974 Das Default-Mode-Netzwerk hat viele Namen. Siehe: http://heam.info/dmn-1.

975 Binder zeigte, dass es zur konzeptuellen Verarbeitung selbst dann kam, wenn man Menschen nicht explizit auf Konzepte ansprach (Binder et al. 1999). Mehr über dieses Experiment auf: http://heam.info/binder-2.

976 Binder et al. 2009.

977 Spunt et al. 2010.

978 Z.B. Barrett 2009. Bar 2007. Eine kritische Einschätzung finden Sie in: Buckner 2012.

979 Barrett 2012. Lindquist und Barrett 2012. Eine ähnliche, wenn auch nicht ganz deckungsgleiche Auffassung finden Sie in: Edelman 1990 sowie Binder und Desai 2011.

980 Die kognitive Neurowissenschaftlerin Eleanor A. Maguire teilt eine ganz ähnliche Sichtweise (Hassabis und Maguire 2009). Siehe: http://heam.info/maguire-1.

981 Gao, Alcauter et al. 2014.

982 Lindquist et al. 2012.

983 Kober et al. 2008.

984 Wager et al. 2015. Mehr dazu in Kap. 1 und auf: http://heam.info/patterns-1.

985 Clark-Polner, Johnson et al. Clark-Polner, Wager et al.

986 Wilson-Mendenhall et al. 2013. Noch spannender ist: Wenn die Probanden sich eine konkrete Gefahr für sich vorstellten, war ein noch höherer Anstieg in einem Netzwerk festzustellen, das konkrete Objekte im Raum lokalisiert. Stellten sie sich hingegen soziale Erlebnisse vor, fand der Anstieg in einem Netzwerk statt, das Schlussfolgerungen über Gedanken und Gefühle anderer unterstützt (Wilson-Mendenhall et al. 2011).

987 Wilson-Mendenhall et al. 2015. Siehe auch: Oosterwijk et al. 2015. Weitere Hirnbildstudien, die die Theorie der konstruierten Emotion unterstützen, auf: http://heam.info/TCE-1.

988 Raz et al. 2016. Mehr darüber auf: http://heam.info/movies-1.

989 Siehe hierzu die Forschungsarbeiten des kognitiven Neurowissenschaftlers Robert Spunt und Kollegen (z.B. Spunt und Lieberman 2012). Siehe auch: Peelen et al. 2010. Und: Skerry und Saxe 2015. Mehr dazu auf: http://heam.info/dmn-3.

990 Einige Forschende suchen nach einem Kompromiss zwischen den beiden Auffassungen (dass sie sensorische und motorische Repräsentationen umfassen bzw. dass sie «abstract» sind, d.h., dass sie

ohne Referenz auf sensorische und motorische Details gespeichert werden). Siehe dazu: http://heam.info/dmn-4.

991 Chao und Martin 2000. Eine kritische Einschätzung finden Sie auf: Barsalou 2008b.

992 Tucker und Ellis 2004.

993 Klatzky et al. 1989. Tucker und Ellis 2001.

994 Eine kritische Einschätzung finden Sie in: Barsalou 2009.

995 Mehr darüber auf: http://heam.info/concepts-20.

996 Ein Konzept kann verschiedene Ziele umfassen, die nicht zum Kern gehören. Siehe: http://heam.info/concepts-21.

997 Ich habe mir diesen Irrtum Jahre später vergeben, als ich Brian Greenes Buch Der Stoff, aus dem der Kosmos ist, gelesen hatte. Er schreibt ebenfalls vom Universum als Eimer und stellt sich die Frage, ob der Raum eine menschliche Abstraktion ist oder ob es ihn in der Physik wirklich gibt. Das Zitat stammt aus diesem Buch.

998 Schacter 1996.

999 Wie Steven Pinker in Das unbeschriebene Blatt erzählt.

1000 Viele Studien scheinen zu zeigen, dass das Default-Mode-Netzwerk (DMN) und das Salienznetzwerk gegenläufig arbeiten. Das Gehirn kann im Ruhemodus sein, wobei das DMN «aktiv» ist und das Salienznetzwerk «inaktiv». (Was konkret bedeutet, dass während der Ruhephase das eine mehr Signale sendet als das andere.) Oder es kann im Aktionsmodus sein, wobei sich das gegenteilige Muster ergibt. Doch diese Gegenläufigkeit ist ein Artefakt der Analyse. Die beiden Netzwerke können zusammenarbeiten oder gegenläufig. Eine genaue Liste der kortikalen oder subkortikalen Regionen im interozeptiven Netzwerk finden Sie auf: http://heam.info/regions-1.